全国高等中医药院校成人教育教材

中医基础理论

国家中医药管理局人事教育司委托修订

主编单位：辽宁中医药大学

主　　编：李德新

副 主 编：王彩霞　周国辉

编　　者：（按姓氏笔画为序）

　　　　　王彩霞　王伯庆　吕爱平

　　　　　李德新　李可大　易　杰

　　　　　周国辉　崔家鹏

主　　审：刘燕池

参　　审：区永欣　王庆其　陈广路

U0211053

湖南科学技术出版社

《全国高等中医药院校成人教育教材》编审小组

根据中医事业发展需要，为促进中医人才的培养，进一步提高全国中医院校函授教育的质量，1983年，原卫生部中医司指定成都、湖南、湖北、江西、浙江、长春、辽宁、陕西、南京、黑龙江、河南等11所中医院校联合编写《全国高等中医院校函授教材》，并确定了教材编审组成员。1984年元月，各参编单位在长沙举行了第一次编写会议，会议讨论了教材的编写原则和编写体例。会议一致认为，教材的编写要根据中医高等函授教育的目标，切实做到"体现中医特色，确保大专水平，突出函授特点"。为此，在内容分配上要和全日制大专教材相当；在编写过程中要坚持"一家编，多家审"的原则，广泛征求意见，力求重点明确，通俗易懂。为方便函授教学，教材统一设置了一些指导函授教学的栏目，如"自学指导"、"复习思考题"，考虑基层学员查阅文献有所不便，教材各章附有"参考文献摘录"，将与教学内容密切相关的经典著述附录在课文后，供学员借鉴，加深对课文理解。会议确定全套教材共设19门课程，按函授教学需要的先后顺序，于1985年陆续出版，1988年2月出齐。尔后，根据中医临床的需要和函授师生的反映，经国家中医药管理局同意，决定在19门中医课程教材的基础上，增设5门西医课程教材，分别由北京、广州、南京、河南、湖南5所中医院校主编，并于1988年4月在长沙举行了编写会议，在坚持整套教材编写原则和体例风格的基础上，会议商讨了有关中医学习西医知识教材编写出版事宜。西医课程教材于1990年全部出版。

《全国高等中医院校函授教材》的出版对规范函授中医专业教学内容及人才知识结构起到十分重要的作用。因其有重点突出，内容丰富，编写形式适合在职中医人员业余学习等优点，多年来一直被多数中医院校选用。1995年全国普通高等院校函授部、夜大学教材评估时，对这套教材的编写质量有较高的评价。

10多年来，随着医药科学的发展，知识更新，医学模式转变和中医药教育改革的不断深入，教材内容也需要作相应的修订和完善。1999年12月在成都召开的全国中医药成人教育学会理事会四届一次会议上，全体理事讨论了湖南科学技术出版社提出的《关于修订〈全国高等中医院校函授教材〉的报告》；2000年5月，国家中医药管理局本着政府职能转变的原则要求，为充分发挥学会和中介组织作用，决定委托全国中医药成人教育学会高等教育研究会负责组织《全国高等中医院校函授教材》的修订和编写工作。同时，为适应中医药成人教育的需求，决定将教材更名为《全国高等中医药院校成人教育教材》。根据国家中医药管理局的决定，全国中医药成人教育学会高等教育研究会 2000 年 6 月在长沙举行了教材修订主编会议，成都、广州、南京、北京、山东、湖南、河南、辽宁、浙江、黑龙江、湖北、长春、陕西、江西等 14 所中医药院校的主编出席了会议。会议进一步明确了《全国高等中医药院校成人教育教材》是在 1983 年编写的《全国高等中医院校函授教材》基础上的修订和补充编写，要求这次修订编写在原函授教材的基础上保持基本架构不变，重在充实完善，要根据教学实践中发现的问题和新形势下成人教育的需要来修订编写。考虑到成人教育主要是培养基层实用型人才，编写教材要求做到"理论够用为度，便于自学，重在实用"。

修订新版的《全国高等中医药院校成人教育教材》由国家中医药管理局人事教育司（原科技教育司）委托组织编写（修订），实行主编负责制，坚持"一家编，多家审"的原则，强调质量第一。修订后的教材保留适应成人教育、方便业余学习的体例形式，同时结合中医药成人教育改革与发展的趋势，作了进一步改进和完善。为适应当前中医药事业的发展，在课程设置上新教材增设了《推拿学》、《医学心理学》、《药理学》、《预防医学》、《急诊医学》、《卫生法规》等 6 门课程。为了满足不同层次的教学需要，修订新版教材采用"一书两纲"的形式，即一本教材内容定位在本科教学水准，同时考虑专科教学需要，两本大纲分别指导本科、大专两个层次的教学。教学时数分配，本科部分在中医本科成人教育教学计划未发布以前，暂时参照全日制本科教学计划安排；专科部分按国家中医药管理局确定的成人高等专科教育中医学专业教学计划安排。

中医药成人教育是中医人才队伍建设的一个重要组成部分，尽管我们已取得了相当的成绩，积累了许多宝贵经验，前进的道路仍十分漫长，还有许多课题需要我们去探索，还有许多困难有待我们去克服。教材编写是教育事业的一项基础工作，直接关系到教学质量的提高，编好教材不仅需要作者们呕心沥血，更需要教学师生的关心和支持，诸如课程体系设置是否合理、教学内容详略是否恰当、大纲安排是否切合实际等等，都有待广大师生提出批评和建议，以便今后修订再版时更臻完善。

最后，我们要感谢参编院校的领导和各位主编，他们为教材的编写、修订作出了无私的贡献和积极的努力；感谢使用教材的院校领导和师生，他们一直关心教材的编写、修订，并提出了许多宝贵的建议。我们深信，有编者、读者和出版者的共同努力，《全国高等中医药院校成人教育教材》必将成为中医药园地中一朵绚丽的奇葩。

湖南科学技术出版社

全国高等中医院校成人教育教材《中医基础理论》是由国家中医药管理局科技教育司委托全国中医药成人教育学会高等教育研究会组织修订编写和审定的，供全国高等中医院校成人教育中医药学专业（本科、专科）使用。

本教材是根据国家教育部、国家中医药管理局《关于中医药教育改革和发展的若干意见》和全国高等中医药院校成人教育教材《中医基础理论》教学大纲（本科、专科），在全国高等中医院校函授教材《中医基础理论》（第1版，1984）的基础上进行修订、补充而编写的。

为适应中医药现代化，培养面向21世纪具有创新意识、创新思维、创新知识和创新能力的基层实用型中医药人才，以及执业中医师考试的需要，本教材的修订编写坚持"确保本科水平，理论够用为度，突出成教特色，重在实用，便于自学"的原则，在认真总结全国高等中医院校函授教材和全日制统编教材的编写经验的基础上，充分吸收当今学术界关于课程改革和教材建设研究的优秀成果，尽量反映中医基础理论学术发展的最新动态，力求体现出思想性、科学性、先进性、启发性和适用性。

本教材的内容包括中医学的哲学基础、脏象、气血精津液、经络、体质、病因、病机和养生与防治等基本知识和基本理论，是学习中医药学其他各门学科的基础，是学习和研究中医药学一门必修的专业基础课。

本教材的修订编写，参考了上海科技出版社出版的高等医药院校教材《中医基础理论》（1984）、普通高等教育中医药类规划教材《中医基础理论》（1995）和中国中医药出版社出版的全国高等教育自学考试指定教材《中医基础理论》（2000），以及近几年来各地出版的中医基础理论教材。在此，谨向这些教材的主编和编者表示衷心地感谢。

根据全国高等中医药院校成人教育教材主编会议（2000，长沙）的精神，本教材采用"一书两纲"的形式，即一本以本科水平为准的教材，与本科、专科两种教学大纲配套使用。在用于专科教学时，请按专科教学大纲对教材的内容进行取舍。

本教材由北京中医药大学刘燕池教授主审，广州中医药大学区永欣教授、上海中医药大学王庆其教授和长春中医学院陈广路教授参审。

面向21世纪全国高等中医药院校成人教育，课程教材建设是高等中医药院校成人教育的基础工作,是一项艰巨的任务。限于水平,时间仓促,不当或错误之处,在所难免,衷心希望使用本教材的教师和学生不吝批评指正。

李德新

2001 年 3 月于辽宁中医学院

目　录

绪　　论

【目的要求】
　　1．了解中医学与中国传统文化的关系。
　　2．了解中医学理论体系的形成和发展。
　　3．熟悉中医学理论体系中的唯物辩证观。
　　4．熟悉中医学理论体系和《中医基础理论》的基本内容。
　　5．掌握中医学和中医学理论体系的概念。
　　6．掌握中医学的医学模式。
　　7．掌握中医学理论体系的基本特点。
【自学时数】
　　9学时。

　　中国医药学具有数千年悠久的历史，是中国人民长期同疾病作斗争的极为丰富的经验总结，是我国文化遗产的一个重要组成部分。它是在我国古代的唯物论和辩证法思想的影响和指导下，通过长期的医疗实践，逐步形成并发展成为独特的医学理论体系，为中国人民保健事业和中华民族的繁衍昌盛作出了巨大的贡献，不愧是我国和世界科学史上一颗罕见的明珠。

一、中医学理论体系的概念

（一）中医学

　　科学是运用范畴、定理、定律等思维形式，反映现实世界各种现象的本质和规律的知识体系，是关于自然、社会、思维等客观规律的知识体系。医学科学属于自然科学与社会科学相结合的综合学科。

　　中医学是中国关于人体生理、病理、疾病的诊断与防治，以及摄生康复的、具有独特理论体系的一门传统医学科学，蕴含着中国传统文化的丰富内涵，充分体现出中国传统文化的背景和特点。它虽属中国古代科学范畴，但其医学模式、理论特征和实践经验，却体现了现代科学特别是后现代科学精神，对未来医学科学的发展，具有重要的科学意义。

（二）中医学理论体系

　　理论是概念、原理的体系，是系统化的理性认识，具有全面性、逻辑性和系统性的特征。体系是由有关事物互相联系、互相制约而构成的一个整体。科学理论是在社会实践基础上产生，并经过实践检验和证明的理论，是客观事物本质的、规律性的正确反映。科学理论体系是由基本概念、基本原理或定律和具体的科学规律三个基本知识要素组成的完整体系。

　　中医学理论体系是由中医学的基本概念、基本知识、基本原理，以及按照中医学逻辑演绎程序组织而成的，是以中国古代的唯物论和辩证法思想，即以气一元论和阴阳五行学说为哲学基础，以整体观念为指导思想，以脏腑经络的生理和病理为核心，以辨证论治为诊疗特点的医学理论体系。

二、中国传统文化与中医学

（一）中国传统文化的概念

1. 中国传统文化的概念：文化，广义指人类在社会实践过程中所获得的物质、精神的生产能力和创造的物质、精神财富的总和。狭义指精神生产能力和精神产品，包括一切社会意识形态，自然科学、技术科学、社会意识形态。

中国文化是指在中华人民共和国疆域内，从古至今，世代相传的，以汉族为主体的56个民族共同创造的文化，具有以汉族为主体的中华民族的共同民族特点。传统是指沿传下来的思想、文化、道德、风俗、艺术、制度以及行为方式等。

中国传统文化是指在中国文化历史发展过程中，自夏、商、周以来至鸦片战争前，中国奴隶社会和封建社会时期的文化（有的认为可延至"五四"新文化运动前），是由历史沿革而来的，世代相传的，具有中华民族特色的文化。

2. 中国传统文化的精神：中国传统文化是在中国特定的地理、经济和社会背景下形成和发展的，其核心精神为"致中和"。这种中和精神，是中国古代人追求的最高目标、最高境界。它具体体现在：

（1）在人与自然关系上，就是要做到"天人合一"。"天人合一"思想，是中国传统文化精神的主导观念。无论儒、道、佛、墨，还是法、兵、农、医等各家，均以"天人合一"为出发点和归宿。

（2）在人与社会关系上，就是要做到人伦和谐，即人际关系融洽、和谐、和睦，以和为贵，即"人和"。这种中和精神，培养了中华民族仁爱温良，平和宽大的品格，反映了中华民族崇尚团结，热爱和平的价值观念。

3. 中国传统文化的特征：

（1）整体性：中国传统文化把宇宙看成是一个天人合一的和谐整体，人-自然-社会是一个有机整体，善于从整体上认识世界，把握事物，重视事物之间的联系和发展，具有强烈的整体意识。这就是中国传统文化的整体观念。

（2）人文性：中国传统文化特别重视人的伦理道德，在哲学、宗教、文学、艺术等各种文化形态中，传统伦理思想处于中心地位，起着支配作用。重视修身，以修身为本，是中国传统道德的基本特点。修身是齐家、治国、平天下的前提和根本。主张通过自身的修养和学习，成为高尚的有理想的人。中国传统文化立身、齐家、治国安邦的道德规范，培育了中华民族积极进取，坚韧不拔，大公无私，勤俭仁爱，廉洁奉公，敬老扶幼等美德。

（3）承传性：中国传统文化重视传统的继承，认为继承是延续的前提。因此，中国传统文化的发展始终有着一以贯之的承传性。在学术上，讲究"道统"、"师承"，视先秦典籍为判断是非的经典。这种承传性的特征，使中华民族丰富而悠久的文化传统从古至今，一脉相承，表现出鲜明的统一性和连续性。

中医学是中国传统文化的重要组成部分，渗透着中国传统文化的基本精神和基本特征。

（二）中医学的文化特征

1. 天地人三才一体的整体观：中医学认为，天文、地理、人事是一个有机整体。天人合一，形神一体。人类生活在自然界和人类社会之中。人既有自然属性，又有社会属性。中医学从人与自然、社会的关系去认识生命、健康和疾病问题，重视自然、社会和心理因素的作用，形成了人（生物、心理）-自然-社会的整体医学模式，强调上知天文，下知地理，中知人事，方可以为医。这是中国传统文化的大一统的整体观的体现。

2. 人命至重以人为本的医德观：中国传统文化的人文精神在于以人为本，强调人的主体地位，一切为了现实的、具体的人。基于这种人文精神，中医学认为，"天覆地载，万物悉备，莫贵于人"。"人命至重，有贵千金"，把人的生命价值视为医学的出发点和归宿。维护和保障病人的生命和健康是医生的神圣职责。把不为名利，无欲无求，潜心医术，志存救济，仁爱至尊，认真负责作为医德的标准。这是一种人道主义的救死扶伤精神，是中国传统文化关于人伦和谐价值观的体现。

3. 阴平阳秘动静互涵的恒动观：天地万物本原于一气，人之生死由乎气。运动是气的根本属性。阴阳的对立统一是气运动的根本原因。人体是一个不断发生着升降出入的形气转化运动的机体。阴平阳秘，精神乃治，动静有常，互涵平衡，意味着健康。运动贯穿于生命过程的始终。中医学非常重视用运动变化的观点，来认识健康与疾病，指导防病治病，延年益寿。这是中国传统文化动静平衡观的体观。

4. 未病先防既病防变的防治观：中医学主张"不治已病，治未病"，强调未病先防，既病防变，与其治疗于有病之后，不如摄养于未病之先。生长壮老已是生命运动的自然法则。人不可能长生不老，也不能"返老还童"，但是注意调摄，则可以防止未老先衰而益寿延年。这种预防为主的医学思想，是中国传统文化中防微杜渐的忧患意识的具体体现。

（三）中国古代哲学与中医学

哲学是理论化、系统化的世界观和方法论，是关于自然界、社会和人类思维及其发展的最一般规律的学问。科学的形成和发展离不开哲学，要受着哲学思想的支配和制约。中国古代哲学浓缩地反映出中华民族的特有传统，决定了秦汉以来中国传统文化的发展方向和演变轨迹，为中医学的形成和发展奠定了坚实的哲学基础。中医学以中国古代朴素的唯物论和辩证法思想，即以气一元论和阴阳五行学说为世界观和方法论，构建自身的理论体系，运用哲学的概念和范畴去阐明医学中的一系列问题，并贯穿于中医学理论体系的各个方面，使气一元论和阴阳五行学说成为中医学理论体系的重要组成部分。中国古代哲学"天人合一"，以人为本，人伦和谐的天人观和价值观念，以及辩证思维（如整体思维，对待思维，变易思维和中庸思维）的科学思维方式，对中医学的医学观的形成和发展起到了决定性的作用。

（四）中国古代自然科学与中医学

自然科学是研究自然界的物质形态、结构、性质和运动规律的科学。一般把现代自然科学分为基础科学、技术科学或应用科学和工程科学三大类。中国古代的自然科学，如天文学、历法学、气象学、物候学、地理学、地质学、植物学、动物学、解剖学、生理学、心理学等学科知识，为中医学认识自然和生命运动的规律奠定了科学基础。其中，古代解剖学对中医学探究生命运动、健康与疾病等问题起着至关重要的作用。《黄帝内经》、《难经》关于内脏器官的形态、位置、大小、容积和重量等记载，特别是对消化系统的描述，是相当丰富和准确的，与现代解剖学十分相近。在《黄帝内经》中，已明确提出"解剖"一词，其心、肝、脾、肺、肾、大小肠、膀胱等脏器名称，迄今还为我国现代解剖学和现代医学所沿用。《黄帝内经》可以视为世界上最早的人体解剖学。恩格斯说："没有解剖学就没有医学。"中国古代的解剖学成就为中医学认识生命、健康和疾病问题奠定了形态学基础。

（五）中国古代社会科学与中医学

社会科学是研究社会现象的科学，其任务是研究并阐述各种社会现象及其发展规律。一般属于上层建筑的意识形态范畴（语言学等除外），包括政治学、法律、道德、艺术、宗教等。科学是一种社会现象。科学活动总是在一定的社会环境中进行的。社会生产、政治、军事、法律、道德、宗教、美学、艺术等社会环境要素，对科学的发展有着重大影响。其中，尤以科学伦理对科学发展的影响为大。科学伦理规范规定着中医学沿着正确、健康的方向发展。科学伦理规范是科学观念和道德的规范，是从观念和道德层面上规范人们从事科学活动的行为准则，其核心问题就是不损害人类的生存条件（环境）和生命健康，保障人类的切身利益，促进人类社会的可持续发展。中国传统文化的精神基础是伦理，重视人伦和谐，强调"仁者爱人"，以"和"为贵。以和为贵思想是中华民族核心的价值观念，注重人与人之间的和谐共处，注重人与环境之间，以及不同事物之间的和谐统一。在伦理上，把道德修养放在首位，把"爱人"作为根本的道德准则。它规定着中医学的科学伦理规范。中医学强调，在天、地、人三才之内，唯人最贵，不仅注重天人之间、形神之间的和谐统一，而且视人的生命至尊至贵。仁爱救人是医德的基本原则，所谓"医乃仁术"。医生应加强自己的道德修养，具有普济众生，恻隐仁爱之心，处处为病人着想，以不计名利、全力救治、潜心医道、认真负责作为医德的标准。"如此可为苍生大医，反此则是含灵巨贼。"（《千金要方·大医精诚》）人生活在社会中，不断地与外界环境发生联系，相互作用。自然环境和社会经济因素、心理因素、文化因素、生活行为方式等与人类的健康和疾病有着密切关系。中医学"以人为本"的医学观，不仅注重人的生物属性，而且尤为重视人的社会属性，从形体-神志-环境，即生物-心理-环境的和谐统一，来认识健康与疾病的问题。在环境因素中，尤为强调社会环境因素对人类健康和疾病的影响，并以此来指导医学科学的实践活动。

三、中医学理论体系的形成和发展

（一）中医学理论体系形成

1. 中医学理论体系形成的条件：科学是一种社会现象，它不能游离于社会之外而孤立地存在与发展。科学体系是社会的一个子系统，它要与社会其他子系统之间发生物质、能量和信息的交换。社会为科学的形成与发展提供了充分的必要的条件。科学理论是以科学事实为基础而构建的特殊体系。科学理论的概念、定律、原理等知识元素构成了科学理论的结构。

先秦两汉时期，中国传统文化比较发达，哲学、社会科学、自然科学，特别是生物科学，均取得了非凡的成就，为中医学理论体系的形成奠定了自然观、方法论和医学观的基础。在气、阴阳、五行哲学思想的指导下，以天人合一的系统整体观，运用朴素的辩证的科学思维方式，对以往的医药学实践经验和生物科学，特别是解剖学、生理学等科学事实进行系统地总结、概括，形成了中医学的概念、规律、原理等理论结构，从而初步建立了中医学的科学理论体系。中医学的科学理论，体现了中国传统文化的背景和特征，是具有中国特色的医学理论。中医学是中国古代科学技术的重要组成部分，是中国传统文化的珍品，它不仅在当时世界上独领风骚，保持着西方所望尘莫及的科学水平，而且在现代科学技术飞速发展的当今时代，仍然显示着其自身的科学价值。

2. 中医学理论体系形成的标志：《黄帝内经》、《难经》、《伤寒杂病论》和《神农本草经》，共同标志着中医学理论体系的初步形成。

《黄帝内经》，包括现存的《素问》和《灵枢》两部分。原书各 9 卷，每卷 9 篇，各为 81 篇，合计 162 篇。《黄帝内经》大约是战国至秦汉时期，许多医家进行搜集、整理、综合而成，并非一时一人之手笔。该书在气一元论和阴阳五行学说指导下，全面而系统地论述了人体的解剖、生理、诊断、治疗及预防养生等，其内容包括脏象、经络、病因、病机、诊法、辨证、治则、病证、针灸和汤液治疗等，奠定了中医学的理论基础，确立了天、地、人三才一体的整体医学模式，建立了中医学的理论体系。它首次系统地将气一元论和阴阳五行学说引入医学领域，使之成为构建中医学理论体系的世界观和方法论，并成为中医学理论体系重要组成部分。《黄帝内经》的问世，标志着中医学由单纯积累经验的阶段，发展到系统的理论阶段，它为中医学的发展提供了理论指导和依据。《黄帝内经》的成就，不仅在医学上有很多的成就，成为医学的经典之作，而且用医学科学的成果，深入地探讨了中国古代哲学关于气、阴阳、五行、天人合一、形神、体用等一系列重大命题，为中国古代哲学的发展，也做出了巨大贡献。

《难经》，原名《黄帝八十一难经》，计 3 卷（或分为 5 卷）。作者及成书年代不详。原题秦越人撰。一般认为，大约成书于西汉时期。全书采用问答形式，论述了脏腑、经络、脉学、病理、针法等。其中，以基础理论为主，还分析了一些病证。其对经络、命门、三焦的论述，在《黄帝内经》的基础有所阐发，是继《黄帝内经》之后的又一部中医经典著作。

《伤寒杂病论》，为东汉末年张仲景所著，经宋代林亿等整理后，分为《伤寒论》及《金匮要略》两书出版。全书内容概括了中医学的望、闻、问、切四诊，阴、阳、表、里、寒、热、虚、实八纲，以及汗、吐、下、和、温、清、补、消（利）八法，理、法、方、药齐备，正式确立了辨证论治的理论体系，为中医临证（床）医学的发展奠定了坚实的基础。《伤寒杂病论》是一部经典医学名著，迄今仍有许多宝贵的经验值得发掘。

《神农本草经》，简称《本经》或《本草经》，共 3 卷（亦有作 4 卷），是我国现存最早的药物学专著，成书年代说法不一。一般认为，该书非一时一人之手笔，大约成书于东汉时期。全书共收载药物 365 种，植物学 252 种，动物学 67 种，矿物学 46 种。根据药物功效而分为上、中、下三品，上品养命以应天，中品养性以应人，下品主治病以应地，这是中国药物学最早的药物分类方法。书中还概括地论述君、臣、佐、使，四气（寒、热、温、凉）、五味（酸、苦、甘、辛、咸）、七情（单行、相须、相使、相畏、相恶、相反、相杀）和合等药物学理论，为中药理论体系形成与发展，奠定了基础。《神农本草经》系统地总结了秦汉以来医家和民间的用药经验，所载药物大多疗效比较确实，是集东汉以前药物学之大成的药物学重要典籍。

囿于当时的科学水平和历史条件，《黄帝内经》、《难经》、《伤寒杂病论》和《神农本草经》，不可避免地存在着历史的局限性，甚至缺点和错误。这是我们学习和研究它们时应当加以注意的。

（二）中医学理论体系的发展

科学的发展除受到社会、政治、经济等外部因素影响外，其自身内部还存在着相对立的矛盾运动。科学理论和科学实验的矛盾是科学发展的内在动力。中医学理论体系在其发展过程中，随着社会实践特别是医疗实践的发展，《黄帝内经》所构建的理论有的已无法解释新的科学事实，出现了原有的科学理论与新的科学事实的矛盾。在社会需求的推动下，中医学理论体系内部不断地发生分化与综合，于是新的学派和分支学科应运而生。中医学理论体系就是在理论与实践、分化与综合、传统与创新的对立统一运动中，不断地向前发展。中医学理论体系的发展，反映了相应历史时期的文化科学技术水平。

1. 魏晋隋唐时期：这一时期基础理论研究的特点为，一方面继承整理《黄帝内经》、《伤寒杂病论》经典著作，并阐发其理论，如杨上善、王冰对《黄帝内经》的注释和发挥，王叔和、孙思邈对《伤寒杂病论》的整理研究；另一方面重视总结临床经验，揭示疾病的现象与本质的关系，并使之上升为理论。如晋·王叔和的《脉经》奠定了脉学理论与方法的系统化、规范化的基础，是我国现存最早的脉学专著。隋·巢元方的《诸病源候论》是一部病因、病理学和证候学专著，它反映了我国 11 世纪时中医学理论与临床医学的发展水平，对后世医学的发展有着深远的影响。晋·皇甫谧的《针灸甲乙经》系统地论述了脏腑、经络、腧穴、病机、诊断、治疗、禁忌等内容，建立了较完整的针灸理论体系。唐代孙思邈的《千金要方》和《千金翼方》，详尽地记载了唐以前医学著作的医学理论、方剂、诊法、治法、食养等等作为一个医生所必备的各种医学理论和实践知识，代表了盛唐医学的先进水平，堪称我国第一部医学百科全书。总之，这一历史时期，中医学理论体系在秦汉时期的基础上，有了进一步的充实和系统化。

2. 宋金元时期：这一时期，哲学流派的学术争鸣，经济和科学技术的蓬勃发展，特别是思想家的革新精神，为中医学术的创新和突破性发展，奠定了社会文化科学基础。许多医家在继承前人已有成就的基础上，根据各自的实践经验，提出了自己的独创见解，形成了各具特色的学术流派，开创了中医学发展的新局面，大大地创造性地发展了中医学理论。其中，最有代表性的刘完素（河间）、张从正（子和）、李杲（东垣）和朱震亨（丹溪），后世尊之为金元四大家。

刘完素（1120～1200）字守真，创河间学派，以火热立论，力倡"六气皆从火化"，"五志过极皆能生火"，用药多用寒凉。所以，被称为"寒凉派"。其火热理论对温病学说的形成给予深刻影响。

张从正（约1156～1228）字子和，传河间之学，力倡"攻邪论"，主张"邪去则正安"，临证善于用汗、吐、下三法以攻邪，被称之为"攻下派"。他还十分重视社会环境、精神因素的致病作用，丰富和发展了《黄帝内经》关于心身医学、社会医学的思想。

李杲（1180～1251）字明之，号东垣老人，提出了"内伤脾胃，百病由生"的学术观点，创"脾胃论"，治病重在"调理脾胃"，"升举清阳"，被称之为"补土派"。

朱震亨（1281～1358）字彦修，号丹溪。力主"相火论"，其学术思想的根本观点为"阳常有余，阴常不足"，治病以滋阴降火为主，被称之为"养阴派"。

综上所述，金元四大家，继承传统又不拘泥于传统，勇于创新，提出独立的学术见解，开创了中医学术发展的新局面，丰富和发展了中医学理论和临证实践。他们的创新精神对中医学术的发展产生了重大影响。当然，他们的学术思想也必然打上时代局限的烙印，应历史地加以分析。

3. 明清（中期）时期：明代至清代中期，是中医学术发展史上的重要时期之一。这一历史时期，中医学发展的主要特点为，一是出现了许多具有重大意义的医学创新与发明；二是整理已有的医学成就和临证经验，编撰了门类繁多的医学全书、医学类书、医学丛书，以及古典医籍注释等医学著作，使中医学理论和临证医学得到了进一步发展。

在中医学理论研究方面，温病学派的出现，标志着中医学理论体系的发展又取得了重大的突破性成就。吴又可创立了传染病病因学说的"戾气学说"的新概念，提出治疗传染病的较完整的学术见解，著成《温疫论》，为温病学说的形成奠定了基础。叶天士《温热病篇》，首创卫气营血辨证；吴鞠通《温病条辨》，创三焦辨证；薛生白《湿热病篇》，指出"湿热之病，不独与伤寒不同，且与温病大异"；王孟英《温热经纬》，"以轩歧仲景之文为经，叶薛诸家之辨为纬"。这些温病学家大胆地突破了"温病不越伤寒"的传统观念，创立了以卫气营血、三焦为核心的一套比较完整的温病辨证论治的理论和方法，从而使温病学在因证脉治方面形成了完整的理论体系。温病学说和伤寒学说相辅相成，成为中医治疗外感热病的两大学说，在治疗急性热病方面作出巨大的贡献。以薛已、张介宾、赵献可为代表的温补学派，提出了"命门学说"，认为命门寓阴阳水火，为五脏六腑阴阳的根本，是调节全身阴阳的枢纽。李中梓则提出了"肾为先天本，脾为后天本"，"乙癸同源"的见解，为中医学理论特别是脏象学说的发展做出了新的贡献。王清任的《医林改错》，不仅为"脑主思维"说、"血瘀"说提供了新的科学认识，而且还纠正了前人关于脏腑解剖知识的某些错误，尽管因历史条件的限制，使其对人体解剖的认识尚有某些谬误，但丝毫抹杀不了他勇于抛弃前人错误，追求科学真理的精神。其可贵之处在于，他在当时经学盛行、繁琐考证的学术氛围中，一改沿袭相传的流风，坚持科学实验，即中医学理论研究的实证性原则，给中医学的科学方法论以新的启迪。

在药物学研究方面，以李时珍的《本草纲目》为代表。《本草纲目》是一部内容丰富、论述广泛、影响深远的药学巨著，不仅全面总结了16世纪以前我国药物学研究的成就，而且还对人体生理、病理、疾病的诊断、治疗，以及预防等作出了详细的论述，既极大地发展了中医药学理论，又丰富了世界科学宝藏。

4. 近现代时期：

(1) 近代时期（1840~1949）：从鸦片战争至中华人民共和国成立，近代中国社会发生了急剧的变化，西方文化的广泛传播，猛烈地冲击着封建思想体系，形成了新旧并存，中西混杂的态势，出现了"旧学"与"新学"，"中学"与"西学"之争。这种"新旧"、"中西"之争，贯穿在哲学、社会科学和自然科学的各个领域之中。在这种复杂的社会文化背景下，中医学理论体系的发展特点，一是继承发展得极度缓慢，二是出现了中西汇通和中医科学化思潮。

在考据学的影响下，许多医家从事中医古典医籍的考证、校订、注释、辑复等文献整理研究工作，对中医学理论研究和保存中医古代文献，做出了一定的贡献。

西医学，指现代医学而言，因来自西方，故称。随着西方医学在我国的广泛传播和发展，中医界中具有近代科学思想的人，诸如唐宗海、朱沛文、恽铁樵、张锡纯等，承认中医学和西医学各有所长，提倡既学习西医先进之处，又要坚持中医学之长，如整体观、脏象、四诊八纲、辨证论治等，试图把中西医学术加以汇通，从理论到临床提出了一些汇通中西医的见解，形成了中西医汇通的思潮和学派。由于历史和自身的条件限制，中西医汇通派对中医学理论体系发展道路的探索，未能取得成功，但其经验教训，对今天实现中医学现代化，不无启迪意义。

20世纪30年代初到新中国成立前，"中医科学化"成为中医学术界盛行的一种思潮，以陆渊雷、谭次仲为代表人物，他们主张中医科学化，必须吸收其他学科知识，用科学方法研究中医，对中医科学化的途径和方法也作了一定的探索，希冀宏扬光大中医学在科学上的真实价值。我们可从他们的学术思想中吸取有益的经验和教训。

（2）现代时期（1949年中华人民共和国成立至今）：中华人民共和国成立后，党和政府制定了中医政策，"发展现代医药和传统医药"，"实现中医学现代化"正式载入宪法，为中医药学的发展提供法律保证。在党和政府的关怀下，中医药事业蓬勃发展，中医学理论体系研究有了较为深入的发展，在研究的深度上及方法上均超过了历史任何时期。

在中医学文献的系统整理与研究方面，以中医高等院校统编教材《中医基础理论》、《中医学基础》为标志，构筑了中医基础理论的基本体系。阐释经旨，赋予新义，开拓新境的《阴阳五行》、《中医学概论》、《实用中医基础学》、《气血论》等许多论著和佳篇，则反映了中医学理论水平的提高。

在中医学理论的研究方法上，除运用文献学方法研究中医学理论的源流，进一步揭示其学术内涵外，利用多学科知识和方法研究中医学理论，则是当代中医学理论研究的重要特点。中医基础理论蕴含着现代自然科学中某些前沿理论的始基，为哲学、天文学、气象学、数学、物理学、系统科学、生命科学等，提供了一些思维原点或理论模式。在马克思主义哲学——辩证唯物主义指导下，运用现代科学思维方式，从哲学、社会科学、自然科学，特别是生命科学等多学科、多系统、多层次地研究中医学理论，使中医学理论研究与现代科学，特别是生命科学前沿相沟通，初步揭示了中医学理论某些概念、原理的科学内涵，也使中医学理论的研究方法，从经学的、经验的、自然哲学的方法转变为现代科学技术方法。中医药基因组学的研究已拉开序幕，标志着中医理论的研究，具有强烈的时代特点和创新意识。

为了推动中医学理论研究的发展，已把中医脏象学、病因学、辨证学、诊法及治则治学、养生学、动物造模、经络研究、针刺麻醉机制研究以及文献研究等内容列入"九五"、"十五"期间国家中医药科研规划。

中医学理论研究已成为世界性的研究课题，随着研究的不断深入，中医学理论研究也必将取得重大突破，为生命科学的发展作出自己的贡献。

5. 中医学现代化：

（1）中医学现代化的含义：中医学现代化实际上是指中医药学现代化，是对科学技术范畴中的一门学科而言的，属于我国科学技术现代化范畴。以19世纪末相对论和量子力学的突破性进展为先导的物理学革命，标志着科学技术已进入到现代科学技术时代。科学的技术化，技术的科学化，科学技术一体化，是现代科学技术发展的特点和趋势。现代科学的认识方法和思维方式与近代科学相比，发生了重大改变。现代科学的思维方式是现代系统观思维方式。唯物辩证法是现代科学思维方式的核心与基础。21世纪是知识经济、生物经济时代。生命科学和系统科学将是21世纪的带头学科。中医学必须顺应现代科学技术发展的趋势，伴随时代的进步，在继承、发扬自身优势和特色的基础上，勇于创新，成为适应现代社会需要的，具有现代科学内涵和水平的医学科学。一言以蔽之，中医学现代化就是使中医学具有现代科学水平。

（2）中医学现代化的指导思想：中医学属于传统科学范畴，在实现现代化的进程中，必须正确地处理传统与现代、继承与创新的关系。应在继承中医学术特色和优势的基础上，敢于并善于否定旧的传统，根据新的科学实践经验，修正原有的基本概念、基本理论，对新的现象、新的问题作出新的回答。科学创新需要依附于传统，对于传统不仅是承传，而更要去推动和创新，要运用现代科学的理论、技术和方法，进行自身的完善和发展。总之，实现中医学现代化必须充分认识中医学的科学价值，以提高中医学术水平和防治疾病能力为核心，正确地处理继承与创新、传统与现代的关系，既要继承中医学的特色优势，又要勇于创新，实现中医学传统理论的科学革命和技术创新，使中医学成为世界主体医学的重要组成部分，步入现代科学的殿堂。

（3）中医学现代化的任务：中医学现代化就总体而言，包括中医学的理论、技术和方法的现代化。在国家中医药管理局制订的《中医药基础研究发展纲要》和《中医临床研究发展纲要》中，确定了"十五"期间中医学现代化的具体任务。

中医学现代化是随着我国科学技术现代化而逐步实现的，并非一蹴而就，一挥而成，它需要几代人的艰苦努力，是国家和民族长远的事业。中医学现代化的关键是中医基础理论的现代化，中医基础理论现代化是中医学现代化的前提和基础。

21世纪生命科学的发展给中医药学走向现代化提供了机遇，借助现代科学的理论、技术和方法，将中医药学的理论和实践与现代生命科学前沿相对接，是中医药学生存、发展的必由之路，而中医药学与现代生命科学前沿的对接，也必将为现代生命科学的发展提供新的领域和思路。

四、中医学理论体系的唯物辩证观

恩格斯在《自然辩证法》中指出："不管自然科学家采取什么样的态度，他们总还是在哲学的支配之下。"中医学是我国劳动人民在长期医疗实践基础上逐步形成的一门传统医学科学。其产生和发展，与其他科学一样，也同样受着哲学的影响和支配。由于中医学理论以中国古代的气一元论和阴阳五行学说为哲学基础，而气一元论和阴阳五行学说是中国古代的唯物论和辩证法，所以，在中医学的理论体系中，始终贯穿着唯物论观点和辩证法思想。

（一）中医学理论体系的唯物论观点

辩证唯物主义认为，承认世界的物质性是一切科学研究的前提。中医学在古代唯物论和辩证法思想指导下，唯物地论证了人类的生命起源、形体和精神的关系，以及疾病的成因和防治等医学上的一系列重大问题。

1. 唯物主义生命观：在汉语中，动植物以及人类之生俱称生命。现代生命科学认为，生命是"由高分子核酸蛋白体和其他物质组成的生物体所具有的特有现象。能利用外界物质形成自己的身体和繁殖后代，按照遗传的特点生长、发育、运动，在环境变化时常表现出适应环境的能力"。中医学认为，生命是物质的，生命现象是物质的运动，是人体脏腑组织功能活动的综合。精气是构成人体的原始物质。"人之生也，必合阴阳之气，媾父母之精，两精相抟，形神乃成。"（《类经·脏象类》)说明父母之精相合，"以母为基，以父为楯"（《灵枢·天年》)，形成胚胎，产生了形神兼备的人体。

由此可见，中医学承认生命是物质的这一基本前提，用朴素的唯物论观点，把生命看作是一个阴阳对立统一，运动不息的发展变化过程。根据当时的科学水平，对人类生命的起源，包括构成人体的原始物质、胚胎的形成和胎儿在母体内的发育过程，都作了唯物主义的论述。

2. 唯物主义形神观：形神是中医古代哲学的一对范畴。形指形体、肉体，神指精神、灵魂。形神关系，实际上是物质与精神的关系。中医学的形神学说，包括了物质与运动、机体与功能以及肉体与精神三个方面的问题。中医学吸取了古代唯物主义的思想精华，结合临床实践，正确地分析了形体和精神的关系。它一方面指出"精者身之本也"（《素问·金匮真言论》），肯定物质的"精气"是生命的根本，是第一性的东西；另一方面又指出"神者，水谷之精气也"（《灵枢·平人绝谷》），"气乃神之祖……气者精神之根蒂也"（《脾胃论·卷下》），强调精神是由物质派生的，是第二性的东西。人的意识、思维、情志等精神活动，并不是人们头脑里所固有的东西，而是客观事物反映到人们头脑中来，再经过头脑加工的产物。

形乃神之宅，神乃形之主。形是体，是本；神是生命的功能及作用。有形体才有生命，有生命才产生精神活动和具体的生理功能。人的形体又须依靠摄取自然界一定的物质才能生存，所以说"血气者，人之神"（《素问·八正神明论》）。神的物质基础是气血，气血又是构成人体的基本物质，而人体脏腑的功能活动，以及气血的营运，又必须受神的主宰，这种"形与神"相互依存而不可分割的关系，称之为"形与神俱"。形存则神存，形谢则神灭，无神则形不可活，无形则神无以附，二者相辅相成，不可分离。形神统一是生命存在的主要保证。中医学理论中的形神统一观，是养生防病，延年益寿，以及诊断治疗的重要理论根据。

3. 唯物主义疾病观：疾病是失去健康的状态。中医学对疾病的发生，不但从自然环境和社会环境去寻找致病根源，而且更重要的是从机体内部去寻找致病根源，说明病理变化，从而对生命、疾病和健康的内在联系作出了唯物主义说明。它认为，病邪侵犯人体，首先破坏阴阳的协调平衡，使阴阳失调而发病。但发病的关键在于人体正气的强弱，即所谓"正气存内，邪不可干"（《素问·遗篇·刺法论》），"邪之所凑，其气必虚"（《素问·评热病论》）。并指出疾病是可以认识的，也是可以防治的，提出了"治未病"的预防为主的医学思想。

（二）中医学理论体系的辩证法思想

辩证法是关于普遍联系和发展的哲学学说。中国古代哲学气一元论和阴阳五行学说具有丰富的、朴素的辩证法思想，以之为世界观和方法论的中医学理论体系也必然具有朴素的辩证法思想。中医学认为，天地人万物一体，皆本源于气，有着共同的物质根源，是一个普遍联系的有机整体。运动是气的固有属性，世界是运动发展的世界，阴阳的对立统一是宇宙的最根本的规律。中医学的辩证法思想，主要表现在它的矛盾观点、整体观点和运动观点。

"矛盾法则，即对立统一的法则为辩证法的核心。"（《毛泽东选集》）中医学认为，阴阳是自然界运动发展的根本规律，生命是自然界物质运动的高度发展，是阴阳二气相互作用的结果。生命的本质就是机体内部的阴阳矛盾，"阳化气"与"阴成形"的对立统一，以及机体与周围环境的矛盾统一。人的生命活动过程就是人体的阴阳对立双方，在不断地矛盾运动中取得统一的过程。

天、地、人三才一体，"天地合气，命之曰人"。人与自然社会是一个统一整体，人与环境有着密切联系。人是自然界的一个组成部分，并与自然界有密切的关系。人体以五脏系统为核心，各个脏腑组织器官共处于一个统一体中，不论是在生理上还是在病理上都是互相联系、互相影响的。这是一种整体观念的辩证观点。

运动是物质的固有属性。"天之生物，故恒于动，人之有生，亦恒于动。"（《格致余论·相火论》）中医学认为一切物质，包括整个自然界、整个人体，都是永恒运动着的。其运动形式为升、降、出、入，故曰"升降出入，无器不有"（《素问·六微旨大论》）。人体生命过程就是一个升降出入气化作用的动态平衡过程，在动态的相对的平衡之中，显示出人体生命过程的生、长、壮、老、已的各个阶段来。

上述中医学辩证法思想的三个主要观点，贯穿在中医学的生理、病理、诊断和治疗各个方面。

1. 生理学的辩证观点：中医生理学的辩证观，主要表现为人体以五脏为中心，体内外环境相统一的藏象学说的整体观；脏腑之间相互依存、相互制约的对立统一观；气血津液等生命活动的必要物质与脏腑生理功能、精神活动与生理活动之间的辩证统一观等。

2. 病理学的辩证观点：中医病理学的辩证观，表现为邪气伤人，非常则变，既注意内因又不排斥外因的病因学观点；正气存内，邪不可干，强调内因的发病学观点；五脏相通，病变互传，移皆有次，注重整体联系的病理学观点等。

3. 诊断学的辩证观点：中医学认为，疾病是机体各系统脏腑器官之间，以及机体与外界环境之间平衡协调、对立统一关系的破坏。因此，在诊断疾病时，不是把人体疾病孤立起来就病论病，而是将疾病的形成、发展、变化与人体所处的自然与社会环境联系起来，当作一个整体来考察。主张，明天道地理，识社会人事，通过事物的相互关系来诊察疾病；由外知内，四诊合参，透过现象认识疾病的本质；察色按脉，先别阴阳，要善于抓住疾病的主要矛盾，从四诊的初级诊断阶段进入到辩证的高级诊断阶段，认识病的本质，从而作出正确的诊断。

4. 防治学的辩证观点：中医防治学的辩证观，体现在从运动变化的观点出发，强调未病先防，既病防变；用对立统一的观点指导治疗，主张扶正祛邪，调整阴阳；根据普遍联系的观点，提出治病应"必先岁气，无伐天和"（《素问·五常政大论》），因时因地制宜，以及注意个体差异而因人施治等。治疗上强调"异病同治"，"同病异治"，整体与局部并重，外治与内治结合，动与静统一。证变治亦变，承认疾病的阶段性和治病的灵活性，用药应贵乎轻重有度，与有方有守等。辩证论治则是辩证法思想在诊断和治疗上的集中反映。

五、中医学理论体系的基本特点

中医学经过长期的临床实践，在中国古代朴素的唯物论和辩证法思想指导下，逐步地形成了系统的独特的医学理论体系。它来源于实践，反过来又指导实践。这一独特的理论体系有其特有的性质，即中国传统医学所特有的本质、特点，它决定了中医学理论体系的独特性。中医学理论体系的基本特点，是指这一理论体系在医学观和方法论层次上的根本特点，是由中医学的气一元论、阴阳学说和五行学说所决定的。气一元论和阴阳五行学说是中国古代哲学的唯物论和辩证法。因此，以整体的、运动的、辩证的观点认识生命、健康和疾病等医学科学问题，是中医学理论体系的根本特点，是中国古代朴素的唯物论和辩证法思想在中医学理论体系中的具体体现。在中医学理论体系的唯物辩证观中已有述及。在此，仅就整体观念和辩证论治两个方面分述如下：

（一）整体观念

1. 整体观念的含义：整体与部分对称。整体是构成事物的诸要素的统一体，是由其组成部分以一定的联系方式构成的。整体观念是关于事物和现象的完整性、统一性和联系性的认识。中国古代朴素的整体观念是建筑在气一元论和阴阳五行学说基础上的思维形态或方式。中医学以气一元论和阴阳五行学说，来阐明人体脏腑组织之间的协调完整性，以及机体与外界环境的统一关系，从而形成了独具特色的中医学的整体观念。中医学的整体观念是关于人体自身以及人与环境之间的统一性、完整性和联系性的认识，是古代唯物论和辩证法思想在中医学的体现，是中医学的基本特点之一，它贯穿于中医生理、病理、诊法、辨证、治疗等整个理论体系之中，具有重要的指导意义。

2. 整体观念的内容：中医学把人体内脏和体表各部分组织、器官之间看成是一个有机的整体，同时认为四时气候、地土方宜、周围环境等因素，对人体生理病理有不同程度的影响，既强调人体内部的统一性，又重视机体与外界环境的统一性，这就是中医学整体观念的主要内容。

（1）人体内部的统一性：人体是由脏腑和组织器官构成的。各个脏腑、组织器官都有各自不同的生理功能，这些不同的生理功能又都是整体功能活动的组成部分，从而决定了机体的整体统一性。因此，人体各个组成部分之间，在结构上是不可分割的，在生理上是相互联系、相互制约的，在病理上是相互影响的。机体整体统一性的形成，是以五脏为中心，配合六腑，通过经络系统"内联脏腑，外络肢节"的作用实现的。五脏是构成整个人体的五个系统，人体所有组织器官都包括在这五个系统之中。人体以五脏为中心，通过经络系统，把六腑、五体、五官、九窍、四肢百骸等全身组织器官有机地联系起来，构成一个表里相联，上下沟通，密切联系，协调共济，井然有序的统一整体，并且通过精、气、神的作用来完成机体统一的功能活动。这种五脏一体观充分地反映出人体内部各组织器官不是孤立的而是相互关联的有机的统一整体。

（2）人与外界环境的统一性：环境是指围绕着人类的外部世界，是人类赖以生存和发展的社会和物质条件的综合体。一般可分为自然环境和社会环境。中医学根据中国古代哲学"天人合一"说，提出了"人与天地相参"的天人一体观，不仅认为人体是一个有机整体，强调人体内部环境的统一性，而且还注重人与外界环境的统一性。

①人与自然环境的统一性：人类生活在自然界之中，自然界存在着人类赖以生存的必要条件。自然界的运动变化又直接或间接地影响着人体，而机体则相应地产生生理和病理上的反映，故曰："人与天地相应也"（《灵枢·邪客》）。这种"天人一体观"认为，天有三阴三阳六气和五行的变化，人体也有三阴三阳六经六气和五脏之气的运动。自然界阴阳五行的运动变化，与人体五脏六经之气的运动是相互收受通应的。所以，人体与自然界息息相通，密切相关。人类不仅能主动地适应自然，而且能主动地改造自然，从而保持健康，生存下去，这就是人体内部与外界环境的统一性。

"人生于地，悬命于天，天地合气，命之曰人。"（《素问·宝命全形论》）人是自然界所产生，而自然界又为人类的生存提供了必要的条件，故曰："天食人以五气，地食人以五味"（《素问·六节藏象论》）。人生活在自然之中，必须受自然规律制约，倘若违背了自然规律必将导致不良后果。在自然界中四时气候、昼夜晨昏的变化，以及地土方宜等，均给予人体的生命活动与疾病以深刻的影响。人与天地相应不是消极的、被动的，而是积极的、主动的。人类不仅能主动地适应自然，更能主动地改造自然，同自然界作斗争，从而提高健康水平，减少疾病。

②人与社会环境的统一性：社会是以一定物质生产活动为基础而相互联系的人类生活共同体，是生命系统的一个组成部分。社会环境包括社会的政治、经济、文化等社会特征，人

们的年龄、性别、风俗习惯、宗教信仰、婚姻状况等人群特征，以及生活方式、饮食习惯和爱好等。心理因素与社会环境密切联系在一起，称之为社会-心理因素。人的本质，在现实上是一切社会关系的总和。人既有自然属性，又有社会属性。人生活在社会环境之中，社会环境因素的变动与人们的身心健康和疾病有着密切关系。中医学强调人与天地，即人与自然、社会的和谐统一，非常重视社会-心理因素，即情志因素，对健康和疾病的影响，视"七情内伤"为内伤疾病的重要致病因素。

3. 整体观念的指导意义：中医学的整体观念，是中国古代哲学天人合一的整体观在中医学中的应用和发展，是中医学在临床实践中观察和探索人体及人体与自然界关系所得出的认识，也是诊治疾病时所必须具备的思想方法，因而有重要的指导意义。它贯穿于中医学的生理、病理、诊断和防治养生之中，并对建立现代环境科学，认识和处理现代心身疾病，以及解决现代科技理性过度膨胀的社会病，均有所裨益。

（二）辨证论治

1. 辨证论治的基本概念：辨证论治是辨证和论治的合称，是中医学术特点的集中表现，是中医学理论体系的基本特点之一，是中医认识疾病和治疗疾病的基本原则，是中医学对疾病的一种特殊的研究和处理方法。

（1）症、证、病：任何疾病的发生、发展，总是要通过症状、体征等疾病现象而表现出来的，人们也总是通过疾病的现象去认识疾病的本质的。疾病的临床表现以症状和体征为其基本组成要素。

症状，是病人主观感觉到的异常现象或异常感觉或某些病态改变，如头痛、发热、咳嗽、恶心、呕吐等。而医生通过望闻问切四诊及其他检查方法，客观查得的患病机体异常变化所引起的现象，则称为体征，如舌苔、脉象等。病人有目的的语言和行为异常，如哭笑无常，活动不自如等，称之为社会行为异常。一般将症状、体征和社会行为异常，通称为症状，即所谓广义的症状。因此，中医学把症状作为构成临床表现的基本要素。症状是疾病的客观表现，是认识疾病和进行辨证的主要依据。

证候，简称为证。证候是中医学的特有概念。在中医学术史以及现代文献中，证候是一个多义术语。或以证为症，或称为证，或为病机学术语，或为诊断学术语。根据全国中医证候规范化学术会议（1987，北京）关于疾病、证候、症状的定义和 GB/T1675. 2—1997《中医临床诊疗术语》，本教材将证候定义为：证候是机体在病因作用下，机体与环境之间以及机体内部各系统之间关系紊乱的综合表现，是一组特定的具有内在联系的，反映疾病过程中一定阶段本质的症状和体征，揭示了病因、病性、病位、病机和机体的抗病反应能力等，为治疗提供了依据，并指明了方向。这一义项将证候限定为诊断学概念。换言之，证候是由症状组成的，它所包含的内容为疾病处于某一阶段的各种临床表现；反映了疾病的病因、病机、病性、病位，以及疾病的发展趋势；反映了机体自身的调节能力；反映了机体与外界环境的联系；为治疗提供了正确的依据和方向。

疾病，简称病。疾病是与健康相对的概念，失去健康状态意味着疾病。疾病是指机体在一定病因作用下，因正虚邪凑而致机体内外环境失调，阴阳失和，气血紊乱，脏腑经络的生理功能或形态结构发生改变，适应环境能力下降的异常生命过程。这一异常生命过程表现为症状和体征，由证候而体现出来。

症、证、病三者既有联系又有区别，三者均统一在人体病理变化的基础之上。症状是患病机体表现出来的可以被感知的疾病现象，是构成疾病和证候的基本要素。证候是一组具有内在联系的，反映疾病阶段性本质的症状集合。疾病是由证候体现出来的，反映了疾病发生、发展和转归的全部过程和基本规律。就症、证、病三者反映疾病本质的程度而言，症状反映疾病的个别或部分的本质，证候则反映疾病阶段性的本质。其中，证候将症状和疾病联系起来，从而揭示了症状和疾病之间的内在联系。

总之，病是由症状组成的，证也是由症状所组成的。症与证虽然与病有密切关系，但疾病既不单是一个突出的症状，也不单是一个证候。每一种病都有它的发病原因和病理变化，其不同阶段的病理变化，可产生不同的证候。每种病所表现出来的证候又因人、因时、因地而异，各种不同的证候又有相应的治疗原则。症、证、病三者既有密切联系，又有严格区别。

（2）辨证与论治：所谓辨证，就是将四诊（望、闻、问、切）所收集的资料，症状和体征，通过分析、综合，辨清疾病的原因、性质、部位，以及邪正之间的关系，概括、判断为某种性质的证候。所谓论治，又称施治，就是根据辨证的结果，确定相应的治疗原则和方法。辨证是决定治疗的前提和依据，论治是治疗疾病的手段和方法。通过论治可以检验辨证的正确与否。辨证论治的过程，就是认识疾病和解决疾病的过程。辨证和论治，是诊治疾病过程中相互联系不可分的两个方面，是理论和实践相结合的体现，是理法方药在临床上的具体运用，是指导中医临床工作的基本原则。

2．辨证论治的运用：辨证论治的过程，就是中医临床思维的过程。

常用的辨证方法：在临床实践中常用的辨证方法有八纲辨证、脏腑辨证、气血津液辨证、六经辨证、卫气营血辨证、三焦辨证、病因辨证等。这些辨证方法，虽有其各自的特点，对不同疾病的诊断上各有侧重，但又是互相联系和互相补充的。

辨证论治的过程：在整体观念指导下，运用四诊对病人进行仔细的临床观察，将人体在病邪作用下反映出来的一系列症状和体征，结合地理环境、时令、气候，病人的体质、性别、年龄、职业等情况进行具体分析，从而找出疾病的本质而得出辨证的结论，确定为何种性质的证候，最后确定治疗法则，选方遣药进行治疗。这是中医临床辨证论治的基本过程。

3．辨证论治的特点：中医在辨证论治过程中，以症状和体征等临床资料为依据，从病人的整体出发，以联系的、运动的观点，全面地分析疾病过程中所表现出来的各种临床现象，以症辨证，以症辨病，病证结合，从而确定对疾病本质的认识。

中医认识并治疗疾病，不是以辨证为满足，既要辨证，又要辨病，由辨病再进一步辨证。虽然既辨病又辨证，但又重于辨证。例如，感冒发热、恶寒、头身疼痛等症状属病在表，但由于致病因素和机体反应性的不同，又常表现为风寒感冒和风热感冒两种不同证候。只有把感冒所表现的"证候"是属于风寒还是属于风热辨别清楚，才能确定用辛温解表或辛凉解表方法，给予适当地治疗。由此可见，辨证论治既区别于见痰治痰，见血治血，见热退热，头痛医头，脚痛医脚的局部对症疗法，又区别于那种不分主次，不分阶段，一方一药对一病的治病方法。

4．辨证论治的意义：辨证论治作为指导临床诊治疾病的基本法则，由于它能辩证地看待病和证的关系，既看到一种病可以包括几种不同的证，又看到不同的病在发展过程中可以出现同一证候。因此，在临床治疗时，还可以在辨证论治的原则上，采取"同病异治"或"异病同治"的方法来处理。所谓"同病异治"，是指同一种疾病，由于发病的时间、地区以及患者机体的反应性不同，或处于不同的发展阶段，所表现的证候不同，因而治法也不一样。还以感冒为例，由于发病的季节不同，治法也不同。暑季感冒，由于感受暑湿邪气，故在治疗时常须用一些芳香化浊药物，以祛暑湿。这与其他季节的感冒治法就不一样。再如麻疹，因病变发展的阶段不同，因而治疗方法也各有不同，初期麻疹未透，宜发表透疹；中期肺热明显，常须清肺；而后期则多为余热不尽，肺胃阴伤，则又须以养阴清热为务。另外，几种不同的疾病，在其发展过程中，由于出现了具有同一性质的证，因而可采用同一方法治疗，这就是"异病同治"。例如，久痢脱肛、子宫下垂等，是不同的病，但如果均表现为中气下陷证，就都可以用升提中气的方法治疗。由此可见，中医治病主要的不是着眼于"病"的异同，而是着眼于"证"的区别。相同的证，用基本相同的治法；不同的证，用基本不同的治法，即所谓"证同治亦同，证异治亦异"。这种针对疾病发展过程中不同质的矛盾用不同的方法去解决的法则，就是辨证论治的精神实质。

六、中医学的医学模式

（一）医学模式的概念

1. 模式的含义：模式一般是指可以作为范本、模本、样本的样式。模式作为学术术语时，在不同学科有不同的含义，它既是研究自然现象或社会现象的理论图式或解释方案，又是一种思想体系和思维方式。

2. 医学模式的含义：医学模式是一种医学观念，又称医学观念，是指人们观察、分析和处理有关人类健康与疾病问题的观点和方法，是哲学思想在医学中的反映，是人类对生命、健康、疾病、死亡等重要医学观念的总体概括。

医学观念包括医学的本质、医学的认识研究方法、健康与疾病的发展规律、医学的社会功能等等。

医学模式研究医学的属性、职能、结构和发展规律，集中体现了一定时期内医学研究的对象、方法和范围。

医学模式是动态的，是随着医学科学技术的发展及人类保健需求的变化而发展的。它反映着一定历史阶段医学发展的特征、水平、趋向和目标。

（二）医学模式的类型

1. 神灵医学模式：在古代，由于生产力水平低下，人类对自然、健康和疾病的认识是超自然的，天命鬼神观念占统治地位。认为世界是受神灵支配的，人的生命和健康也是神灵的恩赐。疾病是鬼神作祟，天遣神罚所致，即所谓鬼神病因说。因此，保护健康和祛除疾病主要靠神灵的保佑。判断疾病的方法就是"问卜"，治疗疾病的方法则是祈祷、祝由、咒禁等巫术。医术掌握在巫的手里。巫医巫术的盛行为神灵医学模式的特征。在我国，夏、商、周时代的医学模式就是这种神灵医学模式。

2. 自然哲学医学模式：随着社会生产力的发展和科学技术水平的提高，人类对自然、生命、健康和疾病有了初步的理性认识，科学技术的发展处于自然哲学时期，即古代科学发展时期。在这一历史时期的医学模式属于自然哲学医学模式。自然哲学医学模式把健康与疾病，同人类生活的自然环境和社会环境联系起来进行观察与思考，用朴素的整体观念说明生命、健康、疾病与环境的关系。如希腊传统医学（古希腊医学）和印度传统医学的医学模式。中医学虽属自然哲学范畴，其医学模式隶属自然哲学医学模式，但它所具备的整体医学特征体现了现代生物-心理-社会医学模式的发展趋势，不仅符合当今人类医学保健的需求，更显示出自身的科学价值。

3. 生物医学模式：随着近代科学技术的发展，特别是生物科学的进步，使人类从生物学的观点来认识生命以及健康与疾病的关系，从而产生了生物医学模式。生物医学模式以生物学、物理学和化学为基础来阐述人类的生命过程及防治疾病的问题，认为人体可分解为各个部分，每一种疾病，都可以在器官、细胞、分子水平上找到形态或化学的变化，确定其生物的理化的特定原因，并找到特异的治疗手段。生物医学模式对疾病的认识：

```
生物因素 ⎫
物理因素 ⎬ ——机体——结构改变功能障碍——病因——⎧生物⎫——特异性治疗
化学因素 ⎭                                    ⎨物理⎬
                                             ⎩化学⎭
```

生物医学模式是医学发展的重大进步，研究生物体本身结构和功能及其对各种内外环境因素的生物反应和疾病过程，至今仍是医学研究的基本课题。但随着现代科学技术的发展和医学研究的深入，其局限性和消极影响也日益暴露出来。生物医学模式的根本缺点在于忽视了人的社会属性，突出强调人的生物属性。单纯从生物学角度来考虑生命过程及疾病的防治问题，不仅不能充分解释现代卫生医疗保健实践中的一系列问题，而且还束缚着医学科学的进一步发展。

4. 生物-心理-社会医学模式：随着现代科学技术的发展，生物医学模式逐步演变为生物-心理-社会医学模式，即所谓现代医学模式。生物-心理-社会医学模式，是指人们把生物、心理、社会作为一个系统整体，来考察其同健康与疾病的关系问题所形成的一种观念。其基本内容为：

（1）生物遗传因素是理解生命活动和疾病的基础，并重视心身的交互作用。

（2）环境因素包括自然环境（物理因素、化学因素、生物因素等）和社会环境（经济收入、居住条件、营养状况、人际关系等），环境因素对群体健康和个体健康有着重要作用。

（3）生活方式和行为因素：不良的生活习惯、生活方式和行为，如吸烟、嗜酒、膳食不合理、纵欲等都影响健康，并导致疾病的产生。

总之，现代医学模式强调从生物、心理、社会这三种因素的交互作用，去研究生命、健康与疾病的问题，体现了医学的本质特征，反映了医学发展的规律和趋势。

（三）中医学的整体医学模式

1. 天人合一，形神合一的健康观：天地氤氲，万物化生，宇宙万物是一个生生不息的无限过程。天地合气，万物化生。"人生于地，悬命于天，天地合气，命之曰人。"人与天地万物同构，皆本原于气。"立天之道曰阴曰阳，立地之道曰柔曰刚，立人之道曰仁曰义。"人在宇宙万物之中，不仅有生、有知，还有义。人不仅是自然的人，具有生物属性，而且还是社会的人，有理想人格的人，有仁义道德的人，具有社会属性。中医学研究和服务的对象，是具有生物和社会两重属性的人。中医学以天地人三才一体的整体观念为指导思想，以人为中心，从人与自然、社会三者的关系，去探讨人的生命过程及防治疾病的规律，强调从人与自然、社会的系统整体关系的角度，去理解生命、健康和疾病的问题。

阴阳匀平，是为"平人"，"平人者不病"。中医学称健康的人为平人。病谓失去健康状态，"不病"是指未失去健康状态。用阴阳学说分析人体健康和疾病的矛盾，机体阴阳平衡标志着健康。在此，机体阴阳平衡实质是指机体（人）与自然、社会即天地人三者的和谐统一。换言之，健康是人（机体）与自然、社会三者的协调、平衡，包括：

（1）机体自身的阴阳平衡：脏腑经络、气血精津液、形与神的阴阳平衡。

（2）机体与环境的阴阳平衡：环境包括自然环境和社会环境。阴阳四时为死生之本，从之则生，逆之则死，从之则治，逆之则乱。机体与自然环境的阴阳和谐则苛疾不起。机体的阴阳平衡与社会环境因素的关系，主要是指社会心理、经济、文化、行为和生活方式等社会环境对机体阴阳的影响。其中，尤以社会-心理因素的影响为最。七情内伤，饮食失宜，劳逸失度，行为乖张等是内伤疾病发生的主要因素，而七情内伤又起着关键作用。这些社会环境因素主要是通过干扰脏腑经络、气血阴阳而致病的。

2. 邪正交争，阴阳失调的疾病观：机体与自然环境、社会环境之间和谐统一，表现为机体自身的阴阳平衡，是为健康状态。否则，机体与自然环境、社会环境之间失去平衡、协调，表现为机体自身的阴阳失衡，即阴阳失调，意味着机体处于不健康或者疾病状态。引起机体阴阳失调而发病的因素，中医学统称为邪（邪气）。而与邪相抗争的机体自身的适应、调节、抗病、康复等能力，统称之为正气。邪正交争是中医发病学的基本原理。六淫、疠气、七情、饮食、劳倦等致病因素，涵盖了自然环境因素和精神、心理、社会环境因素。因此，中医学考察疾病的原因，不仅着眼于自然环境因素，更着眼于社会环境因素，特别是个体的精神心理因素。自然、社会环境因素作用于机体，机体自身的正气又不足以适应这种环境因素的变化，导致天、地、人三者之间失于和谐统一，机体表现为形神相失、气血紊乱等病理变化，以阴阳概之，称为阴阳失调。

3. 治病求本，防重于治的防治观：阴平阳秘，精神乃治。阴阳乖戾，疾病乃起。阴阳失调是疾病发生发展的基本机制，阴阳失调本质上是人与自然环境、社会环境三者之间的和谐失去常态。因此，治疗疾病的基本原则就是调整阴阳。所谓治病求本，就是本于阴阳，实际上就是重建天、地、人三者的和谐统一。中医治病强调辨证论治，因时、因地、因人制宜，既体现了天、地、人三才一体的整体治疗观，又体现了个体化治疗的特色。

健康和疾病是动态的，健康和疾病往往在同一机体内共存。健康与疾病之间的彼此消长关系是两者共存的主要特点。"不治已病，治未病"的思想，就是正确地处理健康与疾病的矛盾，防微杜渐，祛除影响健康的环境因素和精神心理因素，防止健康向疾病的转化。养生防病，应法于阴阳，和于术数，饮食有节，起居有常，清心寡欲，精神内守，使人与自然环境和社会环境保持和谐统一的关系，以健康长寿。

总之，中医学的医学模式是天、地、人三才一体的整体医学模式。它体现了医学科学的本质特征，反映了现代科学时代的医学发展的规律和趋势。这种医学观念贯穿于整个医学理论体系之中，指导着人们认识人的生理病理及诊治疾病和预防保健等医学实践活动。因此，中医学强调，作为一个医生必须"上知天文，下知地理，中知人事"，否则，不可以为医。

七、《中医基础理论》的基本内容

中医学理论体系的基本内容包括：中医学的哲学基础、脏象、经络、气血精津液、病因病机、治法辨证、养生、防治和康复等的基本概念、基本原理和科学规律。按现行学科分类，诊断辨证属中医诊断学科的研究内容，余者构成了中医基础理论学科的研究对象。中医基础理论学科的学术内容构成了本门课程教材《中医基础理论》的基本内容，即：

1. 哲学基础：任何一门科学的形成和发展都离不开哲学。在哲学与自然科学尚未彻底分开的古代尤为如此。气一元论和阴阳五行学说是中国古代朴素的唯物论和辩证法。中医学吸取了汉代以前的哲学成果，直接地大量地引用气、阴阳、五行、形神、天人关系等重要的哲学概念和学说，去阐明医学中的问题，使之成为中医学的重要概念和理论，把哲学理论与医学理论熔铸成为一个不可分割的有机整体，体现出中国古代东方的特殊思维方式。中国古代哲学为中医学理论的形成和发展奠定了世界观和方法论的基础，而中医学理论的形成和发展又丰富和发展中国古代哲学。中国古代哲学与中医学相辅相成，相得益彰。

（1）气一元论："气"在中国哲学史上是一个很重要的范畴，在中医学的学术思想中占有特别重要的地位，是中医学的哲学和医学理论的基石。气是物质实体，是构成宇宙天地以及天地万物的最基本元素，具有运动的本领。气的运动是气内部的相互作用，是事物发展变化的源泉，气和形以及两者的相互转化是物质世界存在和运动的基本形式。

（2）阴阳学说：阴阳学说是在"气"范畴的基础上建立起来的，与气一元论紧密地结合在一起，是中国古代朴素的对立统一理论。阴阳是标示事物性态特征的范畴，一是代表两种对立的特定属性，二是代表两种对立的特定的运动趋向或状态。阴阳是宇宙的总规律。但是，阴阳范畴不仅具有对立统一的属性，而且还具有另外一些特殊的质的规定，与现代辩证法的矛盾范畴不同。

（3）五行学说：五行学说是中国古代朴素的普通系统论。中医学运用五行学说，从系统的整体观察事物，认为任何一个（类）事物的内部都包含着具有木、火、土、金、水五种功能属性的成分或因素，并且水、火、土、金、水这五个方面按照一定规律相互联系，形成这一事物的整体功能结构。五行结构系统，通过与反馈机制相似的生克乘侮关系，保持系统的稳定性和动态平稳，从而论证了人体局部与局部、局部与整体之间的有机联系，以及人与环境的统一，即人体是一个统一整体的整体观念。五行学说的朴素的系统观念是现代系统理论的原始形态，在最一般的原则上与现代系统论相一致。但五行学说是一种朴素的系统理论，不可能像现代系统论那样更科学地阐明所有系统结构的一般关系和一般规律。

中医学运用气一元论和阴阳五行学说，来阐明人体的结构、生理、病理，并指导临床的诊断和治疗，以及养生防病等。本书着重介绍气一元论和阴阳五行学说的基本概念、基本内容及其在医学上的应用，同时也指出由于社会历史条件的限制，它还不可能有完备的理论，也不可能对许多复杂的生理、病理现象作出完全符合科学原理的说明。

2. 脏象经络：脏象、经络、气血精津液等学说是中医学关于正常生命现象的理论知识。其中，脏象学说是中医学理论体系的核心。

（1）脏象学说：脏象学说是研究人脏腑活动规律及其相互关系的系统理论。它认为人体是以心、肝、脾、肺、肾五脏为中心，以胆、胃、小肠、大肠、膀胱、三焦六腑相配合，以气、血、精、津液为物质基础，通过经络使内而脏腑，外而五官九窍、四肢百骸，构成一个有机的整体，并与外界环境相统一。它是中华民族劳动人民和医学家，通过长期对人类生命活动的观察研究和防病治病的实践，并以阴阳五行理论为指导，逐步形成和发展起来的学说，对中医诊治与预防疾病、养生与康复有重要的指导意义。中医脏腑概念虽然包含着解剖学成分，但主要是一个标示各种整体功能联系的符号系统，是人体结构与功能的辩证统一，因而不能与现代解剖学的同名脏器完全等同。本书具体阐明五脏六腑、奇恒之腑的生理功能、生理特性以及脏腑之间的相互联系。

（2）气血精津液学说：气血精津液既是脏腑功能活动的物质基础，又是脏腑功能活动的产物。气血精津液学说主要阐述气、血、精、津液的生成、作用及其相互关系，探讨生命的物质组成及其功能活动的物质基础。

（3）经络学说：经络学说是研究人体经络系统的组成、循行分布及其生理功能、病理变化以及指导临床各种治疗的系统理论。经络是人体运行气血的通道，纵横交贯，网络全身，将人体内外、脏腑、肢节联成为一个有机的整体。本书着重阐述十二正经和奇经八脉的基本概念、分布、走向与交接规律、循行路线，及其在生理、病理、诊断、治疗上的作用。

脏象学说、气血精津液学说和经络学说相互包容渗透，互为补充，形成了中医学对生命规律的独特的精辟的认识。

3．病因病机：病因病机学说是中医学关于疾病的理论知识，包括病因、发病与病机三部分内容。

（1）病因学说：病因学说是研究各种致病因素的性质和致病特点的系统理论。疾病的发生是致病因素作用于人体后使正常生理活动遭到了破坏，导致脏腑经络、阴阳气血失调所致。病因可分为六淫（风寒暑湿燥火）、疠气、七情（喜怒忧思悲恐惊）、饮食失宜、劳逸失当、外伤、胎传等。中医学对病因的认识，是通过对患者的症状、体征进行分析推求而得出的理性认识。这种理性认识能为治疗用药提供依据。这种探求病因的方法称之为审证求因或辨证求因。按照症状、体征、证候来建立病因概念，是中医学确认病因的特殊标准和主要特点。

（2）病机学说：病机学说是研究疾病发生、发展和演变机制的系统理论，其内容包括发病机制、病变机制和病程演化机制三部分。发病机制是研究人体疾病发生的一般规律的理论。中医学认为，疾病的发生关系到正气和邪气两个方面，即"正气存内，邪不可干"、"邪之所凑，其气必虚"。病变机制，简称病机、病理，是研究人体病理变化规律的理论，包括邪正盛衰、阴阳失调，气血精津液失常以及脏腑经络失常等病理变化的一般规律。病程演变机制是研究疾病发生、发展和结局一般规律的理论，包括病位传变、病理转化、疾病转归与复发等。

4．养生与防治：包括养生、预防和治则三部分。

（1）养生：中医养生学说是在中华民族文化为主体背景下发生发展起来的，具有中医特色的，研究人类生命规律，阐述增强体质，预防疾病，延年益寿的系统理论，把精、气、神作为人身之三宝，视为养生的核心，强调养生之道必须法于阴阳，和于术数，形神共养，协调阴阳，谨慎起居，和调脏腑，动静适宜，养气保精，综合调养。

（2）预防：是采取一定的措施，防止疾病的发生与发展。采取积极的预防或治疗手段，防止疾病的发生和发展，即"治未病"是中医治疗学的一个基本原则。治未病包括未病先防和既病防变两个方面。

①未病先防：即在疾病发生之前，做好各种预防工作，以防止疾病的发生。要防病必先强身，欲强身必重摄生。摄生又称养生，是根据生命运动的规律，采取能够保养身体，减少疾病，增进健康，延年益寿的手段，所进行的保健活动。养生是最积极的预防措施，对增进健康，延年益寿，提高生命质量，具有普遍意义。除摄生防病外，还应注意防止病邪的侵害。

②既病防变：指未病之时，注重防病而防患于未然。一旦发病，又当注意早期诊断和早期治疗，防止疾病由轻浅而危笃。所谓"见微知著，弥患于未萌，是为上工"（《医学心悟·

首卷》）。早期治疗则可截断病邪传变途径，先安未受邪之地，以防止疾病之传变。早期诊断，早期治疗，是既病防变的关键，一方面可控制病邪蔓延，另一方面又可以避免正气的过度损耗，易于治疗和恢复健康。

（3）治则：即治疗疾病的法则或原则，是治疗疾病的观念和确定治法的原则，对临床立法、处方具有普遍指导意义。治病求本，知常达变，因势利导和以平为期，为中医治疗疾病的基本观念。而正治反治、治标治本、燮理阴阳、调和气血、调理脏腑、形神兼顾、病证相参、三因制宜等，则是中医治疗疾病的基本原则。治法是在治则指导下所确定的具体治疗措施。治则指导治法，而治法体现治则。

理、法、方、药是中医学关于疾病的诊断与治疗操作规范的四大要素。辨证论治是理、法、方、药运用于临床的过程，为中医学术的基本特色。所谓"理"，指根据中医学理论对发病原理作出的准确的解释；所谓"法"，指针对发病原理所确定的相应的治则治法；所谓"方"，是根据治则选择最恰当的代表方剂或其他治疗措施；所谓"药"，是指对方剂中药物君臣佐使的配伍及其剂量的最佳选择。辨证是论治的前提，论治是在辨证基础上，拟定出治疗措施，辨证与论治在诊治疾病过程中，相互联系，密不可分，是理法方药在临床上的具体应用。

上述内容，是中医基础理论的基本内容，是来自实践又转过来指导实践的基本理论，也是学习中医学临床各科的基础。所以必须认真学习，切实掌握。

学习中医学，要有明确的学习目的，即为继承发扬中医药学遗产，实现中医药学现代化，以便更好地为中国人民和世界人民的保健事业服务。学习中医学，还应坚持以辩证唯物主义和历史唯物主义为指导思想，充分认识基础理论的重要性，要做到理论联系实际。由于中医和西医是两个不同的医学体系，在学习过程中，要切实掌握中医学的特点，虽可联系西医学科学知识，但不能生搬硬套；既要分清两个医学体系，又不能把它们对立起来。简单地不加分析地肯定一方面或否定一方面，都不是科学的态度。

（李德新）

第一章　中医学的哲学基础

【目的要求】

　　1．掌握气、阴阳、五行的基本概念。

　　2．掌握气一元论、阴阳学说和五行学说的基本内容。

　　3．掌握气、阴阳和五行的关系。

　　4．了解气一元论、阴阳学说、五行学说在中医学中的应用。

【自学时数】

　　45学时。

　　哲学是理论化、系统化的世界观和方法论。科学是自然、社会和思维的知识体系，是运用范畴、定理、定律等思维形式反映现实世界各种现象的本质和规律的知识体系。科学离不开理论思维，离不开世界观的指导。医学是研究人类生命过程以及同疾病作斗争的一门科学体系，要探索生命的奥秘和健康与疾病的运动规律，就必须以先进的哲学思想作为建构自己理论体系的世界观和方法论。中医学属于中国古代科学范畴。中医学以中国古代唯物论和辩证法思想即气一元论、阴阳学说和五行学说为哲学基础，来构建理论体系，并使之成为中医学理论体系的重要组成部分。

　　气一元论是中国古代哲学对世界本原认识的学说，对中国传统文化具有极其深刻的影响，成为中国古人认识世界的自然观。

　　阴阳学说是在气一元论基础上建立起来的，是中国古代关于对立统一规律的认识，气是阴阳对立的统一体，物质世界在阴阳二气的相互作用下，不断地运动变化。

　　五行学说是中国古代的普通系统论，和阴阳学说一样，着眼于事物的矛盾作用，着眼于事物的运动和变化，从事物的结构关系及其行为方式，探索自然界物质运动动态平衡的规律。

　　中医学继承和发展了中国古代哲学的气一元论、阴阳学说和五行学说，并以气一元论和阴阳五行学说作为世界观和方法论，用以阐明人类生命活动和外界环境的关系，疾病发生、发展及其防治规律，以及增进健康，延年益寿和提高劳动能力的措施等，建立了中医学的气一元论、阴阳学说和五行学说。

　　因此，要学习和研究中医学，就必须弄懂中医学中所包含的哲学内容。做到这一点，才能深刻理解中医学理论体系的本质和特点。

第一节　气一元论

气是中国古代哲学中最基本的范畴，是标示物质存在的基本范畴。气一元论是中国古代哲学中最根本最重要的哲学思想，是一种动态的、有机的宇宙观，浓缩地反映出中华民族特有的传统。气一元论认为，气是世界的本原，世界上一切事物都是物质气的不同形态，世界上一切现象都根源于气。这是中国古代最基本的朴素的唯物论和辩证法。中国古代哲学的气一元论应用于中医学领域，成为中医学认识世界和生命运动的世界观和方法论，与医学科学相结合，形成了中医学的气一元论。

一、气和气一元论的含义

（一）气的哲学含义

气是中国古代哲学的最高范畴，属自然哲学概念范畴。哲学中的范畴是反映各门科学共同规律的最普遍、最基本的概念。

气是中国古代哲学中表示现代汉语的所谓物质存在的基本观念。在中国古代文献中，物是指个体实物，质是指具有固定形状的实物，而泛指客观物质存在的观念称之为气。

气在汉代的哲学著作中，多称元气。大多认为，"元气"是构成万物的原始物质。宋代到明清的哲学家多讲气，很少提到"元气"。宋代张载指出，"一物两体，气有阴阳"。气是一，阴阳是两，两存于一，以气为宇宙之本，本原是一，就是气。张载以气为最高范畴的气一元论哲学是中国哲学气一元论发展的高峰。

中国古代哲学的气，具有三层含义：

1. 常识概念的气：常识概念的气属具体科学的物质概念，指一切气体状态的存在。如云气、水气、呼吸之气、水谷之气等。

2. 哲学范畴的气：哲学范畴的气是不依赖于人的意识的，一切客观的具有运动性的存在，相当于西方哲学的所谓物质，属抽象的概念。

3. 广泛意义的气：广泛意义的气，泛指任何现象，包括物质现象和精神现象。

在中医学的气一元论中，上述气的三层含义，均有所及。其中，以哲学范畴的气最为重要，它是中医学理论的基石。

中国古代哲学中的气，与西方哲学所谓的物质基本相类似，但又有自己的特点。

西方哲学所说的物质，具有如下一些特性：

其一，广袤性。物质具有广度和深度，有形状或质量的规定性。

其二，不可入性。物质具有一定的硬度，不能相互渗透、相互包容。

其三，惰性。惰性，即惯性。惯性表现为物体保持静止或匀速直线运动，反映物体具有保持原有运动状态的性质。

中国古代哲学的气，与西方哲学所谓的物质，都具有广袤性，这是其相同之处。但中国古代哲学的气，又具有自己的特点。

其一，可入性。气很细微，既无形质，又有形质。无处不入，无所不有，而贯通于一切有形有质之物的内外，如水火、草木、禽兽、人类等等。换言之，气没有不可入性。

其二，包容性。气充塞宇宙，凝聚而成为有形有质之物，是构成一切有形有质之物的原始材料，是构成一切事物的基础。气不仅包容一切气体、固体（细微的物质）的东西，而且也包容自然、社会和人身。气可兼纳物质和精神等一切现象。气的这种包容性、普遍性，远非西方哲学所说的物质所能及。

其三，渗透性。气能渗透到其他事物之中，或吸收他物的成分，而使自身变为阴气、阳气、风气、云气、天气、地气等，表现为气的多样性。

其四，运动性。运动是气的根本属性。气运行不息，始终处在氤氲、聚散、振荡等运动变化之中。

其五，实体性。气与心相对，在中国古代哲学中，心指人的意识。气是独立于心之外的物质实体。

总之，气作为中国古代哲学的最高范畴。其本义，气是一种极细微的物质，是构成世界万物的本原，是一切客观的具有运动性的存在；其泛义，不论物质现象抑或精神现象，一切现象，均称之为气。

在中国古代哲学中，气、形、质是有层次之别的。气是非形非质而贯通于一切形质之中的物质。形指形状、形体。质，一指事物外部的有固定形状的体，与"用"相对。形称其质，神言其用，形之与神，不得相离；二指事物内部的质，即事物的性质、本质，与"形"相对。中国古代哲学的气是"质"和"能"的统一，既是物质存在，又具有功能的意义。质与能相即而不离。因此，如果把气理解为"能"、"生命力"、"活动力"，就有失偏颇了。

（二）气的医学含义

中医学以气一元论为其宇宙观和方法论，用气解释天地人的生成和运动变化，特别是人体的结构、功能和代谢规律、疾病原因、病理机制、诊断和防治、药物性能，以及养生康复等，形成了以生理之气为核心的医学科学的气一元论。中医学从医学角度论气，将气规定为自然之气（如天地之气、五行之气、四时之气等）、生理之气（如人气、阴阳之气、清浊之气、五脏六腑之气、营卫之气等）、病邪之气（如六淫之气、恶气、毒气等）和药物之气（寒、热、温、凉四气，酸苦甘辛咸五味等）等，从人体复杂的生命运动和疾病现象，广泛而深入地分析了气的具体表现形态，并强调，不仅人的精神产生于气，而且人的精神对气的运动变化也有很大的反作用。中医学的气一元论，对中国哲学气范畴和气一元论的发展是一个重要的贡献。

在中医学中，作为医学科学中具体的科学的物质概念，气是构成人体和维持人体生命活动，运行不息，极其细微的精微物质。在生命物质——气、血、精、津、液的系统中，气是最大的概念。因此，气是构成人体和维持人体生命活动的最基本物质。

中医学的气概念，源于中国古代哲学的气范畴，又从医学角度发展了哲学的气范畴。气是人体生命的物质基础，其运动变化规律也是人体生命运动的规律。中国哲学气一元论强调气的运动性，强调气既是物质存在，又有功能的意义，是物质与功能的统一。因此，中医学中的气则是生命物质与生理功能的统一。

综上所述，中国古代哲学的气范畴，虽与西方传统哲学所谓物质相当，但又有所区别。西方哲学是以固体物为模式而提出物质概念的，物质存在的形态是原子、粒子。物质运动属机械运动。中国古代哲学是以气体物为模式而提出物质概念的。气是有形质与无形质的统一，似可理解为波粒的统一。其运动形式为氤氲、聚散、振荡等。中国古代哲学强调气的运动性，气既是物质存在，又有功能意义，是物质与功能的统一。基于此，中医学在探讨生命的本原、形体的结构时，认为气是构成人体和维持人体生命活动的最基本物质；在探讨生命运动规律时，认为生命过程就是气的升降出入的运动过程，是形与气的相互转化的气化过程，强调以五脏系统为核心的生命体具有形态结构解剖学基础，而又着重从气的升降出入运动状态，来考察五脏系统的生理活动和病理变化，体现了生命物质与生理功能的统一。正确地理解气范畴的物质存在与功能意义的辩证关系，才能正确地认识五脏系统的结构与功能的辩证关系。

二、气一元论的基本内容

（一）气是构成世界万物的本原

宇宙是天地万物的总称，是时间和空间的总和，是指整个客观世界而言。宇宙是多样性的统一，其多样性表现为物质形态的多样性，其统一性在于其物质性。

气一元论认为，气是一种极细微的物质，是构成世界万物的本原，是构成宇宙的本始物质。天地合气，万物自生。人是物质世界的特殊组成部分，是天地自然的产物。人禀气而生，含气而长。人之一生，一气而已。

中医学基于气是宇宙的本原这一基本观点，认为世界是物质的世界，气是世界的本原，是宇宙的本始物质，是构成天地万物的基本元素。世界上的气可以分为阴气和阳气两大类。气本为一，分为阴阳，气是阴阳二气的矛盾统一体。"清阳为天，浊阴为地，地气上为云，天气下为雨，雨出地气，云出天气。"（《素问·阴阳应象大论》）"天气"是自然界的清阳之气，"地气"是自然界的浊阴之气。阴气浊重，降而凝聚成为有形的物体，构成了五彩缤纷的大地；阳气清轻，升而化散为无形的太虚，形成了苍茫的天宇。天地阴阳之气上升下降，彼此交感而形成天地间的万事万物。"本乎天者，天之气也。本乎地者，地之气也。天地合气，六节分而万物化生矣。"（《素问·至真要大论》）总之，气是物质性的实体，是构成自然万物的最基本元素。

中医学从天地大宇宙，人身小宇宙的天人统一观出发，用气范畴论述了天地自然和生命的运动变化规律。认为气也是生命的本原，是构成生命的基本物质。故曰："人生于地，悬命于天。天地合气，命之曰人。"（《素问·宝命全形论》）人体是一个不断发生着升降出入的气化作用的机体。人的生长壮老已，健康与疾病，皆本于气，故曰："人之生死，全赖乎气。气聚则生，气壮则康，气衰则弱，气散则死"（《医权初编》）。

关于人的起源和本质，即人的生成问题，中医学从人在宇宙中生活的场所，人与自然的关系，来探讨人的生成。人居于"气交"之中，气交是天地阴阳二气相交汇的地方。"天地气交，万物华实。"（《素问·阴阳应象大论》）万物由气而成，人也不例外。"人以天地之气生，四时之法成。"（《素问·宝命全形论》）人和万物一样，都是天地自然之气合乎规律的产物。但是，人和万物不同，人能"应四时"，"知万物"，是天地万物中最为宝贵的。所谓"天覆地载，万物悉备，莫贵于人"（《素问·宝命全形论》）。人具有"任物"，"知万物"，认识事物，进行思维的功能。人之一生，一气而已。人的形成由气而成，人的精神意识思维活动，也是由机体所产生的一种特殊的气（神气）的活动，故曰："气者，精神之根蒂也"（《脾胃论·卷下》）。

形以气充，神依气存，气纳神存。形与神皆根源于气。形神关系问题，既是中国古代哲学的重大命题，也是中医学理论体系中的一个重要组成部分。中医学的形神学说包括了物质与运动的关系、机体与生命功能的关系以及精神与肉体的关系等三个方面的问题，构成了中医学理论体系中的一个特殊的理论系统。形与神是中国古代哲学的一对范畴，形指物质、形体，神指精神、功能、作用。《黄帝内经》提出"形与神俱"的观点，认为形为人的形体，为体；神为生命活动和生理功能，为用。有形体才有生命，有生命才产生精神活动和具体的生理功能。形存则神存，形谢则神灭。形神统一是生命存在的根本保证，只有形与神俱，方能尽终天年。中医学的形神统一学说是养生防病，延年益寿以及诊断治疗的重要理论依据。

（二）运动是气的存在形式及固有属性

气是构成天地万物的本原物质，运动是物质存在形式及固有属性，所以，运动是气的存在形式及固有属性。气一元论认为，气具有内在的运动性，经常处在运动变化之中。

宇宙中所发生的一切变化和过程，都是气运动的结果。《黄帝内经》称气的运动为"变"，"化"。"物生谓之变，物极谓之化。"（《素问·天元纪大论》）自然界一切事物的变化，不论是动植物的生育繁衍，还是无生命的生化聚散，天地万物的生成、发展、变更和凋亡，无不根源于气的动。"气始而生化，气散而有形，气布而蕃育，气终而象变，其致一也。"（《素问·五常政大论》）

物质运动的根源在于物质自身的内在矛盾。天地万物的变化根源于气的运动，而气运动的源泉在于气自身之中，气自身具有运动能力。《黄帝内经》称之为"气有胜复"。"气有胜复，胜复之作，有德有化，有用有变。"（《素问·六微旨大论》）气有胜复作用，即气本身具有克制与反克制的能力。气这种胜与复，克制与反克制的作用，是气自身运动的根源。气分阴阳，阴阳相错，而变由生。阴阳相错，又称阴阳交错，阴阳交感，即阴阳的相互作用，阴阳相错是气运动变化的根本原因。换言之，阴阳的对立统一是气运动变化的根源和宇宙的总规律。故曰："阴阳者，天地之道也，万物之纲纪，变化之父母，生杀之本始。"（《素问·阴阳应象大论》）气的阴阳对立统一运动，表现为上下、升降、出入、动静、聚散、清浊的相互交感。上下、升降、出入、动静、聚散、清浊等为气运动的具体表现形式。《黄帝内经》以"升降出入"四字概之，故曰："气之升降，天地之更用也。……升已而降，降者谓天，降已而升，升者谓地，天气下降，气流于地，地气上升，气腾于天。高下相召，升降相因，而变作矣"，"出入废，则神机化灭；升降息，则气立孤危。故非出入，则无以生长、壮、老、已；非升降，则无以生、长、化、收、藏"（《素问·六微旨大论》）。

中医学认为，人是由气所生成的，气有运动的能力，所以人体也是一个具有能动作用的运动的机体。人不仅能"应四时"，而且还能"知往今"。

物质的运动是绝对的、永恒的，而静止则是相对的、暂时的。静止是物质运动的一种特殊形式。动静既相互对立又相互依存的，气的阴阳属性通过动静相感而表现出来。气有阴阳，相互感应，就有动静。方动即静，方静旋动，静即含动，动即舍静，动静互涵。动静统一是生命活动的要谛，故曰："人身也，阴阳也；阴阳，动静也。动静合一，气血和畅，百病不生，乃得尽其天年"（《增演易筋洗髓·内功图说》）。中医学用气的动静对立统一运动，去认识正常生命活动和异常的生命现象，以指导医疗实践。

形气是形与气的合称。形是指具体的物象，气是构成宇宙的物质基础，气聚而成形，散而为气。形和气是物质存在的基本形式，而形和气的相互转化则是物质运动的基本形式。气化而形，形返于气。天地万物总是处在形与气相互转化的过程之中。形气相互转化包括气化与形化。气化是指由气化生万物的过程，换言之，气的不断运动变化谓之气化。形化是指万物由气化生以后的形体遗传，即成形之物的代代相传。宇宙就是气化流行的过程，气化流行，生生不息。

（三）气是天地万物相互感应的中介

中介，是表征不同事物或同一事物内部不同要素之间的间接联系的概念，是客观事物转化和发展的中间环节，也是对立双方统一的环节。

感应，即交感相应，是指阴阳二气的交感相应。有感必应，相互影响，相互作用。宇宙是气化流行的世界，人体是气化流行的机体。阴阳交感是气运动的根本原因。气化是由阴阳二气相互作用（交感相应）而化生万物的过程。气是构成天地万物的本原物质，气具有感应性，因此，天地万物以气为中介物质而相互影响，相互作用，密切联系。

气一物而两体，太虚之气是一，气有阴阳是两，两存在于一之中。气是阴阳的对立统一体，阴阳对立的双方共同组成气的统一体，它们是一切运动变化的根源。气之阴阳两端的相互感应而产生了事物之间的普遍联系。有差异就有统一，有异同就有感应。相互感应和普遍联系是宇宙万物的普遍规律。阴阳二气的相互感应而产生了天地万物之间的普遍联系，使物质世界不断地运动变化。中医学基于气的相互感应思想，认为自然界和人类、自然界的各种事物和现象，人体的五脏六腑与生理功能，以及生命物质与精神活动之间，虽然千差万别，但不是彼此孤立毫无联系的，而是相互影响，相互作用，密切联系的，在差异中具有统一性，遵循共同的规律，是一个统一的有机整体。

天、地、人三才一体而统一于气。总之，气贯通于天地万物之中，具有可入性、渗透性和感应性。未聚之气希微而无形体，可以和一切有形无形之气相互作用和相互转化，能够衍生和接纳有形之物，成为天地万物之间的中介，把天地万物联系成为一个有机整体。

三、气一元论在中医学中的应用

中医学把中国古代哲学的气一元论应用于医学方面，形成了中医学理论体中的气一元论，用以建立中医学的自然观、生命观、健康观和疾病观、治疗观以及养生康复观等，论述了生命科学的基本问题。"气"的概念在中医学的学术思想中，占有特殊重要的地位。如果说，中医学理论体系中的全部学说都是建立在气一元论之上的，也并不为过。本节仅就中医学的医学观和科学方法论等方面的基本观点，说明气一元论在中医学中的应用，至于如何具体阐述生理、病理、诊断、治疗以及养生康复等医学理论问题，将在有关章节详细说明之。

（一）确立天、地、人三才一体的整体医学观

中医学的气一元论认为，气是物质性的实体，是世界的本源，是构成天地万物的基本元素。人为万物之灵，是自然的产物，也源于气。气是构成人体和维持人体生命活动的最基本物质。中医学的气一元论以"气"为中介将人与天地联系起来，天地人均统一于气，有着共同的本源和属性。人的生命现象必然受天地自然界的规定和影响。基于这一认识，提出了"人与天地相参"的观点，将人体置于自然环境和社会环境之中，从天、地、人，即人与自然、社会环境之间的关系，来考察生命的运动规律，所谓"圣人之为道者，上合于天，下合于地，中合于人事"（《灵枢·逆顺肥瘦》），强调上知天文，下知地理，中知人事，方可以为医。天、地、人三才一体的系统整体观贯穿于中医学理论体系之中，指导人们认识生理、病

理及诊治疾病和预防、养生等医疗实践活动，从而确立了具有中国传统文化特色的天、地、人三才一体的整体医学观。

（二）说明人体的生理功能

人体生理学是研究人体生命活动规律，也就是人体功能活动规律的学科。

生命是高分子的核酸蛋白体和其他物质组成的生物体所具有的特有现象。能利用外界的物质形成自己的身体和繁殖后代，按照遗传的特点生长、发育、运动，在环境变化时常表现出适应环境的能力。

"生"，是中国古代哲学的一个重要范畴，具有多层含义：一指生成之生，亦即化生之生；二指生命之生，亦称生灵；三指生存之生，亦即养生之生。在汉语中，植物、动物以及人类之生俱称生命。生与死对称。生为人之始，死为人之终。生死为人从出生到死亡的生命历程。人之生死由乎气，气聚则生，气散则死。"人与天地相参"，"以天地之气生，四时之法成"，"人与天地同纪"。人与天地万物一样，皆本源于气，都是天地形气阴阳交感的产物，是气有规律地运动变化的结果。基于此，中医学确立了唯物辩证的生命观。生命是物质的。生命现象或生命活动是物质（气）的运动，是人体脏腑经络功能活动的综合表现。"精气"是构成人体的原始物质。"人之生也，必合阴阳之气，媾父母之精，两精相搏，形神乃成。"（《类经·脏象类》）说明两精相合，"以母为基，以父为楯"（《灵枢·天年》），形成胚胎，发育成形神兼备的人体。如果说"天地合气，命之曰人"的气，是从哲学层次说明生命的本原。那么，"两精相搏"的精，则是用医学科学的具体物质概念，说明生命的物质性及其起源。

新陈代谢是生命的基本特征之一，是维持生物体的生长、繁殖、运动等生命活动过程中化学变化的总称。通过新陈代谢，生物体同环境不断地进行物质和能量的交换。自我更新是生命系统的根本保证。中医学在气化理论的基础上，用气与形的相互转化的观点，说明人的新陈代谢过程，认为人体是一个不断地发生着升降出入的气化作用的机体。新陈代谢包括了气化为形，形化为气的转化过程。人体通过五脏六腑呼吸精气，受纳水谷，将其变为人体需要的气、血、精、津液等各种生命物质，沿着经脉而敷布全身。新陈代谢之后的废物和水液等则通过下焦排出体外。

气是维持生命活动的物质基础。人体之气，经常处于不断自我更新和自我复制的新陈代谢过程中。"味归形，形归气，气归精，精归化，精食气，形食味，化生精，气生形……精化为气"（《素问·阴阳应象大论》），就是对气化过程的概括。气化为形，形化为气的形气转化过程，包括了气、精、血、津、液等物质的生成、转化、利用和排泄过程。"天食人以五气，地食人以五味"（《素问·六节脏象论》），人体必须不断地从周围环境摄取生命活动所必需的物质。否则，生命就无法维持。

升降出入是人体气化运动的基本形式，人体脏腑经络是其运动的主要场所，脏腑经络的各种生理活动则是气化运动的具体表现。如饮食物在体内的消化、吸收、转输，气、血、精、津液的化生与相互转化，代谢产物的产生和排泄，无不都是升降出入的气化作用的体现。

脏腑气化功能，升降正常，出入有序，方能维持"清阳出上窍，浊阴出下窍；清阳发腠理，浊阴走五脏；清阳实四肢，浊阴归六腑"的正常生理活动，使机体与外界环境不断地进行新陈代谢，从而维持机体内部脏腑经络系统的相对平衡以及机体与周围环境的动态平衡。

（三）说明人体的病理变化

病理学是研究疾病发生的原因、发病原理和在疾病过程中所发生的细胞、组织、器官的结构、功能、代谢方面的改变及其规律的基础医学学科。

在中医学中，病机又称病理，指疾病发生、发展及其变化的机制。病机学说是研究疾病发生、发展和演变机制的理论。中医学的病机虽可与病理混称，但与现代病理学的病理不尽相同，使用时应加以区别。

气之与人，生死攸关。气是维持生命活动的物质基础，但气可养人，亦可伤人，故又有"百病皆生于气"之说。"气之在人，和则为正气，不和则为邪气。凡表里、虚实、逆顺、缓急，无不因气而致。"（《类经·疾病类》）

五脏六腑皆赖气为之用。气贵于和，又喜宣通。故曰："气之不得无行也，如水之流，如日月之行不休。"（《灵枢·脉度篇》）所以，气之为病，主要是气机升降出入失调，诸如，气上（逆）、气下（陷）、气耗（虚）、气滞（结）、气闭（收）、气脱、气泄、气乱等等。"凡病之为虚为实，为寒为热，至其病变，莫可名状，欲求其本，则止一气足以尽之矣。盖气有不调之处，即病本所在之处也。"（《景岳全书·诸气》）因此，一切疾病的发生发展都与气的生成和运行失常有关。

（四）指导疾病的诊断

在中医诊断学中，四诊无一不与气密切相关。有诸内者形诸外审察五脏之病形，可知真气之虚实。正气的盛衰，可以从面色、形态、声音、神志、脉象等方面表现出来，其中，以神志和脉象尤为要。神气的存亡是生命活动的标志，是脏腑之气盛衰的外露征象。故曰："神气者，元气也。元气完固，则精神昌盛无待言也。若元气微虚，则神气微去；元气大虚，则神气全去，神去则机息矣。"（《景岳全书·传忠录》）气由脏发，色随气华。故望气色可知内脏之盛衰，气血之虚实，邪气之浅深。

气口成寸，以决死生。气之盛衰可从寸口脉上反映出来。脉以胃气为本，有胃气则生，无胃气则死。

（五）指导疾病的防治

气为万物之资始，非此气则万物不足以长养，非此气则人不足以生。气之为用，无所不至，一息不运则机缄穷，一毫不续则宵壤判。气有不调之处，即病本所在之处。气之为病，本在不调。故治气贵在于"调"。所谓"调"是指调其不调，以平为期。调气之法甚多。如结者散之，郁者达之，闭者开之，陷者举之，高者抑之，浮越者镇坠之，脱者固之，散者收之，虚者补之，热者清之，寒者温之。总之，调气之方，必别阴阳，内者内治，外者外治。

气为人体盛衰寿夭的根本。因此，调气在防病养生中具有重要意义，"人由气生，气由神住，养气全神，可得真道。凡在万形之中，所保者莫先于元气"（《素问·元气五行稽考》）。养气，一是保养元气，一是调畅气机。调气是养生的基本原则之一。调气学派是中医养生学中一个重要的学术流派。主张慎起居，顺四时，和情志，节饮食，适劳逸而调其气，以促进人体的健康和长寿。

第二节　阴阳学说

阴阳学说是中国古代的一种宇宙观和方法论，是在气一元论的基础上建立起来的中国古代的朴素的对立统一理论，属于中国古代唯物论和辩证法范畴，古人用以认识自然和解释自然。阴阳学说认为，世界是物质性的整体，宇宙间一切事物不仅其内部存在着阴阳的对立统一，而且其发生、发展和变化都是阴阳二气对立统一的结果。阴阳学说渗透到医学领域后，促进了中医学理论体系的形成和发展，成为中医学的重要理论基础和指导思想。中医学的阴阳学说是中医学理论体系的重要的组成部分，被广泛地应用于医学的各个领域，借以阐明生命的起源和本质、人体的生理功能、病理变化和疾病的诊断、治疗及预防等的根本规律。因此，中医学的阴阳学说是关于认识疾病和防治疾病的根本规律的学说。

一、阴阳的基本概念

阴阳学说是在气一元论基础上建立起来的，并在气范畴的基础上，进一步认为天地、日月、昼夜、晴阴、水火、温凉等运动变化，都是构成世界万物的气在运动过程中一分为二的结果，这样就产生了对事物抽象出来的"阴"和"阳"两个相对的概念。在中国古代哲学中，阴阳的本义，是指阴阳之气，即阴气和阳气。气为一物，分之为二，为阴和阳。引申为：阴阳是指一切相互对立的两个方面，是气固有的对立统一属性。

阴阳学说认为，世界是物质性的整体，世界本身是阴阳二气对立统一的结果。阴阳具有对立统一的含义，故曰"阴阳者，一分为二也"（《类经·阴阳类》）。阴阳，是对自然界相互关联的事物和现象对立双方的概括。它既可以代表两个相互对立的事物，也可以代表同一事物内部所存在的相互对立的两个方面。如水与火，是相互关联又相互对立的两种不同的现象，水性寒而下走，火性热而炎上。故水属阴，火属阳。又如人体内部的气和血，同为构成人体和维持生命活动的基本物质。因两者作用不同，气具有温煦、推动作用，故规定其属阳；而血具有营养、濡润作用，故规定其属阴。但是，用阴阳来说明事物及其属性，这些事物必须是相互联系的而不是毫不相干的，如水和火可以分阴阳，因为二者是对立的统一体。而火和血就不能分阴阳，因为二者不是一对相互关联的事物。阴阳是抽象的概念而不是具体的事物，所以说："阴阳者，有名而无形"（《灵枢·阴阳系日月》）。

自然界一切事物都存在着阴阳的两个方面，并且由于阴阳的运动变化，推动着事物的发展变化。由此可见，阴阳是自然界的根本规律，是天地万物生长、发展、变化的根源。如，人体的生长壮老死的整个生命过程，就是阳气与阴精共同作用的结果，所以说："阴阳者，天地之道也，万物之纲纪，变化之父母，生杀之本始，神明之府也"（《素问·阴阳应象大论》）。自然界中相互关联的事物或现象中对立着的两个方面，具有截然相反的两种属性，这两种属性用阴阳来概括之，这就是事物或现象的阴阳属性。然而事物或现象中对立着的双方所具有的阴阳属性，既不能任意规定，也不能随便颠倒，而是有一定规律的。那么，用什么标准作为划分事物或现象的阴阳属性的规范呢？阳代表着积极、进取、刚强等特性和具有这些特性的事物和现象，阴代表着消极、退守、柔弱的特性和具有这些特性的事物和现象。一般地说，凡是活动的、外在的、上升的、温热的、明亮的、功能的、功能亢进的，统属于阳的范畴；沉静的、内在的、下降的、寒冷的、晦暗的、物质的、功能衰减的，统属于阴的范畴。例如，从事物属性来看，"水为阴，火为阳"，水寒润下而为阴，火热炎上而为阳。从事物的运动变化看，"静者为阴，动者为阳"，当事物处于沉静状态时便属于阴，而处于躁动状态时便属于阳。"阳化气，阴成形"，五脏六腑之有形实体属于阴，而五脏六腑之功能（五脏之气、六腑之气）则属于阳。即当事物表现为气化功能时便属于阳，而成为有形物质时便属于阴。根据阴阳所代表的不同功能和属性，中医学把对人体具有温煦推动作用的气称之为"阳"，而把对人体具有营养滋润作用的气称之为"阴"。总之，事物或现象相互对立两方面的阴阳属性，是两个方面相比较而言的，是由其性质、位置、趋势等方面所决定的，故曰："天地者，万物之上下也；阴阳者，血气之男女也；左右者，阴阳之道路也；水火者，阴阳之征兆也；阴阳者，万物之能始也"（《素问·阴阳应象大论》）。总之，在中医学中，阴阳是标示两种对立要素的概念，其内涵包括：其一，阴阳是气的一分为二，即阴气和阳气；其二，凡用一分为二规定的概念，统属于阴阳范畴；其三，阴阳对立统一是宇宙的总规律。概言之，中医学的阴阳，一是代表两种对立的物质属性，二是表示两种对立的特定的运动趋向或状态（表1-1）。

表1-1　　　　　　　　　　　阴　阳　属　性　归　属　表

属性	空间	时间	季节	温度	湿度	质量	亮度	事物运动状态		
阳	上外	昼	春夏	温热	干燥	轻	明亮	上升	动	兴奋亢进
阴	下内	夜	秋冬	寒凉	湿润	重	晦暗	下降	静	抑制衰退

必须指出，阴阳代表着事物相互对立又相互联系的两个方面，并不局限于某一特定的事物。具体事物的阴阳属性不是绝对的、不可变的，而是相对的，在一定条件下是可变的。它通过与自己的对立面相比较而确定，随着时间和地点的变更而发生改变，所以说"阴阳二字，固以对待言，所指无定在"（《局方发挥》）。这是阴阳属性的相对性。这种相对性表现在两个方面。

其一，阴阳的互相转化性。阴和阳在一定条件下可以向完全相反的方向转化。阴可以转化为阳，阳也可以转化为阴。如在人体气化运动过程中，物质和功能相对而言，物质属阴，功能属阳。二者在生理条件下，是可以互相转化的，物质可以转化为功能（能量），功能也可以转化为物质。如果没有这种物质和功能之间的相互转化，生命活动就不能正常进行。

其二，阴阳的无限可分性。由于阴阳是相对的，所以阴阳的每一方面还可以再分阴阳，表现为事物的无限可分性。例如昼为阳，夜为阴。而上午为阳中之阳，下午则为阳中之阴；前半夜为阴中之阴，后半夜则为阴中之阳。阴阳之中仍可再分阴阳。由此可见，自然界任何相互关联的事物都可以概括为阴和阳两类，任何一种事物内部又可分为阴和阳两个方面，而每一事物中的阴或阳的任何一方，还可以再分阴阳。事物这种相互对立又相互联系的现象，在自然界中是无穷无尽的。所以说："阴阳者，数之可十，推之可百，数之可千，推之可万，万之大不可胜数，然其要一也。"（《素问·阴阳的离合论》）这种阴阳属性的相对性，不但说明了事物或现象阴阳属性的规律性、复杂性，而且也说明了阴阳概括事物或现象的普遍性，即每一事物或现象都包含着阴阳，都是一分为二的。

阴阳，虽然含有对立统一的意思，但是，它与唯物辩证法的矛盾范畴有着根本的区别，这种区别表现为：

1. 阴阳范畴的局限性：唯物辩证法认为，一切事物内部所包含的对立都是矛盾。矛盾范畴，对于对立面的性质，除了指出其对立统一外，不加任何其他限定。对立统一是宇宙最普遍的现象。因此，矛盾范畴适用于一切领域，是事物和现象最一般的概括。而阴阳范畴不仅具有对立统一的属性，而且又有另外一些特殊的规定，明确规定何者为阴，何者为阳，属于一类具体的矛盾，即阴阳是标志事物一定的趋向和性态特征的关系范畴。阴阳尽管包罗万象，但在无限的宇宙中，阴阳毕竟是一种有限的具体的矛盾形式，其内涵与外延比矛盾为小。因此，阴阳的适用范围较之矛盾又是有限的。仅用于对自然界的事物和现象做一定的说明和概括，更不能用以说明社会现象。

2. 阴阳关系的确定性：唯物辩证法认为，具体矛盾的双方的关系，如果有主从之分，则何者为主，何者为从，应视具体情况而定，而不是固定不变的。但阴阳学说对阴阳的关系却做了明确规定，一般情况下，阳为主导而阴为从属，即阳主阴从。在阴与阳这对矛盾中，阴处于依从的次要的地位，依顺于阳而存在、发展。阳主阴从的关系是固定的。这种观点反映在医学领域，在人体内部的阴阳之中，强调以阳为本，阳气既固，阴即从之。"阳气者，若天与日，失其所则折寿而不彰，故天运当以日光明。"（《素问·生气通天论》）阳气是生命的主导，故在治疗疾病时，主张"血气俱要，而补气在补血之先；阴阳并需，而养阳在滋阴之上"（《医宗必读·水火阴阳论》）。

3. 阴阳范畴的直观性：唯物辩证法的矛盾范畴，是建筑在高度科学抽象的基础之上的。而阴阳范畴，由于受中国古代科学发展水平和人们认识水平的限制，尚不能超出直观观察的广度和深度，也不可能具有严格的科学的表现形式。

二、阴阳学说的基本内容

（一）阴阳对立

对立是指处于一个统一体的矛盾双方的互相排斥、互相斗争。阴阳对立是阴阳双方的互相排斥、互相斗争。阴阳双方的对立是绝对的。自然界一切事物或现象，都存在着相互对立的阴阳两个方面，日常所见的天地、内外、动静、出入、昼夜、寒热、迟数等无不如此。如天为阳，地为阴；外为阳，内为阴；动为阳，静为阴；出为阳，入为阴；升为阳，降为阴；昼为阳，夜为阴；热为阳，寒为阴；数为阳，迟为阴等等，都说明阴阳代表了事物或现象中相互对立的而不可分割的两个方面，并且普遍存在于一切事物或现象之中，故曰"一阴一阳之谓道"（《周易·系辞上》）。天与地，外与内，动与静，数与迟，升与降，热与寒等等，构成了矛盾对立的双方，其中的一个方面为阳，另一个方面为阴，合起来称之为阴阳。但是，阴阳对立的双方又是相互联系，相互克服，相互交感的，即相互制约的。阴阳既是对立的，又是统一的，统一是对立的结果。换言之，对立是二者之间相反的一面，统一是二者之间相成的一面。没有对立就没有统一，没有相反也就没有相成。阴阳两个方面的相互对立，主要表现于它们之间的相互制约、相互斗争。阴与阳相互制约和相互斗争的结果，取得了统一，即取得了动态平衡。例如，在自然界中，春、夏、秋、冬四季有温、热、凉、寒气候的变化。夏季本来是阳热盛，但夏至以后阴气却渐次以生，用以制约火热的阳气；而冬季本来是阴寒盛，但冬至以后阳气却随之而复，用以制约严寒的阴。春夏之所以温热是因为春夏阳气上升抑制了秋冬的寒凉之气，秋冬之所以寒冷是因为秋冬阴气上升抑制了春夏的温热之气的缘故。这是自然界阴阳相互制约、相互斗争的结果。

在人体，阴阳的矛盾是生命现象的主要矛盾，是生命发展的动力，贯穿于生命过程的始终。"人生有形，不离阴阳。"(《素问·宝命全形论》)就生命物质的结构和功能而言，则生命物质为阴（精），生命功能为阳（气）。其运动转化过程则是阳化气，阴成形。生命就是生命体的气化运动。气化运动的本质就是阴精与阳气，化气与成形的矛盾运动，即阴阳的对立统一。阴阳在对立斗争中，取得了统一，维持着动态平衡状态，即所谓"阴平阳秘"，机体才能进行正常的生命活动。有斗争就要有胜负，如果阴阳的对立斗争激化，动态平衡被打破，出现阴阳胜负、阴阳失调，就会导致疾病的发生，"阴盛则阳病，阳盛则阴病"(《素问·阴阳应象大论》)。不平则应调之使其平，所以在治疗上也要运用阴阳对立斗争的规律，采取以阳抑阴，或以阴抑阳的相应措施，使阴阳的动态平衡得以恢复，疾病也就自然痊愈了。"动极者镇之以静，阴亢者胜之以阳"(《类经附翼·医易义》)，就指出了动与静、阴与阳相互制约，相互斗争的关系。"动极者镇之以静"，说明生理上固然要动静结合（劳动后休息，高温时降温），病理上也应如此，如血热妄行的吐血、衄血，热邪炽盛的狂躁昏乱，肝风内动的抽搐震颤等，都要治以清热、镇静之剂。"阴亢者胜之以阳"，说明阳气不足，阴寒内盛而致全身怕冷，四肢不温，大便泄泻，小便清长之症，又宜温热之治。综上所述，阴阳两个对立着的方面并不是平平静静各不相关地共处于一个统一体中，而是互相联系又互相排斥、互相斗争着的。阴阳的对立斗争无所不在，通过相互斗争达到相互制约，即斗争性和制约性的统一构成了阴阳的矛盾运动，推动着事物的发展变化。总之，学习阴阳对立这一原理，就是要学会用一分为二的辩证思想去分析事物的运动变化，去分析健康和疾病的问题。

（二）阴阳互根

互根，互为根据之谓。根据与条件是辩证法的一对范畴。根据是决定事物存在、发展的内部原因，是事物运动的根源。互根是相互对立的事物之间互为存在、发展、运动的根源。互根是表示相互对立的事物之间相互依存、相互联结关系的概念。阴阳互根是表示阴阳之间的相互依存，互为根据的概念。阴阳的两个方面不仅是相互对立、相互斗争的，而且又是相互依存、相互为用的。阴依存于阳，阳依存于阴，双方均以对方存在为自己存在的前提，阴阳这种相互依存的关系，称之为阴阳互根。阴阳互根深刻地揭示了阴阳两个方面的不可分离性。从自然现象看，没有天，就无所谓地，没有地，也无所谓天；没有昼，就无所谓夜，没有夜，也无所谓昼；没有热，也无所谓寒，没有寒，也无所谓热。从方位上看，没有上，就无所谓下，没有下，也就无所谓上；没有左，无所谓右，没有右，也就无所谓左；没有南，无所谓北，没有北，也就无所谓南。就个体的生理活动而言，在生理活动中，物质与功能的演变过程，就包含着阴阳互根的道理。物质属阴，功能属阳，物质是生命的物质基础，功能是生命的主要标志。物质是功能的基础，功能则是物质运动的反映。脏腑功能活动健全，就会不断地促进营养物质的化生，而营养物质充足，才能保证脏腑功能活动的健全。只有物质（阴）和功能（阳）的协调平衡，才能保证人体的正常生理活动。所以说："阴在内，阳之守也；阳在外，阴之使也。"(《素问·阴阳应象大论》)所有相互对立的阴阳两个方面都是如此。阳根于阴，阴根于阳，任何一方都不能脱离开另一方面单独存在。如果双方失去了互为存在的条件，有阳无阴谓之"孤阳"，有阴无阳谓之"孤阴"。孤阴不生，孤阳不长，一切生物也就不能存在，不能生化和滋长了。在生命活动过程中，如果正常的阴阳互根关系遭到破坏，就会导致疾病的发生，乃至危及生命。在病理情况下，人体内的阳气和阴液，一方的不足可以引起另一方的耗损，阳损可以耗阴，阴损可以耗阳。即阳虚至一定程度时，由于"无阳则阴无以化"，故可进一步损伤体内的阴液而导致阴虚，称作"阳损及阴"。如长期食欲减退的病人，多表现为脾气（阳）虚弱，脾胃为后天之本，气血生化之源，脾气（阳）虚弱，化源不足，会导致阴（血）亏损，这可称之为阳损及阴的气血两虚证。反之，阴虚至一定程度，由于"无阴则阳无以生"，故又可损伤体内的阳气而导致阳虚，称作"阴损及阳"。如失血病人，由于血（阴）的大量损失，气随血脱，往往会出现形寒肢冷的阳虚之候，这可称之为阴损及阳的气血两虚证。如果人体内阳气与阴液，物质与功能等阴阳互根关系遭到严重破坏，以至于一方趋于消失，因而使其另一方也就失去了存在的前提，呈现出孤阳或孤阴状态。这种阴阳的相离，意味着阴阳矛盾关系的破裂，那么生命也就即将结束了。所谓"阴阳离决，精气乃绝"（《素问·生气通天论》），就是这个意思。

另外，阴阳在一定条件下的互相转化，也是以它们的相互依存、相互为根的关系为基础的。因为阴阳对立的双方没有相互联结、相互依存的关系，也就不可能各自向着与自己相反的方面转化，向着它的对立方面所处的地位转化。

（三）阴阳消长

消长，增减、盛衰之谓。阴阳消长是阴阳对立双方的增减、盛衰、进退的运动变化。阴阳消长，是说相互对立、相互依存的阴阳双方不是处于静止不变的状态，而是处于"阳消阴长"或"阴消阳长"互为消长的运动变化之中。阴阳之间这种彼此消长的动态变化称之为阴阳消长。在一定限度内，阴阳之间不断地消长，阴消则阳长，阳长则阴消，保持着相对的动态平衡，维持着事物正常的发展变化。例如：

阴阳消长是宇宙的根本规律。自然界四季的阴阳消长，呈现出周期性的节律性变化。天地阴阳二气以二至（冬至、夏至）两个节气为转折点，呈现出增长、减少的规律。在自然界中，四季气候的变化，春去夏来，秋去冬至，四季寒暑的更替，就是阴阳消长的过程。从冬至春及夏，寒气渐减，温热日增，气候则由寒逐渐变温变热，是"阴消阳长"的过程；由夏至秋及冬，热气渐消，寒气日增，气候则由热逐渐变凉变寒，则是"阳消阴长"的过程。这种正常的阴阳消长，反映了四季气候变化的一般规律。

人与自然相统一，人体阴阳消长的节律与自然界阴阳消长的周期性变化是一致的，人体阴阳消长的周期性变化是人类长期适应环境的结果。就人体生理活动而言，各种功能活动（阳）的产生，必然要消耗一定的营养物质（阴），这就是"阳长阴消"的过程；而各种营养物质（阴）的化生，又必然消耗一定的能量（阳），这又是"阴长阳消"的过程。由于这种物质与功能的阴阳消长平衡，维持着人体的生命活动。

运动变化是中医学对自然和人体生命活动认识的根本出发点，这是中医学的宇宙恒动观。这种运动变化，包含着量变和质变过程。阴阳消长是一个量变的过程。阴阳学说把人体正常的生理活动概括为"阴平阳秘"、"阴阳匀平"，即人体中阴阳对立的统一，矛盾双方基本上处于相对平衡状态，也就是阴阳双方在量的变化上没有超出一定的限度，没有突破阴阳协调的界限，所以自然界和人体才保持正常的运动规律。平衡是维持生命的手段，达到常阈才是健康的特征。阴阳双方在一定范畴内的消长，体现了人体动态平衡的生理活动过程。如果这种"消长"关系超过了生理限度（常阈），便将出现阴阳某一方面的偏盛或偏衰，于是人体生理动态平衡失调，疾病就由此而生。在疾病过程中，同样也存在着阴阳消长的过程。一方的太过，必然导致另一方的不及；反之，一方不及，也必然导致另一方的太过。阴阳偏盛，是属于阴阳消长中某一方"长"得太过的病变，而阴阳偏衰，则属于阴阳某一方面"消"得太过的病变。阴阳偏盛偏衰就是阴阳异常消长病变规律的高度概括。一般说来，阴阳消长有常有变，正常的阴阳消长是言其常，异常的阴阳消长是言其变。总之，自然界和人体在复杂的发展变化中，都包含着阴阳消长的过程，它是阴阳双方对立斗争，依存互根的必然结果。

（四）阴阳转化

转化，即转换、变化，指矛盾的双方经过斗争，在一定条件下走向自己的反面。阴阳转化，是指阴阳对立的双方，在一定条件下可以相互转化，阴可以转化为阳，阳可以转化为阴。阴与阳不仅是对立统一的，而且包含着量变质变。事物的发展变化，表现为由量变到质变，又由质变到量变的质量互变过程。如果说"阴阳消长"是一个量变过程，那么"阴阳转化"便是一个质变过程。

阴阳转化是事物运动变化的基本规律。在阴阳消长过程中，事物由"化"至"极"，即发展到一定程度，超越了阴阳正常消长的阈值，事物必然向着相反的方面转化。阴阳的转化，必须具备一定的条件，这种条件中医学称之为"重"或"极"。故曰："重阴必阳，重阳必阴"，"寒极生热，热极生寒"（《素问·阴阳应象大论》），阴阳之理，极则生变。

以季节气候变化为例，一年四季，春至冬去，夏往秋来。春夏属阳，秋冬属阴，春夏秋冬四季运转不已，就具体体现了阴阳的互相转化。当寒冷的冬季结束转而进入温暖的春季的交替时间，便是阴转化为阳；当炎热的夏季结束转而凉爽的秋季的交替时间，则是由阳转化为阴。

在人体生命活动过程中，在生理上，物质与功能之间的新陈代谢过程，如营养物质（阴）不断地转化为功能活动（阳），功能活动（阳）又不断地转化为营养物质（阴）就是阴阳转化的表现。实际上，在生命活动中，物质与功能之间的代谢演变过程，是阴阳消长和转化的统一，即量变和质变的统一。在疾病的发展过程中，阴阳的转化常常表现为在一定条件下表证与里证、寒证与热证、虚证与实证、阴证与阳证的互相转化等。如邪热壅肺的病人，表现为高热、面红、烦躁、脉数有力等，这是机体反应功能旺盛的表现，称之为阳证、热证、实证。但当疾病发展到严重，由于热毒极重，大量耗伤人体正气，在持续高热、面赤、烦躁、脉数有力的情况下，可突然出现面色苍白、四肢厥冷、精神委靡、脉微欲绝等一派阴寒危象。这是机体反应能力衰竭的表现，称之为阴证、寒证、虚证。这种病证的变化属于由阳转阴。又如咳喘患者，当出现咳嗽喘促，痰液稀白，口不渴，舌淡苔白，脉弦等脉症时，其证属寒（阴证）。常因重感外邪，寒郁外束，阳气闭郁而化热，反而出现咳喘息粗，咳痰黄稠，口渴，舌红苔黄，脉数之候，其证又属于热（阳证）。这种病证的变化，是由寒证转化为热证，即由阴转为阳。明确这些不仅有助于认识病证演变的规律，而且对于确定相应的治疗原则，有着极为重要的指导意义。

但必须指出的是，阴阳的相互转化是有条件的，不具备一定的条件，二者就不能各自向相反的方向转化，阴阳的消长（量变）和转化（质变）是事物发展变化全过程的密不可分的两个阶段，阴阳消长是阴阳转化的前提，而阴阳转化则是阴阳消长的必然结果。

上述阴阳的对立、互根、消长、转化几方面的关系，是阴阳学说的基本内容。这些内容不是孤立的，而是互相联系、互相影响、互为因果的。了解了这些内容，进而理解中医学对阴阳学说的运用，就比较容易了。

三、阴阳学说在中医学中的应用

阴阳学说贯穿于中医理论体系的各个方面，用以说明人体的组织结构、生理功能、病理变化，并指导临床诊断和治疗。

（一）说明人体的组织结构

阴阳学说在阐释人体的组织结构时，认为人体是一个有机整体，是一个极为复杂的阴阳对立统一体，人体内部充满着阴阳对立统一现象。人的一切组织结构，既是有机联系的，又可以划分为相互对立的阴、阳两部分。所以说："人生有形，不离阴阳。"（《素问·宝命全形论》）

1. 说明人体的物质性："生之本，本于阴阳"，"人以天地之气生，四时之法成"，"天地合气，命之曰人"。人体是阴阳二气的对立统一体。人体的阴阳二气与哲学上的阴阳二气有渊源关系，但又有区别。人体的阴阳二气，是构成人体和维持人体生命活动的最基本物质之气的一分为二，是关于人体的具体概念，是医学意义上的概念。人体的阴阳二气，阳者卫外为固，阴者藏精起亟，阴平阳秘，精神乃治，阴阳匀平，是为平人。阴阳匀平是指脏腑经络功能正常，气血运行和谐，形肉血气协调，阴阳二气无过无不及，高度和谐的最佳状态。因此，阴阳匀平，阴平阳秘，意味着健康。

2. 划分人体的组织结构：划分是根据某一标准揭示概念外延的逻辑方法。中医学用阴阳属性作为划分的标准，这是一种二分法的分类方法。

阴阳学说对人体的部位、脏腑、经络、形气等的阴阳属性，都作了具体划分。如：

就人体部位来说，人体的上半身为阳，下半身属阴；体表属阳，体内属阴；体表的背部属阳，腹部属阴；四肢外侧为阳，内侧为阴。

按脏腑功能特点分，心肺脾肝肾五脏为阴，胆胃大肠小肠膀胱三焦六腑为阳。五脏之中，心肺为阳，肝脾肾为阴；心肺之中，心为阳（阳中之阳），肺为阴（阳中之阴）；肝脾肾之中，肝为阳（阴中之阳），脾肾为阴（脾为阴中之至阴，肾为阴中之阴）。而且每一脏之中又有阴阳之分，如心有心阴、心阳，肾有肾阴、肾阳，胃有胃阴、胃阳等。

在经络之中，也分为阴阳。经属阴，络属阳，而经之中有阴经与阳经，络之中又有阴络与阳络。就十二经脉而言，就有手三阳经与手三阴经之分，足三阳经与足三阴经之别。

在血与气之间，血为阴，气为阳。在气之中，营气在内为阴，卫气在外为阳等等。

总之，人体上下、内外、表里、前后各组织结构之间，以及每一组织结构本身之间的复杂关系，无不包含着阴阳的对立统一（表1-2）。

表1-2　　　　　　　　　　　人体组织结构的阴阳属性分类表

	人　体　部　位				组　织　结　构			
阳	表	上	背	四肢外侧	皮毛	六腑	手足三阳经	气
阴	里	下	腹	四肢内侧	筋骨	五脏	手足三阴经	血

（二）说明人体的生理功能

人体的正常生命活动，是阴阳两个方面保持着对立统一的协调关系，使阴阳处于动态平衡状态的结果。人体生理活动可概括为阴精（物质）与阳气（功能）的矛盾运动。属阴的物质与属阳的功能之间的关系，就是这种对立统一关系的体现。营养物质（阴）是产生功能活动（阳）的物质基础，而功能活动又是营养物质的能量表现。人体的生理活动（阳）是以物质（阴）为基础的，没有阴精就无以化生阳气，而生理活动的结果，又不断地化生阴精，没有物质（阴）不能产生功能（阳），没有功能（能量）也不能化生物质。这样，物质与功能，阴与阳共处于相互对立、依存、消长和转化的统一体中，维持着物质与功能，阴与阳的相对的动态平衡，保证了生命活动的正常进行（图1-1）。

其次，就气化活动而言，气化活动是生命运动的内在形式，是生命存在的基本特征。升降出入是气化活动的基本形式。阳主升，阴主降，阴阳之中复有阴阳。所以阳虽主升，但阳中之阴则降；阴虽主降，但阴中之阳又上升。阳升阴降是阴阳固有的性质，阳降阴升则是阴阳交合运动的变化，人体阴精与阳气的矛盾运动过程，就是气化活动的过程，也是阴阳的升降出入过程。死生之机，升降而已。气化正常，则升降出入正常，就体现为正常的生命活动。否则，气化失常，则升降出入失常，就体现为生命活动的异常。由于阴阳双方是对立统一的，所以两者之间的升与降，出与入也是相反相成的。这是从阴阳运动形式的角度，以阴阳升降出入的理论来说明人体的生理功能的。

不论是物质与功能的矛盾运动，还是生命活动的基本形式，都说明在正常生理情况下，阴与阳是相互对立又相互依存，处于一种有利于生命活动的相对平衡的协调状态的。如果阴阳不能相互为用而分离，阴精与阳气的矛盾运动消失，升降出入停止，那么，人的生命活动也就终结了。

升降出入正确地从整体上把握了生命现象的一般性质，形象地说明了人体是一个生命运动不止的有机整体，是一个开放的系统，反映了人体生命活动生、长、壮、老、已的规律。

（三）说明人体的病理变化

人体与外界环境的整体统一和机体内在环境的平衡协调，是人体赖以生存的基础。疾病的发生，就是这种平衡协调遭到破坏的结果。用阴阳学说来说明人体的生理病理，则认为"阴平阳秘"即阴阳的平衡协调，是人体生理活动的基础。这种平衡协调关系一旦受到破坏，使阴阳失去平衡，便会产生疾病。因此，阴阳失调是疾病发生的基础。疾病的发生发展取决于两方面的因素：一是邪气，所谓邪气就是各种致病因素的总称。二是正气，正气是人体功能的总称。邪气有阴邪（如寒邪、湿邪）和阳邪（如六淫中的风邪、火邪）之分，正气又有阴精和阳气之别。

疾病的发生发展过程就是邪正斗争的过程，邪正斗争导致阴阳失调而出现各种各样的病理变化。无论外感病或内伤病，其病理变化的基本规律，不外乎阴阳的偏盛或偏衰。

1. 阴阳偏盛：即阴盛或阳盛，是属于阴阳任何一方高于正常水平的病变（图1-2、图1-5）。

（1）阳盛则热：阳盛是病理变化中阳邪亢盛而导致的热性病变。阳邪致病，如暑热之邪侵入人体，可使机体阳气偏盛出现高热、汗出、口渴、面赤、脉数等症状，其性质属热，所以说"阳盛则热"。因为阳盛往往可以导致阴液的损伤，如在高热、汗出、面赤、脉数的同时，必然出现阴液耗伤而口渴的现象，故曰："阳盛则阴病"。"阳盛则热"，是指因阳邪所致的疾病的性质而言；"阳盛则阴病"，是指阳盛必然损伤人体的正气（阴液）而言。

（2）阴盛则寒：阴盛是病理变化中阴邪亢盛而导致的寒性病变。阴邪致病，如纳凉饮冷，可以使机体阴气偏盛，出现腹痛、泄泻、形寒肢冷、舌淡苔白、脉沉等症状，其性质属寒，所以说"阴盛则寒"。阴盛往往可以导致阳气的损伤，如在腹痛、泄泻、舌淡苔白、脉沉的同时，必然出现阳气耗伤而形寒肢冷的现象，故曰："阴盛则阳病"。"阴盛则寒"，是指因阴邪所致疾病的性质而言；阴盛则阳病，是指阴盛必然损伤人体的正气（阳气）而言。

以上二者，皆为外邪侵犯机体所致。对此，中国医学称之为"邪气盛"，其证为"实"。在这里，引起疾病的主要矛盾是邪气侵袭机体，即"阳盛则阴病，阴盛则阳病。阳盛则热，阴盛则寒"（《素问·阴阳应象大论》）。

2. 阴阳偏衰：阴阳偏衰即阴虚阳虚，是属于阴阳任何一方低于正常水平的病变（图 1 - 3）。

（1）阳虚则寒：阳虚是人体阳气虚损。因机体阳气虚衰而导致的寒性病变谓之阳虚则寒。根据阴阳动态平衡的原理，阴或阳任何一方的不足，必然导致另一方相对的偏盛。阳虚不能制约阴，则阴相对偏盛而出现寒象。如机体阳气虚弱，可出现面色苍白，畏寒肢冷，神疲蜷卧，自汗，脉微等症状。其性质亦属寒，所以称"阳虚则寒"。

（2）阴虚则热：阴虚是人体阴液不足。因机体阴液亏虚而导致的热性病变，谓之阴虚则热。阴虚不能制约阳，则阳相对偏亢而出现热象。如久病耗阴或素体阴液亏损，可出现潮热，盗汗，五心烦热，口舌干燥，脉细数等症状，其性质亦属热，所以称"阴虚则热"。

以上二者，是由于外邪侵袭导致正气虚弱，或由机体本身的阴阳气血不足所致。这种不足，中医学称之为"正气虚"或"精气夺"，其证为虚。在这里，引起疾病的主要矛盾是正气不足，即"阳虚则外寒"，"阴虚则内热"（《素问·调经论》）。

（3）阳损及阴，阴损及阳，阴阳俱损：根据阴阳互根的原理，机体的阴阳任何一方虚损到一定程度，必然导致另一方的不足。阳虚至一定程度时，因不能化生阴液，而同时出现阴虚的现象，称"阳损及阴"。同样，阴虚至一定程度时，因不能化生阳气，而同时出现阳虚的现象，称"阴损及阳"。"阳损及阴"或"阴损及阳"，最终导致"阴阳两虚"。阴阳两虚是阴阳的对立处在低于正常水平的平衡状态，是病理状态而不是生理状态（图 1 - 6）。

临床上，为了区别阳盛则热、阴盛则寒和阳虚则寒、阴虚则热，把阳盛则热称作"实热"，把阴虚则热称作"虚热"；把阴盛则寒称作"实寒"，把阳虚则寒称作"虚寒"。至于阳损及阴，阴损及阳乃至阴阳两虚，均属虚寒虚热范畴。阳损及阴，以虚寒为主，虚热居次；阴损及阳，以虚热为主，虚寒居次，而阴阳两虚则是虚寒虚热并存，且暂时处于均势的状态。但是，由于这种低水平的平衡是动态平衡，所以在疾病的发展过程中，仍然会有主次之分。

3. 阴阳的转化：人体中的阴阳两个方面，在相互消长过程中，因消长异常而造成阴阳失调的病理变化。在疾病的发展过程中，阴阳盛衰的病理变化，在一定的条件下，其性质可以各自向相反的方向转化。如阳证可以转化为阴证，阴证可以转化为阳证。所谓"重寒则热，重热则寒"（《素问·阴阳应象大论》），"重阴必阳，重阳必阴"（《灵枢·论疾诊尺》）。

在病理状态下，对立的邪正双方同处于疾病的统一体中，进行剧烈的斗争，它们的力量对比是不断运动变化着的。邪正斗争，是疾病自我运动转化的内在原因，医疗护理是促使转化的外部条件，外因通过内因而起作用。由于阴中有阳，阳中有阴，阴证和阳证虽然是对立的，有显著差别的，但这种对立又互相渗透，阳证之中还存在着阴证的因素，阴证之中也存在着阳证的因素。所以阳证和阴证之间可以互相转化。

（四）指导疾病的诊断

由于疾病的发生发展变化的根本在于阴阳失调，所以任何疾病，尽管其症状、脉象、颜色、精神状态等临床表现错综复杂，千变万化，但都可用阴、阳来加以概括说明。

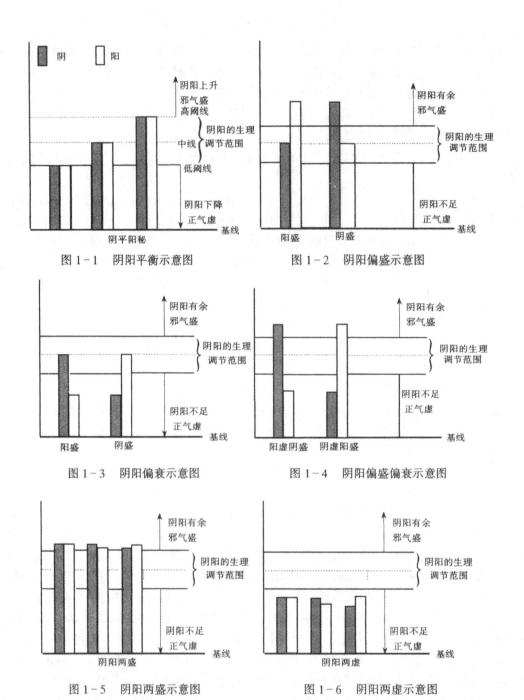

图 1-1 阴阳平衡示意图

图 1-2 阴阳偏盛示意图

图 1-3 阴阳偏衰示意图

图 1-4 阴阳偏盛偏衰示意图

图 1-5 阴阳两盛示意图

图 1-6 阴阳两虚示意图

在辨证上，虽有阴、阳、表、里、寒、热、虚、实八纲，但八纲中又以阴阳作为总纲，表、实、热属阳；里、虚、寒属阴。八纲就是以阴阳作为总纲的。在临床辨证中，首先要分清阴阳，才能抓住疾病的本质，做到执简驭繁。阴阳大者可以概括整个病情是属阴证或属阳证，小者则可以分析四诊中一个具体脉症。如：

色的阴阳，从色泽的明暗，可以辨别病情的浅轻深重及阴阳属性，色泽鲜明为病在阳分，其病轻浅；色泽晦暗为病在阴分，其病深重。

声息的阴阳，观察呼吸气息的动态，听其发出的声音，可以区别病情的寒热虚实及阴阳属性。语声高亢宏亮，多言而躁动者，属实、属热、为阳；语声低微无力，少言而沉静者，属虚、属寒、为阴。呼吸微弱，声低气怯，多属虚寒；呼吸有力，声高气粗，多属实热。

症状的阴阳，如发热、口渴、便秘、脉数等为阳；恶寒、口不渴、便溏脉迟等为阴。

脉象分阴阳，以部位分，则寸为阳，尺为阴；以动态分，则至（起）者为阳，去（伏）者为阴；以至数分，则数者为阳，迟者为阴；以脉象分，则浮大洪滑为阳，沉涩细小为阴。

总之，无论望、闻、问、切四诊，都应以分别阴阳为首务，只有掌握阴阳在辨证中的运用规律，才能正确诊断疾病。所以说："凡诊病施治，必须先审阴阳，乃为医道之纲领，阴阳无谬，治焉有差？医道虽繁，而可以一言蔽之者，曰阴阳而已。"（《景岳全书·传忠录》）可见，辨别阴证和阳证是诊断疾病的基本原则。

（五）指导疾病的防治

1. 指导养生防病：中医学十分重视对疾病的预防，不仅用阴阳学说来阐发摄生学说的理论，而且在摄生的具体方法也是以阴阳学说为依据的。阴阳学说认为，人体的阴阳变化与自然界四时阴阳变化协调一致，就可以延年益寿，因而主张顺应自然，春夏养阳，秋冬养阴，精神内守，饮食有节，起居有常，做到"法于阴阳，和于术数"（《素问·上古天真论》），即取法于天地自然的规律，采取各种养生的方法，借以保持机体内部以及机体内外环境之间的阴阳平衡，达到增进健康，预防疾病的目的。

2. 指导疾病的治疗：阴阳学说用以指导疾病的治疗，一是确定治疗原则，二是归纳药物属性。

（1）确定治疗原则：由于疾病发生发展的根本原因是阴阳失调，因此，调整阴阳，补偏救弊，促使阴平阳秘，恢复阴阳相对平衡，就是治疗疾病的基本原则。

阴阳偏盛的治疗原则：阴阳偏盛，即阴或阳的过盛有余，为有余之证。由于阳盛则阴病，阳盛则热，阳热盛易于损伤阴液。阴盛则阳病，阴盛则寒，阴寒盛易于损伤阳气。故在调整阴阳的偏盛时，应注意有无相应的阴或阳偏衰的情况存在。若阴或阳偏盛而其相对的一方并没有构成虚损时，即可采用"损其有余"的方法。若其相对一方有偏衰时，则当兼顾其不足，配合以扶阳或益阴之法。阳盛则热属实热证，宜用寒凉药以制其阳，治热以寒，即"热者寒之"。阴盛则寒属实寒证，宜用温热药以制其阴，治寒以热，即"寒者热之"。因二者均为实证，所以称这种治疗原则为"损其有余"，即"实者泻之"（图1-4）。

阴阳偏衰的治疗原则：阴阳偏衰，即阴或阳的虚损不足，或为阴虚，或为阳虚，阴虚不能制阳而致阳亢者，属虚热证。一般不能用寒凉药直折其热，需用"壮水之主以制阳光"（《素问·至真要大论》王冰注）的方法，补阴即所以制阳。"壮水之主以制阳光"，又称壮水制火或滋水制火、滋阴抑火，是治求其属的治法，即用滋阴壮水之法，以抑制阳亢火盛。肾阴不足，则虚火上炎，此非火之有余，乃水之不足，故必滋养肾水。《黄帝内经》称这种治疗原则为"阳病治阴"（《素问·阴阳应象大论》）。若阳虚不能制阴而造成阴盛者，属虚寒证，不宜用辛温发散药以散阴寒，需用"益火之源，以消阴翳"（《素问·至真要大论》王冰注）的方法，补阳即所以制阴。"益火之源，以消阴翳"又称益火消阴或扶阳退阴，亦是治求其属的治法，即用扶阳益火之法，以消退阴盛。肾主命门，为先天真火所藏，肾阳虚衰则现阳微阴盛的寒证，此非寒之有余，乃真阳之不足，故治当温补肾阳，消除阴寒。《黄帝内经》称这种治疗原则为"阴病治阳"（《素问·阴阳应象大论》）。

至于阳损及阴，阴损及阳，阴阳俱损的治疗原则，根据阴阳互根的原理，阳损及阴则治阳要顾阴，即在充分补阳的基础上补阴（补阳配阴、阴中求阳）；阴损及阳则应治阴要顾阳，即在充分补阴的基础上补阳（补阴配阳、阳中求阴）；阴阳俱损则应阴阳俱补，以纠正这种低水平的平衡。阴阳偏衰为虚证，所以称这种治疗原则为"补其不足"或"虚则补之"。

（2）归纳药物的性能：阴阳用于疾病的治疗，不仅用以确立治疗原则，而且也用来概括药物的性味功能，作为指导临床用药的依据。治疗疾病，不但要有正确的诊断和确切的治疗方法，同时还必须熟练地掌握药物的性能。根据治疗方法，选用适宜药物，才能收到良好的疗效。

中药的性能，是指药物具有四气、五味、升降浮沉的特性。四气（又称四性），有寒、热、温、凉。五味有酸、苦、甘、辛、咸。四气属阳，五味属阴。四气之中，温热属阳，寒凉属阴。五味之中，辛味能散、能行，甘味能益气，故辛甘属阳，如桂枝、甘草等；酸味能收，苦味能泻下，故酸苦属阴，如大黄、艾药等；淡味能渗泄利尿（物质的浓淡对比而言，浓属阴、淡属阳）故属阳，如茯苓、通草；咸味药能润下，故属阴，如芒硝等。按药物的升降浮沉特性分，药物质轻，具有升浮作用的属阳，如桑叶、菊花等；药物质重，具有沉降作用的属阴，如龟板、赭石等。治疗疾病，就是根据病情的阴阳偏盛、偏衰，确定治疗原则，再结合药物的阴阳属性和作用，选用相应的药物，以纠正由疾病所引起的阴阳失调，从而达到治愈疾病的目的。

第三节　五行学说

五行学说也是我国古代的唯物主义哲学思想，是中国古代普通系统论，属中国古代唯物论和辩证法范畴。五行学说认为，宇宙间的一切事物，都是由木、火、土、金、水五种物质所构成的，自然界各种事物和现象的发展变化，都是这五种物质不断运动变化和相互作用的结果。中医学把五行学说应用于医学领域，以系统结构观点来观察人体，阐述人体局部与局部，局部与整体之间的有机联系，以及人体与外界环境的统一，使中医学所采用的整体系统方法进一步系统化，对中医学特有的理论体系的形成，起到巨大的推动作用。

一、五行的基本概念

五行是中国古代哲学的基本范畴，是指木、火、土、金、水五种物质。中国古代哲学把这五种物质作为构成万物的元素，以说明世界万物的起源和多样性。在中国古代哲学中，气是最大也是最基本的范畴。阴阳从属气，而五行又从属于阴阳。要之，五行是构成天地万物的木、火、土、金、水五种物质，是从属于气、阴阳的五种基本元素。运动是物质的固有属性。因此，五行是一个抽象的概念，不是指五种特殊的物质形态，它标示着木、火、土、金、水五种基本物质的运动变化。

中医学的五行学说，是中国古代哲学五行范畴和医学相结合的产物，同气一元论和阴阳学说一样，亦是中医学认识世界和认识生命的世界观和方法论，其含义包括：

1. 五行是木、火、土、金、水五种物质的抽象，是从属于气、阴阳的构成天地万物的物质元素。如自然的五行之气，称之为"苍天之气"、"五常之气"、"五气"等等。

2. 五行是事物的属性。包括自然的属性，人体的属性，以及疾病、脉症的属性等。中医学根据五行属性，把自然和人所表现出的正常和异常的生命现象，均归类于五行的框架内。这是中国古代以五为基数的分类方法。

3. 五行是宇宙的普遍规律。五行生克制化和乘侮胜复是世界的基本规律，也是生命活动的基本规律，是一种朴素的系统观。

中医学对五行概念赋予了阴阳的含义，认为木火土金水乃至自然界的各种事物都是阴阳的矛盾运动所产生。阴阳的运动变化可以通过在天之风、热、温、燥、寒、湿六气和在地之木、火、土、金、水五行反映出来。中医学的五行不仅仅是指五类事物及其属性，更重要的是它包含了五类事物内部的阴阳矛盾运动。中医学的五行，不是表示五种特殊的物质形态，而是代表五种功能属性，是自然界客观事物内部阴阳运动变化过程中五种状态的抽象，属于抽象的概念，也是我国古代唯物论和辩证法的重要范畴。

古人在长期的生活和生产实践中，逐渐地认识到自然界这五种物质的运动变化不是孤立的，而是存在着相互滋生和相互制约的关系，从而引申出五行间具有相生相克的关系，逐渐形成了五行学说。五行学说是我国古代用以认识宇宙，解释宇宙事物在发生发展过程中相互联系法则的一种学说，是中国古代多元结构联系的整体思维形态。

中医学最早的经典文献《黄帝内经》，继承、发展和丰富了先秦以来的五行学说，将其构成为一个完整的理论体系，使五行学说同阴阳学说一样，成为中医学独特理论体系的重要内容，对中医学的发展产生了深远影响。

二、五行的特性

(一) 五行特性的概念

属性，一般指实体的本性，即属于实体的本质方面的特性，即事物本身所固有的性质。五行的属性又称五行的特性，是指五行本身所固有的性质。五行的特性，是古人在长期生活和实践中，对木、火、土、金、水五种物质的朴素认识基础之上，进行抽象而逐渐形成的概念。五行的特性是：

1. "木曰曲直"：曲，屈也；直，伸也。曲直，即能曲能伸之义。木具有生长，能曲能伸，升发的特性。木代表生发力量的性能，标示天地万物具有生生不已的功能。凡具有这类特性的事物或现象，都可归属于"木"。

2. "火曰炎上"：炎，热也；上，向上。火具有发热，温暖，向上的特性。火代表生发力量的升华，光辉而温热的功能。凡具有温热、升腾、茂盛性的事物或现象，均可归属于"火"。

3. "土爰稼穑"：春种曰稼，秋收曰穑，指农作物的播种和收获。土具有载物、生化的特性，故称土载四行，为万物之母。土具有生生之义，为世界万物和人类生存之本，五行以土为贵。凡具有生化、承载、受纳性能的事物或现象，皆归属于"土"。

4. "金曰从革"：从，顺从、服从；革，革除、改革、变革。金具有能柔能刚，变革，肃杀的特性。金代表固体的坚固性能，引申为肃杀、潜能、收敛、清洁之意。凡具有这类性能的事物或现象，均可归属于"金"。

5. "水曰润下"：润，湿润；下，向下。水具有滋润、就下、闭藏的特性。凡具有寒凉、滋润、就下、闭藏性能的事物或现象，都可归属于"水"。

由上可知，医学上所说的五行，不是指木火土金水这五种具体物质本身，而是五种不同属性的抽象概括。这一点很重要，言五行而不知此，势必穿凿附会，曲为之说，终不能得其生克的精义。如肝以柔和为性，富含生发之机，便以能曲能直的"木"名之。脾以运化为事，为气血生化之源，便以化生万物之"土"名之。

（二）事物属性的五行分类

五行学说，将自然界各种事物和现象，以及人体的脏腑组织，生理病理现象，作了广泛的联系和研究，并用"取类比象"的方法，按照事物的不同性质、作用与形态，分别归属于木、火、土、金、水"五行"之中，借以阐述人体的脏腑组织之间的生理、病理的复杂联系，以及人体与外界环境之间的关系。

五行学说对事物属性的归类推演法则是：以天人相应为指导思想，以五行为中心，以空间结构的五方，时间结构的五季，人体结构的五脏为基本间架，将自然界的各种事物和现象，以及人体的生理病理现象，按其属性进行归纳。即凡具有生发、条达特性者统属于木；具有阳热、上炎特性者统属于火；具有长养、化育特性者统属于土；具有清静、收杀特性者统属于金；具有滋润、下行、闭藏特性者统属于水。从而将人体的生命活动与自然界的事物和现象联系起来，形成了联系人体内外环境的五行结构系统，用以说明人体以及人与自然环境的统一性（表1-3）。

表1-3　　　　　　　　　　　　事物属性的五行分类表

自　然　界								五行	人　体						
五音	时间	五味	五色	五化	五气	五方	五季		五脏	六腑	五官	形体	情志	五声	变动
角	平旦	酸	青	生	风	东	春	木	肝	胆	目	筋	怒	呼	握
微	日中	苦	赤	长	暑	南	夏	火	心	小肠	舌	脉	喜	笑	忧
宫	日西	甘	黄	化	湿	中	长夏	土	脾	胃	口	肉	思	歌	哕
商	日入	辛	白	收	燥	西	秋	金	肺	大肠	鼻	皮毛	悲	哭	咳
羽	夜半	咸	黑	藏	寒	北	冬	水	肾	膀胱	耳	骨	恐	呻	栗

三、五行学说的基本内容

（一）五行的生克制化

五行学说，主要是以五行相生、相克来说明事物之间的相互资生和相互制约关系。五行生克是事物运动变化的正常规律，在自然界属于正常情况，在人体则属于生理现象。

1. 相生规律：相生即递相资生、助长、促进之意。五行之间互相滋生和促进的关系称之为相生。

五行相生的次序是：木生火，火生土，土生金，金生水，水生木。依次资生，循环无尽。

在相生关系中，任何一行都有"生我"，"我生"两方面的关系，《难经》把它比喻为

"母"与"子"的关系。"生我"者为"母","我生"者为"子"。所以五行相生关系，又叫"母子关系"。以火为例，"生我"者木，木能生火，则木为火之母。"我生"者土，火能生土，则土为火之子。余可类推。

$$木 \xrightarrow{生我} 火 \xrightarrow{我生} 土$$

2. 相克规律：相克即相互制约、克制、抑制之意。五行之间相互制约的关系称之为相克。

五行相克的次序是：木克土，土克水，水克火，火克金，金克木，木克土。这种克制关系也是往复无穷的。所以说"木得金而伐，水得火而灭，土得木而达，金得火而缺，水得土而绝，万物尽言，不可胜竭"（《素问·宝命全形论》）。木得金敛，则木不过散；水得火伏，则火不过炎；土得木疏，则土不过湿；金得火温，则金不过收；水得土渗，则水不过润。皆气化自然之妙用。

$$木 \xrightarrow{克} 土 \xrightarrow{克} 水 \xrightarrow{克} 火 \xrightarrow{克} 金$$

在相克的关系中，任何一行都有"克我"，"我克"两方面的关系。《黄帝内经》称之为"所胜"与"所不胜"的关系。"克我"者为"所不胜"，"我克"者为"所胜"。所以五行相克的关系，又叫"所胜"与"所不胜"的关系。以土为例，"克我"者木，则木为土之"所不胜"。"我克"者水，则水为土之"所胜"。余可类推。

$$\underset{(所不胜)}{木} \xrightarrow{克} 土 \xrightarrow{克} \underset{(所胜)}{水}$$

在上述生克关系中，任何一行皆有"生我"和"我生"，"克我"和"我克"四个方面的关系。以木为例，"生我"者水，"我生"者火，"克我"者金，"我克"者土。

3. 制化规律：五行中的制化关系，是五行生克关系的结合。相生与相克是不可分割的两个方面。没有生，就没有事物的发生和成长；没有克，就不能维持正常协调关系下的变化与发展。因此，必须生中有克（化中有制），克中有生（制中有化），相反相成，才能维持和促进事物相对平衡协调和发展变化。五行之间这种生中有制，制中有生，相互生化，相互制约的生克关系，谓之制化。其规律（图1-7）是：木克土，土生金，金克木；火克金，金生水，水克火；土克水，水生木，木克土；金克木，木生火，火克金；水克火，火生土，土克水。

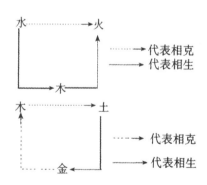

图1-7　五行制化规律示意图

以相生言之，如木能生火，是"母来顾子"之意，但是木之本身又受水之所生，这种"生我"，"我生"的关系是平衡的。如果只有"我生"而无"生我"，那么对木来说，会形成太过，宛如收入与支出必须平衡一样。另一方面，水与火之间，又是相克的关系，水生木，木生火，而水又克火，生中有制，才能维持三者之间的协调平衡。所以相生之中，又寓有相克的关系，而不是绝对的相生，这样就保证了生克之间的动态平衡。

以相克言之，如木能克土，金又能克木（我克、克我），而土与金之间，又是相生的关系，所以就形成了木克土，土生金，金又克木（子复母仇）。金克木，木克土，而土又生金，制中有生，才能维持三者间的协调平衡。这说明五行相克不是绝对的，相克之中，必须寓有相生，才能维持平衡。换句话说，被克者本身有反制作用，所以当发生相克太过而产生贼害的时候，才能够保持正常的平衡协调关系。

生克制化是一切事物发展变化的正常现象，在人体则是正常的生理状态。

在这种相反相成的生克制化关系中，还可以看出五行之间的协调平衡是相对的。因为相生相克的过程，也就是事物消长发展的过程。在此过程中，一定会出现太过和不及的情况。这种情况的出现，其本身就是再一次相生相克的调节。这样，又复出现再一次的协调平衡。这种在不平衡之中求得平衡，而平衡又立刻被新的不平衡所代替的循环运动，就不断地推动着事物的变化和发展。胜至则复，

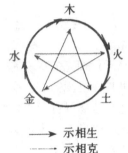

→ 示相生
---- 示相克

图 1-8 五行生克规律示意图

复已则胜，不复则害。如果有胜而无复，也就是说，当五行中的一行出现有余（或太过）的时候，没有另一行去相应的克制，那么五行之间的协调关系，就会遭到破坏，出现紊乱的现象，这种反常现象，称之为"相乘"、"相侮"。

（二）五行的乘侮规律

五行之间正常的生克制化关系遭到破坏时，就会出现异常的乘侮现象。相乘、相侮，实际上是反常情况下的相克现象。

1. 相乘规律：乘，即乘虚侵袭之意，相乘即相克太过，超过正常制约的程度，使事物之间失去了正常的协调关系。

五行之间相乘的次序与相克同，但被克者更加虚弱。

$$\text{木} \xrightarrow{\text{乘}} \text{土} \xrightarrow{\text{乘}} \text{水} \xrightarrow{\text{乘}} \text{火} \xrightarrow{\text{乘}} \text{金}$$

相乘现象可分两个方面：

（1）五行中任何一行本身不足（衰弱），使原来克它的一行乘虚侵袭（乘），而使它更加不足，即乘其虚而袭之。如以木克土为例：

正常情况下，木克土，木为克者，土为被克者，由于它们之间相互制约而维持着相对平衡状态。

$$\text{木} \xrightarrow{\text{克}} \text{土}$$

（克者）　　　　　（被克者）

异常情况下，木仍然处于正常水平，但土本身不足（衰弱）。因此，两者之间失去了原来的平衡状态，则木乘土之虚而克之。这样的相克，超过了正常的制约关系，使土更虚。

$$\text{木} \xrightarrow{\text{乘}} \text{土}$$

（正常水平）　　　（低于正常水平）

（2）五行中任何一行本身过度亢盛，而原来受它克制的那一行仍处于正常水平。在这种情况下，虽然"被克"的一方正常，但由于"克"的一方超过了正常水平，所以也同样会打

· 44 ·

破两者之间的正常制约关系，出现过度相克的现象。如仍以木克土为例：

正常情况下，木能制约土，维持正常的相对平衡。若土本身仍然处于正常水平，但由于木过度亢进，从而使两者之间失去了原来的平衡状态，出现了木亢乘土的现象。

$$木 \xrightarrow{\quad 乘 \quad} 土$$

（过度亢进）　　　（正常水平）

"相克"和"相乘"是有区别的，前者是正常情况下的制约关系，后者是正常制约关系遭到破坏的异常相克现象。在人体，前者为生理现象，而后者为病理表现。但是，近人习惯将相克与反常的相乘混同，病理的木乘土，也称木克土。

2. 相侮规律：侮，即欺侮，有恃强凌弱之意。相侮是指五行中的任何一行本身太过，使原来克它的一行，不仅不能去制约它，反而被它所克制，即反克，又称反侮。

五行之间的相侮规律是：木侮金，金侮火，火侮水，水侮土，土侮木。

$$木 \xrightarrow{\ 侮\ } 金 \xrightarrow{\ 侮\ } 火 \xrightarrow{\ 侮\ } 水 \xrightarrow{\ 侮\ } 土$$

相侮现象也表现为两个方面，如以木为例：

（1）当木过度亢盛时，金原是克木的，但由于木过度亢盛，则金不仅不能去克木，反而被木所克制，使金受损，这叫木反侮金。

$$金 \xrightarrow[（正常）]{\quad 克 \quad} 木 \qquad 金 \xrightarrow[（异常）]{\quad 反侮 \quad} 木$$

（2）当木过度衰弱时，金原克木，木又克土，但由于木过度衰弱，则不仅金来乘木，而且土亦乘木之衰而反侮之。习惯上把土反侮木称之为"土壅木郁"。

$$木 \xrightarrow[（正常）]{\quad 克 \quad} 土 \qquad （虚）金 \xrightarrow[（异常）]{\quad 反侮 \quad} 土$$

相乘相侮均为破坏相对协调统一的异常表现。乘侮，都凭其太过而乘袭或欺侮。"乘"为相克之有余，而危害于被克者，也就是某一行对其"所胜"过度克制。"侮"为被克者有余，而反侮其克者，也就是某一行对其"所不胜"的反克。为了便于理解，我们将乘侮分别开来一一加以分析。实际上，相乘和相侮是休戚相关的，是一个问题的两个方面（图1-9）。现在，我们将两者统一起来分析之。如木有余而金不能对木加以克制，木便过度克制其所胜之土，这叫做"乘"。同时，木还恃己之强反去克制其"所不胜"的金。反之，木不足，则不仅金来乘木，而且其所胜之土又乘其虚而侮之。所以说："气有余，则制己所胜而侮所不胜，其不及，则己所不胜侮而乘之，己所胜轻而侮之。"（《素问·五运行大论》）

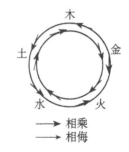

图1-9　五行乘侮规律示意图

综上所述：五行的生克乘侮规律是五行学说的基本内容，它充分体现了五行学说朴素的系统论思想，反映了五行结构系统中两种自行调节机制。

（三）五行的胜复规律

胜复，指胜气和复气的关系。五行学说把由于太过或不及引起的对"己所胜"的过度克制，称之为"胜气"。这种胜气在五行系统内必然招致一种相反的力量，即报复之气，将其压抑下去。这种报复"胜气"之气，称之为"复气"。胜气与复气，总称"胜复之气"。"有胜之气，其必来复。"（《素问·至真要大论》）这是五行结构系统本身作为系统整体对于太过或不及的自身调节机制，旨在使之恢复正常制化的调节状态。如，木气太过，作为胜气则过度克制，而使土气偏衰。土衰不能制水，则水气偏胜而加剧克火。火气受制而减弱克金之力，于是金气旺盛起来，把太过的木气克伐下去，使其恢复正常。反之，若木气不及，则将受到金的过度克制，同时又因木衰不能制土而引起土气偏亢。土气偏亢则加强抑水而水气偏衰，水衰无以制火而火偏亢。火偏亢则导致金偏衰而不能制木，从而使不及的木气复为于平，以维持其正常调节状态。故曰"形有胜衰，谓五行之治，各有太过不及也。故其始也，有余而往，不足随之；不足而终，有余从之"（《素问·天元纪大论》）。

胜复的规律是先有胜，后必有复，以报其胜。胜气重，复气也重；胜气轻，复气也轻。在五行具有相克关系的各行之间，有多少太过，便会招致多少不及；有多少不及，又会招致多少太过。由于五行为单数，所以任何一行，有"胜气"，必有"复气"，而且数量上相等。"有胜则复，无胜则否"（《素问·至真要大论》），"微者复微，甚则复甚"（《素问·五常政大论》），这是五行系统运动的法则。通过胜复调节机制，使五行结构系统整体在局部出现较大不平衡时，进行自身调节，继续维持其整体的相对平衡。

总之，五行系统通过生克制化和胜复的调节机制，形成并保障了五行结构系统的动态平衡和循环运动（图1-10）。

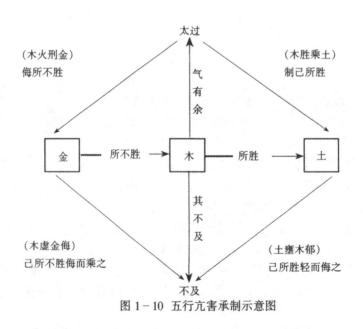

图1-10 五行亢害承制示意图

四、五行学说在中医学中的应用

中医学把五行学说引用进来，不仅促进了理论体系的形成，而且又用事物属性的五行分类方法和五行生克乘侮胜复规律，具体地解释了人体的生理病理现象，并指导着临床诊断和防治等。

（一）说明脏腑的生理功能及其相互关系

1. 说明人体组织的结构：中医学在五行定五脏的基础上，又以类比的方法，根据脏腑组织的性能、特点，将人体的组织结构分属于五行，以五脏（肝心脾肺肾）为中心，以六腑（实际上是五腑：胆、小肠、胃、大肠、膀胱）为配合，支配五体（筋、脉、肉、皮毛、骨），开窍于五官（目、舌、口、鼻、耳），外荣于体表组织（爪、面、唇、毛、发）等，形成了以五脏为中心的脏腑组织的结构系统，从而为脏象学说奠定了理论基础。

2. 说明脏腑的生理功能：五行学说，将人体的内脏分别归属于五行，以五行的特性来说明五脏的生理功能。

木性可曲可直，条顺畅达，有生发的特性，故肝喜条达而恶抑郁，有疏泄的功能。

火性温热，其性炎上。心属火，故心阳有温煦之功。

土性敦厚，有生化万物的特性。脾属土，脾有消化水谷，运送精微，营养五脏、六腑、四肢百骸之功，为气血生化之源。

金性清肃，收敛。肺属金，故肺具清肃之性，肺气有肃降之能。

水性润下，有寒、下行、闭藏的特性。肾属水，故肾主闭藏，有藏精、主水等功能。

3. 说明脏腑之间的相互关系：五脏的功能活动不是孤立的，而是互相联系着的。中医学不仅用五脏五行的分属阐明了五脏的功能特性，而且还运用五行生克制化的理论，说明了脏腑生理功能的内在联系。五脏之间既有相互滋生的关系，又有相互制约的关系。

用五行相生说明脏腑之间的相互滋生关系，如木生火，即肝木济心火，肝藏血，心主血脉，肝藏血功能正常有助于心主血脉功能的正常发挥。火生土，即心火温脾土，心主血脉、主神志，脾主运化、主生血统血，心主血脉功能正常，血能营脾，脾才能发挥主运化、生血统血的功能。土生金，即脾土助肺金，脾能益气，化生气血，转输精微以充肺，促进肺主气的功能，使之宣肃正常。金生水，即肺金养肾水，肺主清肃，肾主藏精，肺气肃降有助于肾藏精、纳气、主水之功。水生木，即肾水滋肝木，肾藏精，肝藏血，肾精可化肝血，以助肝功能的正常发挥。这种五脏相互滋生的关系，就是用五行相生理论来阐明的。

用五行相克说明五脏间的相互制约的关系，如心属火，肾属水，水克火，即肾水能制约心火，如肾水上济于心，可以防止心火之亢烈。肺属金，心属火，火克金，即心火能制约肺金，如心火之阳热，可抑制肺气清肃之太过。肝属木，肺属金，金克木，即肺金能制约肝木，如肺气清肃太过，可抑制肝阳的上亢。脾属土，肝属木，木克土，即肝木能制约脾土，如肝气条达，可疏泄脾气之壅滞。肾属水，脾属土，土克水，即脾土能制约肾水，如脾土的运化，能防止肾水的泛滥。这种五脏之间的相互制约关系，就是用五行相克理论来说明的。

五脏中每一脏都具有生我、我生、克我、我克的生理关系。五脏之间的生克制化，说明每一脏的功能上有他脏的资助，不至于虚损；又能克制另外的脏器，使其不至过亢；本脏之气太盛则有他脏之气制约；他脏之气虚损，则又可补之。如脾（土）之气，其虚，则有心（火）生之；其亢，则有肝（木）克之；肺（金）气不足，土可生之；肾（水）气过亢，土可克之。这种生克关系把五脏紧紧联系成一个整体，从而保证了人体内环境的对立统一。

4. 说明内外环境的统一：事物属性的五行归类，除了将人体的脏腑组织结构分别归属于五行外，同时也将自然界的有关事物和现象进行了归属。例如，人体的五脏、六腑、五体、五官等，反应自然界的五方、五季、五味、五色等。这样就把人与自然环境统一起来。这种归类方法，不仅说明了人体内在脏腑的整体统一，而且也反映出人体与外界的协调统一。如，春应东方，风气主令，故气候温和，气主生发，万物滋生。人体肝气与之相应，肝气旺于春。所以说："各随天之五气，地之五行，人之五脏，而应象者也。故为苍，为角，为呼，为握，为目，为酸，为怒，惟东方风木之肝脏为然耳。"（《素问直解·阴阳应象大论第五篇》）这样就将人体肝系统和自然春木之气统一起来，从而反映出人体内外环境统一的整体观念。

（二）说明脏腑的病理变化及其传变规律

五行学说不仅可用以说明在生理情况下，脏腑间的互相联系，而且也可用以说明在病理情况下，脏腑间的互相影响。

由于人体是一个有机整体，内脏之间又是相互资生、相互制约的，因而在病理情况下，脏腑之间是相互影响、相互传变的，其影响和传变规律，一般都用五行学说的生克乘侮规律来加以说明。

1. 发病：五脏外应五行，所以六气发病的规律，一般是主时之脏受邪发病。由于五脏各以所主之时而受病，当其时者，必先受之。所以，春天的时候，肝先受邪；夏天的时候，心先受邪；长夏的时候，脾先受邪；秋天的时候，肺先受邪；冬天的时候，肾先受邪。

主时之脏受邪发病，这是一般的规律，但是也有所胜和所不胜之脏受病的。气候失常，时令未到而气先至，属太过之气；时令已到而气未至，属不及之气。太过之气的发病规律，不仅可以反侮其所不胜之脏，而且还要乘其所胜之脏；不及之气的发病规律，不但驻所胜之脏妄行而反侮，即使是我生之脏，亦有受病的可能。这是根据五行所胜与所不胜的生克乘侮规律而推测的。这种发病规律的推测，虽然不能完全符合临床实践，但它说明了五脏疾病的发生，受着自然气候变化的影响。

2. 传变：五脏在生理上相互联系，在病理上也必然相互影响，本脏之病可以传至他脏，他脏之病也可以传至本脏，这种病理上的相互影响称之为传变。以五行学说来说明五脏病变的传变，可以分为相生关系传变和相克关系传变。

（1）相生关系传变：包括"母病及子"和"子病犯母"两个方面。

母病及子，又称"母虚累子"。母病及子系病邪从母脏传来，侵入属子的脏器，即先有母脏的症状，后有子脏的症状。如水不涵木，即肾阴虚不能滋养肝木。其临床表现，在肾，则为肾阴不足，多见耳鸣，腰酸膝软，遗精等；在肝，则为肝之阴血不足，多见眩晕消瘦、乏力、肢体麻木，或手足蠕动，甚则震颤抽掣等。阴虚生内热，故出现低热，颧红，五心烦热等症。肾属水，肝属木，水能生木，现水不生木，其病由肾及肝，由母传子。由于相生的关系，病情虽有发展，但互相滋生作用不绝，病情较轻。

子病犯母，又称"子盗母气"。子病犯母系病邪从子脏传来，侵入属母的脏器。即先有子脏的症状，后有母脏的症状。如心火亢盛而致肝火炽盛，有升无降，最终导致心肝火旺。心火亢盛则现心烦或狂躁谵语，口舌生疮，舌尖红赤疼痛等；肝火偏旺，则现烦躁易怒，头痛眩晕，面红目赤等。心属火，肝属木，木能生火，肝为母，心为子，其病由心及肝，由子传母，病情较重。

（2）相克关系传变：包括"相乘"和"反侮"两个方面。

相乘是相克太过为病。如木旺乘土，又称木横克土。木旺乘土，即肝木克伐脾土。先有肝的症状，后有脾胃的症状。由于肝气横逆，疏泄太过，影响脾胃，导致消化功能紊乱。肝气横逆，则现眩晕头痛，烦躁易怒，胸闷胁痛等；及脾则表现为脘腹胀痛，厌食，大便溏泄或不调等脾虚之候；及胃则表现为纳呆、嗳气、吞酸、呕吐等胃失和降之征。由肝传脾，称肝气犯脾；由肝传胃，称肝气犯胃。木旺乘土，除了肝气横逆的证候外，往往是脾气虚弱和胃失和降的证候同时存在。肝属木，脾（胃）属土，木能克土，木气有余，相克太过，其病由肝传脾（胃）。病邪从相克方面传来，侵犯被克脏器。由于生理上即受其制约，故病则残害尤甚，此属于相乘规律传变，病情较重。

相侮，又称反侮，是反克为害。如木火刑金，由于肝火偏旺，影响肺气清肃，临床表现既有胸胁疼痛、口苦、烦躁易怒、脉弦数等肝火过旺之征，又有咳嗽、咳痰，甚或痰中带血等肺失清肃之候。肝病在先，肺病在后。肝属木，肺属金，金能克木，今肝木太过，反侮肺金，其病由肝传肺，病邪从被克脏器传来。生理上既受制约于我，病则其邪必微。此属相侮规律传变，其病较轻。

总之，五脏之间的病理影响及其传变规律，都可以用五行生克乘侮规律来解释。如肝脏有病，可以传心称为母病及子；传肾，称为子病及母。这是按相生规律传变，其病轻浅，《难经》称为"顺传"。若肝病传脾，称为木乘土；传肺，称为木侮金。这是按乘侮规律传变，其病深重，《难经》称为"逆传"。

3. 预后：五行学说的生克乘侮规律，还可以用来预测疾病的预后。由于疾病的传变有顺逆的不同，其预后的吉凶也是有差别的。一般说来，顺传者只要治疗及时，其预后一般较佳，逆传者，其预后多不良。但是，必须指出，疾病的发展和变化，与患者脏气的虚实、病邪的性质，以及护理、治疗等有着密切的关系。因此，某些急性病证的发生、发展、演变，往往并不依照这样的次序而传变。就是在慢性病的发生、发展、演变过程中，也常常可以因时间、地点和病人体质、生活习惯等条件的不同，使病情的传变次序发生改变。

由于疾病的发生和发展，都是有条件的、可变动的，所以在临床上既要了解五行相生相克的关系，又要根据具体病情来辨证施治，决不可拘泥于这种传变。

（三）指导诊断和治疗

1. 指导诊断：人体是一个有机整体，内脏有病可以反映到体表，有诸内者必形诸外，故曰："视其外应，以知其内脏，则知所病矣"（《灵枢·本脏》）。

当内脏有病时，人体内脏功能活动及其相互关系的异常变化，可以反映到体表相应的组织器官，出现色泽、声音、形态、脉象等诸方面的异常变化。由于五脏与五色、五音、五味等都以五行分类归属作了一定的联系，这种五脏系统的层次结构，为诊断和治疗奠定了理论基础。因此，在临床诊断疾病时，就可以综合望、闻、问、切四诊所得的材料，根据五行的所属及其生克乘侮的变化规律，来推断病情。如面见青色，喜食酸味，脉见弦象，可以诊断为肝病；面见赤色，口味苦，脉象洪，可以诊断为心火亢盛。脾虚的病人，面见青色，为木来乘土；心脏病人；面见黑色，为水来克火，等等。

由于内脏精气的华彩外现于颜面，所以古人很重视面部的色诊。如果色诊与脉诊结合起来应用，从客观上能够大致反映出疾病的状况。但从色脉来判断病情又与五行生克有关，"色脉相合，已见其色，不得其脉，得克则死，得生则生"（《医宗金鉴·四诊心法》）。如，肝病色青见弦脉，为色脉相符，如果不得弦脉反见浮脉则属相胜之脉，即克色之脉（金克木）为逆；若得沉脉则属相生之脉，即生色之脉（水生木）为顺。

2. 指导治疗：五行学说用于治疗，一是控制疾病的传变，二是确定治则和治法。

（1）控制疾病的传变：疾病的发生是由人体脏腑组织功能失调所致，而脏腑组织的功能失调，必然导致内脏生克制化关系的失常。疾病的演变，即是一脏受病，亦可波及他脏受病，也可以是他脏受病传给本脏。因此，在治疗时，除对所病本脏进行处理外，还应考虑到其他有关脏腑的传变关系。根据五行的生克乘侮规律，来调整其太过与不及，控制其传变，使其恢复正常的功能活动。如肝脏有病，可通过生克乘侮规律影响到心、脾、肺、肾，又可由心、脾、肺、肾的疾病影响至肝而得病。若肝气太过，木旺必克土，此时应先健脾胃以防其传变，脾胃不伤，则病不传，易于痊愈。所以说："见肝之病，则知肝当传之于脾，故实脾气。"（《难经·七十七难》）"实脾"，就是健脾，调补脾脏之意。木旺克土，肝病传脾，必须补脾以防传变。这是用五行生克乘侮理论阐述疾病传变规律和确定预防性治疗措施。至于能否传变，则取决于脏腑的功能状态，即五脏虚则传，实则不传。所以说："见肝之病，知肝传脾，当先实脾，四季脾旺不受邪，即勿补之"（《金匮要略·脏腑经络先后病脉证第一》）。

在临床工作中，我们既要掌握疾病在发展传变过程中的生克乘侮关系，借以根据这种规律及早控制传变和指导治疗，防患于未然，又要根据具体病情而辨证施治，切勿把它当做刻板的公式，而机械地套用。

（2）确定治则治法：五行学说不仅用以说明人体的生理活动和病理现象，综合四诊，推断病情，而且也可以确定治疗原则和制订治疗方法。

根据相生规律确定治疗原则：临床上运用相生规律来治疗的疾病，多属母病及子，其次为子盗母气。其基本治疗原则是补母和泻子，所谓"虚则补其母，实则泻其子"（《难经·六十九难》）。

补母：即"虚则补其母"，用于母子关系的虚证，如肾阴不足，不能滋养肝木，而致肝阴不足者，称为水不生木或水不涵木。其治疗，不直接治肝，而补肾之虚。因为肾为肝母，肾水生肝木，所以补肾水以生肝木。又如肺气虚弱发展到一定程度，可影响脾之健运而导致脾虚。脾土为母，肺金为子，脾土生肺金，所以可用补脾气以益肺气的方法治疗。针灸疗法，凡是虚证，可补其所属的母经或母穴，如肝虚证取用肾经合穴（水穴）阴谷，或本经合穴（水穴）曲泉来治疗。这些虚证，利用母子关系治疗，即所谓"虚则补其母"。相生不及，补母则能令子实。

泻子：即"实者泻其子"，用于母子关系的实证。如肝火炽盛，有升无降，出现肝实证时，肝木是母，心火是子，这种肝之实火的治疗，可采用泻心法，泻心火有助于泻肝火。针灸疗法，凡是实证，可泻其所属的子经或子穴。如肝实证可取心经荥穴（火穴）少府，或本经荥穴（火穴）行间治疗。这就是"实者泻其子"的意思。

临床上运用相生规律来治疗，除母病及子、子盗母气外，还有单纯子病，均可用母子关系加强相生力量。所以相生的治法，主要是掌握母子关系，它的原则是"虚则补其母"，"实则泻其子"。凡母虚累子，先有母的症状；子盗母气，先有子的症状；单纯子病，需有子虚久不复元的病史。这样，三者治法相似，处方则有主次之分。

根据相生规律确定的治疗方法，常用的有以下几种：

滋水涵木法：滋水涵木法是滋养肾阴以养肝阴的方法，又称滋肾养肝法，滋补肝肾法，乙癸同源法。适用于肾阴亏损而肝阴不足，甚者肝阳偏亢之证。其表现为头目眩晕，眼干目涩，耳鸣颧红，口干，五心烦热，腰膝酸软，男子遗精，女子月经不调，舌红苔少，脉细弦数等。

益火补土法：益火补土法是温肾阳而补脾阳的一种方法，又称温肾健脾法，温补脾肾法，于肾阳式微而致脾阳不振之证。其表现为畏寒，四肢不温，纳减腹胀，泄泻，浮肿等。

这里必须说明，就五行生克关系而言，心属火、脾属土。火不生土应当是心火不生脾土。但是，我们所说的"火不生土"多是指命门之火（肾阳）不能温煦脾土的脾肾阳虚之证，少指心火与脾阳的关系。

培土生金法：培土生金法是用补脾益气而补益肺气的方法，又称补养脾肺法，适用于脾胃虚弱，不能滋养肺脏而肺虚脾弱之候。其表现为久咳不痰多清稀，或痰少而粘，食欲减退，大便溏薄，四肢乏力，舌淡脉弱等。

金水相生法：金水相生法是滋养肺肾阴虚的一种治疗方法，又称补肺滋肾法，滋养肺肾法。金水相生是肺肾同治的方法，有金能生水，水能润金之妙。此法，适用于肺虚不能输布津液以滋肾，或肾阴不足，精气不能上滋于肺，而致肺肾阴虚者，表现为咳嗽气逆，干咳或咳血，音哑，骨蒸潮热，口干，盗汗，遗精，腰酸腿软，身体消瘦，舌红苔少，脉细数等。

根据相克规律确定治疗原则：临床上由于相克规律的异常而出现的病理变化，虽有相克太过，相克不及和反克之不同，但总的来说，可分强弱两个方面，即克者属强，表现为功能亢进；被克者属弱，表现为功能衰退。因而治疗上同时采取抑强扶弱的手段，并侧重在制其强盛，使弱者易于恢复。另一方面强盛而尚未发生相克现象，必要时也可利用这一规律，预先加强被克者的力量，以防止病情的发展。

抑强：用于相克太过。如肝气横逆，犯胃克脾，出现肝脾不调，肝胃不和之证，称为木旺克土，用疏肝、平肝为主。或者木本克土，反为土克，称为反克，亦叫反侮。如脾胃壅滞，影响肝气条达，当以运脾和胃为主。抑制其强者，则被克者的功能自然易于恢复。

扶弱：用于相克不及。如肝虚郁滞，影响脾胃健运，称为木不疏土。治宜和肝为主，兼顾健脾，以加强双方的功能。

运用五行生克规律来治疗，必须分清主次，或是治母为主，兼顾其子；治子为主，兼顾其母。或是抑强为主，扶弱为辅。扶弱为主，抑强为辅。但是又要从矛盾双方来考虑不得顾此失彼。

根据相克规律确定的治疗方法，常用的有以下几种：

抑木扶土法：抑木扶土法是以疏肝健脾药治疗肝旺脾虚的一种方法，又称疏肝健脾法、平肝和胃法、调理肝脾法。适用于木旺克土，木不疏土之证。其证表现为胸闷胁胀，不思饮食，腹胀肠鸣，大便或秘或溏或脘痞胀痛，嗳气，矢气等。

培土制水法：培土制水法，是用温运脾阳或温肾健脾药，以治疗水湿停聚为病的一种方法，又称敦土利水法，温肾健脾法。适用于脾虚不运，水湿泛滥而致水肿胀满之候。其表现为肢体浮肿，面色萎黄，大便溏泻，小便清利等。

若肾阳虚衰，不能温煦脾阳，则肾不主水，脾不制水，水湿不化，常见于水肿证，这是水反克土。治当温肾为主，兼顾健脾。

所谓培土制水法，是用于脾肾阳虚，水湿不化所致的水肿胀满之证。如以脾虚为主，则重在温运脾阳；若以肾虚为主，则重在温阳利水，实际上是脾肾同治法。

佐金平木法：佐金平木法是清肃肺气以抑制肝木的一种治疗方法，又称泻肝清肺法。临床上多用于肝火偏盛，影响肺气清肃之证，又称"木火刑金"。其表现为胁痛，口苦，咳嗽，痰中带血，急躁烦闷，脉弦数等。

泻南补北法：泻南补北法即泻心火滋肾水，又称泻火补水法，滋阴降火法。适用于肾阴不足，心火偏旺，水火不济，心肾不交之证，表现为腰膝酸痛、心烦失眠、遗精等。因心主火，火属南方；肾主水，水属北方，故称本法为泻南补北，这是水不制火时的治法。

但必须指出，肾为水火之脏，肾阴虚亦能使相火偏亢，出现梦遗、耳鸣、喉痛、咽干等，也称水不制火，这种属于一脏本身水火阴阳的偏盛偏衰，不能与五行生克的水不克火混为一谈。

五行学说在治疗上的应用是比较广泛的。它不但用于药物治疗方面，也同样指导着针灸疗法或精神疗法等。

在针灸疗法上，针灸学将手足十二经四肢末端的穴位分属于五行，即井、荥、俞、经、合五种穴位，属于木、火、土、金、水。临床根据不同的病情，以五行生克乘侮规律选穴治疗。

精神疗法主要用于情志疾病。情志生于五脏，五脏之间有着生克关系，所以，情志之间也存在这种关系。在生理上，人的情志变化有着相互抑制的作用，在病理上也有密切关系。所以，在临床上，可以用情志的相互制约关系来达到治疗情志疾病的目的，如"怒伤肝，悲胜怒……喜伤心，恐胜喜……思伤脾，怒胜思……忧伤肺，喜胜忧……恐伤肾，思胜恐"（《素问·阴阳应象大论》）。

由此可见，临床上依据五行生克规律进行治疗，确有其一定的实用价值。但是，并非所有的疾病都可用五行生克这一规律来治疗，有些疾病需要用的就用，不需要用的就不用，不要机械地生搬硬套。换言之，在临床上，既要正确地掌握五行生克的规律，又要根据具体病情进行辨证施治。

气、阴阳和五行，均为中国古代唯物主义哲学关于世界的物质构成的哲学范畴，属于世界本原的物质概念。气一元论、阴阳学说和五行学说，是中国朴素的唯物论和辩证法，是中国传统文化认识世界的根本的观点和方法，体现了中华民族特有的智慧和才能。

气一元论和阴阳五行学说引入到医学领域后，促进了中医学理论体系的形成和发展，并贯穿于中医学理论体系的各个方面。其中，气一元论作为一种自然观，奠定了中医学理论体系的基石，如果说中医学理论体系的全部学说都是建立在气一元论之上的，也并不为过。而阴阳学说和五行学说作为方法论，则构筑了中医学理论体系的基本框架。气一元论、阴阳学说和五行学说，既各有所指和特点，又相互关联。

气一元论与阴阳五行学说相比较，更具"本体论"性质，旨在说明天地万物的物质统一性，人之生死，全在乎气。阴阳五行学说更具方法论特征。阴阳学说和五行学说相比较，阴阳学说旨在说明一切生命现象都包含着阴阳两个矛盾方面。就人体而言，"人生有形，不离阴阳"，"生之本，本于阴阳"，"阴阳者，一分为二也"，从而揭示了生命运动的动因、源泉和最一般最普遍的联系和形式。而五行学说则具体地说明了人体脏腑经络的结构关系及其调节方式，即人体整体动态平衡的特殊规律。所以，中医学言脏腑必及阴阳而寓五行，论脏腑的生克制化又必赅阴阳。健康的本质是机体内部，机体与外界环境的动态平衡，而平衡的破坏则导致疾病。调节阴阳，以求得机体整体平衡是中医治疗疾病的根本原则，所谓"治病必求其本"，"本者，本于阴阳也"。而五行相生相胜的多路调节则是调节阴阳的具体化。

阴阳言气的矛盾对立，五行说明气有生克，两者相互渗透，相互包涵，"举阴阳则赅五行，阴阳各具五行也；举五行即赅阴阳，五行各具阴阳也"（戴震《孟子字义疏证·天道》）。"五行，即阴阳之质；阴阳，即五行之气。气非质不立，质非气不行。行也者，所以引阴阳之气也。"（《类经附翼·运气》）气化流行，生生不息。气化是一个自然过程，气运动变化的根本原因，在于其自身内部的阴阳五行的矛盾运动。阴阳有动静，五行有生克，于是形成了气的运动变化。

总之，世界本原于一气，气之动静而为阴阳，阴变阳合而化生五行。中医学按着气—阴阳—五行的逻辑结构，从气—阴阳—五行的矛盾运动，阐述了生命运动的基本规律，构筑了中医学的理论体系。

气一元论，阴阳学说和五行学说是中国古代朴素的自然观和方法论。中医学在哲学与自然科学尚未彻底分开的古代，把当时先进的气一元论、阴阳学说和五行学说与医学理论熔铸成一个不可分割的整体。用哲学概念说明医学中的问题，同时又在医学理论的基础上，丰富和发展了哲学思想。哲学帮助了医学，医学丰富了哲学，相辅相成，相得益彰。但是，以气一元论、阴阳学说和五行学说为哲学基础的中医学理论体系也不可能从根本上超出朴素直观的水平。因此，我们应当站在现代最先进的认识水平，从现代科学和哲学的最新成就中，去寻找与中医学有联系的东西，从中发现可以使中医学迅速走向现代化的最适合的方法与工具，让中医学在现代开出更鲜艳的花朵，结出更丰硕的果实。

自学指导

【重点难点】

气一元论、阴阳学说和五行学说既是中医学理论体系的哲学基础，又是中医学理论体系的重要组成部分。学习好中医学的气一元论、阴阳学说和五行学说是学好中医学基础理论的基础。

第一节气一元论：本节以气的基本概念和基本内容为重点。其中，气的基本概念又是本节的难点。气是中国古代哲学的最高范畴，是至精至微的物质，是世界的本原，是标示一切客观的具有运动性存在的概念。虽然，在中国古代哲学中，不论是物质现象抑或精神现象，一切现象，均可称之为气。但是，我们主要从世界本原性物质这一内涵来把握气的概念。中国古代哲学又着重从气的运动性，而不是气的物质结构性，即运用"以用知体，体用如一"的观点来说明世界的运动变化。所以，气虽为客观的物质存在，但其本质却是质与能，结构与功能，物质与运动的辩证统一。这是理解气的基本概念的关键所在。在中医学中，气的概念既有世界观和方法论意义，又有医学科学的具体生命物质的内涵。因此，在学习中，不仅要把两者区别开来，而且更重要的是以前者为科学思维方法来理解生命物质——气、血、精、津液系统中的气的含义。在中医学中，气是构成人体和维持人体的最基本物质，是生命物质与生理功能的辩证统一。气的物质性、运动性和中介性是气一元论的基本观点和内容。运动是物质的存在形式与固有属性，气是世界的本原物质。所以，运动是气的存在形式与固有属性。气一物两体，分为阴气和阳气两类，气运动的根本原因是气自身内部的阴阳二气的对立统一。气的运动变化，即气的阴阳运动变化是为气化。气化的过程为形与气的相互转化过程。升降出入是气运动的基本形式，人体就是一个不断地发生着升降出入气化作用的机体。天地万物以气为中介而相互联系，相互作用。人体以五脏为中心的各系统之间均统一于气，由于气的运动而形成一个有机的整体，并与外界环境相统一。气、气与阴阳、气化、形气、升降出入等是构成中医学气一元论的基本概念。

第二节阴阳学说：本节对中医学的阴阳学说进行了较为详细地讨论。其中，阴阳的基本概念和阴阳的对立、互根、消长和转化，既是本节的重点，又是本节的难点。阴阳含有对立统一的含意，是抽象的概念而不是具体的事物。"水火者，阴阳之征兆也。"（《素问·阴阳应象大论》）根据水、火这对矛盾的特性，就可以把自然界一切事物或现象，划分为阴、阳两大类。中医学在阐述人体生命活动规律时，阴阳的基本意义为：以生命物质的结构和功能而言，则生命物质为阴，生理功能为阳。其运动转化过程则为阳化气，阴成形。以功能状态言，则功能亢进为阳，功能衰退为阴。就人体的组织结构言，则背为阳，腹为阴；外为阳，内为阴；上为阳，下为阴。经络脏腑经以此而分阴阳，以至阴中之阳，阳中之阴。阴阳是中医学基本范畴之一，阴阳概念应严格限制在中医学范围内运用，不能与唯物辩证法的矛盾论混淆起来。阴阳学说中"阴"和"阳"这一对概念有着特定的含义，具有一定的局限性。唯物辩证法的矛盾范畴对于对立统一的双方没有具体属性的规定，是对世界上一切具体矛盾现象最抽象、最一般的概括，因而它具有普遍意义。而阴阳仅是矛盾中的一类而已，所以两者有着明显的区别。

阴阳对立与互根的辩证关系是阴阳学说的根本问题。相互对立，相互依存的阴阳双方不是处于静止不变的状态，而是处于永恒地运动变化之中。这种运动变化具有量变和质变的过程，阴阳消长是其量变过程，阴阳转化为其质变过程。兹将阴阳学说的基本内容归纳成简表如下：

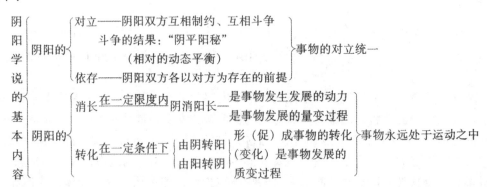

阴阳学说在中医学上的应用：阴阳学说贯穿在中医学各个方面，具体运用于临床实践之中，归纳起来有以下几个方面：

（1）用于说明自然界气候万物间的变化：四时中，春夏属阳，秋冬属阴，四时气候寒热温凉的变化正是阴阳之间的消长变化。六气的风、火、热、燥属阳，寒、湿属阴，六气的变化也是阴阳的变化。四时，六气以至万物的一切变化均是阴阳的对立统一。

（2）用以说明人体脏腑经络属性及其相互关系：五脏为阴，六腑为阳，而阴阳中又分阴阳。五脏之中，心肺属阳，肝脾肾属阴；心又为阳中之阳，肺又为阳中之阴，肝脾肾虽属阴，但肝为阴中之阳，肾为阴中之阴，脾为阴中之至阴。每一脏腑又可分阴阳，如心阴、心阳，肾阴、肾阳等。经属阴，络属阳，但经之中又有阴经和阳经，络之中又有阴络和阳络。脏腑经络均依其特点区分阴阳。脏腑经络一体，也就是阴阳的对立统一。

（3）用以说明人体生理病理现象：人体内部以及人体与外界环境之间的阴阳平衡协调，是人体进行正常生理活动的基础。因此，"阴平阳秘，精神乃治"，是中医生理学的基本观点。反之，阴阳失调，偏盛偏衰，则为疾病，甚则"阴阳离决，精气乃绝"，生命归于消亡，这是中医病理学的基本观点。必须深刻理解并牢牢记住：阳盛则热，阴盛则寒，阳虚则寒，阴虚则热是中医病理学的总纲。

（4）用以指导疾病的诊断与防治：在诊断上，用阴阳的概念归类各种症状和体征，以及各种证候类型，如症状之阴阳，舌脉之阴阳，证候之阴阳等。在预防上，中医学主张春夏养阳，秋冬养阴，四气调神，使人体的阴阳变化与自然界的阴阳变化协调一致，以防病延年。在治疗上，根据病情的阴阳偏盛偏衰，寒者热之，热者寒之，实者泻之，虚者补之，或治阳，或治阴，或阴阳兼治，使阴阳失调现象重归于相对平衡协调的正常状态。用阴阳学说确定治疗原则，阴阳偏衰，应补其不足，即"阳病治阴，阴病治阳"。这一原理也是本节中比较难以理解的问题。理解"阳病治阴，阴病治阳"的关键是对"病"字的解释。这里的"病"是指病气胜的临床表现。"阳病"，即证候方面的阳盛，源于病理上的"阴虚"，也就是阴虚阳亢（阴虚则热）；"阴病"，即证候方面的阴盛，源于病理上的阳衰，也就是阳虚阴盛（阳虚则寒）。前者属虚热证，所以治宜补阴以配阳；后者属虚寒证，故应补阳以配阴。正如薛雪所说："阳胜者，阴先病；阴胜者，阳必病。诸寒之而热者，取之阴；热之而寒者，取之阳。壮水之主，以制阳光，益火之源，以消阴翳之类，皆阳病治阴，阴病治阳之道也。"（《医经原旨·论治》）

在学习本节时，应注意对概念的理解，特别是对阴阳概念的正确理解尤为重要。在明确概念的基础上，应熟练掌握阴阳学说的基本内容及其在中医学上的应用。其次，由于阴阳对立统一的矛盾分析方法，贯穿在中医学各个方面，它既体现了中医学理论和医疗实践的基本精神，又体现了中医学方法论的根本特点。所以，学习阴阳学说不仅要掌握其基本理论，更重要的是要学会中医学的辩证思维方法，用阴阳对立统一的观点去认识和分析自然与人体的各种对立统一的关系，从而掌握自然界和人体的普遍规律，特别是关于人体生理、病理和辨证论治的规律性。

第三节五行学说：本节以五行的基本概念、五行的生克制化和乘侮胜复规律为重点。其中，以五行的制化规律和胜复规律为本节的难点。五行是中国古代哲学的基本范畴，是木、火、土、金、水五种物质，是从属于气、阴阳的哲学意义上的物质概念。换言之，五行是指木火土金水五种物质的运动变化，而不是指这五种物质本身，属于抽象的概念。如虽言肝木，绝不能与松柏混为一谈；言脾土，亦不能与田地混为一事。这一点很重要，论五行而不知此，势必穿凿附会，曲为之说，终不能得其生克之精义。五行学说是中国古代的一种朴素的普遍系统论。应用于中医学领域，使中医学的整体系统方法进一步系统化，加强了中医学对物质多样性统一的认识和对整体观念的论证。五行生克乘侮胜复规律是五行的自动调节机制，生克制化是言其常，乘侮胜复是言其变。

（1）五行制化规律是一切事物发展变化的正常规律：五行制化关系是生克关系的结合，生中有克（化中有制），克中有生（制中有化），才能维持五行之间的平衡协调，促进事物的发展变化。生克制化是一切事物发展变化的正常现象。生克制化规律是一切事物发展变化的正常规律，在人体则是正常的生理状态。

五行制化的规律为：

木克土，土生金，金克木；

火克金，金生水，水克火；

土克水，水生木，木克土；

金克木，木生火，火克金；

水克火，火生土，土克水。

五行生克制化规律是五行之间维持系统动态平衡的调节机制。五行生克制化是在不平衡之中求得平衡，是平衡与不平衡的统一。中医学用这一理论来说明自然界气候的正常变迁和自然界的生态平衡，以及人体的正常生理活动。生克制化关系失常便出现乘侮胜复，亢害承制现象，在人则为病态。

（2）五行胜复规律：胜气和复气合称之为胜复。在五行学说中，胜复是指胜气和复气的关系，由于太过或不及而导致的对"己所胜"的过度克制（实即相乘），称之为胜气。而因胜气而招致一种能够抑制胜气之气为复气。五行胜复的规律为：先有生，后必有胜，以报其胜。胜气重，复气亦重；胜气轻，复气亦轻。复气的轻重与胜气的轻重相应。

$$如：\quad 木 \longrightarrow 土 \longrightarrow 水 \longrightarrow 火 \longrightarrow 金$$

（太过）（不及）（太过）（不及）（太过）

胜　　　　　　　　复

总之，五行系统具有两种调节机制，即正常情况下的生克制化调节机制和异常情况下的胜复调节机制。通过这两种调节机制，形成并保障了五行结构系统的动态平衡和循环运动。

在正确理解五行基本概念的基础上，应熟练地掌握五行生克乘侮胜复规律，并通过这一调节机制来理解中医学的整体观和动态平衡观，并结合中医学的实际问题来理解常用的术语。在阅读教材时，应根据自己的实际情况来处理粗读和精读的关系。一般地说，关于五行的特性及其对事物的分类等内容，只作一般的了解。

关于气与阴阳、五行的关系和气一元论、阴阳学说、五行学说的科学方法论特征，是本章的核心，既是重点又是难点，而气与阴阳、五行的关系为其难点。

气一元论认为，气是世界的物质本原，是构成天地万物最基本元素。气具有运动的属性。气一物两体，分阴分阳。气是阴气和阳气的对立统一体。阴气和阳气的对立统一是气运动的根本原因。

阴阳学说认为，阴阳是在气范畴基础上形成的，关于两种对立要素的范畴，含有对立统一的意思。"阴阳者，一分为二也。"气为一，分之为阴阳，是谓一物两体。气与阴阳，一分为二，合二而一，气为阴阳的矛盾统一体。

五行学说认为，五行是从属于气、阴阳的，反映物质世界多样性统一的范畴，是指木、火、土、金、水五种物质的运动变化。气有阴阳，阴变阳合，化生五行。由气而阴阳而五行，这就是气、阴阳、五行的关系。

中医学按着气-阴阳-五行的逻辑结构，从气-阴阳-五行的矛盾运动，阐述生命运动的基本规律。气一元论说明生命的物质性，即生命是天地自然的产物。生命过程就是气的阴阳对立统一运动的结果。气一元论的万物一体，本原于气，气化流行的整体自然观，为中医学提供了朴素的系统整体思维方式。阴阳学说在本体论上虽根于气一元论，但在方法上更具辩证法思想，为中医学提供了唯物辩证的思维方式（即对待思维）。中医学用阴阳对立统一的观点来阐述生命、健康和疾病的问题。阴阳的对立统一是宇宙的总规律，也是生命运动的根本规律。五行学说对世界本原的认识从属于气一元论、阴阳学说和五行学说，不仅具有唯物自然观的特征，更具有朴素的普通系统论性质，使中医学用唯物的、运动的、相互作用、相互联系的观点来认识世界和生命。进一步确立了天、地、人三才统一的整体观念。

气一元论、阴阳学说和五行学说作为方法论，即科学思维方式，在医学领域实际运用的过程中，是密切联系而不可分割的。言气必系阴阳而及五行，论五行又必系阴阳而及于气。

因此，只有把三者结合起来，才能更深入更具体地阐明人体极为复杂的生理活动和病理变化。其中，尤以阴阳学说和五行学说的方法论意义为最。如在探讨脏腑生理功能时，不仅脏腑可以分阴阳，各脏都有阴阳，而且各脏生理功能之间，还存在着相互生克制化的关系。反之，以五行生克制化来探讨五脏之间的相互关系时，又离不开五脏阴阳之间的相互联结和制约。因此，在分析和探讨脏腑的生理活动和病理变化时，必须把阴阳和五行结合起来，才能更全面地正确地认识脏腑之间的相互关系。

在研究脏腑疾病时，必须认识到任何一个脏腑都有阴阳两个方面，因而不管哪一个脏腑发生疾病都有阴阳偏盛偏衰的现象。如肾虚就有肾阴虚和肾阳虚之分，只有辨明了它是肾阴虚还是肾阳虚，才能抓住疾病的本质。但是由于疾病是发展的，所以不仅要抓住疾病的本质，同时还要进一步掌握疾病的传变规律，防止其发展传变。而疾病的传变规律又可用五行学说来解释。如在辨明是肾阴虚的基础上，就可根据五行学说的生克乘侮规律，预知到它可导致肝阳上亢的病变（水不涵木）。治疗时，就要在补肾阴的同时，加用柔肝潜阳之品，这样既解决了肾阴虚的病变，又可防止肝阳上亢的出现。像这种脏腑生理、病理的复杂关系，即是阴阳中包含着五行，五行中也包含着阴阳，彼此不可分割的关系。所以，分析、探讨、归纳人体生理、病理的变化，就必须从阴阳中弄清五行，从五行中辨别阴阳。

中医学通过气、阴阳五行学说具体地描绘了整个自然界运动的统一性，使人们能够从整体方面把握整个自然界的运动变化规律和生命运动变化规律及其相互关系，从而能够较为全面地认识和解决医学中的实际问题。

总之，气有阴阳，阴阳交感化生五行，而生万物。气一元论旨在说明生命的物质统一性，阴阳学说旨在揭示生命运动的根本原因和一般最普遍的联系和形式，而五行学说则具体地说明了人体脏腑经络的结构系统及其调节方式，即人体系统整体动态平衡的规律。

中医学的气一元论和阴阳五行学说是中医学认识生命、健康和疾病问题的根本观点和思维方法，充分地体现了中华民族特有的智慧和才能。但是气一元论和阴阳五行学说毕竟源于中国古代朴素的唯物论和辩证法，必然有着历史的局限。以之为世界观和方法论的中医学，也必然有中国古代科学的缺憾。这也是中医学必须实现现代化的根本原因。

【复习思考题】

1. 何谓气？其哲学含义与医学含义有何联系与区别？
2. 试用气一元论说明人的生命、健康和疾病。
3. 什么是阴阳？什么是阴阳学说？
4. 怎样确定事物或现象的阴阳属性？
5. 为什么说阴阳的属性是相对的？

6. 阴阳学说的基本内容有哪些方面？

7. 怎样用阴阳概念来分析人体的组织结构？

8. 阴阳失调的基本病理变化是什么？

9. 试述阴阳学说在中医学上的应用？

10. 怎样理解"阳病治阴，阴病治阳"？

11. 什么叫五行、五行学说？

12. 何谓五行的生、克、乘、侮，其生克乘侮规律如何？

13. 何谓五行的制化？其规律是什么？

14. 试用五行学说说明五脏之间的生理关系和病理影响。

15. 五行学说在诊断和治疗上应用如何？在临床应用中常用术语有哪些？

16. 气一元论、阴阳学说和五行学说在中医学中应用的特点是什么？

17. 气一元论、阴阳学说和五行学说的相互关系如何？有何意义？

【参考文献摘录】

1.《医方考·气门》

"气者，万物之所资始也，天非此气不足以长养万物，人非此气不足以有生。故曰：一息不运，则机缄穷；一毫不续，则宵壤判，是以病重危急，良医以气为首务也。"

"气化即物生，气变即物易，气盛即物壮，气弱即物衰，气正即物和，气乱即物病，气绝即物死。是气之当养也。"

2.《医门法律·明胸中大气之法》

"天积气耳，地积形耳，人气以成形耳。惟气以成形，气聚则形存，气散则形亡，气之关于形也，岂不巨哉。然而身形之中，有营气、有卫气、有宗气，有脏腑之气，有经络之气，各为区分。"

3.《医原·阴阳互根论》

"阳不能自立，必得阴而后立，故阳以阴为基，而阴为阳之母；阴不能自见，必得阳而后见，故阴以阳为统，而阳为阴之父。根阴、根阳，天人一理也。以定位言，则阳在上，阴在下，而对待之体立；以气化言，则阴上升，阳下降，而流行之用宏……若是阴阳互根，本是一气，特因升降而为二耳。"

4.《素灵微蕴》

"阴阳互根：五脏阴也，而阳神藏焉，非五脏之藏，则阳神飞矣；六腑阳也，而阴精化焉，非六腑之化，则阴精竭矣，盖阴以吸阳，故神不上脱；阳以煦阴，故精不下流……阴在内，阳之守也；阳在外，阴之卫也。阴能守则阳秘于内，阳能卫则阴固于外。阳如珠玉，阴如蚌璞，含珠如蚌，完玉似璞，而昧者不知，弃珠玉而珍蚌璞，是之谓倒置之民矣。"

5.《医源》

"天地之道，阴阳而已；阴阳之理，升降而已矣……一身之内，非阳伤则阴损，阳伤者不升，阴损者不降，不降不升，而生之机息矣……故吾人业医，必先参天地之阴阳升降，了然于心目间，而后以药性之阴阳，治人身之阴阳，药性之升降，调人身之升降，则人身之阴阳升降，自合于天地之阴阳升降矣。"

6.《医碥·五脏生克论》

"五脏生克，须实从气机病情讲明，若作五行套语，茫然不知的实，多致错误。今略著其概如左（下）：

饮食入胃，脾为运行其精英之气，虽曰周布诸脏，实先上输于肺，肺先受其益，是为脾土生肺金。肺受脾之益则气愈旺，化水下降，泽及百体，是为肺金生肾水。肾受肺之生则水愈足，为命门之火所蒸，化气上升，肝先受其益，是为肾水生肝木。肝受肾之益则气愈旺，上资心阳，发为光明，是为肝木生心火。脾之所以能运化饮食者气也，气寒则凝滞而不行，得心火以温之，乃健运而不息，是为心火生脾土。此五脏相生之气机也。

肺在心上，心火上炎，肺受其伤，此为心火克肺金也；若由脾胃积热，或肝肾相火，或由本经郁热，皆与心无涉。肾阴太盛，寒气上冲，心为之悸，或肾寒甚而逼其龙火上乘，心为之烦，皆肾水克心火也；若饮食过多，停蓄不行，心火被逼不安而悸者，与肾无涉。脾气过燥，则肾水为其所涸而失润，或过湿则肾水为其所壅而不流，皆脾土克肾水也；若他脏之燥，外盛之湿，与脾无涉。肝木疏泄太过，则脾胃因之而气虚，或肝气郁结太甚，则脾胃因之而气滞，皆肝木克脾土也；若自致耗散，自致凝滞，及由他脏腑所致者，与肝无涉。气有降则有升，无降则无升，纯降则不升，何则浊阴从肺右降。则胸中旷若太虚，无有窒塞，清阳则从肝左升，是谓有降有升；若浊阴壅塞胸中，不肯下降，则肝气被遏，欲升不能，是谓无降无升；肺金肃敛太过，有秋无春，是谓纯降不升。无降无升，纯降无升，皆肺金克肝木也；若肝木自沉，或因他脏之寒邪，与肺无涉。此五脏相克之病情也。

不足则欲其生，太过则欲其克，故木疏土而脾滞以行，金得火而肺寒以解，肾得脾之健运而水无泛滥之虞，肝得金之敛抑而木无疏散之患。人但知生之为生，而不知克之为生，心火偏胜则克肺金，若肾水充足则火有所制，不但不克金，且温脾以生金。余脏同此。"

7.《周慎斋遗书·卷一》

"阴阳本是一气，一而分之，则为二耳。但有质而凝者为阴，无质而运行者为阳。无阳则阴无所卫，无阴则阳无所附。阴阳之相需，如天地相交，不得相失也。"

（李德新）

第二章 脏　　象

【自学时数】

　　69学时。

　　脏象和脏象学说的基本概念：脏象，古作"藏象"、"臟象"，现代简化为脏象。"藏象"一词，首见于《素问·六节藏象论》："帝曰：藏象何如？"《素问·六节藏象论》不仅以"藏象"名篇，而且在篇中阐述了五脏六腑的生理功能，以及脏腑与外在环境的关系。

　　藏，指隐藏于体内的脏腑器官。象，其义有二，一指脏腑的解剖形态，如，"心象尖圆，形如莲花"（《医宗必读·改正内景脏腑图》）；其二，指脏腑的生理病理表现于外的征象。"藏，藏也"，"象，形象也。藏居于内，形见于外，故曰藏象"（《类经·脏象类》）。"象"是"藏"的外在反映，"藏"是"象"的内在本质，两者结合起来就叫做"藏象"。

　　脏象是人体内在脏腑功能活动表现于外的征象。

　　脏象学说是研究脏腑形体官窍的形态结构，生理活动规律及其相互关系的学说。脏象学说认为，人体是以心、肝、脾、肺、肾五脏为中心，以胆、胃、大肠、小肠、膀胱、三焦六腑相配合，以气血精津液为物质基础，通过经络内而五脏六腑，外而形体官窍构成五个功能活动系统。这五个系统之间不仅都受天地四时阴阳的影响，同时互相之间也紧密联系，五脏之中各有五脏，从而使人体整体与局部，局部与局部，以及人体与外界环境成为一个复杂的系统整体。

　　脏腑的概念：脏腑是人体五脏（心、肺、脾、肝、肾）、六腑（胆、胃、大肠、小肠、膀胱、三焦）和奇恒之腑（脑、髓、骨、脉、胆）的总称。脏腑主要是指人体内视之可见，触之可及的实体脏器，它是在古代的历史条件下，运用解剖学的方法，实际观察、测量而来的。如《灵枢·五十营》对人体呼吸的计量，《灵枢·骨度》对人体骨骼的计量，以及《灵枢·肠胃》和《灵枢·平人绝谷》等对人体器官的计量等等。《灵枢·肠胃》关于人体食管与大小肠长度比为1:35.5，与现代解剖学所定长比例1:37基本吻合。可见，当时解剖学的记载是符合实际的，其计量也是很精细的。但是中医学研究脏腑主要不是从解剖学的脏腑实体器官出发，而是以整体功能为基础，以显现于外的功能现象和联系为基础来确定脏腑的概念。因此，脏腑不仅具有解剖学意义，而且更重要的是一个形态与功能相统一的综合概念。

脏腑的分类及其生理特点：根据生理功能特点，脏腑分为五脏、六腑和奇恒之腑三类。

五脏：心、肝、脾、肺、肾合称五脏。从形象上看，五脏属于实体性器官；从功能上看，五脏是主"藏精气"，即生化和储藏气血、津液、精气等精微物质，主持复杂的生命活动。所以说："五脏者，藏精气而不泻也，故满而不能实。"（《素问·五脏别论》）满，指精气盈满；实，指水谷充实。满而不能实，就是说五脏储藏的都是精气，而不是水谷或废料。

六腑：胆、胃、小肠、大肠、膀胱、三焦合称六腑。府通"腑"，有府库之意。从形象上看，六腑属于管腔性器官；从功能上看，六腑是主"传化物"，即受纳和腐熟水谷，传化和排泄糟粕，主要是对饮食物起消化、吸收、输送、排泄的作用。所以说："六腑，传化物而不藏，故实而不能满也。"（《素问·五脏别论》）六腑传导、消化饮食物，经常充盈水谷，而不储藏精气。因传化不藏，故虽有积实而不能充满。但应指出，所谓五脏主藏精气，六腑传化糟粕，仅是相对地指出脏和腑各有所主而已。实际上，五脏中亦有浊气，六腑中亦有精气，脏中的浊气，由腑输泻而出，腑中的精气，输于脏而藏之。

奇恒之腑：脑、髓、骨、脉、胆、女子胞六者合称奇恒之腑。奇者异也，恒者常也。奇恒之腑，形多中空，与腑相近，内藏精气，又类于脏，似脏非脏，似腑非腑，故称之为"奇恒之腑"。所以说："脑、髓、骨、脉、胆、女子胞，此六者，地气之所生也，皆藏于阴而象于地，故藏而不泻，名曰奇恒之腑。"（《素问·五脏别论》）

形体与官窍：形体，其广义者，泛指具有一定形态结构的组织，包括头、躯干和脏腑在内；其狭义者，指皮、肉、筋、骨、脉五种组织结构，又称五体。官窍，官指机体有特定功能的器官，如耳、目、口、唇、鼻、舌等，又称五官，它们分属于五脏，为五脏的外候。窍，有孔穴、苗窍之意，是人体与外界相通连的窗口。官必有窍，窍多成官，故官窍并称。窍有七窍，七窍之说，七窍指头面部七个孔窍（眼二、耳二、鼻孔二、口一）。五脏的精气分别通达于七窍。九窍又称九宫，指七窍又前阴和后阴而言。

脏象学说的内容主要为脏腑、形体和官窍等。其中，以脏腑，特别是五脏为重点。五脏是生命活动的中心，六腑和奇恒之腑均隶属于五脏。因此，五脏理论是脏象学说中最重要的内容。

脏象学说的内容主要有三个部分：一是脏腑的解剖、生理。五脏六腑和奇恒之腑各有不同的形态结构、生理功能。脏象学说主要是阐述脏腑的生理功能，详于脏而略于腑，详于功能而略于解剖。二是五脏与肢体官窍之间的关系。人体的毛发、皮肤、肌肉、脉管、筋膜、骨骼等形体组织，以及目、舌、口、鼻、耳、前阴、后阴、五官九窍等体表组织器官，都各有不同的生理功能，但它们又分别同五脏有着不可分割的联系，其生理病理变化是五脏信息的输出，反映着五脏的功能状态。这是一种由表知里，由里知表的认识方法，属于整体系统方法的范畴。三是脏腑之间的相互关系。包括脏与脏、脏与腑、腑与腑之间在生理功能和病理变化等方面的密切关系。

脏象学说的方法论：中医学对人体脏腑的研究，除了以通过尸体解剖而了解内脏的解剖形态作为基础外，更重要的是通过研究生活着的人体，对不同环境条件和外界不同刺激的不同反应，来认识人体的生理病理规律，也就是通过生活着的人体的外部征象来研究内在脏腑的活动规律及其相互关系。这是一种以功能活动的动态征象为主，形体结构为从，以象为本，据象定脏的"内外相袭"的综合方法，与系统论中的"黑箱"方法相似，属于朴素的系统方法。

脏象学说，虽然有一定的解剖学基础，但主要是从活着的人体生理病理现象的细微观察入手，并结合长期而丰富的诊疗实践的经验总结，在气一元论和阴阳五行学说指导下，逐步形成了比较完整的理论体系，成为中医学认识人体的独特的结构学理论。脏象学说中的脏和腑不单纯是一个解剖学的概念，更重要的是一个生理学的概念。脏象学说里某一个脏腑的功能，可能包括西医学里几个脏器的功能；而西医学里一个脏器的功能，可能分散在脏象学说的某几个脏腑功能之中。所以，不能把脏象学中的脏腑与西医学所说的同名脏器完全等同起来。

脏象学说的特点：以五脏为中心的整体观是脏象学说的基本特点。脏象学说的研究对象是具有生命活力的人。人体是以五脏为中心的，极其复杂的有机整体。人体各组成部分之间，在形态结构上密不可分，在生理功能上互相协调，在物质代谢上互相联系，在病理上互相影响。人体的生理病理又与外界环境相通应，体现了结构与功能、物质与代谢、局部与整体、人体与环境的统一。这种以五脏为中心，从系统整体的观点来把握人体，是脏象学说的基本特点。

脏象学说贯穿在中医学的解剖、生理、病理、诊断、治疗、方剂、药物、预防等各个方面，在中医学理论体系中，处于十分重要的地位。

第一节　五　　脏

心、肺、脾、肝、肾，称为五脏，加上心包络，应称六脏。但习惯上，把心包络附属于心，称五脏即概括了心包络。五脏，具有化生和储藏精气的共同生理功能，同时又各有专司，且与躯体官窍有着特殊的联系，形成了以五脏为中心的特殊系统。其中，心的生理功能起着主宰作用。

一、心（附：心包络）

心为神之居，血之主，脉之宗，在五行属火，起着主宰生命活动的作用，故有"心者，五脏六腑之大主"的说法。心与小肠、脉、面、舌等构成心系统。

（一）心的解剖形态

1. 心的解剖位置：关于心的解剖部位，在《黄帝内经》、《难经》、《医贯》等中医文献中，已有较为明确的记载。心，在胸腔之中，居肺下膈上，是隐藏在脊柱之前、胸骨之后的一个重要的脏器。心尖搏动在左乳之下。

2. 心的形态结构：心脏呈尖圆形，色红，中有孔窍，外有心包络围护，心居其中。中医学，对人体心脏的质量、颜色、结构，以及心腔的血容量等均有一定的认识，只是较为粗略而已。

脏象学说的心，在中医文献中，有血肉之心和神明之心之别。血肉之心，即指实质性的心脏；神明之心是指脑接受和反映外界事物，进行意识、思维、情志等精神活动的功能。中医学，把精神意识思维活动归属于心，故有神明之心的说法。正如李梴所说："有血肉之心，形如未开莲花，居肺下肝上是也。有神明之心……主宰万事万物，虚灵不昧是也。"(《医学入门·五脏》)

（二）心的生理功能（表2-1）

1. 心主血脉：心主血脉是指心有主管血脉和推动血液循行于脉中的作用。心主血脉包括主血和主脉两个方面。血就是血液。脉，既是脉管，又称经脉，为血之府，是血液运行的通道。心脏和脉管相连，形成一个密闭的系统，成为血液循环的枢纽。心脏不停地搏动，推动血液在全身脉管中循环无端，周流不息，成为血液循环的动力。所以说："人心动，则血行于诸经……是心主血也。"(《医学入门·五脏》)由此可见，心脏、脉和血液所构成的这个相对独立系统的生理功能，都属于心所主，都有赖于心脏的正常搏动。

心要完成主血脉的生理功能，必须具备两个条件：一是心脏和脉管内的血液，即心的物质，称之为心血、心阴；一是心脏推动血液循环的动力，即心的功能，称之为心气、心阳。心血与心气，心阴与心阳，两者既对立又统一，构成了心脏自身的矛盾运动，以维持心脏的正常生理功能。心脏的正常搏动，在中医学理论上认为主要依赖于心气，心气充沛，才能维持正常地运行。血液的正常运行，也是赖于血液本身的充盈，所以，心气充沛，血液充盈和脉道通利，是血液运行的最基本的前提条件。

心主血脉的生理作用有二：一是行血，以输送营养物质。心气推动血液在脉内循环运行，血液运载着营养物质以供养全身，使五脏六腑，四肢百骸，肌肉皮毛，整个身体都获得充分的营养，借以维持其正常的功能活动。二是生血，使血液不断地得到补充。胃肠消化吸收的水谷精微，通过脾主运化，升清散精的作用，上输给心肺，在肺部吐故纳新之后，贯注心脉变化而赤成为血液，故有"血生于心"(《质疑录》)之说。

心脏功能正常，则心脏搏动如常，脉象和缓有力，节律调匀，面色红润光泽。若心脏发生病变，则会通过心脏搏动、脉搏、面色等方面反映出来。如心气不足，血液亏虚，脉道不利，则血流不畅，或血脉空虚，而见面色无华、脉象细弱无力等，甚则发生气血瘀滞，血脉受阻，而见面色灰暗、唇舌青紫、心前区憋闷和刺痛，脉象结、代、促、涩等。

2. 心主神志：心主神志，又称心主神明、心藏神。

（1）神的含义：在中医学中，神有广义和狭义之分。广义的神，是指整个人体生命活动的外在表现。如，整个人体的形象以及面色、眼神、言语、应答、肢体活动姿态等，无不包含于神的范围。换言之，凡是机体表现于外的"形征"，都是机体生命活动的外在反映。狭义的神，即心所主之神志，是指人们的精神、意识、思维活动。此外，自然界物质运动变化的功能和规律，亦称之为神，所谓"阴阳不测谓之神"(《素问·天元纪大论》)，这里的"神"实指中国古代哲学范畴的"神"。

（2）神的生成："神"与"形"对，形具而神生。气是构成人体和维持机体生命活动的物质基础，也是产生神的物质基础。形者神之体，神者形之用。形存则神存，形谢则神灭。神随着个体的发生、发育、成长、消亡而发生，发展和消亡。神由先天之精气所化生，当胚胎形成之际，生命之神也就随之产生了。出生之后，在个体发育过程中，神还必须依赖于后天水谷精气的充养。所以说："神者，水谷之精气也。"(《灵枢·平人绝谷》)

（3）心主神志的生理作用：心藏神，为人体生命活动的中心。其生理作用有二：其一，在正常情况下，神明之心接受和反映客观外界事物，进行精神、意识、思维活动。这种作用称之为"任物"。任，是接受、担任之意，即是心具有接受和处理外来信息的作用。有了这种"任物"的作用，才会产生精神意识和思维活动，从而对外界事物作出判断。其二，神明之心为人体生命活动的主宰，在脏腑之中居于首要地位。五脏六腑必须在心的统一指挥下，才能进行统一协调的正常的生命活动。所以说："心为一身之主，脏腑百骸皆听命于心，故为君主。心藏神，故为神明之用。"(《医学源流论》)

（4）心主神志与五脏藏神的关系：中医学从整体观念出发，认为人体的一切精神、意识、思维活动，都是脏腑生理功能的反映。故把神分成五个方面，并分属于五脏，即"心藏神，肺藏魄，肝藏魂，脾藏意，肾藏志"(《素问·宣明五气论》)。人的精神、意识、思维活动，虽五脏各有所属，但主要还是归属于心主神志的生理功能。神生于五脏，舍于五脏，主导于心。

人的精神、意识和思维活动，属于大脑的生理功能，是大脑对外界事物的反映。这在中医文献中早已有明确的论述。但是，脏象学说，则将人的精神、意识和思维活动，不仅归属于五脏，而且主要归属于心的生理功能。所以，心主神志的实质是指大脑通过感觉器官，接受、反映客观外界事物，进行意识、思维、情志等活动。这种认识是由脏象学说的特点所决定的。因为，脏象学说中脏腑的概念虽然包含着若干解剖学成分，但从主要方面看，却是一个标示各种功能联系的符号系统，是人体的结构与功能的辩证统一。中医学将思维活动归之于心，是依据中国古代哲学的心范畴和心学而提出来的。可见，脏象学说中的心，既在一定程度上具有解剖学的心的意义，又是一系列有密切联系的生理学的综合概念。中医学心的概念，长期以来一直在指导着中医的临床实践，具有重要的科学意义和实践价值。

心主神志的生理功能正常，则精神振奋，神志清晰，思维敏捷，对外界信息的反应灵敏和正常。如果心主神志的生理功能异常，不仅可以出现精神意识思维活动的异常，如失眠，多梦，神志不宁，甚至谵狂，或反应迟钝，精神委靡，甚则昏迷，不省人事等，而且还可以影响其他脏腑的功能活动甚至危及整个生命。所以说"主明则下安……主不明则十二官危"(《素问·灵兰秘典论》)，"心动则五脏六腑皆摇"(《灵枢·口问》)。

心主神志与主血脉的关系：气、血、精、津液等是人体脏腑功能活动的物质基础。神志是心脏生理功能之一。心脏运送血液以营养全身，也包括为自身提供生命活动必要的物质，所以说血液是神志活动的物质基础。故曰"血气者，人之神"(《素问·六节藏象论》)，"血者，神气也"(《灵枢·营卫生会》)。因此，心主血脉的功能异常，亦必然出现神志的改变。

表 2-1　　　　　　　　心 的 生 理 功 能 简 表

主要功能	生 理 意 义	病 理 意 义
心主血脉	1. 行血：心气推动血液在脉内运行，以输送营养物质 2. 生血：水谷精微，经心火化赤为血，使血液不断得到补充	心气不足，血液亏虚：面白无华，脉细弱无力 气血瘀滞，血脉受阻：面色灰暗，唇舌青紫，心胸疼痛，脉结、代、促、涩等
心主神志	1. 接受反映外界事物，主持精神意识思维活动：神志清晰，思维敏捷，反应灵敏 2. 主宰脏腑的功能活动，为五脏六腑之大主：主明则下安，全身各脏腑功能协调	神志异常，思维紊乱，反应迟钝 主不明则十二官危，全身各脏腑功能失去协调

※关于心主神志与脑为元神之府的讨论

1. 心主神志：

(1) 心的哲学含义：心是中国古代哲学最普遍、最基本、最一般的范畴。心范畴是中国文化精神、文化生命的荟萃。从古代到近代，中国的先哲们对心范畴做了种种规定，并出现了陆王学派所创立的"心学"。现兹就与中医学心主神志说关系最为密切的内涵，介绍如次：

①心为心脏：心字象形，原义为心房。"心、人心、土藏（今之说为火藏），在身之中，象形。"（《说文解字》）"内则肝、胆、心、肺、脾、肾、肠、胃。"（《列子·汤问》）

②心为思维器官：孟子在中国哲学史上首先肯定心有思维作用，提出"心之官则思"的命题。"耳目之官不思，而蔽于物，物交物则引之而已矣。心之官则思，思则得之，不思则不得之。"（《孟子·告子上》）心是思想、感情、意志、欲望等心理状态、心理活动的表现。

③心为心脏，又是思维器官：心的初义是人和动物的心脏，"心于五脏，独象形，尊心也。其字盖本作 ♥，中象心形，犹恐不足显著之也，故外兼象心包络"（《说文释例》）。人与动物的心脏虽然形态相同，但有本质差别。人的心既是心脏器官，又是思维器官。心不仅能维持人体的血液循环，而且又能思考、认识事物。"心，纤也，所识纤微，无物不贯也。"（《释名·释形体》）心具有认识功能，是人的精神活动的中枢。"心者，人之本也，身之中也，人与俱生，故于交，心象人心之正中也。"（《说文系传通论》）

总之，中国古代哲学，对心的诠释，从表示心脏的原始意义，引申出表示思维器官、精神意识和道德观念多种含义。

(2) 心的医学含义：中医学，在中国古代哲学心范畴的指导下，以当时的医学科学以及其他一些自然科学的成就，论述了心的概念，提出了心为"生之本"，"神之舍"的命题，建立了中医学的心脏象理论，从而丰富和发展了中国古代哲学的形神关系理论。

①心为生命之本："心者，生之本，神之变也。"（《素问·六节脏象论》）心为人体生命之本，心具有主血脉和主神志两大基本功能。

心主血脉："心主身之血脉"（《素问·痿论》），"诸血者皆属于心"（《素问·五脏生成论》）。心主血脉之心是指心脏而言。心是人体血液循行的动力器官。心推动血脉，使之流通，将精微物质输送到全身脏腑经络、肢体百骸，以保证机体气化作用的正常。所以，有了心脏，才有机体的气化作用，才有人的生命存在。

心主神志："心藏神"，"主神志"（《灵枢·九针》）。心主神志之心是指思维器官。神即精神、意识和思维活动，是人体生理活动和生命运动的最高主宰。心具有精神、意识和思维功能，是人体精神、意识、思维的中心。心能指挥和调节身体各脏腑组织器官的正常生理活动，保证人生命机体的生存、运动和发展。所以说"心者五脏六腑之大主也，精神之所舍也。"（《灵枢·邪客》）

②心为神明之舍：心为神明之舍的"心"，是指心是思维器官，有认识功能。"心者，神之舍也。"（《灵枢·大惑》）"心者，君主之官，神明出焉。"（《素问·灵兰秘典论》）。心主神志、神明之"神"，即精神。精神一词，始见于《脏子·外篇》，谓"水静犹明，而况精神"，"圣人之心静乎，天地之鉴也，万物之鉴也"（《庄子·天道》）。所谓精神，是指人的精神作用而言。精神表示人类的认识、感情、意志的总体。在中国古代哲学中，人的精神作用亦称"神明"、"神志"。所以，在中医学中，神、神明、神志亦通称。中医学认为，心是思维器官，所以心主神志而出神明。思维是精神活动的高级形式。心具有"任物"的功能，即通过接触外界事物，对外界事物进行直观、思考、认识，从而形成思想、意识、心理、感情等，于是有神志而出神明。可见，心是人体观察、思考、认识、记忆、处理事物的思维中心。故称"所以任物者谓之心"。

2. 脑为元神之府：

(1) 脑的含义：脑位于颅腔内，是人和脊椎动物中枢系统的主要部分，包括大脑、间脑、小脑和脑干四个部分。通常所说的脑指大脑而言。在中医学中，脑属奇恒之腑，又名髓海、头髓。脑位于人体最上部，其外为头面，内为脑髓。"脑为髓之海，其输上在于其盖，下在风府。"（《灵枢·海论》）脑藏于颅腔之内，上至天灵盖，下至风府穴。风府以下，脊椎骨内之髓称之为脊髓，脊髓经项后复骨（指第六颈椎以上的椎骨）下之髓孔，上通于脑，合称脑髓。"上至脑，下至尾骶，皆精髓升降之道路。"（《医学入门·脏腑》）"诸髓者,皆属于脑。"(《素问·五脏生成论》)脑不但与脊髓相通,而且与全身的精髓密切相关。

(2)脑的功能:脑为精明之府和元神之府。

①脑为精明之府:"头者,精明之府,头倾视深,精神将夺矣。"(《素问·脉要精微论》)在此,精明有二层含义:其一,精明,谓眼睛明亮,实指眼睛。其二,精明,谓精细明察,审视事物,作出判断,是一种思维活动,所谓精明果决,判断如流。

《黄帝内经》在中国哲学史上,首次论述了脑在人体生理活动和精神活动中的作用。即:

脑为生命主宰:脑不可伤,"刺头,中脑户,入脑立死"(《素问·刺禁论》)。《黄帝内经》从医疗实践的经验教训中,深刻地认识到脑对于整个生命活动的重要性。

脑为思维器官:脑与头面七窍相通,脑通过耳目等器官,与外界事物发生间接联系而产生认识。如眼睛能"视万物,别白黑,审短长"(《素问·脉要精微论》)。眼睛与头脑配合,通过"视万物"完成对外界事物的反映,继之头脑"别白黑,审短长",对事物作出判断认识。"头倾视深,精神将夺",头脑和眼睛发生疾病,则人的精神作用就将发生病变乃至意识丧失。可见,《黄帝内经》虽然没有明确提出"脑主神志",但已初步认识到,脑与人的精神活动密切相关,具有思维功能。

②脑为元神之府:中医学对脑的认识,直到明代李时珍方明确提出"脑为元神之府"之说,认为脑是思维器官,主管人的精神、意识、思维活动。而北宋张君房继承《黄帝内经》以来的医学成就,论述了脑与神的关系,谓:"脑实则神全,神全则气全,气全则形全,形全则百关调于内,八邪消于外"(《云籍七签·元气论》)。脑能主宰生命活动,协调脏腑,统领肢体运动。人的视觉、听觉、嗅觉、感觉、思维记忆等,都与脑的作用有关。总之,脑是人体极其重要的器官,是生命要害之所在,主精神、意识、思维活动。

3.心主神志与脑为元神之府的关系:

(1)心神主宰脑:中医学的神志学说,以中国古代哲学的心范畴,心论为指导,认为人的精神、意识、思维等神志活动,是通过五脏系统整体调节而完成的,强调五脏皆藏神,心为主导而主神志。虽然已认识到脑是人的生命中枢,有思维功能,为"元神之府",但脑的功能从属于心主神明的作用。脑是在心的主宰支配之下,完成其生理活动的。脑与五脏中心与肾的关系最为密切,尤以心为最。心主神志的功能包括了脑为元神之府的作用。

(2)心脑合为思:心概念从其产生之初,便具体指人的心脏,然后又引申而表示人的思维器官和精神意识,使心成为在中国古代哲学中,标示思维主体及主体思维活动的重要哲学范畴。这一独特思想,贯穿于整个中国古代哲学史的始终。及至近代,近代中国哲学使心由古代哲学范畴转变为近代心理学范畴,以大脑的思维取代了心之思,意识取代了思维的主体,精神取代了主体思维,使古代哲学的心范畴在中西文化的冲突和融合中获得了新发展。但是,在坚持脑主思时并未完全抛弃心主思的观念,没有完全用脑取代心,而是以心有形态结构来说明人的精神、意识、思维活动。这种心脑合为思的思想,在解释思维过程时,则偏重于脑;而解释观念意识时,又偏重于心。

中医学对脑的认识,继李时珍提出"脑为元神之府"之后,特别是近代中医学家,虽然已认识到脑主思,"灵性记忆不在心而在脑",即脑具有精神、意识、思维功能。视听言动,记忆古今,应对万物,无非脑之功。脑为人身之大主。但在近代中国哲学心论的影响下,中医学并没有用"脑为元神之府"取代"心主神志",而是将脑为元神之府的功能置于"心主神志"的功能之下,即心主神志的功能包括了脑为元神之府的功能。迄今,《辞海》(1999)在解释"精神"的含义时,谓"精神……犹神志,心神。"以"心神"而不是以"脑神"释精神。

(三)心与肢体官窍的关系(表2-2)

1.心主脉:脉在中医学中有多种含义,一指脉管,又称血脉、血府,属五体范畴。心主脉的脉,指此义项而言。二指脉象、脉搏、脉诊,属四诊范畴。三指螺、纹、鼓、角、脉五不女之一,属疾病名称。脉为血液运动的通道,它能约束和促进血液沿着一定的轨道和方向循行。脉为血之府,血液能将营养物质输送到全身各个部分,所以,脉间接地起着将水谷精微输送到全身的作用。

心主脉的机制有二：一是因为心与脉在结构上直接相连，息息相通，即"心之合脉也"之意；二是脉中的血液循环往复，运行不息，主要依靠心气的推动。因此，心不仅主血，而且也主脉。全身的血和脉均由心所主，心脏是血液循环的枢纽，心气是推动血液运行的动力。故曰："心主身之血脉。"（《素问·痿论》）所以，心的功能正常，则血脉流畅；心的功能异常，则血行障碍。如，心气不足，鼓动乏力，则脉象虚弱；心气不足，血脉不充，则脉来细小；心脉瘀阻，血运不畅，则发绀，胁下痞块，脉律不整。

2．心华在面：华，是光彩之义。气由脏发，色由气华。面、唇、爪、毛、发的色泽，可反映五脏气血的盛衰。心其华在面，是说心的功能正常与否，常可从面部的色泽反映出来。由于面部血脉极为丰富，全身气血皆可上注于面，所以，面部的色泽能反映出心气的盛衰、心血的多少。心功能健全，血脉充盈，循环通畅，则面色红润光泽，奕奕有神；反之，心气不足，气血亏少，则面白无华；心脉瘀阻，则面色青紫。

3．心开窍于舌：舌是位于口腔底部，表面覆以粘膜的肌性器官。在中医学中，舌属五体范畴。心开窍于舌，是指舌为心之外候，"舌为心之苗"。舌能主司味觉，又是发音的重要器官。故曰："心气通于舌，心和则能知五味矣"（《灵枢·脉度》），"舌者，音声之机也"（《灵枢·忧恚无言》），"心色赤……其声言"（《难经·三十四难》）。

舌与五脏相关，而与心之关系更为密切，因为心经的经筋和别络，均上系于舌。心的气血通过经脉的流注而上通于舌，以保持舌体的正常色泽、形态并发挥其正常的生理功能。所以，察舌可以测知心脏的生理功能和病理变化。心的功能正常，则舌体红活荣润，柔软灵活，味觉灵敏，语言流利。若心有病则可以从舌上反映出来。心主血脉功能失常时，如心阳不足，则舌质淡白胖嫩；心血不足，则舌质淡白；心火上炎，则心尖红赤；心脉瘀阻，则舌紫，瘀点瘀斑；如心主神志的功能异常，则可现舌强、舌卷、语謇或失语等。

表2－2　　　　　　　　　　　　　心与肢体官窍的关系简表

主要关系	生理意义	病理意义
心主血脉	1．脉为血府：运输血液，约束和促进血液循环 2．心主血脉：心脏为血液循环的枢纽，心气为血液循环的动力	血行异常
主其华在面	心主血脉，面部血脉丰富，面色可反映心脏功能之盛衰	心气不足，心血亏少：面白无华 心脉瘀阻，面色青紫
心开窍于舌 舌为心之苗	心经的别络、经筋上系于舌，心的气血上通于舌；舌质红润，运动自如，味觉正常，语言流利	血脉失常：舌质颜色异常，如淡白、红赤、青紫、瘀点瘀斑 神志异常：舌强、舌卷、语謇或失音

（四）心与五志五液的关系

1．喜为心之志：喜、怒、忧、思、恐称作五志，它分属于五脏，即心志为喜，肝志为怒，脾志为思，肺志为忧，肾志为恐。心在志为喜，是指心的生理功能与精神情志的"喜"有关。喜，一般说来，对外界的信息的反应属于良性刺激，有益于心的生理功能。但是，喜乐过度，则又可使心神受伤。如，心主神志功能过亢，则使人嬉笑不止；心主神志的功能不及，则使人易悲。心为神明之主，情志异常，不仅喜能伤心，而且五志过极，均能损伤心神。

2. 汗为心之液：汗是汗腺的分泌物。水分占 98%～99%。中医学认为，汗是人体内津液所化生，通过卫气的调节从汗孔排泄的液体。"阳加于阴谓之汗。"（《素问·阴阳别论》）"阳"，是指体内的阳气；"阴"，是指体内的阴液。所谓"阳加于阴谓之汗"，是说汗液乃津液通过阳气的蒸腾气化后，从玄府（汗孔）排出之液体。所谓"汗之为物，以阳气为运用，以阴精为材料"（《温病条辨·汗论》）。汗液的分泌和排泄，还有赖于卫气对腠理的开阖作用。腠理开，则汗液排泄；腠理闭，则无汗。因为，汗为津液所化，血与津液又同出一源，所此，有"汗血同源"之说。而血又为心所主，汗为血之液，气化而为汗，故又有"汗为心之液"之称。正如李中梓所说："心之所藏，在内者为血，发于外者为汗，汗者心之液也。"（《医宗必读·汗》）由于汗与血液，在生理上有密切联系，故它们在病理上也互相影响。就汗与血液关系而言，汗出过多，可耗血伤津。反之，津亏血少，汗源不足，就不宜发汗。"夺血者无汗，夺汗者无血"的道理就在于此。就汗与心的关系而言，汗出过多，耗伤心的气血，则见心悸怔忡等。由于出汗是阳气蒸发津液的结果，故大汗淋漓也会伤及人的阳气，导致大汗亡阳的危候。反之，当心的气血不足时，也会引起病理性的出汗，如心气虚，表卫不固而自汗；心阴虚，阳不敛阴而盗汗。

（五）心的生理特性

1. 心为阳脏而主阳气：心为阳中之太阳，心的阳气能推动血液循环，维持人的生命活动，使之生机不息，故喻之为人身之"日"。"盖人与天地相合，天有日，人亦有日，君父之阳，日也。"（《医学实在易》）心脏阳热之气，一方面维持了本身的生理功能，而且对全身有温养作用。"心为火脏，烛照万物。"（《血证论·脏腑病机论》）故凡脾胃之腐熟运化，肾阳之温煦蒸腾，以及全身的水液代谢、汗液的调节等等，心阳皆起着重要作用。

2. 心气与夏气相通应：心应夏气，"通"即相互通应之意。人与自然是一个统一整体，自然界的四时阴阳消长变化，与人体五脏功能活动系统是通应联系着的。心与夏季、南方、热、火、苦味、赤色等有着必然的内在联系。心通于夏气，是说心阳在夏季最为旺盛，功能最强。

【附】心包络

（一）形态部位

心包络，简称心包，是心脏外面的包膜，为心脏的外围组织，其上附有脉络，是通行气血的经络，合称心包络。

（二）生理功能

由于心包络是心的外围组织，故有保护心脏，代心受邪的作用。脏象学说认为，心为君主之官，邪不能犯，所以外邪侵袭于心时，首先侵犯心包络，故曰"诸邪之在于心者，皆在于心之包络"（《灵枢·邪客》）。其临床表现，主要是心藏神的功能异常，如，在外感热病中，因温热之邪陷，出现高热神昏，谵语妄言等心神受扰的病态，称之为"热入心包"；由痰浊引起的神志异常，表现为神昏模糊，意识障碍等心神昏乱的病态，称之为"痰浊蒙蔽心包"。实际上，心包受邪所出现的病变与心是一致的，故在辨证和治疗上也大体相同。

二、肺

肺为气之主，在五行属金，肺与心同居膈上，位高近君，犹之宰辅，故称之为"相傅之官"。肺与大肠、皮、毛、鼻等构成肺系统。

（一）肺的解剖形态

1. 肺的解剖位置：肺位于胸腔，左右各一，在膈膜之上，上连气道，喉为门户，覆盖着其他脏腑，是五脏六腑中位置最高的一个器官，故称"华盖"。

2. 肺的形态结构：肺脏为白色分叶，质地疏松，含气的器官。其"虚如蜂窠"，"得水而浮"，"熟而复沈"。

（二）肺的生理功能（表2－3）

1. 肺主气：肺主气是肺主呼吸之气和肺主一身之气的总称。气是人体赖以维持生命活动的重要物质。肺总摄一身之气，即人身之气均为肺所主，所以说："诸气者，皆属于肺。"（《素问·五脏生成篇》）肺主气包括主呼吸之气和主一身之气两个方面。

（1）肺主呼吸之气：机体同外界环境进行气体交换的整个过程谓之呼吸。肺主呼吸之气，是指肺通过呼吸运动，吸入自然界清气，呼出体内的浊气，实现体内外气体交换的功能。肺为主司呼吸运动的器官，为体内外气体交换的场所。通过肺吸入自然界的清气，呼出体内的浊气，实现了体内外气体的交换。肺通过不断地呼浊吸清，吐故纳新，促进气的生成，调节着气的升降出入运动，从而保证了人体新陈代谢的正常进行。所以说："肺叶百莹，谓之华盖，以复诸脏，虚如蜂窝，下无透窍，吸之则满，呼之则虚，一呼一吸，消息自然，司清浊之运化，为人身之橐龠。"（《医宗必读·改正内景脏腑图》）橐龠，古代冶炼用以鼓风吹火的装备，犹今之风箱。橐，外面的箱子；龠，里面的送风管，以此来类比肺的呼吸运动。

呼吸运动不仅靠肺来完成，还有赖于肾的协作。肺为气之主，肾为气之根，肺主呼，肾主纳，一呼一纳，一出一入，才能完成呼吸运动。

肺司呼吸的功能正常，则气道通畅，呼吸调匀。若病邪犯肺，影响其呼吸功能，则出现胸闷、咳嗽、喘促、呼吸不利等症状。

（2）肺主一身之气：肺主一身之气是指肺有主持、调节全身各脏腑之气的作用。肺主一身之气的作用体现在两个方面：一是参与气的生成，特别是宗气的生成。人体通过呼吸运动，把自然界的清气吸入于肺，又通过胃肠的消化吸收功能，把饮食物变成水谷精气，由脾气升清，上输于肺。自然界的清气和水谷精气在肺内结合，积聚于胸中的上气海（上气海，指膻中，位于胸中两乳之间，为宗气汇聚发源之处），便称之为宗气。宗气上出喉咙，以促进肺的呼吸运动；贯通心脉，行血气而布散全身，以温养各脏腑组织和维持它们的正常功能活动，在生命活动中占有重要地位，故起到主一身之气的作用。因此，肺呼吸功能健全与否，不仅影响宗气的生成，也影响着全身之气的生成。二是调节全身气机。所谓气机，泛指气的运动变化，升降出入为其基本形式。肺的呼吸运动，即是气的升降出入运动的具体表现形式。肺有节律的一呼一吸，对全身之气的升降出入运动起着重要的调节作用。

肺主一身之气的功能正常，则各脏腑之气旺盛。反之，肺主一身之气的功能失常，会影响宗气的生成和全身之气的升降出入运动，表现为少气不足以息、声低气怯、肢倦乏力等气虚之候。

肺主一身之气和呼吸之气，实际上都隶属于肺的呼吸功能。肺的呼吸调匀是气的生成和气机调畅的根本条件。如果，肺的呼吸功能失常，势必影响宗气的生成和气的运动，那么肺主一身之气和呼吸之气的作用也就减弱了，甚则肺丧失了呼吸功能，清气不能吸入，浊气不能排出，新陈代谢停止，人的生命活动也就终结了。所以说，肺主一身之气的作用，主要取决于肺的呼吸功能。但是，气的不足和升降出入运动异常，以及血液运动和津液的输布排泄异常，亦可影响肺的呼吸运动，而出现呼吸异常。

2．肺主行水：在中医学中，水之含义有三：一为五行之一，肾属水，故肾水并称。二为古病名，即水肿。三为人体的津液及其代谢产物，"汗与小便，皆可谓之津液其实也"（《读医随笔·气血精神论》）。肺主行水之水，当指此而言。肺主行水，是指肺气具有通调水道，推动水液输布和排泄的功能。由于肺为华盖，其位最高，参与调节体内水液代谢，所以说"肺为水之上源"。

人体内的水液代谢，是由肺、脾、肾，以及小肠、大肠、膀胱等脏腑共同完成的。肺主行水的生理功能，是通过肺气的宣发和肃降来实现的。肺气宣发，一是使水液迅速布散到全身"若雾露之溉"以充养、润泽、护卫各个组织器官；二是使一部分被身体利用后的废水和剩余水分，通过呼吸、皮肤汗孔蒸发而排出体外。肺气肃降，使体内代谢后的水液不断地下行到肾，经肾和膀胱的气化作用，生成尿液而排出体外，以保持小便的通利。这就是肺在调节水液代谢中的作用，也就是肺的通调水道的生理功能。如果肺气宣降失常，失去行水的功能，水道不调，则可出现水液输布和排泄障碍，如痰饮、水肿等。

3．肺朝百脉：朝，朝向、聚会之意。百脉，统指全身之经脉。肺朝百脉是指肺具有助心行血的作用，即全身的血液，都要通过经脉而流经于肺，通过肺的呼吸进行气体交换，然后再输布全身。

肺主气，心主血，全身的血和脉，均统属于心。心脏的搏动，是血液运动的基本动力。而血的运行，又依赖于气的推动，随着气的升降而运行到全身。肺主一身之气，贯通百脉，调节全身的气机，故能协助心脏主持血液循环。所以，血液的运行，亦有赖于肺气的敷布和调节。"人之一身，皆气血之所循行，气非血不和，血非气不运。"（《医学真传·气血》）肺助心行血的作用，说明了肺与心在生理病理上反映了气和血的密切关系。若肺气虚衰，不能助心行血，就会影响心主血脉的生理功能，而出现血行障碍，如胸闷心悸，唇舌青紫等症状。

4．肺主宣发和肃降：所谓宣发，即宣通和发散之谓，也就是肺气向上的升宣和向外的布散。所谓肃降，即清肃、洁净和下降之意，也就是肺气向下的通降和使呼吸道保持洁净的作用。

肺主宣发的生理作用，主要体现在三个方面：其一，是肺朝百脉，通过经脉的气血运行，将脾所转输的津液和水谷精微，布散到全身，外达于皮毛。其二，百脉朝肺，通过肺的呼吸运动，排出体内的浊气。这是说全身各部分的经脉，将体内新陈代谢过程中所产生的浊气，通过血脉运载，上朝于肺，实行吐故纳新，将浊气排出体外。其三，肺主皮毛，通过宣发卫气，调节腠理之开阖，并将代谢后的津液化为汗液，由汗孔排出体外。因此，肺气失于宣散，则可出现呼吸不利，胸闷，咳嗽，以及鼻塞，喷嚏和无汗等症状。

肺主肃降的生理作用，也主要体现在三个方面：其一，肺通过呼吸运动，吸入自然界的清气。其二，肺位最高，居诸脏之上，故将肺吸入的清气和由脾转输于肺的津液和水谷精微向下布散。其三，肺的形质是"虚如蜂窠"，清轻肃净而不容异物，以保持呼吸道的洁净。肺气失于肃降，则可现呼吸短促、喘促、咳痰等肺气上逆之候。

肺气的宣发和肃降，是相反相成的矛盾运动。在生理情况下，相互依存和相互制约，在病理情况下，则又常常相互影响。所以，没有正常的宣发，就不能有很好的肃降；没有正常的肃降，也会影响正常的宣发。只有宣发和肃降正常，才能使气能出能入，气道畅通，呼吸调匀，保持人体内外气体之交换；才能使各个脏腑组织得到气、血、津液的营养灌溉，又免除水湿痰浊停留之患；才能使肺气不致耗散太过，从而始终保持清肃的正常状态。如果二者的功能失去协调，就会发生肺气失宣或肺失肃降的病变。前者以咳嗽为其特征，后者以喘促气逆为其特征。

5. 肺主治节：治节，即治理、调节之意。肺主治节是指肺辅助心脏调节全行气、血、津液及脏腑生理功能的作用。人体各脏腑组织之所以依着一定的规律活动，有赖于肺协助心来治理和调节。故曰："肺主气，气调则营卫脏腑无所不治。"（《类经·脏象类》）因此，称肺为"相傅之官"。

肺主治节的作用，主要体现于四个方面：一是肺主呼吸，人体的呼吸运动是有节奏地一呼一吸；二是随着肺的呼吸运动，治理和调节气的升降出入运动，使全身的气机调畅；三是由于调节气的升降出入运动，因而辅助心脏，推动和调节全身血液的运行；四是肺的宣发和肃降，治理和调节津液的输布、运行和排泄。因此，肺主治节，实际上是对肺的主要生理功能的高度概括。

表2-3　　　　　　　　肺 的 生 理 功 能 简 表

主要功能	生 理 意 义	病 理 意 义
肺主气	1. 肺主呼吸之气：吸入清气，呼出浊气 2. 肺主一身之气：呼吸之气与水谷之气积于胸中为宗气，上出喉咙而司呼吸，贯通心脉而行气血	1. 呼吸异常：胸闷、咳嗽、喘促等 2. 气虚不足：少气懒言，声低气怯，呼吸无力，肢倦乏力
肺主行水	肺为水之上源，能通调水道，参与水液代谢	水液代谢和排泄障碍：痰饮、水肿等
肺朝百脉助心行血	协助心脏主持血液循环，体现了肺气与心血的关系	血行障碍：心与肺之间的气血关系失调
肺主宣发和肃降	1. 肺主宣发：敷布水谷精微和津液；吸入清气，排出浊气；调节腠理开阖 2. 肺主肃降：呼吸运动，布散水谷精微和津液，肃清异物，保持呼吸道的清洁	1. 呼吸功能失调 2. 影响水液代谢 3. 影响气血的运行
肺主治节	1. 肺主呼吸 2. 调节全身的气机 3. 辅助心脏，调节和推动血液的运行 4. 调节水液代谢	呼吸、水液代谢和气血运行异常

（三）肺与肢体官窍的关系（表2-4）

1. 肺主皮毛：皮毛，包括皮肤、汗腺、毫毛等组织，为一身之藩篱，有分泌汗液，润泽皮肤，调节呼吸和抵御外邪的功能，为保卫机体抵御外邪的屏障，属五体之一。

肺与皮肤、汗腺、毫毛的关系，可以从两个方面来理解：一是肺气宣发，输精于皮毛。肺主气，肺气宣发，使卫气和气血津液输布到全身，以温养皮毛。皮毛由肺得到卫气和气血津液的温养，便能发挥保卫机体，抵御外邪侵袭的屏障作用。肺的生理功能正常，则皮肤致密，毫毛光泽，抵御外邪侵袭的能力亦较强，故称肺主一身之皮毛。反之，肺气虚弱，其宣发卫气和输精于皮毛的生理功能减弱，则卫表不固，抵御外邪侵袭的能力低下，而易于感冒，或出现毛憔悴枯槁等现象。由于肺与皮毛相合，所以，在外邪侵袭皮毛，腠理闭塞，卫气郁滞的同时，也常常影响及肺，导致肺气不宣；而外邪袭肺，肺气失宣时，也同样能引起腠理闭塞，卫气郁滞等病变。二是皮毛、汗孔的开合与肺司呼吸相关。肺司呼吸，而皮毛汗孔的开合，有散气或闭气以调节体温，配合呼吸运动的作用。在中医学中，汗孔又称"气门"（玄府、鬼门），故云："所谓玄府者，汗空也"（《素问·水热穴论》）。汗孔不仅排泄由津液所化之汗液，实际上也随着肺的宣发和肃降进行着体内外气体的交换。所以，唐容川在《医经精义》中指出，皮毛有"宣肺气"的作用。因此，肺卫气虚，肌表不固，则常自汗出而呼吸微弱；外邪袭表，毛窍闭塞，又常见无汗而呼吸气喘的症状。

2. 肺开窍于鼻：鼻为呼吸兼嗅觉器官。在中医学中，属五体之一。鼻为呼吸出入的通道，具有通气的功能，而肺司呼吸，故有"鼻为肺窍"之说。鼻还有主嗅觉的功能。鼻的嗅觉和通气功能均须依赖于肺气的作用。肺气和利，则呼吸通畅，嗅觉灵敏。正由于鼻为肺窍，故鼻又成为邪气侵犯肺脏的通路。所以，在病理上，外邪袭肺，肺气不利，常常是鼻塞、流涕、嗅觉不灵，甚则鼻翼扇动与咳嗽喘促并见，故临床上可把鼻的异常表现作为推断肺脏病变的依据之一。

3. 肺主声：声音出于肺而根于肾，喉是呼吸的门户和发音器官。肺的经脉过喉，故喉的通气和发音与肺有关。肺主气，声由气发，所以声音的产生与肺的生理功能有关。又肾脉夹舌本，肾精充足，上承会厌（会厌为声音之门户，肺的经脉亦通会厌），鼓动声道而出声。因此说，肺为声音之门，肾为声音之根。总之，中医学认为声音的产生与肺肾有关。如果肺有病变，不仅可使喉咙通气不利，而且还可使声音发生变化。如肺气虚则声音低微，甚或失音；当风寒束肺时，肺气闭塞，则声音嘶哑或失音。客邪壅肺者，为"金实则无声"，其证属实，肺气虚弱，肺阴不足，喉失所养而声或失音者，为"金碎则无声"，其证属虚。

表 2 - 4　　　　　　　　　　　　肺与肢体官窍的关系简表

主要关系	生 理 意 义	病 理 意 义
肺主皮毛	宣发卫气，输精于皮毛：调节体温、呼吸、温润肌肤，分泌汗液，抵御外邪	肺气虚弱，水精不布，卫外不固：皮毛憔悴、枯槁，自汗出，易于感冒 皮毛受邪，内传于肺：肺气不宣
肺开窍于鼻	肺气调畅：呼吸均匀，鼻窍通利，嗅觉灵敏	肺气不利：鼻塞流涕，嗅觉失灵，呼吸异常
肺主声	喉为呼吸之门户与发音器官，肺为声音之门户，喉为肺系	声音异常：嘶哑、失音

（四）肺与五志五液的关系

1. 忧为肺之志：以五志分属五脏，则肺在志为忧。忧和悲的情志变化，虽略有不同，但对人体生理活动的影响是大体相同的，因而忧和悲同属肺之志。忧愁和悲伤，均属于非良性刺激的情绪反映，它对人体的主要影响，是使气不断地受到消耗。因肺主气，故悲忧易于伤肺。反之，在肺的生理功能减退时，机体对外来非良性刺激的耐受性就会下降，而易于产生悲忧的情绪变化。

2. 涕为肺之液：涕是由鼻内分泌的粘液，有润泽鼻窍的功能。鼻为肺窍，故五脏化液，肺为涕。在肺的生理功能正常时，鼻涕润泽鼻窍而不外流。若肺感风寒，则鼻流清涕；肺感风热，则鼻流浊涕；如肺燥，则鼻干涕少或无涕。

（五）肺的生理特性

1. 肺为五脏之华盖：盖，即伞。华盖，原指古代帝王的车盖。肺为华盖是对肺在五脏中位置最高，总摄一身之气，主一身之表而保护脏腑，抵御外邪等作用的高度概括。形容肺的这一生理作用，宛如人体之"盖"。肺位于胸腔，居五脏的最高位置，通过气管、喉、鼻直接与外界相通。因此，其生理功能可以受外界环境的影响。如自然界风、寒、暑、湿、燥、火"六淫"之邪侵袭人体，尤其是温热邪气，多首先入肺而导致肺卫失宣、肺窍不利等病变。由于肺与皮毛相合，所以，病变初期多见发热恶寒、咳嗽、鼻塞等肺卫功能失调之候。

2. 肺为娇脏，不耐寒热：娇是娇嫩之意。肺为清虚之体，外合皮毛，开窍于鼻，与天气直接相通，为诸脏之华盖，百脉之所朝。六淫外邪侵犯人体，不论是从口鼻而入，还是侵犯皮毛，皆易于犯肺而致病。他脏之寒热病变，亦常波及于肺，以其不耐寒热，易于受邪，故称娇脏。

3. 肺气与秋气相应：肺气旺于秋，肺与秋季、西方、燥、金、白色、辛味等有内在的联系。如秋金之时，燥气而令，此时燥邪极易侵犯人体而耗伤肺之阴津，出现干咳、皮肤和口鼻干燥等症状。又如风寒束表，侵袭肺卫，出现恶寒发热、头项强痛、脉浮等外感表证时，用麻黄、桂枝等辛散解表之药，使肌表之邪从汗而解。

三、脾

脾和胃同属于消化系统的主要脏腑。机体的消化运动，主要依赖于脾和胃的生理功能。脾和胃同受水谷，传布精微，为生命动力之源泉，故称脾胃为后天之本，气血生化之源。脾在五行属土，与胃、肉、唇、口等构成脾系统。

（一）脾的解剖形态

1. 脾的解剖位置：脾与胃相连，位于腹腔上部，膈膜下面，在左季胁的深部，附于胃的背侧左上方。

2. 脾的形态结构：脾是一个形如刀镰，扁平椭圆弯曲状器官，其色紫赤。中医文献中，脾的形象是"扁似马蹄"（《医学入门·脏腑》），"其色如马肝紫赤，其形如刀镰"（《医贯》），"形如犬舌，状如鸡冠"（《医纲总枢》）。"扁似马蹄"是指脾而言，"形如马镰"、"犬舌"、"鸡冠"是指胰而言。

总之，从脾的位置、形态看，脏象学说中的"脾"，作为解剖学单位，就是现代解剖学中的脾和胰。但是，其生理病理又远非脾和胰所能囊括无余的。

（二）脾的生理功能（表2－5）

1. 脾主运化：运，即转运输送。化，即消化吸收。脾主运化，是指脾具有把饮食物（水谷）化为精微，并将精微物质转输至全身各脏腑组织中去的生理功能，实际上就是对营养物质的消化、吸收和运输的功能。脾的运化功能，包括运化水谷和运化水液两个方面。

（1）运化水谷：水谷为各种饮食物的泛称。运化水谷，就是脾对饮食物的消化和吸收作用，即消化饮食物和运输水谷精微。饮食入胃后，对饮食物的消化和吸收，实际上是在胃和小肠内进行的。胃主受纳，并对饮食物进行初步消化，通过幽门下移于小肠作进一步的消化。但是必须依赖于脾的磨谷消食作用，才能将水谷化为精微。食物经过消化吸收后，其水谷精微又靠脾的转输和散精作用而上输于肺，由肺脏注入心脉，再通过经脉输送全身，以营养五脏六腑、四肢百骸，以及皮毛、筋肉等各个组织器官。总之，五脏六腑维持正常生理活动所需要的水谷精微，有赖于脾的运化作用。概言之，脾主运化水谷，包括了消化水谷，吸收转输精微并将精微转化为气血的生理作用。由于饮食水谷是人出生之后维持生命活动所必需的营养物质的主要来源，也是生成气血的物质基础。而饮食水谷的运化则是由脾所主，所以说，脾为后天之本，气血生化之源。

脾的运化功能强健，习惯上称作"脾气健运"。只有脾气健运，机体的消化吸收功能才能健全，才能为化生气、血、津液等提供足够的养料，才能使全身脏腑组织得到充分的营养，以维持正常的生理活动。反之，若脾失健运，则机体的消化吸收功能便因之而失常，就会出现腹胀、便溏、食欲不振以至倦怠、消瘦和气血不足等病理变化。

(2) 运化水液：运化水液又习称运化水湿，是指脾对水液代谢的调节作用，是脾主运化功能的一个组成部分。在人体内水液代谢过程中，脾在运输水谷精微的同时，还把人体所需要的水液运送到全身各组织中去，以起到滋养濡润作用，又把各组织器官利用后而多余的水液，及时地转输给肾，通过肾的气化作用形成尿液，送到膀胱，排泄于外，从而维持体内水液代谢的平衡。因此，脾运化水液的功能健旺，既能使体内各脏腑组织得到水液的充分濡润，又不致使水湿过多而潴留。反之，如果脾运化水液的功能失常，必然导致水液在体内的停滞，而产生水湿、痰饮等病理产物，甚则形成水肿。这也就是脾虚生湿、脾为生痰之源和脾虚水肿的发生机制。

脾运化水谷精微和运化水湿两个方面的作用，是相互联系相互影响的，一种功能失常可导致另一方面的功能失常，故在病理上常常互见。

2. 脾主生血统血：脾主生血，是指脾有生血的功能。统血，统是统摄、控制的意思。脾主统血，是指脾具有统摄血液，使之在经脉中运行而不溢于脉外的功能。

(1) 脾主生血：脾为后天之本，气血生化之源。脾运化的水谷精微是生成血液的物质基础。故张景岳说："血者水谷之精也，源源而来，生化于脾。"(《景岳全书·血证》)脾运化的水谷精微，经过气化作用生成血液。脾气健运，化源充足，气血旺盛则血液充足。若脾失健运，生血物质缺乏，则血液亏虚，出现头晕眼花，面、唇、舌、爪甲淡白等血虚征象。

(2) 脾主统血："人体五脏六腑之血，全赖脾气统摄。"(沈目南注《金匮要略·卷十六》)脾气能够统摄周身血液，使之正常运行而不致溢于血液之外。脾统血的作用是通过气的摄血作用而实现的。脾为气血生化之源，气为血帅，血随气行。脾的运化功能健旺，则气血充盈，气能摄血；气旺则固摄作用亦强，血液也不会溢出脉外而发生出血现象。反之，脾的运化功能减退，化源不足，则气血虚亏，气虚则统摄无权，血离脉道，从而导致出血。由此可见，脾统血，实际上是气对血作用的具体体现，所谓"脾统血，血随气流行之义也"(《医碥·卷六·血》)。因脾失健运，气血虚衰，不能统摄血液，血不归经而导致出血者称为脾不统血。临床上多表现为皮下出血、便血、尿血、崩漏等，尤以下部出血多见。

脾不仅能够生血，而且还能摄血，具有生血统血的双重功能。所以说："脾统血，脾虚则不能摄血；脾化血，脾虚则不能运化，是皆血无所主，因而脱陷妄行。"(《金匮翼·卷二》)

3. 脾主升清：升，指上升和输布；清，指精微物质。脾能将水谷精微等营养物质，吸收并上输于肺，再通过心肺的作用化生气血，以营养全身。这种运化功能的特点是以上升为主，故说"脾气主升"。而上升的主要是精微物质，所以说"脾主升清"。脾之升清，是和胃之降浊相对而言。脾宜升则健，胃宜降则和。脾气主升与胃气主降形成了升清降浊的一对矛盾。它们既对立又统一，共同完成饮食物之消化和输布。另一方面，脏腑之间的升降相因，协调平衡是维持人体内脏位置相对恒定的重要因素。脾的升清功能正常，水谷精微等营养物质才能正常吸收和输布，气血充盛，人体的生机盎然。同时，脾气升发，又能使机体内脏不致下垂。如脾气不能升清，则水谷不能运化，气血生化无源，可出现神疲乏力、头目眩晕、腹胀、泄泻等症状，脾气下陷（又称中气下陷），则可见久泄脱肛甚或内脏下垂等。

表2-5　　　　　　　　　　　　　脾的生理功能简表

主要功能	生　理　意　义	病　理　意　义
脾主运化	1. 运化水谷：消化水谷，输布津液，为后天之本，气血生化之源 2. 运化水湿：吸收、转输、排泄水液。维持体内水液代谢的平衡	1. 消化吸收障碍：食少腹胀，便溏，面黄，消瘦 2. 水液代谢障碍：痰饮、水肿、带浊、泄泻等
脾主生血统血	1. 生血：血液充盛，化源充足 2. 统血：血液循经而行	1. 生血不足：血虚 2. 统血失职：出血
脾主升清	1. 转输精微 2. 维持内脏位置恒定	1. 水谷不能运化：气血生化无源 2. 脾气下陷：内脏下垂，久泄不止等

（三）脾与肢体官窍的关系（表2-6）

1. 脾主肌肉、四肢：肌肉，简称肉、肌、分肉，泛指解剖学的肌肉、脂肪和皮下组织。肌肉具有主司运动和保护脏器的功能。脾主肌肉，是由脾运化水谷精微的功能所决定的。脾胃为气血生化之源，全身的肌肉，依靠脾所运化的水谷精微来营养，营养充足则肌肉发达丰满健壮。因此，人体肌肉壮实与否，与脾的运化功能有关。如脾气虚弱，营养亏乏，必致肌肉瘦削，软弱无力，甚至痿废不用。

所谓"脾主四肢"，是说人体的四肢，同样需要脾气输送营养才能维持其正常的功能活动。脾气健运，精微四布，营养充足，则四肢轻劲，灵活有力；脾失健运，清阳不布，营养不足，则四肢倦怠乏力，甚或痿弱不用。

2. 脾华在唇：唇指口唇，位于口之前端，有上唇和下唇之分。唇四周的白肉称之为唇四白。唇为脾之余，"口唇者脾之官者也"（《灵枢·五阅五使》）。口唇的肌肉由脾所主。因此，口唇的色泽形态可以反映出脾的功能正常与否。如果脾气健运，气血充足，营养良好，则口唇红润而有光泽。脾失健运，气血虚少，营养不良，则口唇淡白不华，甚则萎黄不泽。口唇糜烂为脾胃积热。环口黧黑，口唇卷缩，不能覆齿是脾气将绝之兆。总之，口唇的形色，不但是全身气血状况的反映，而且也是脾胃功能状态的反映。

3. 脾开窍于口：口是口腔，包括口唇、舌、齿、腭等，为消化道的最上端。脾开窍于口，意即饮食、口味等与脾之运化功能有关。脾气健运，则食欲旺盛，口味正常。如果脾有病变，就会出现食欲的改变和口味异常，例如，脾失健运，则食欲减退，口淡乏味；湿热困脾，则口腻，口甜；脾气虚弱，则好食甘味等。

表2-6　　　　　　　　　　　脾与肢体官窍的关系简表

主要关系	生　理　意　义	病　理　意　义
脾主四肢、肌肉	脾气健运，营养充足：肌肉丰满、健壮结实，四肢轻劲，灵活有力	脾失健运，营养不足：肌肉瘦削、松弛痿软，肢倦乏力，痿弱不用
脾其华在唇	脾气健运，气血充足：口唇红润光泽	脾失健运，气血不荣：口唇淡白、萎黄
脾开窍于口	脾气健旺：食欲旺盛，口味正常	脾失健旺：食欲减退，口味异常

（四）脾与五志五液的关系

1. 思为脾之志：脾在志为思。思，即思考、思虑，是人的精神意识思维活动的一种状态。思发于脾而成于心，思，虽为脾之志，但亦与心主神明有关。正常的思考问题，对机体的生理活动并无不良影响，但在思虑过度，所思不遂等情况下，就能影响机体的正常运行，导致气滞和气结。就影响脏腑生理功能来说，最明显的是脾的运化功能。若思虑太过，气结于中，使脾气不行，运化失常，常能导致不思饮食，脘腹胀闷，甚者头目眩晕、心悸、气短、健忘等症状。

2. 涎为脾之液：涎为口津，唾液中较清稀的称作涎，它具有保护和清洁口腔的作用。在进食时分泌较多，还可湿润和溶解食物，使之易于吞咽和消化。在正常情况下，涎液上行于口，但不溢于口外。若脾胃不和，则往往导致涎液分泌急剧增加，而发生口涎自出等现象，故说脾在液为涎。

（五）脾的生理特性

1. 脾喜燥恶湿：脾为"太阴湿土之脏"，能运化水湿，以调节体内水液代谢的平衡。脾虚不运则最易生湿，而湿邪过胜又最易困脾。"湿喜归脾者，以其同气相感故也。"（《临证指南医案·卷二》）因湿邪伤脾，脾失健运而水湿为患者，称为"湿困脾土"，可见头重如裹、脘腹胀闷、口粘不渴等症。若脾气虚弱，健运无权而水湿停聚者，称"脾病生湿"（脾虚生湿），可见肢倦、纳呆、脘腹胀满、痰饮、水肿、泄泻等症。总之，脾具有恶湿的特性，并且对于湿邪有特殊的易感性。

2. 脾气与长夏相应：脾主长夏，脾气旺于长夏，脾脏的生理功能活动，与长夏的阴阳变化相互通应。此外，脾与中央方位、湿、土、黄色、甘味等有内在联系。如脾能运化水湿，但又恶湿。若脾为湿困，运化失职，可引起胸脘痞满，食少体倦，大便溏薄，口甘多涎，舌苔滑腻等，反映了脾与湿的关系。此外，脾为后天之本，气血生化之源，脾气虚弱则会出现倦怠乏力，食欲不振等，临床治疗脾虚多选用党参黄芪、白术、扁豆、大枣、饴糖等甘味之品，这就体现了脾与甘的关系。

四、肝

肝为人体重要脏腑之一，为魂之处，血之藏，筋之宗。肝在五行属木，主动，主升，与胆、筋、爪、目等构成肝系统。

（一）肝的解剖形态

1. 肝的解剖位置：肝位于腹部，横膈之下，右胁下而稍偏左。"肝居膈下上著脊之九椎下"（《医宗必读·改正内景脏腑图》），"肝之为脏……其脏在右胁右肾之前，并胃贯脊之第九椎"（《四经发挥》）。说明中医学已正确地认识到了肝脏的部位，是在右胁下右肾之前而稍偏左。

值得指出的是，在中医学中还有"肝左肺右"之说。它始见于《黄帝内经》："肝生于左，肺藏于右。"（《素部·刺禁论》）为什么左肝右肺呢？因左右为阴阳之道路，人生之气，阳从左升，阴从右降。肝属木，应春，位居东方，为阳生之始，主生主升；肺属金，应秋，位居西方，为阴藏之初，主杀、主降。左为阳升，右为阴降。故肝体居右而其气自左升，肺居膈上而其气自右降。肝为阳主升发，肺为阴主肃降。故从肝和肺的生理功能特点来说，是"左肝右肺"。可见"左肝右肺"不是指解剖部位而言，而是指其功能特点而言。故张景岳

说："肝木旺于东方而主发生，故其气生于左。肺金旺于西方而主收敛，故其气藏于右。"（《类经·针刺类》）

2. 肝的形态结构：肝为分叶脏器，左右分叶，其色紫赤。对于肝的分叶，中医文献虽有记载，但有许多不确切之处，如《难经》就有"独有两叶"和"左三叶、右四叶，共七叶"之异。杨上善认为："肝者，据大叶言之，则是两叶也。若据小叶言之，则多叶矣。"（《难经集注》）杨氏的描述，接近于肝的表面分叶为左右两叶，内部分叶计五叶的解剖实际。

（二）肝的生理功能（表2-7）

1. 肝主疏泄：疏，即疏通。泄，即升发，发泄。疏泄，泛指肝具有舒畅、开展、调达、宣散、流通以保持全身气机通畅的综合生理功能。元·朱丹溪首次明确地提出"司疏泄者，肝也"（《格致余论·阳有余阴不足论》）的观点。肝主疏泄的生理功能，总的是关系到人体全身的气机调畅。气机，即气的升降出入运动。升降出入是气化运动的基本形式。而气化运动的升降出入过程是通过脏腑的功能活动而实现的。所以说，气机也是人体脏腑功能活动的基本形式的概括。人体脏腑经络，气血津液，营卫阴阳，无不赖气机升降出入而相互联系，维持其正常的生理功能。肝的疏泄功能，对全身各脏腑组织的气机升降出入之间的平衡协调，起着重要的调节作用。凡脏腑十二经之气化，皆必借肝胆之气化以鼓舞之，始能调畅而不病。因此，肝的疏泄功能正常，则气机调畅，气血和调，经络通利，脏腑组织的活动也就正常协调。换言之，肝主疏泄的生理功能，总的是关系到人体全身的气机调畅，也就是说肝主疏泄是通过调畅全身气机而发挥其生理作用的。现将肝主疏泄在人体生理活动中的主要作用分述如下：

（1）调节精神情志：人的精神情志活动，除由心神所主宰外，还与肝的疏泄功能密切相关，故有"肝主谋虑"（《素问·灵兰秘典论》）之说。在正常生理情况下，肝的疏泄功能正常，肝气升发，既不亢奋，也不抑郁，舒畅条达，则人体就能较好地协调自身的精神情志活动，表现为精神愉快，心情舒畅，思维灵敏，气和志达，血气和平。若肝失疏泄，则易于引起人的精神情志活动异常。疏泄不及，则表现为抑郁，可见孤僻寡欢，悒郁不乐，多愁善虑，嗳气太息，甚至沉默痴呆，表情淡漠，时欲悲伤啼哭，胸胁胀闷。疏泄太过，则表现为兴奋，可见烦躁易怒、失眠多梦、头胀头痛、面红目赤，甚者妄言失志、喧闹不宁、骂詈叫号、登高逾垣等症。

（2）促进消化吸收：脾胃是人体消化系统中主要的脏腑。胃主受纳，脾主运化。肝主疏泄是保持脾胃正常消化吸收功能的重要条件。肝对脾胃消化吸收功能的促进作用，是通过协调脾胃的气机升降，和分泌、排泄胆汁而实现的。

协调脾胃的气机升降：胃气主降，受纳腐熟水谷以输送于脾；脾气主升，运化水谷精微以灌溉四旁。脾升胃降构成了脾胃的消化运动。而肝的疏泄功能正常，则是保持脾胃升降枢纽能够协调不紊的重要条件。肝属木，脾胃属土，土得木而达。故肝的疏泄功能，既可以助脾之运化，使清阳之气升发、水谷精微上归于肺，又能够助胃之受纳腐熟，促进浊阴之气下降，使食糜下达于小肠。若肝失疏泄，犯脾克胃，必致脾胃升降失常，临床上除具肝气郁结的症状外，还可出现胃气不降的嗳气脘痞，呕恶纳减等肝胃不和症状，亦可现脾气不升的腹痛，便溏等肝脾不调的症状。

分泌排泄胆汁：胆附于肝，内藏胆汁。胆汁具有促进消化的作用。胆汁是肝之余气积聚而成。诚如戴起宗所说："胆之精气，则因肝之余气溢入于胆，故（胆）藏在短叶间，相并而居，内藏精汁三合，其汁清净。"（《脉诀刊误·卷上》）可见，胆汁来源于肝，储藏于胆，胆汁排泄到肠腔内，以助食物的消化吸收。故曰："凡人食后，小肠饱满，肠头上逼胆囊，胆汁渍入肠内，利传渣滓。"（《医源》）肝的疏泄功能正常，则胆汁能正常地分泌和排泄，有助于脾胃的消化吸收功能。如果肝气郁结，则可影响胆汁的分泌和排泄，导致脾胃的消化吸收障碍，出现胁痛、口苦、纳食不化、甚者黄疸等。

（3）维持气血运行：肝的疏泄能直接影响气机调畅。只有气机调畅，才能充分发挥心主血脉，肺助心行血，脾统摄血液的作用，从而保证气血的正常运行。所以，肝气舒畅条达，血液才得以随之运行，藏泄适度。血之源头在于气，气行则血行，气滞则血瘀。若肝失疏泄，气机不调，必然影响气血的运行。如气机阻滞，则现胸胁、两乳或少腹等局部胀痛不适。若气滞而血瘀，则可见胸胁刺痛，甚至癥积、肿块，在女子则可导致经行不畅、痛经、闭经等。若气机逆乱，又可致血液不循常道而出血。

（4）调节水液代谢：水液代谢的调节主要是由肺、脾、肾等脏腑共同完成的。但与肝也有密切关系。因肝主疏泄，能调畅三焦的气机，促进上中下三脏肺、脾、肾的功能，协助其调节水液代谢。三焦为水液代谢的通道。"上焦不治，则水犯高源；中焦不治，则水留中脘；下焦不治，则水乱二便。三焦气治，则脉络通而水道利"（《类经·脏象类》）。三焦这种司决渎的功能，实际上就是肺、脾、肾等调节水液功能的综合。肝的疏泄正常，气机调畅，则三焦气治，水道通利，使水湿易于流动，故曰："气行则水亦行"（《血证论·阴阳水火气血论》）。若肝失疏泄，三焦气机阻滞，气滞则水停，从而导致痰、饮、水肿、或水臌等。由此可见，肝脏是通过其疏利调达三焦脏腑气机的作用，来协助体内的水液代谢活动的，这就是理气以治水的理论依据。但须指出，理气法不是治疗水肿的主要治法，而是协助行水的重要一环。

（5）调节性与生殖：肝主疏泄与性和生殖有密切关系。其一，调理冲任二脉：妇女经、带、胎、产等特殊的生理活动关系到许多脏腑的功能，其中肝脏的作用甚为重要，向有"女子以肝为先天"之说。妇女一生以血为重，由于行经耗血、妊娠血聚养胎、分娩出血等，无不涉及于血，以致女子有余于气而不足于血。冲为血海，冲任二脉与足厥阴肝经相通，而隶属于肝。肝主疏泄可调节冲任二脉的生理活动。肝的疏泄功能正常，足厥阴经之气调畅，冲任二脉得其所助，则任脉通利，太冲脉盛，月经应时而下，带下分泌正常，妊娠孕育，分娩顺利。若肝失疏泄而致冲任失调、气血不和，从而形成月经、带下、胎产之疾，以及不孕等。

其二，调节精室：精室为男子藏精之处。男子随着肾气充盛而天癸至，则精气溢泻，具备了生殖能力。男性精室的开合，赖肝之疏泄与肾之闭藏之间的协调平衡。肝肾疏闭和谐，则精室开合适度，精液排泄有节，使男性的性与生殖功能正常，若肝失疏泄，必致精室开合失度，而出现性与生殖功能异常。

2. 肝主藏血：肝藏血是指肝有储藏血液和调节血量的功能。

（1）储藏血液：血液来源于水谷精微，生化于脾而藏受于肝。肝内储存一定的血液，既可以濡养自身，以制约肝的阳气升腾勿使过亢，从而维持肝的疏泄功能，使之冲和条达，又可以防止出血。因此，肝不藏血，不仅可以出现肝血不足，阳气升泄太过等病变，而且还可以导致出血。

（2）调节血量：在正常生理情况下，人体各部分的血液量是相对恒定的。但是，人体各部分的血液，常随着不同的生理情况而改变其血量。当机体活动剧烈或情绪激动时，人体各部分的血液需要量也就相应地增加，于是肝脏所储藏的血液向机体的外周输布，以供机体活动的需要。当人们在安静休息及情绪稳定时，由于全身各部分的活动量减少，机体外周的血液需要量也相应减少，部分血液便归藏于肝。所谓"人动则血运于诸经，人静则血归于肝脏"。因肝脏具有储藏血液和调节血量的作用，故肝亦有"血海"之称。

肝藏血功能发生障碍时，可出现两种情况：一是血液亏虚。由于肝血不足，分布到全身各处的血液不能满足生理活动的需要。如目失血养，则两目干涩昏花，或为夜盲；筋失所养，则筋脉拘急，肢体麻木，屈伸不利。以及妇女肝血不足，血海空虚，则月经量少，甚至闭经等，此为肝无所藏。二是血液妄行。由于肝藏血的功能，含有防止出血之意，若因某些原因，导致肝藏血的功能减退，则可发生出血倾向的病理变化，如吐血、衄血、月经过多、崩漏，此为肝不藏血。

肝的疏泄与藏血之间的关系：肝主疏泄又主藏血。藏血是疏泄的物质基础，疏泄是藏血的功能表现。肝的疏泄全赖血之濡养作用，又赖肝之功能正常才能发挥其作用。所以肝的疏泄与藏血功能之间有着密切的联系。就肝之疏泄对藏血而言，在生理上，肝主疏泄，气机调畅，则血能正常地归藏和调节。血液的运行不仅需要心肺之气的推动和脾气的统摄，而且还需要肝气的调节才能保证气机的调畅而使血行不致瘀滞。在病理上，肝失疏泄可以影响血液的归藏和运行。如肝郁气滞，气机不畅，则血亦随之而瘀滞，即由气滞而血瘀。若疏泄太过，肝气上逆，血随气逆，又可导致出血。就肝之藏血对疏泄而言，在生理上，肝主藏血，血能养肝，使肝阳勿亢，保证肝主疏泄的功能正常。在病理情况下，肝之藏血不足或肝不藏血而出血，终致肝血不足，肝血不足，血不养肝，疏泄失职，则夜寐多梦，女子月经不调等症相继出现。

表 2-7 肝的生理功能简表

主要功能	生 理 意 义	病 理 意 义
肝主疏泄	1. 调节精神情志：情志舒畅，气血和平 2. 促进消化吸收：脾胃升降自如，胆汁分泌排泄正常 3. 维持气血运行：气行则血行 4. 协助水液代谢：三焦气机通畅，水道通利 5. 调节性与生殖：调理冲任和精室、经带、胎产和精液生成排泄正常	精神情志改变：急躁易怒，抑郁寡欢 消化吸收障碍：脾胃升降失常，胆汁分泌排泄失常 气血运行障碍：气滞，血瘀 水液代谢失调：气滞则水停，为痰饮、水肿等 冲任失调：经、带、胎、产诸疾
肝主藏血	1. 储藏血液：制约肝阳，防止出血 2. 调节血量：人动则血运于诸经，人静则血归于肝脏	肝血不足（藏血不足）血液亏虚：筋、目失养，血海空虚 肝不藏血，血液妄行而吐血、衄血、月经过多、崩漏等

（三）肝与肢体官窍的关系（表2-8）

1. 肝主筋：筋、即筋膜，附着于骨而聚于关节，是连结骨关节、肌肉的一种坚韧刚劲的组织，为大筋、小筋、筋膜的统称。附着于骨节者为筋。筋之较粗大者为大筋，较细小者为小筋，包于肌腱外者为筋膜。筋属于五体，指肌腱和韧带，有连结骨节、协助运动的功能。在经络学说中，筋为经筋之简称。本节所说的筋，属五体中的筋。筋和肌肉的收缩和弛张，使肢体、关节屈伸或转侧运动自如，故又有"肝主运动"之说。筋司运动的功能有赖肝血的滋养。肝血充盛，使肢体的筋膜得到充分的濡养，维持其坚韧刚强之性，肢体关节才能运动灵活，强健用力。若肝的阴血亏损，不能供给筋以充足的营养，则筋的活动能力就会减退。当年老体衰，肝血衰少时，筋膜失其所养，故动作迟钝，运动失灵。在病理情况下，许多筋的病变都与肝的功能有关。如肝血不足，血不养筋，则可出现肢体麻木、屈伸不利、筋脉拘急、手足震颤等症状。若热邪炽盛燔灼肝之阴血，则可发生四肢抽搐、手足震颤、牙关紧闭、角弓反张等肝风内动之证。

2. 肝华在爪：爪指爪甲，包括指甲和趾甲。爪甲的营养来源与筋相同，故称"爪为筋之余"。肝血的盛衰，可以影响爪甲的荣枯。肝血充足，则爪甲坚韧明亮，红润光泽。若肝血不足，则爪甲软薄，枯而色夭，甚则变形或脆裂。可见，爪甲色泽形态的变化，对于判断肝的生理病理有一定参考价值。所以，见到上述病变，治疗多从肝入手。

3. 肝开窍于目：目，即眼、眼睛，又称为"精明"，由眼球、视路和附属器（包括眼睑、结膜、泪器、眼外肌和眼眶）组成，是视觉器官。中医学认为，目由眼胞（胞睑）、两眦、白睛、黑睛、瞳神等五部分发组成。根据五轮学说，这五个部位分别配属五脏，即眼胞为肉轮，属脾主肌肉；两眦为血轮，属心主血；白睛为气轮，属肺主气；黑睛为风轮，属肝主风；瞳神为水轮，属肾主水。所谓轮，是比喻眼球形圆而转动灵活宛如车轮之意。所以说："五轮者，皆由五脏之精气所发，名之曰轮，其象如车轮圆转，运动之意也。"（《审视瑶函》）用五轮学说来说明眼睛的组织结构和生理、病理，成为眼科的独特理论。

眼目的主要功能是主视觉，在正常情况下，眼睛视物清楚正确，能够辨别物体的颜色和长短，精彩内含，神光充沛。眼目之所以发挥正常的生理功能，是在心神的支配下，五脏六腑之精气，通过血脉皆上注于目的结果。虽然五脏六腑都与目有着内在联系，但其中尤以肝为密切。因为肝主藏血，肝的经脉又上连于目系（目系又称眼系、目本，为眼球内连于脑的脉络），所以说，眼为肝之外候，肝开窍于目。因此，肝的功能正常与否，常常在目上反映出来。例如，肝血不足，则视物模糊或夜盲；肝阴亏损，则两目干涩，视力减退；肝火上炎，则目赤肿痛，目睛生翳；肝胆湿热，可见两目发黄；肝风内动可见两目斜视、天吊等。眼睛的视觉功能，既依赖于全身脏腑经络气血的充养，又需要肝之阴血的濡养。所以，许多眼科疾患在治疗上既照顾整体，又突出强调治肝，体现了局部和整体的统一。

表 2-8　　　　　　　　　　　肝与肢体官窍的关系简表

主要关系	生理意义	病理意义
肝主筋 其华在爪	肝血充盛，筋强力壮，运动自如，爪甲红润	阴血不足，筋脉失养，爪甲不荣，肢麻，震颤，抽搐，反甲等
肝开窍于目	精血充足，视觉清晰，眼球活动自如	视物模糊，各种眼疾，目黄，斜视，天吊等

（四）肝与五志五液的关系

1. 怒为肝之志：怒是人们在情绪激动时的一种情志变化，对于机体的生理活动来说，怒属于一种不良的刺激，可以使气机逆乱，阳气升泄，气血上逆。由于肝主疏泄，阳气升发，为肝之用，故说肝在志为怒。大怒则伤肝，可以导致肝的阳气升发太过，血随气逆而呕血，甚则猝然昏不知人，称为气厥。反之，肝的阴血不足，肝的阳气升泄太过，则稍有刺激，则易发怒，所以临床上"治怒难，惟平肝可以治怒"（《杂病源流犀烛》）。

2. 泪为肝之液：泪，即眼泪。肝开窍于目，泪从目出。泪有濡润、保护眼睛的功能。

在正常情况下，泪液的分泌，濡润而不外溢。但在异物侵入目中时，泪液即可大量分泌，起到清洁眼目和排除异物的作用。在病理情况下，则可见泪液分泌异常。如肝的阴血不足，泪液分泌减少，常现两目干涩；如风火赤眼，肝经湿热，可见目眵增多，迎风流泪等。此外，在极度悲哀的情况下，泪液的分泌也可大量增多。

（五）肝的生理特性

1. 喜条达而恶抑郁：条达，条畅通达。抑郁，遏止阻滞。肝为风木之脏，肝气升发，喜条达而恶抑郁。肝气宜保持柔和舒畅，升发条达的特性，才能维持其正常的生理功能。宛如春天的树木生长那样条达舒畅，充满生机。在正常生理情况下，肝气升发、柔和、舒畅，既非抑郁，也不亢奋，以冲和条达为顺。故唐容川说："肝属木，木气冲和发达，不致遏郁，则血脉得畅。"（《血证论·脏腑病机论》）若肝气升发不及，郁结不舒，就会出现胸胁满闷、胁肋胀痛、抑郁不乐等症状。如肝气升发太过，浮而上亢，则见急躁易怒、头晕目眩、头痛头胀等症状。肝的这种特性与肝主疏泄的生理功能有密切关系。

2. 肝为刚脏，其气易亢易逆：刚，刚强暴急之谓。肝脏具有刚强之性，其气急而动，故被喻为将军之官。肝体阴用阳，为风木之脏，其气主升主动。喜条达而恶抑郁，也忌过亢。病理上，肝阴易虚，肝阳易亢，故临床上，肝病常可见到眩晕，筋急，抽搐，角弓反张等阳气亢逆、动风之象，以及性情多急躁易怒等。肝气、肝阳常有余的病理特性，反映了肝脏本身具有刚强、躁急的特性。故沈金鳌说："肝……其体柔而刚，直而升，以应乎春，其将条达而不可郁，其气偏急而激暴易怒，故其为病也，多逆。"（《杂病源流犀烛》）

3. 肝体阴而用阳：体用是中国古代哲学范畴。体指形体、形质、实体，用指功能、作用、属性。体用指形体、形质、实体与功能作用、属性的关系。"体用"范畴引入中医学领域，旨在说明脏腑的本体及其生理功能、生理特性的关系。体指脏腑本体，用指脏腑的功能、特性。肝为刚脏，以血为体，以气为用，体阴而用阳。在此，所谓"体"，是指肝的本体；所谓"用"，是指肝脏的功能活动。体和用的关系，实际上是指肝脏的形质（结构）与功能的关系。

肝脏"体阴"的含义：一是指肝属阴脏的范畴，位居膈下，故属阴；二是指肝藏阴血，血属阴。肝脏必须依赖阴血的滋养才能发挥其正常的生理作用，肝为刚脏，非柔润不和。

肝脏"用阳"的含义：一是从肝的生理功能来看，肝主疏泄，性喜条达，内寄相火，主动主升，按阴阳属性言之，则属于阳；二是从肝的病理变化来看，易于阳亢，易于动风。肝病常表现为肝阳上亢和肝风内动，引起眩晕、面赤、易怒、肢麻、抽搐、震颤、角弓反张等症状，按阴阳属性言之，亦属于阳。气为阳，血为阴，阳主动而阴主静，因而称肝脏"体阴而用阳"。

由于肝脏具有体阴而用阳的特点，所以，在临床上对于肝病的治疗，"用药不宜刚而宜柔，不宜伐而宜和"（《类证治裁·卷三》），往往用滋养阴血以益肝或采用凉肝、泻肝等法以抑制肝气肝阳之升动过度。

4. 肝气与春气相应：肝与东方、风、木、春季、青色、酸味等有着一定的内在联系。证之于临床，春三月为肝木当令之时，肝主疏泄，与人的精神情志活动有关，故精神神经病变多发于春天。又如肝与酸相通应，故补肝多用白芍、五味子等酸味之品。

五、肾

肾是人体脏腑阴阳的根本，生命的源泉，故称"先天之本"。其在五行属水，与膀胱、骨髓、脑、发、耳、二阴等构成肾系统。

（一）肾的解剖形态

1. 肾的解剖位置：肾位于腰部脊柱两侧，左右各一，右微下，左微上。"肾两枚，附脊第十四椎。"（《类证治裁·卷之首》）

2. 肾的形态结构：肾有两枚，外形椭圆弯曲，状如豇豆。"肾有二，精之居也，生于脊齐十四椎下，两旁各一寸五分，形如豇豆，相并而曲附于脊外，有黄脂包裹，里白外黑。"（《医贯》）

（二）肾的生理功能（表2-9）

1. 肾藏精：肾藏精是指肾具有储存、封存人身精气的作用。肾精为生命之根，生身之本。

（1）精的概念：在中国古代哲学气一元论发展史上，精气论者以精、精气释气，即精、精气就是气。引入中医学领域，形成了中医学的气、精、精气的概念。在中医学中，气与精（又称精气）虽同属于生命物质系统范畴，但精是除气之外的精微物质的总称，是一个极其重要的具有多种含义的概念。一般而言，精的含义有广义和狭义之分。广义之精，是构成人体、维持与人体生长发育、生殖繁衍和脏腑功能活动的，有形的精微物质的统称。它是由先天肾精和后天水谷之精相结合而化生来的，是构成人体促进人体生长发育及各种功能活动的物质基础。狭义之精，仅仅是指禀受于父母而藏于肾中的，一种具有生殖能力的精微物质，即所谓生殖之精。

（2）精的分类及其相互关系：藏精，是肾的主要生理功能。肾所藏的精，就精的来源而言，包括先天之精和后天之精。

先天之精：又称肾本脏之精。先天之精，禀受于父母，与生俱来，是生育繁殖、构成人体的原始物质。在胚胎发育过程中，精是构成胚胎的原始物质，为生命的基础，所以称为"先天之精"。先天之精藏于肾中，出生之后，得到后天之精的不断充实，成为人体生育繁殖的基本物质，故又称为"生殖之精"。

后天之精：又称五脏六腑之精。后天之精，来源于水谷精微，由脾胃化生并灌溉五脏六腑。人出生以后，水谷入胃，经过胃的腐熟，化为精微，再通过脾的运化而生成水谷之精气，并转输到五脏六腑，使之成为脏腑之精。脏腑之精充盛，除供给本身生理活动所需要的以外，其剩余部分则储藏于肾，以备不时之需。当五脏六腑需要这些精微物质给养的时候，肾脏又把所藏之精气，重新供给五脏六腑。一方面不断储藏，另一方面又不断供给，循环往复，生生不已。这就是肾藏五脏六腑之精的过程和作用。由此可见，后天之精是维持人体生命活动、促进机体生长发育的基本物质。先天之精和后天之精，其来源虽然不同，但却同归于肾，二者相互依存，相互为用。先天之精为后天之精准备了物质基础，后天之精不断地供养先天之精。先天之精只有得到后天之精的补充滋养，才能充分发挥其生理效应；后天之精也只有得到先天之精的活力资助，才能源源不断地化生。二者相辅相成，在肾中密切结合而组成肾中所藏的精气。肾为先天之本，接受其他脏腑的精气而储藏起来。脏腑的精气充盛，肾精的生成、储藏和排泄才能正常。

（3）精的生理功能：肾中精气不仅能促进机体的生长、发育和繁殖，而且还能参与血液的生成，提高机体的抗病能力。

①促进生长发育：机体生、长、壮、老、已的自然规律，与肾精的盛衰密切相关。人从出生经过发育、成长、成熟、衰老以至死亡前机体生存的时间，称之为寿命，通常以年龄作为衡量寿命长短的尺度。在整个生命过程中，由于肾中精气盛衰的变化，而呈现出生、长、壮、老、已的不同生理状态。人从幼年开始，肾精逐渐充盛，则有齿更发长等生理现象。到了青壮年，肾精进一步充盛，乃至达到极点，机体也随之发育到壮盛期，则真牙生，体壮实，筋骨强健。待到老年，肾精衰退，形体也逐渐衰老，全身筋骨运动不灵活，齿摇发脱，呈现出老态龙钟之象。由此可见，肾精决定着机体的生长发育，为人体生长发育之根。如果肾精亏少，影响到人体的生长发育，会出现生长发障碍。如发育迟缓，筋骨痿软等；成年则现未老先衰，齿摇发落等。

基于此，补肾填精，是中医治疗生长发育障碍、延缓衰老和养生防病的一个重要方法。

②促进生殖繁衍：肾精是胚胎发育的原始物质，又能促进生殖功能的成熟。肾精的生成，储藏和排泄，对繁衍后代起着重要的作用。人的生殖器官的发育及其生殖能力，均有赖于肾。人出生以后，由于先天之精和后天之精的相互滋养，从幼年开始，肾的精气逐渐充盛，发育到青春时期，随着肾精的不断充盛，便产生了一种促进性与生殖功能成熟的物质，称作天癸。于是，男子就能产生精液，女性则月经按时来潮，性功能逐渐成熟，具备了生殖能力。以后，随着人从中年进入老年，肾精也由充盛而逐渐趋向衰退，天癸的生成亦随之而减少，甚至逐渐耗竭，生殖能力亦随之而下降，以至消失。这充分说明肾精对性与生殖功能起着决定性的作用，为生殖繁衍之本。如果，肾藏精功能失常，就会导致性功能异常，生殖功能下降，故有"肾主生殖"之说。

③参与血液生成：肾藏精，精能生髓，髓能生血。肾精通过髓而化血。可见肾精可以化而为血，参与血液的生成，所以有血液之源在于肾之说。所以，在临床上治疗血虚常用补益精髓之法。

④抵御外邪侵袭：肾精具有抵御外邪而使人免于疾病的作用。精充则生命力强，卫外固密，适应力强，邪不易侵。反之，精亏则生命力弱，卫外不固，适应力弱，邪侵而病。故有"藏于精者，春不病温"，"冬不藏精，春必病温"（《素问·金匮真言论》）之说。

2. 肾主水液：肾主水液，从广义来讲，是指肾为水脏，即泛指肾具有藏精和调节水液的作用。从狭义而言，是指肾脏具有主持全身水液代谢，调节体内水液代谢平衡的作用，故称"肾者主水"。肾主水的功能，是靠肾阳对水液的蒸腾气化来实现的。肾脏主持和调节水液代谢的作用，称作肾的"气化"作用。

人体的水液代谢包括两个方面：一是将水谷精微中具有濡养滋润脏腑组织作用的津液输布周身；二是将各脏腑组织代谢利用后的浊液排出体外。这两方面，均赖肾的气化作用才能完成。

在正常情况下，水饮入胃，由脾的运化和转输而上输于肺，肺的宣发和肃降而通调水道，使清者（有用的津液）以三焦为通道而输送到全身，发挥其生理作用；浊者（代谢后的津液）则化为汗液、尿液和气等分别从皮肤汗孔、呼吸道、尿道排出体外，从而维持体内水液代谢的相对平衡。在这一代谢过程中，肾的蒸腾气化，使肺、脾、膀胱等脏腑在水液代谢中发挥各自的生理作用。被脏腑组织利用后的水液（清中之浊者）从三焦下行而归于肾，经肾的气化作用分为清浊两部分。清者，再通过三焦上升，归于肺而布散于周身；浊者变成尿液，下输膀胱，从尿道排出体外，如此循环往复，以维持人体水液代谢的平衡（图2-1）。

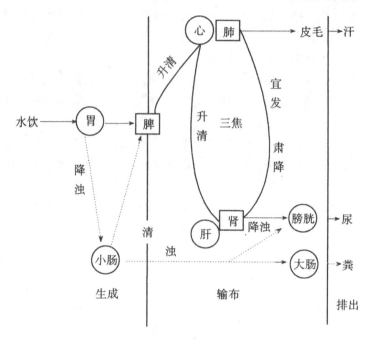

图2-1　水液代谢示意图

肾的开阖作用对人体水液代谢的平衡有一定的影响。"开"就是输出和排出，"阖"就是关闭，以保持体液相对稳定的储存量。在正常生理状态下，由于人的肾阴、肾阳是相对平衡的，肾的开阖作用也是协调的，因而尿液排泄也就正常。

综上所述，人体的水液代谢与肺、脾、胃、肾、小肠、大肠、膀胱、三焦等脏腑有密切关系，而肺的宣肃、脾的运化和转输、肾的气化则是调节水液代谢平衡的中心环节。其中，以肺为标，以肾为本，以脾为中流砥柱。肾的气化作用，贯穿于水液代谢的始终，居于极其重要的地位，所以有"肾者主水"，"肾为水脏"之说。

在病理上，肾主水功能失调，气化失职，开阖失度，就会引起水液代谢障碍。气化失常，关门不利，阖多开少，小便的生成和排泄发生障碍可引起尿少、水肿等病理现象；若开多阖少，又可见尿多、尿频等症。

3. 肾主纳气：纳，即固摄、受纳的意思。肾主纳气，是指肾有摄纳肺吸入之气而调节呼吸的作用。人体的呼吸运动，虽为肺所主，但吸入之气，必须下归于肾，由肾气为之摄纳，呼吸才能通畅、调匀。"气根于肾，亦归于肾，故曰肾纳气，其息深深。"（《医编·气》）正常的呼吸运动是肺肾之间相互协调的结果。所以说："肺为气之主，肾为气之根，肺主出气，肾主纳气，阴阳相交，呼吸乃和。"（《类证治裁·卷之二》）

肾主纳气，对人体的呼吸运动具有重要意义。只有肾气充沛，摄纳正常，才能使肺的呼吸均匀，气道通畅。如果肾的纳气功能减退，摄纳无权，吸入之气不能归纳于肾，就会出现呼多吸少，吸气困难，动则喘甚等肾不纳气的病理变化。

4. 主一身阴阳：

（1）肾精、肾气、肾阴、肾阳的关系：五脏皆有阴阳，就物质与功能言，则物质属阴，功能属阳，功能产生于物质，而物质表现功能。

肾精，即肾所藏之精气，是机体生命活动之本，也是肾脏生理功能的物质基础，对机体各种生理活动起着极其重要的作用。

肾气，即肾精所化之气，实指肾脏的生理功能而言。精化为气，故肾气是由肾精而产生的，肾精与肾气的关系，实际上就是物质与功能的关系。为了在理论上实际上全面阐明肾精的生理效应，又将肾气，即肾脏的生理功能，概括为肾阴和肾阳两个方面。

（2）肾阴肾阳为脏腑阴阳之本：肾为水火之宅，寓真阴而涵真阳，为五脏六腑之本。五脏六腑之阴，非肾阴不能滋生，五脏六腑气阳，非肾阳不能温养。肾阴为全身诸阴之本，肾阳为全身诸阳之根。

肾阴，又称元阴、真阴、真水，为人体阴液的根本，对机体各脏腑组织起着滋养、濡润作用。

肾阳，又称元阳、真阳、真火，为人体阳气的根本，对机体各脏腑组织起着推动、温煦作用。

肾阴和肾阳，二者之间，相互制约、相互依存、相互为用，维持着人体生理上的动态平衡。

从阴阳属性来说，精属阴，气属阳，所以有时也称肾精为"肾阴"，肾气为"肾阳"。这里的"阴"和"阳"，是指物质和功能的属性而言的。

在病理情况下，由于某些原因，肾阴和肾阳的动态平衡遭到破坏而又不能自行恢复时，即能产生肾阴虚和肾阳虚的病理变化。肾阴虚，则表现为五心烦热，眩晕耳鸣，腰膝酸软，男子遗精，女子梦交等症状；肾阳虚，则表现为精神疲惫，腰膝冷痛，形寒肢冷，小便不利或遗尿失禁，以及男子阳痿，女子宫寒不孕等性功能减退和水肿等症状。若肾虚而无明显寒象或热象，表现为小便频数清长，遗尿，小便失禁，滑精早泄，大便失禁或五更泄泻，月经不调或崩漏，小产，滑胎等肾气不固，封藏失职的症状，称为肾气不固；无明显的寒象或热象，而出现头晕耳鸣，腰酸膝软，小儿生长发育不良等，则是肾精亏损之候。

由于肾阴与肾阳之间的内在联系，在病变过程中，常互相影响，肾阴虚发展到一定程度的时候，可以累及肾阳，发展为阴阳两虚，称作"阴损及阳"；肾阳虚到一定程度的时候，也可累及肾阴，发展为阴阳两虚，称作阳损及阴。

表 2-9　　　　　　　　　肾 的 生 理 功 能 简 表

主要功能	生 理 意 义	病 理 意 义
肾藏精	1. 肾主生殖：促进生殖繁衍，对生殖功能起决定作用 2. 促进生长发育：机体生长、壮、老、已的自然规律与肾精盛衰密切相关 3. 参与血液生成：肾精化血 4. 抵御外邪侵袭	生殖功能减退，不育 生长发育障碍：小儿发育迟缓，成人未老先衰 血液生长障碍：血虚
肾主水液	肾的气化是调节人体水液代谢平衡的中心环节，故称肾为水脏	气化失常，开阖失度，水液代谢障碍，或尿少水肿，或尿多尿频
肾主纳气	肾为气之根，摄纳肺气下归于肾而调节呼吸	肾失摄纳气，则呼吸困难，喘促气短
肾主一身阴阳	肾阴为人身诸阴之本，肾阳为人身诸阳之根	久病必及肾，肾之阴阳虚衰必累及其他脏腑之阴阳

（三）肾与肢体官窍的关系（表2-10）

1. 肾主骨：骨，泛指人的骨骼。骨骼具有储藏骨髓，支持形体和主管运动的功能。骨骼的生理功能与肾精有密切关系。肾藏精，精生髓，髓又能养骨。髓藏于骨骼之中，称为骨髓。所以，肾精充足，则骨髓充盈，骨骼得到骨髓的滋养，才能强劲坚固。总之，肾精具有促进骨骼的生长、发育、修复的作用，故称："肾主骨"。如果，肾精虚少，骨髓空虚，就出现骨骼软弱无力，甚至骨骼发育障碍。所以，小儿囟门迟闭，骨软无力，以及老年人的骨质脆弱，易于骨折等，均与肾精不足有关。

齿为骨之余，齿与骨同出一源，也是由肾精所充养。齿为肾之标、骨之本。牙齿的生长、脱落与肾精的盛衰有密切关系。所以，小儿牙齿生长迟缓，成人牙齿松动或早期脱落，都是肾精不足的表现，常用补益肾精的方法治疗，每多获效。

2. 肾华在发：发，即头发，又名"血余"。发之营养来源于血，故称"发为血之余"。但发的生机根源于肾。因为肾藏精，精能化血，精血旺盛，则毛发壮而润泽，故又说肾"其华在发"。由于发为肾之外候，所以发的生长与脱落，润泽与枯槁，与肾精的关系极为密切。青壮年时，精血充沛，则毛发光泽黑润；老年的精血衰微，毛发花白枯槁而易脱落。一般说来，这是正常的生理现象。但因久病而见头发稀疏、枯槁、脱落，或未老先衰，头发枯萎，早脱早白者，则责之肾精不足和血虚。

3. 肾开窍于耳及二阴：耳的听觉功能，前阴的排尿和生殖功能，以及后阴的排便功能，与肾密切相关。

（1）肾开窍于耳："耳者，司听之窍也。"（《医宗金鉴·针刺心法要诀》）耳是听觉器官，其听觉功能，主要依赖于肾精的充养，所以耳从属于肾。两耳通脑，所听之声归于脑。肾藏精，精生髓，髓聚于脑，精髓充盛，髓海得养，则听觉才会灵敏。若肾精不足，髓海失养，两耳失聪，则听力减退，或耳鸣，或耳聋。此外，人到老年，听力每多减退，这是肾精自然衰减的缘故。

（2）肾开窍于二阴：二阴，即前阴（外生殖器）和后阴（肛门）。

肾与前阴：前阴包括尿道（溺窍）和生殖器（精窍），是排尿和生殖的器官。"前阴有精窍，与溺窍相附，而各不同。溺窍内通膀胱，精窍则内通胞室。女子受胎，男子藏精之所，尤为肾之所司。"（《中西汇通医经精义·上卷》）关于肾与人的生殖功能的关系，已如前述，不再复赘。

尿液的储存和排泄虽属于膀胱的功能，但须依赖肾的气化才能完成。因此，尿频、遗尿、尿失禁，以及尿少或尿闭，均与肾的气化功能有关。

肾与后阴：后阴是排泄粪便的通道。粪便的排泄本是大肠的传导功能。但脏象学说常常把大肠的功能统属于脾的运化。脾之运化赖肾以温煦和滋润，所以，大便的排泄与肾的功能有关。如肾阴不足，可致肠液枯涸而便秘；肾阳虚衰，温煦无权，肠寒气滞，传导无力，则大便艰难；或阳气不足，脾失温煦，运化失常，而致大便泄泻；甚则肾气不固，则久泄滑脱。总之，饮食之受纳在于胃，便溺之排泄关乎肾。故张景岳说："肾为胃关，开窍于二阴，所以二便之开闭，皆肾脏之所主。"（《景岳全书·泄泻》）

表 2-10		肾与肢体官窍的关系简表
主 要 关 系	生 理 意 义	病 理 意 义
肾主骨	肾藏精,精生髓,髓养骨,肾精有促进骨骼的生长、发育、修复的作用 齿为骨之余,肾精充盛,牙齿紧固	肾精虚少,骨髓空虚,则骨痿无力,骨骼发育障碍 齿摇,脱落
肾其华在发	发为血之余,肾精可以化血,肾精充足,血液旺盛,则发黑而光泽	肾之精血不足,则发枯、脱落
肾开窍于耳及二阴	1. 开窍于耳:肾精充足,听觉灵敏 2. 开窍于前阴 　排尿:膀胱气化正常 　生殖:生殖功能正常 3. 开窍于后阴:脾得温煦,大便如常	肾精亏虚,耳鸣耳聋 气化失常,小便异常 生殖功能下降 大便异常,泄泻或便秘

（四）肾与五志五液的关系

1. 恐为肾之志:肾在志为恐。恐是人们对事物惧怕的一种精神状态,恐与惊相似,但为惊不自知,事出突然而惊;恐为自知,欲称胆怯。惊或恐,对机体的生理活动来说,是一种不良刺激。惊属心（一说属肾）,恐属肾,但均与心主神明有关。惊和恐的刺激,能使机体的气机运行紊乱而致病。恐伤肾使肾气不固,则二便失禁,故称"恐则气下"。大惊猝恐,又会伤及心神,则心神不安,手足无措。

但须指出,情志非只有五,虽分属于五脏,但又均由心脏所总司,因为"心为五脏六腑之大主,而总统魂魄,兼该志意,故忧动于心而肺应,思动于心则脾应,怒动于心则肝应,恐动于心则肾应,此所以五志惟心所使也"（《类经·疾病类》）。

2. 唾为肾之液:唾与涎同为口津,即唾液。其中较稠者为唾,较稀薄者为涎。脾之液为涎而肾之液为唾。唾液除了具有湿润与溶解食物,使之易于吞咽,以及清洁和保护口腔的作用外,还有滋养肾精之功。因唾为肾精所化,多唾或久唾,则易耗肾精,所以,气功家常吞咽津唾以养肾精。

（五）肾的生理特性

1. 肾主闭藏:封藏,亦曰闭藏,固密储藏,封固闭藏之谓。肾主封藏是肾的重要生理特性,"主闭藏者,肾也"（《格致余论·阳有余阴不足论》）。肾为先天之本,生命之根,藏真阴而寓元阳,为水火之脏。肾藏精,宜藏而不宜泄;肾主命火,宜潜不宜露,故曰:"肾者主蛰,封藏之本;精之处也"（《素问·六节藏象论》）。人之生身源于肾,生长发育基于肾,生命活动赖于肾。肾是人体阴精之所聚,肾精充则化源足。肾又是生命活动之本原,肾火旺则生命力强,精充火旺,阴阳相济,则生化无穷,机体强健。肾精不可泻,肾火不可伐,犹如木之根,水之源,木根不可断,水源不可竭,灌其根枝叶茂,澄其源流自清。因此,肾脏只宜闭藏而不宜耗泻。肾主闭藏的生理特性体现在藏精、纳气、主水、固胎等各个方面。基于这一生理特性,前人提出了"肾无实不可泻"的学术观点,故治肾多言其补,不论其泻,或以补为泻。但是,肾病并非绝对无实而不可泻,确有实邪亦当用泻。如肾阳不足,气不化水,水湿内停,发为水肿之肾虚水泛证,虚实夹杂,又当扶正祛邪。然而,肾脏具有主蛰伏闭藏的特性,故其病虚多实少,纵然有实邪存在,也是本虚标实,所以,治肾还是以多补少泻为宜。

2. 肾气与冬气相应：肾与冬季、北方、寒、水、咸味等有着内在联系。如冬季寒水当令，气候比较寒冷。水在天为寒，在脏为肾。在人体以肾气变化为著，故冬季以肾病、关节疾病较多为其特点。

总之，五脏与自然界的收受关系旨在说明人体生命活动的节律变化，是与自然密切相关的。

【附】命门

命门一词，始见于《黄帝内经》，谓"命门者，目也"（《灵枢·根结》）。自《难经》始，命门被赋予"生命之门"的含义，它是先天之气蕴藏之所在，人体生化的来源，生命的根本。于是命门就成了藏象学说内容之一，遂为历代医家所重视。

（一）命门的位置

关于命门的位置，历来有不少争论，归纳起来有以下几种。

1. 左肾右命门说：肾有二枚，左肾为肾，右肾为命门之说，始自《难经》，"肾两者，非皆肾也，其左者为肾，右者为命门"（《难经·三十六难》）。自此以后，晋·王叔和《脉经》、宋·陈无择《三因方》、严用和《济生方》、明·李梴《医学入门》等，均尊此说。

2. 两肾总号命门说：明·虞抟否定左为肾右为命门之说，明确指出"两肾总号为命门"，谓："夫两肾固为真元之根本，性命之所关，虽为水脏，而实为相火寓乎其中，愚意当以两肾总号命门。"（《医学正传》）明·张景岳认为："肾两者，坎外之偶也；命门一者，坎中之奇。以一统两，两而包一，是命门总乎两肾，两肾皆属命门。故命门者，为水火之府，为阴阳之宅。为精气之海，为死生之窦。"（《景岳全书·传忠录》）这一学说认为，两肾俱为命门，并非在肾之外另有一个命门。

3. 两肾之间为命门说：以命门独立于两肾之外，位于两肾之间，实以明·赵献可为首倡。他根据《素问·刺禁论》："七节之旁，中有小心"的说法，认为"此处两肾所寄，左边一肾属阴水，右边一肾属阳水，各开一寸五分，中间是命门所居之官，其右旁即相火也，其左旁即天一之真水也"（《医贯》）。这种论点，一直影响到清代，如陈修园《医学三字经》、林佩琴《类证治裁》、张路玉《本经逢原》、黄宫绣《本草求真》等，均宗此说。

4. 命门为肾间动气说：此说虽然认为两肾中间为命门，但其间非水非火，而只是存在一种原气发动之机，同时又认为命门并不是具有形质的脏器。倡此说者首推明·孙一奎，他认为："命门乃两肾中间之动气，非水非火，乃造化之枢纽，阴阳之根蒂，即先天之太极，五行由此而生，脏腑以继而生。若谓属水、属火、属脏、属腑，乃是有形之物，则外当有经络动脉而形于诊，《灵》《素》亦必著之于经也"（《医旨绪余》）。

（二）命门的功能

明代以前，在《难经·三十九难》："命门者……其气与肾通"之说的影响下，把命门的功能笼统地包括在"肾气"概念之中，认为命门的功能与肾的功能有相同之处。直到明代，命门学说得到进一步发展。综合前人的论述，对命门的功能有以下几种认识。

1. 命门为原气所系，是人体生命活动的原动力："命门者，精神之所含，原气之所系也。"（《难经·八难》）

2. 命门藏精舍神，与生殖功能有密切关系："命门者，神精之所舍也；男子以藏精，女子以系胞。"（《难经·三十九难》）说明命门是人体藏精舍神之处，男子用以储藏精气，女子用以联系子宫，实为肾主生殖的一部分功能。陈修园则明确指出："凡称之曰门，皆指出入之处而言也。况身形未生之初父母交会之际，男子施由此门而出，女子受由此门而入，及胎元既定，复由此门而生。故于八门即飞门、户门、吸门、贲门、幽门、阑门、魄门等七冲门（加上溺窍空门）之外，重之曰命门也"（《医学实在易》)，认为命门在女为产门，在男为精关。

3. 命门为水火之宅，包括肾阴、肾阳的功能："命门为元气之根，水火之宅，五脏之阴气，非此不能滋，五脏之阳气，非此不能发"（《景岳全书·传忠录》），"命门之火，谓之元气，命门之水，谓之元精。"（《类经附翼·求正录》）可见，张景岳认为，命门的功能包括了肾阴、肾阳两方面的作用。

4. **命门内寓真火，为人身阳气之根本**："命门者，先天之火也……心得命门而神明有主，如可以应物；肝得命门而谋虑，胆得命门而决断，胃得命门而受纳，脾得命门而转输，肺得命门而治节，大肠得命门而传导，小肠得命门而布化，肾得命门而作强，三焦得命门而决渎，膀胱得命门而收藏，无不借命门之火而温养也。"（《石室秘录》）这种观点把命门的功能，称为命门真火，或命火，也就是肾阳，是各脏腑功能活动的根本。所以，周省吾则进一步强调："命门者，人身之真阳，肾中之元阳是已，非另是一物"（《吴医汇讲》）。

纵观历代医家对命门的认识：从形态言，有有形与无形之争；从部位言，有右肾与两肾之间之辨；从功能言，有主火与非火之争。但对命门的主要生理功能，以及命门的生理功能与肾息息相通的认识是一致的。我们认为肾阳，亦即命门之火，肾阴，亦即张景岳所谓"命门之水"。肾阴，亦即真阴、元阴；肾阳，亦即真阳、元阳。古人言命门，无非是强调肾中阴阳的重要性而已。

第二节　六　　腑

六腑，即胆、胃、小肠、大肠、膀胱、三焦的总称。它们的共同生理功能是"传化物"（表2-11），其生理特点是"泻而不藏"，"实而不能满"。六腑受盛和传化水谷，具有通降下行的特性，故有"六腑以通用，以降为顺"之说。突出强调"通"、"降"二字，若通和降的太过与不及，均属于病态。

一、胆

（一）胆的解剖形态

1. **胆的解剖位置**：胆与肝相连，附于肝之短叶间，肝与胆又有经脉相互络属。

2. **胆的形态结构**：胆是中空的囊状器官，胆内储藏的胆汁，是一种精纯、清净、味苦而呈黄绿色的精汁。所以，胆有"中精之腑"、"清净之腑"、"中清之腑"之名。

胆的解剖形态与其他的腑相类，故为六腑之一。但是，储藏精汁，又与五脏"藏精气"作用相似，由于这个生理特点，所以，胆又属于奇恒之腑之一。

（二）胆的生理功能

1. **储藏和排泄胆汁**：胆汁，别称"精汁"。在现代生理学中，胆汁为肝细胞分泌的外分泌液。其味苦，色黄，有帮助脂肪消化和吸收的功能。中医学认为，胆汁来源于肝脏，它由肝脏形成和分泌出来，然后进入胆腑储藏、浓缩之，并通过胆的疏泄作用而入于小肠。储藏于胆腑的胆汁，由于肝的疏泄而调节胆的疏泄作用，使之排泄、注入肠中，以促进饮食物的消化。若肝胆的功能失常，胆的分泌与排泄受阻，就会影响脾胃的消化功能，而出现厌食、腹胀、腹泻等消化不良症状。若湿热蕴结肝胆，以致肝失疏泄，胆汁外溢，浸渍肝肤，则发为黄疸，以目黄、身黄、小便黄为特征。胆气以下降为顺，若胆气不利，气机上逆，则可出现口苦、呕吐黄绿苦水等。

2. **胆主决断**：决断，判断之谓，即对事物的情况有所断定。胆主决断是指胆在精神意识思维活动过程中，具有判断事物，作出决定的能力。胆主决断的功能，对于防御和消除某些精神刺激（如大惊大恐）的不良影响，以维持和控制气血的正常运行，确保脏器之间的协调关系有着重要的作用。胆气豪壮者，剧烈的精神刺激对其所造成的影响不大，且恢复也较快。所以说，气以胆壮，邪不可干。胆气虚弱的人，在受到精神刺激的不良影响时，则易于形成疾病，表现为胆怯易惊、善恐、失眠、多梦等精神情志病变，常可从胆论治而获效。

（三）胆的生理特性

1. 胆气主升：胆为阳中之少阳，禀东方木德，属甲木，主少阳春升之气，故称胆气主升。胆气主升，实为胆的升发条达之性，与肝喜条达而恶抑郁同义。甲子为五运六气之首，其时应春，且为阳中之少阳。春气升则万物皆安，这是自然界的规律。人与天地相参，在人体则胆主甲子，胆气升发条达，如春气之升，则脏腑之气机调畅。胆气主升之升，谓木之升，即木之升发疏泄。胆气升发，疏泄正常，则脏腑之气机升降出入正常，从而维持其正常的生理功能。故曰："胆者，少阳春升之气；胆气升则万物安，故胆气春升，则余脏从之；胆气不升，则飧泄、肠澼不一而起矣。"（《脾胃论·脾胃虚实传变论》）

2. 性喜宁谧：宁谧，清宁寂静之谓。胆为清净之府，喜宁谧而恶烦扰。宁谧而无邪扰，胆气不刚不柔，禀少阳温和之气，则得中正之职，而胆汁疏泄以时，临事自有决断。邪在胆，或热，或湿，或痰，或郁之扰，胆失清宁而不谧，失少阳柔和之性而壅郁，则呕苦、虚烦、惊悸、不寐，甚则善恐如人将捕之状。临床上用温胆汤之治虚烦不眠、呕苦、惊悸，旨在使胆复其宁谧温和之性而得其正。

二、胃

（一）胃的解剖形态

1. 胃的解剖位置：胃位于膈下，腹腔上部，上接食管，下通小肠。胃又称胃脘，分上、中、下三部：胃的上部为上脘，包括贲门；下部为下脘，包括幽门；上下脘之间名为中脘。贲门上接食管，幽门下接小肠，为饮食物出入胃腑的通道。

2. 胃的形态结构：胃的外形为曲屈状，有大弯小弯。《灵枢·平人绝治》说："胃横屈，受水谷，其胃形有大弯小弯。"《灵枢·肠胃》又说："胃纡曲屈。"

（二）胃的生理功能

1. 受纳水谷：受纳，是接受和容纳之意。胃主受纳是指胃接受和容纳水谷的作用。饮食入口，经过食管，容纳于胃腑，故称胃为"太仓"、"水谷之海"。机体的生理活动和气血津液的化生，都需要依靠饮食物的营养，所以，又称胃为水谷气血之海。胃是接受、容纳饮食物之腑。若胃有病变，就会影响胃的受纳功能，而出现纳呆、厌食、胃脘胀闷等症状。

胃主受纳功能的强弱，取决于胃气的盛衰，反映于能食与不能食。能食，则胃的受纳功能强；不能食，则胃的受纳功能弱。

2. 腐熟水谷：腐熟，是饮食物经过胃的初步消化，形成食糜的过程。胃主腐熟，指胃将食物消化为食糜的作用。胃接受由口进入之水谷后，依靠胃的腐熟作用，将水谷变成食糜，经过初步消化，其精微物质由脾之运化而营养周身；未被消化的食糜则下行于小肠，不断更新，形成了胃的消化过程。如果胃的腐熟功能低下，就出现胃脘疼痛、嗳腐食臭等食滞胃脘之候。

胃主受纳和腐熟水谷的功能，必须和脾的运化功能相配合，才能顺利完成。所以说："脾，坤土也。坤助胃气消腐水谷，脾气不转，则胃中水谷不得消磨。"（《注解伤寒论》）脾胃密切合作，才能使水谷化为精微，以化生气血津液，供养全身，故脾胃合称为后天之本，气血生化之源。饮食营养和脾胃的消化功能，对人体生命和健康至关重要。所以说："人以水谷为本，故人绝水谷则死。"（《素问·平人气象论》）

中医学非常重视"胃气"，认为"人以胃气为本"，胃气强则五脏俱盛，胃气弱则五脏俱衰。有胃气则生，无胃气则死。所谓胃气，一是指胃的生理功能和生理特性。胃为水谷之海，有受纳腐熟水谷的功能，又有以降为顺，以通为用的特性。这些功能和特性的统称，谓之胃气。由于胃气影响整个消化系统的功能，直接关系到整个机体的营养来源。因此，胃气的盛衰有无，关系到人体的生命活动和存亡。在人体生命活动中，具有十分重要的意义。所以，在临床治病时，要时刻注意保护胃气。二是指脾胃功能在脉象上的反映，即脉有从容和缓之象。因为脾胃有消化饮食，摄取水谷精微以营养全身的重要作用，而水谷精微又是通过经脉输送的，故胃气的盛衰有无，可以从脉象表现出来。有胃气之脉以和缓有力，不快不慢为其特点。

（三）胃的生理特性

1. 胃主通降：胃主通降与脾气主升相对。胃主通降是指胃腑气机宜通畅、下降，以维持其正常的生理功能。饮食物入胃，经过胃的腐熟，初步进行消化之后，必须下行入小肠，再经过小肠的分清泌浊，其浊者下移于大肠，然后变为大便排出体外。这是由胃气的下行作用而完成的。所以，胃气贵于通降，以下行为顺。中医的脏象学说以脾胃升降来概括整个消化系统的生理功能。因此，胃的通降作用，还包括小肠将食物残渣下输于大肠和大肠传化糟粕的功能在内。脾宜升则健，胃宜降则和，脾升胃降，彼此协调，共同完成饮食物的消化吸收。

胃之通降是降浊，降浊是受纳的前提条件。所以，胃失通降，饮食物及残渣就不能下行，停留于胃，不仅可以影响食欲，而且也可导致浊气上逆，从而出现纳呆脘闷、胃脘胀满或疼痛、大便秘结等胃失和降等症。如果胃气不仅不降反而上冲，则可发生恶心、呕吐、呃逆、嗳气等胃气上逆之候。又因脾胃居中，为人体气机升降的枢纽，所以胃气不降，不仅直接导致中焦不和，而且也影响其他脏腑的气机升降，从而出现各种病理变化。

2. 喜润恶燥：喜润恶燥是指胃喜于滋润而恶于燥烈的特性。中医运气学说认为，风寒热火湿燥六气，分主三阴三阳，即风主厥阴，热主少阴，湿主太阴，火主少阳，燥主阳明，寒主太阳。"阳明之上，燥气主之"（《素问·天元纪大论》），燥主阳明，指运气而言。人与天地相应，在人体，阳明为六经之阳明经，即是足阳明胃经、手阳明大肠经。胃与大肠皆禀燥气。"人身禀天地之燥气，于是有胃与大肠，二者皆消导水谷之府，惟其禀燥气，是以水入则消之使出，不得停胃中。"（《伤寒论浅注补正·卷二》）概言之，胃喜润恶燥的特性，源于运气学说中的标本中气理论，即"阳明之上，燥气主之，中见太阴"（《素问·天元纪大论》）。胃禀燥之气化，方能受纳腐熟而主通降，但燥赖水润湿济为常。所谓"恶燥"，恶其太过之谓。"喜润"，意为喜水之润。胃禀燥而恶燥，赖水以济燥。故曰："胃喜柔润"，"阳明燥土，得阴自安。"（《临证指南医案·卷二》）胃之受纳腐熟，不仅赖胃阳的蒸化，更需胃液的濡润。胃中津液充足，方能消化水谷，维持其通降下行之性。因为胃为阳土，喜润而恶燥，故其病易成燥热之害，胃阴每多受伤。所以，在治疗胃病时，要注意保护胃阴，即使必用苦寒泻下之剂，也应中病即止，以祛除实热燥结为度，不可妄施苦寒，以免化燥伤阴。

总之，胃喜润恶燥之性，主要体现在两个方面：一是胃以阳体而合阴精，阴精则降。胃气下降必赖胃阴的濡养。二是胃之喜润恶燥与脾之喜燥恶湿，阴阳互济，从而保证了脾升胃降的动态平衡。

三、小肠

（一）小肠的解剖形态

1. 小肠的解剖位置：小肠位于腹中，上端接幽门与胃相通，下端接阑门与大肠相连，是进一步消化饮食的器官。小肠与心之间有经络相通，二者互相络属，故小肠与心相为表里。

2. 小肠形态结构：小肠呈纡曲回环叠积之状，是一个中空的管状器官。"小肠附后脊，左环回周叠积，其注于回肠（即大肠）者外附于脐上，回运环反十六曲。"（《灵枢·肠胃》）

（二）小肠的生理功能

1. 受盛化物：受盛者，接受，以器盛物之意。化物，变化、消化、化生之谓。小肠的受盛化物功能，主要表现在两个方面：一是小肠盛受了由胃腑下移而来的初步消化的饮食物，起到容器的作用，即受盛作用；二指经胃初步消化的饮食物，在小肠内必须停留一定的时间，由小肠对其进一步消化和吸收，将水谷化为可以被机体利用的营养物质。在病理上，小肠受盛功能失调，传化停止，则气机失于通畅，滞而为痛，表现为腹部疼痛等。如化物功能失常，可以导致消化、吸收障碍，表现为腹胀、腹泻、便溏等。

2. 泌别清浊：泌，即分泌。别，即分别。所谓泌别清浊，是指小肠对承受于胃的饮食物，在进一步消化的同时，并随之进行分清别浊的作用。分清，就是将饮食物中的精华部分，包括饮料化生的津液和食物化生的精微，进行吸收，再通过脾升清散精的作用，上输心肺，输布全身，供给营养。别浊，则体现为两个方面：其一，是将饮食物的残渣糟粕，通过阑门传送到大肠，形成粪便，经肛门排出体外；其二，是将剩余的水分经肾脏气化作用渗入膀胱，形成尿液，经尿道排出体外。因为小肠在泌别清浊过程中，参与了人体的水液代谢，故有"小肠主液"之说。所以，张景岳说："小肠居胃之下，受盛胃中水谷而分清浊，水液由此而渗入前，糟粕由此而归于后，脾气化而上升，小肠化而下降，故曰化物出焉"（《类经·脏象类》）。

小肠分清别浊的功能正常，则水液和糟粕各走其道，而二便正常。若小肠功能失调，清浊不分，水液归于糟粕，即可出现水谷混杂，便溏泄泻等。因"小肠主液"，故小肠分清别浊功能失常不仅影响大便，而且也影响小便，表现为小便短少。所以泄泻初期常用"利小便即所以实大便"的方法治疗。

（三）小肠的生理特性

小肠具有升清降浊的生理特性。小肠化物而泌别清浊，将水谷化为精微和糟粕，精微赖脾气之升而输布全身，糟粕靠小肠之通降而下传入大肠。升降相因，清浊分别，小肠而司受盛化物之职。否则，升降紊乱，清浊不分，则现呕吐、腹胀、泄泻之候。小肠之升清降浊，实为脾之升清和胃之降浊功能的具体体现。

四、大肠

（一）大肠的解剖形态

1. 大肠的解剖位置：大肠亦位于腹腔之中，其上段称"回肠"；下段称"广肠"。其上口在阑门处与小肠相接，其下端紧接肛门。大肠与肺有经脉相连相互络属，故互为表里。

2. 大肠的形态结构：大肠呈回环叠积状，包括回肠和广肠（即乙状结肠和直肠），为传导糟粕，排泄粪便的器官。

（二）大肠的生理功能

1. 传导糟粕：大肠接受由小肠下移的饮食残渣，再吸收其中剩余的水分和养料，使之形成粪便，经肛门而排出体外。所以大肠的主要功能是传导糟粕，排泄大便。

大肠有病，传导失常，主要表现为大便质和量的变化和排便次数的改变。如大肠传导失常，就会出现大便秘结或泄泻。若湿热蕴结于大肠，大肠气滞，又会出现腹痛、里急后重、下痢脓血等。

2. 吸收津液：大肠接受由小肠下注的饮食物残渣和剩余水分之后，将其中的部分水液重新再吸收，使残渣糟粕形成粪便而排出体外。大肠这种重新吸收水分功能，说明大肠与体内水液代谢有关，故有"大肠主津"之说。所以，大肠的病变多与津液有关。如大肠虚寒，无力吸收水分，则水谷杂下，出现肠鸣、腹痛、泄泻等；大肠实热，消烁水分，肠液干枯，肠道失润，又会出现大便秘结不通之症。

（三）大肠的生理特性

大肠在脏腑功能活动中，始终处于不断地承受小肠下移的饮食残渣和形成粪便而排泄糟粕，表现为积聚与输送并存，实而不能满的状态，故以降为顺，以通为用。六腑以通为用，以降为顺，尤以大肠为最。所以，通降下行，更虚更实，为大肠的重要生理特性。大肠通降失常，以糟粕内结，壅塞不通为多，故有"肠道易实"之说。

五、膀胱

（一）膀胱的解剖形态

1. 膀胱的解剖位置：膀胱又称尿胞，位于下腹部，居肾之下，大肠之前。

2. 膀胱的形态结构：膀胱，其上有输尿管与肾脏相通，其下有尿道，开口于前阴，称为溺窍。

（二）膀胱的生理功能

1. 储存尿液：在人体津液代谢过程中，水液通过肺、脾、肾三脏的作用，布散全身，发挥濡润机体的作用。被人体利用之后，即是"津液之余"者，下归于肾。经肾的气化作用，升清降浊，清者回流体内，浊者变成尿液，下输于膀胱。所以说，"津液之余者，入胞胂则为小便"，"小便者，水液之余也"（《诸病源候论·膀胱病候》）。尿为津液所化，小便与津液常常相互影响。如果津液缺乏，则小便短少；反之，小便过多也会丧失津液。

2. 排泄小便：尿储存于膀胱，达到一定容量时，通过气化作用，可及时地自主地从溺窍排出体外。

膀胱的储尿和排尿功能，全赖于肾的气化功能。所谓膀胱气化，实际上，属于肾的气化作用。

（三）膀胱的生理特性

膀胱具有司开合的生理特性。膀胱为人体水液汇聚之所，故称之为"津液之腑"、"州都之官"。膀胱赖其开合作用，以维持其储尿和排尿的协调平衡。

肾合膀胱，开窍于二阴，"膀胱者，州都之官，津液藏焉，气化则能出矣。然肾气足则化，肾气不足则不化。入气不化，则水归大肠而为泄泻。出气不化，则闭塞下焦而为癃肿。小便之利，膀胱主之，实肾气主之也"（《笔花医镜》）。

膀胱的储尿和排尿功能，全赖于肾的固摄和气化功能。若肾气的固摄和气化功能失常，则膀胱的气化失司，开合失权，可出现小便不利或癃闭，以及尿频、尿急、遗尿、小便不禁等，故曰："膀胱不利为癃，不约为遗尿"（《素问·宣明五气篇》）。所以，膀胱的病变多与肾有关，临床治疗小便异常，常从肾治之。

六、三焦

（一）三焦的解剖形态

三焦，是脏象学说中的一个特有名称。三焦是上焦、中焦、下焦的合称，为六腑之一。对三焦解剖形态的认识，历史上有"有名无形"和"有名有形"之争。即使是有形论者，对三焦实质的争论，至今尚无统一看法。但对三焦生理功能的认识，基本上还是一致的。

三焦，作为六腑之一，一般认为，它是分布于胸腹腔的一个大腑，惟三焦最大，无与匹配，故有"孤府"之称。正如张景岳所说："三焦者，确有一腑，盖脏腑之外，躯壳之内，包罗诸脏，一腔之大腑也。"（《类经·脏象类》）

关于三焦的形态，作为一个学术问题，可以进一步探讨，但是，这一问题对脏象学说本身说来并不是主要的。因为脏腑概念与解剖学的脏器概念不同，中医学将三焦单独列为一腑并非仅仅是根据解剖，而更重要的是根据生理病理现象的联系而建立起来的一个功能系统。

总观三焦，膈以上为上焦，包括心与肺；横膈以下到脐为中焦，包括脾与胃；脐以下至二阴为下焦，包括肝、肾、大小肠、膀胱、女子胞等。其中肝脏，按其部位来说，应划归中焦，但因它与肾关系密切，故将肝和肾一同划归下焦。实际上，三焦就是五脏六腑全部功能的总体。

（二）三焦的生理功能

1. 通行元气：元气（又名原气）是人体最根本的气，根源于肾，由先天之精所化，赖后天之精以养，为人体脏腑阴阳之本，生命活动的原动力。元气通过三焦而输布到五脏六腑，充沛于全身，以激发、推动各个脏腑组织的功能活动。所以说，三焦是元气运行的通道。气化运动是生命的基本特征。三焦能够通行元气，元气为脏腑气化活动的动力。因此，三焦通行元气的功能，关系到整个人体的气化作用。故曰："三焦者……总领五脏六腑营卫经络，内外上下左右之气也。三焦通，则内外上下皆通也。其于周身灌体，和调内外，营左养右，导上宣下，莫大于此者也。"（《中藏经》）

2. 运行水谷：人体的饮食水谷，特别是水液的消化吸收，输布排泄，是由多个脏器参加，共同完成的一个复杂的生理过程，其中三焦起着重要的作用。故曰："三焦者，水谷之道"（《难经·三十一难》），"三焦者，决渎之官，水道出焉"（《素问·灵兰秘典论》）。在水液代谢过程中，三焦有疏通水道、运行水液的作用，是水液升降出入的通路。如果三焦水道不利，则肺、脾、肾等输布调节水液代谢的功能也难以实现其应有的生理效应。所以，又把水液代谢的协调平衡作用，称作"三焦气化"。

（三）三焦的生理特性

1. 上焦如雾：上焦如雾是指上焦主宣发卫气，敷布精微的作用。上焦接受来自中焦脾胃的水谷精微，通过心肺的宣发敷布，布散于全身，发挥其营养滋润作用，若雾露之溉。故称"上焦如雾"。因上焦接纳精微而布散，故又称"上焦主纳"。

2. 中焦如沤：中焦如沤是指脾胃运化水谷，化生气血的作用。胃受纳腐熟水谷，由脾之运化而形成水谷精微，以此化生气血，并通过脾的升清转输作用，将水谷精微上输于心肺以濡养周身。因为脾胃有腐熟水谷，运化精微的生理功能，故喻之为"中焦如沤"。因中焦运化精微，化生气血，故称"中焦主化"。

3. 下焦如渎：下焦如渎是指肾、膀胱、大小肠等脏腑主分别清浊，排泄废物的作用。下焦将饮食物的残渣糟粕传送到大肠，变成粪便，从肛门排出体外，并将体内剩余的水液，通过肾和膀胱的气化作用变成尿液，从尿道排出体外。这种生理过程具有向下疏通，向外排泄之势，故称"下焦如渎"。因下焦疏通二便，排泄废物，故又称"下焦主出"。

综上所述，三焦关系到饮食水谷受纳、消化吸收与输布排泄的全部气化过程，所以说，三焦是通行元气，运行水谷的通道，是人体脏腑生理功能的综合。

表 2-11　　　　　　　　　　　　六腑生理功能简表

	主要功能	生 理 意 义	病 理 意 义
胆	1. 储藏和排泄胆汁 2. 胆主决断	胆汁来源于肝，注于小肠中，以助消化 与人的勇怯有关	胆汁排泄障碍，可致黄疸，且影响消化功能 胆怯易惊等精神情志异常
胃	1. 受纳水谷 2. 腐熟水谷 3. 胃主通降	为水谷之海 初步消化饮食物 将食糜下移于肠，胃气以下行为顺	食欲异常 消化障碍 胃气上逆，可致中焦不和，影响全身气机升降
小肠	1. 受盛化物 2. 小肠主液	受纳由胃下移的初步消化的饮食物，进一步消化和吸收 分清：吸收精微 泌浊：将水液和糟粕渗入膀胱和排到大肠，形成尿液和大便	消化吸收障碍 二便失常
大肠	1. 传导糟粕 2. 大肠主津	形成粪便，排出大便 再吸收水分	大便异常
膀胱	1. 储存尿液 2. 排泄小便	膀胱气化作用，发挥储存和排尿功能	小便异常
三焦	1. 通行元气 2. 运行水谷	上焦如雾，中焦如沤，下焦如渎	影响全身的气化活动

第三节　奇恒之腑

脑、髓、骨、脉、胆、女子胞，总称为奇恒之腑。奇恒之腑的形态似腑，多为中空的管腔性器官，而功能似脏，主藏精。形态似腑，功能似脏，似腑非腑，似脏非脏，为其重要生理特性。其中除胆为六腑之一外，其余的都没有表里配合，也没有五行的配属，而与奇经八脉有关。

一、脑

(一) 脑的解剖形态

脑，又名髓海、头髓，位居颅腔之中，上至颅囟，下至风府（督脉的一个穴位，位于颈椎第1椎体上部）。

脑深藏于头部，位于人体最上部，其外为头面，内为脑髓。风府以下，脊椎骨内之髓称为脊髓。脊髓项后复骨（第6颈椎以上的椎骨）下之髓孔上通于脑，合称为脑髓。脑与颅骨合之谓之头，即头为头颅与头髓的概称。

脑由精髓汇集而成，不但与脊髓相通，上至脑，下至尾骶，皆精髓升降之道路，而且和全身的精微有关。故曰："诸髓者，皆属于脑"（《素问·五脏生成篇》），"脑为髓之海"（《灵枢·海论》）。

(二) 脑的生理功能

1. 主宰生命活动：脑为一身精华之所在，为生命的枢机。"脑不可伤……刺头，中脑户，入脑立死。"（《素问·刺禁论》）"头者，身之元首，人神之所在。"（《备急千金要方》）得神则生，失神则死。

2. 主藏元神：中医学对脑与精神意识思维活动的关系，已有了较为正确的认识，称"头者，精明之腑"，"脑为元神之府"。清·汪认庵则认为"今人每记忆往事，必闭目上瞪而思索之，此即凝神于脑之意也。"（《本草备要》）其后，清·王清任则明确地指出："灵性记忆不在心在脑"（《医林改错》），说明脑具有精神意识、思维功能。

脑主藏元神的功能正常，则精神饱满，意识清楚，思维灵敏，记忆力强，语言清晰，情志正常。如果这种功能失常，或精神错乱，躁动不安，举止失常，妄动妄言，甚则衣被不敛，骂詈不避亲疏，登高而歌，弃衣而走，逾垣上屋等，此为神明之乱之实证。或精神委靡，思维迟钝，头晕目眩，耳鸣耳聋，膝胫酸软，四肢乏力，记忆力下降等，此为之虚者。

3. 脑主感觉运动：中医学远在《黄帝内经》时代就已经把视觉、听觉等生理病理与脑联系起来了。在以后的发展中，进一步认识到视、听、言、嗅等感觉功能皆归于脑。正如明·王惠源所说："五官居于身上，为知觉之具，耳目口鼻聚于首，最显最高，便于接物。耳目口鼻之所导人，最近于脑，必以脑先受其象而觉之，而寄之，而存之也。"（《医学原始》）清·王清任则更加明确地指出："两耳通脑，所听之声归脑；两目系如线长于脑，所见之物归脑，鼻通于脑，所闻香臭归于脑；小儿周岁脑渐生，舌能言一二字。"（《医林改错》）

脑主感觉运动功能正常，则视物精明，听力正常，嗅觉灵敏，感觉正常。若其功能失常，不论虚实，都会表现为听觉失聪，视物不明，嗅觉不灵，感觉迟钝。

(三) 脑与五脏的关系

关于人的精神意识思维活动，中医学有心主神志说、五脏藏神说和脑为元神之腑说，强调人的精神意识思维活动在五脏系统整体调节的基础上，以心为主宰，而脑的功能又隶属于心主神志之下。脑为元神之府与心主神志的关系，在"心主神志"中已作了详细论述。本节只就脑与五脏的关系简要介绍之。

脏象学说，将脑的生理病理，统归于心而分属于五脏，认为心是君主之官，五脏六腑之大主，神明之所出，精神之所舍。把人的精神意识和思维活动统归于心，称之曰"心藏神"。但是，又把神分为神、魂、魄、意、志五种不同的表现，分别归属于心、肝、肺、脾、肾五脏，所谓"五神脏"。在五脏中，神与心、肝、肾的关系更为密切，尤以肾为最。因为心主神志，虽然五脏皆藏神，但都是在心的统领下而发挥作用。肝主疏泄，又主谋虑，调节精神情志。肾藏精，精生髓，髓聚于脑，故脑的生理与肾的关系尤为密切。肾精充盈，髓海得养，脑的发育健全，则精力充沛，耳聪目明，思维敏捷，动作灵巧。若肾精亏少，髓海失养，脑髓不足，可见头晕、健忘、耳鸣，甚则记忆减退、思维迟钝等症。因此，对于精神意识思维活动异常的精神情志疾病，决不能简单地归结为心藏神的病变，而与其他四脏无关；对于脑的病变，也不能简单地仅仅责之于肾，而与其他四脏无关。

总之，脑的功能隶属于五脏，与肾脏的关系尤为密切。五脏功能旺盛，精髓充盈，清阳升发，窍系通畅，则脑能正常发挥其生理作用。

二、髓

(一) 髓的解剖形态

髓，是骨腔中一种膏样物质。髓以先天之精为物质基础，并得到后天之精的不断补充。髓有骨髓、脊髓和脑髓之分。藏于一般骨者为骨髓，藏于脊椎管内者为脊髓，脊髓经项后复骨（指第 6 颈椎以上的椎骨）下之骨孔，上通于脑，汇藏于脑的骨髓称为脑髓。故曰："脑为髓海，乃聚髓处，非生髓之处。究其本源，实由肾中真阴真阳之气，酝酿化合而成……缘督脉上升而贯注于脑。"（《医学衷中参西录·脑气筋辩》）脊髓和脑髓是上下升降，彼此交通的，合称为脑脊髓。故滑伯仁说："髓自脑下注于大杼（足太阳膀胱经的经穴名，位于背部，当第 1 胸椎棘突下旁开一寸五分处——作者注），大杼渗入脊心，下贯尾骶，渗诸骨节。"（《难经本义》）

(二) 髓的生理功能

1. 充养脑髓：脑为髓海，饮食所化生的精微和肾所藏之精气，化而为髓，不断地补益脑髓，以维持脑的正常生理功能。故曰："内肾之命门，为生髓养脑之元气也。其精中之精气，上养脑神，精中之柔液，统养百骸。其液出脑，由项贯督入脊，旁络全体。"（《医经玉屑》）先天不足或后天失养，以致肾精不足，不能生髓充脑，可以导致髓海空虚，出现头晕耳鸣、两眼昏花、腰胫酸软、记忆减退，或小儿发育迟缓、囟门迟闭、身体矮小、智力动作迟钝等症状。

2. 滋养骨骼：髓藏骨中，骨赖髓以充养。肾精充足，骨髓生化有源，骨骼得到骨髓的滋养，则生长发育正常，才能保持其坚刚之性。所以说："盖髓者，肾精所生，精足则髓足；髓在骨内，髓足则骨强，所以能作强而才力过人也。"（《中西汇通医经精义·上卷》）若肾精亏虚，骨髓失养，就会出现骨骼脆弱无力，或发育不良等。

3. 化生血液：肾藏精，精生髓，骨为髓之府，"骨髓坚固，气血皆从"（《素问·生气通天论》）。可见，中医学已认识到骨髓是造血器官，骨髓可以生血，精髓为化血之源。因此，血虚证，常可用补肾填精之法治之。

三、骨

(一) 骨的解剖形态

骨指全身骨骼。中医学远在《黄帝内经》时代，就对骨骼的解剖和功能，有比较详细的记载。如《灵枢·骨度》对人体骨骼的长短、大小、广狭等均有较为正确的描述。《素问·骨空论》则认为，颅骨、肩胛骨等为形如板，无髓腔之扁骨。王冰则认为，四肢的形态是"端直贞干"（王冰注《黄帝内经素问》）。宋代·《洗冤录》中所记载的人体骨骼的名称和数量，与现代解剖学基本相符。

（二）生理功能

1. 储藏骨髓：骨为髓府，髓藏骨中，所以说骨有储藏骨髓的作用。骨髓能充养骨骼，使之坚壮刚强。骨的生长、发育和骨质的坚脆等都与髓的盈亏有密切关系。

2. 支持形体：骨具坚刚之性，能支持形体，保护脏腑，为人身之支架。故云："骨为干。"（《灵枢·经脉》）人体赖骨骼为主干，支撑身形，以维持一定的形态。骨所以能支持形体，实赖于骨髓之营养，骨得髓养，才能维持其固风之性。若精髓亏损，骨失所养，则会出现不能久立，行则振掉之候。

3. 主管运动：人身的筋膜附着于骨骼。骨骼能支持肌肉，筋肉的张缩和髓骼的收展，便形成人体的运动。在运动过程中，骨及由骨组成的关节，起到了支点和支撑并具体实施动作等重要作用。所以，一切运动都离不开骨骼的作用。

综上所述，脑、髓、骨的生理均与肾有关。因肾藏精、精生髓、脑为髓海之故。

四、脉

（一）脉的解剖形态

脉即脉管，为气血运行的通道。故曰："壅遏营气，令无所避，是谓脉。"（《灵枢·决气》）脉与心肺有着密切的联系，心与脉在结构上直接相连，而血在脉中运行，赖气之推动。心主血，肺主气，脉运载血气，三者相互为用，既分工又合作，才能完成气血的循环运行。因此，脉遍布周身内外，而与心肺的关系尤为密切。因脉是气血运行的通道，所以习惯上常"血脉"并称。

（二）脉的生理功能

1. 运行气血：气血在体内循环贯注，运行不息，是在血脉中流行的。"脉者，非气非血，所以行气血者也。"（《类经·脏象类》）血脉能约束和促进气血，使之循着一定的方向运行。饮食物经中焦脾胃的消化吸收，产生水谷精微，通过血脉输送到全身，为全身各脏腑的生理活动提供充足的营养。如果脉中气血数量减少，营养亏乏，就会导致全身气血不足。若脉中气血运行速度异常，运行迟缓则血瘀，血行加速，血液妄行则出血。

2. 传递信息：脉为气血运行的通道。人体各脏腑组织与血脉息息相通。脉与心又密切相连。心脏跳动而推动血液在脉管中流动时产生的搏动，谓之脉搏。脉象的形成，不仅与血、心、脉有关，而且与全身脏腑功能活动也有密切关系。因此，脉搏是全身信息的反映。人体气血之多寡，脏腑功能之盛衰，均可通过脉搏反映出来。所以，通过切脉来推断病理变化，可以诊断疾病。

五、女子胞（附：精室）

（一）女子胞的解剖形态

女子胞，又称胞宫、胞脏、子宫、子脏、子处、血脏，位于小腹部，在膀胱之后，直肠之前，下口（即胞门又称子门）与阴道相连，呈倒置的梨形，是女性的内生殖器官。

（二）女子胞的生理功能

1. 主持月经：月经，又称月信、月事、月水，是女子生殖细胞发育成熟后周期性子宫出血的生理现象。中医学认为，女子胞是女子发育成熟后主持月经的器官。当女子十四岁左右，由于肾气旺盛，子宫发育完全，在天癸的作用下，冲脉通畅，月经开始按时来潮。到了50岁左右，又因为肾气渐衰，天癸竭绝，使冲任不足，就会逐渐出现月经紊乱，乃至绝经。

2. 孕育胎儿：女子在发育成熟后，月经按时来潮，就具备了生殖能力和养育胞胎的作用。此时，两性交媾，男施女受，两精相合，就构成了胎孕。"阴阳交媾，胎孕乃凝，所藏之处，名曰子宫。"（《类经·脏象类》）即孕之后，月经停止来潮，气血下注冲任，达于胞宫以养胎。如是，女子胞又成为胎儿在母体内发育的场所。所谓"女子之胞，一名子宫，乃孕子之处"（《中西汇通医经精义·下卷》）。

女性胞宫的生理功能，虽然与全身脏腑生理活动和精神因素有关，但主要与心、肝、脾、肾，以及冲、任二脉有关，尤以肾和冲任二脉为最。

【附】精室

女子之胞名曰子宫，具有主持月经，孕育胎儿的功能，是女性生殖器官之一。而男子之胞名为精室，精室包括解剖学所说的睾丸、附睾、精囊腺和前列腺等，具有化生和储藏精液、生育繁衍的功能，是男性生殖器官之一。亦属肾所主，与冲任相关。故曰："女子之胞，男子名为精室，乃血气交会，化精成胎之所，最为紧要。"（《中西汇通医经精义·下卷》）

第四节　脏腑之间的关系

人体是一个统一的有机整体，它是由脏腑、经络等许多组织器官所构成的，各脏腑、组织、器官的功能活动不是孤立的，而是整体活动的一个组成部分。它们不仅在生理上互相联系、互相依赖、互相制约，而且还以经络为联系渠道，在各脏腑之间相互传递各种信息，在气血津液环周于全身情况下，形成了一个非常协调和统一的整体。所以，在病理上，也是按着一定规律相互传变、相互影响的。

一、脏与脏之间的关系

脏与脏之间的关系，即五脏之间的关系。"五脏之气，皆相贯通。"（《侣山堂类辨》）心、肺、脾、肝、肾五脏各具不同的生理功能和特有的病理变化，但脏与脏之间不是孤立的而是彼此密切联系着的。

脏与脏之间的关系，不单是表现在形态结构方面，更重要的是它们彼此之间在生理活动和病理变化有着必然的内在联系。因而形成了脏与脏之间相互滋生、相互制约的关系。

关于五脏之间的互相联系及其内在规律的认识，是对五脏系统生理活动规律的科学总结。前人，在理论上多是以五行生克理论，来阐述五脏之间的病理影响。五脏之间的关系早已超越了五行生克乘侮的范围，所以，必须从各脏的生理功能来阐释其相互之间的关系，才能真正揭示出五脏的自动调节机制。

（一）心与肺的关系

心肺同居上焦。心主血，肺主气；心主行血，肺主呼吸。这就决定了心与肺之间的关系，实际上就是气和血的关系。

心主血脉，上朝于肺；肺主宗气，贯通心脉。两者相互配合，保证气血的正常运行，维持机体各脏腑组织的新陈代谢。所以说，气为血之帅，气行则血行；血为气之母，血至气亦至。气属阳，血属阴，血的运行虽为心所主，但必须依赖肺气的推动；积存于肺部的宗气，要贯通心脉，得到血的运载，才能敷布到全身。

肺朝百脉，助心行血，是血液正常运行的必要条件。只有正常的血液循行，才能维持肺主气功能的正常进行。由于宗气具有贯心脉而司呼吸的生理功能，从而加强了血液循行和呼吸之间的协调平衡。因此，宗气是联结心之搏动和肺之呼吸两者之间的中心环节。心与肺，血与气，是相互依存的。气行则血行，血至气亦至。所以，若仅有血而无气的推动，则血失统帅而瘀滞不行。如果仅有气而无血的运载，则气无所依附而涣散不收。

因此，心与肺在病理上的相互影响，也主要表现在气和血两个方面。

$$心与肺—生理 \begin{cases} 心—血 \\ 帅↑ ↓母 \\ 肺—气 \end{cases} \begin{matrix} 气行则血行, \\ 血至气亦至 \end{matrix}$$

（二）心与脾的关系

心主血而行血，脾主生血又统血，所以心与脾的关系，主要是主血与生血，行血与统血的关系。

心与脾的关系主要表现在血的生成和运行，以及心血养神与脾主运化方面的关系。

1. 血液的生成方面：心主血脉而又生血，脾主运化为气血生化之源。心血赖脾气转输的水谷精微以化生，而脾的运化功能又有赖于心血的不断滋养和心阳的推动，并在心神的统率下维持其正常的生理活动。故曰："脾之所以能运行水谷者，气也，气虚则凝滞而不行。得心火以温之，乃健运而不息，是为心火生脾土。"（《医碥·五脏生克》）脾气健运，化源充足，则心血充盈；心血旺盛，脾得濡养，则脾气健运。所以说："脾气入心而变为血，心之所主亦借脾气化生。"（《济阴纲目》引汪琪语）

2. 血液运行方面：血液在脉内循行，既赖心气的推动，又靠脾气的统摄，使血液循经运行而不溢于脉外。所谓："血所以丽气，气所以统血，非血之足以丽气也，营血所到之处，则气无不利焉，非气之足以统血也，卫气所到之处，则血无不统焉，气为血帅故也。"（《张聿青医案》）可见，血能正常运行而不致脱陷妄行，主要靠脾气的主宰和统摄。所以，有"诸血皆运于脾"之说。

心与脾在病理上的相互影响，主要表现在血液的生成和运行方面的功能失调。

$$心与脾—生理 \begin{cases} 心 \\ ↓↑ \\ 脾 \end{cases} \begin{matrix} 主\ 生 \\ \\ 主生血统血 \end{matrix} →血 \begin{cases} 血液生成—脾得血养，健运不息， \\ \quad 化源充足，心血自充 \\ 血液循环—心行血，推动血行不已， \\ \quad 脾统血，血液不溢脉外 \end{cases}$$

（三）心与肝的关系

心主血，肝藏血；心主神志，肝主疏泄，调节精神情志。所以，心与肝的关系，主要是主血和藏血，主神明与调节精神情志之间的相互关系。

心与肝之间的关系，主要表现在血液和神志两个方面。

1. 血液方面：心主血，是一身血液运行的枢纽；肝藏血，是储藏和调节血液的重要脏器。两者相互配合，共同维持血液的运行。所以说"肝藏血，心行之"（王冰注《黄帝内经素问》）。全身血液充盈，肝有所藏，才能发挥其储藏血液和调节血量的作用，以适应机体活动的需要，心亦有所主。心血充足，肝血亦旺，肝所藏之阴血，具有濡养肝体，制约肝阳的作用。所以，肝血充足，肝体得养，则肝之疏泄功能正常，使气血疏通，血液不致瘀滞，有助于心主血脉功能的正常进行。

2. 神志方面：心主神志，肝主疏泄。人的精神、意识和思维活动，虽然主要由心主宰，但与肝的疏泄功能亦密切相关。血液是神志活动的物质基础。心血充足，肝有所藏，则肝之疏泄正常，气机调畅，气血和平，精神愉快。肝血旺盛，制约肝阳，使之勿亢，则疏泄正常，使气血运行无阻，心血亦能充盛，心得血养，神志活动正常。由于心与肝均依赖血液的濡养滋润，阴血充足，两者功能协调，才能精神饱满，情志舒畅。

心与肝在病理上的相互影响，主要反映在阴血不足和神志不安两个方面。

$$
心与肝—生理
\begin{cases}
血液
\begin{cases}
心主血—主持血液运行 \\
肝藏血—储藏调节血量
\end{cases} 相互配合，维持血运 \\
神志
\begin{cases}
心主神明—主宰精神活动 \\
肝主疏泄—调节精神情志
\end{cases} 相互协作，维持神志
\end{cases}
$$

（四）心与肾的关系

心居胸中，属阳，在五行属火；肾在腹中，属阴，在五行属水。心肾之间相互依存，相互制约的关系，称之为心肾相交，又称水火相济、坎离交济，这种关系遭到破坏，形成的病理变化，称之为心肾不交。

心与肾之间，在生理状态下，是以阴阳、水火、精血的动态平衡为其重要条件的。具体体现在以下三个方面。

1. 水火既济：从阴阳、水火的升降理论来说，在上者宜降，在下者宜升，升已而降，降已而升。心位居于上而属阳，主火，其性主动；肾位居于下而属阴，主水，其性主静。心火必须下降于肾，与肾阳共同温煦肾阴，使肾水不寒。肾水必须上济于心，与心阴共同涵养心阳，使心火不亢。肾无心之火则水寒，心无肾之水则火炽。心必得肾水以滋润，肾必得心火以温暖。在正常生理状态下，这种水火既济的关系，是以心肾阴阳升降的动态平衡为其重要条件的。所以说："人之有生，心为之火，居上；肾为之水，居下；水能升而火能降，一升一降，无有穷已，故生意存焉。"（《格致余论·相火论》）水火宜平而不宜偏，水火既济而心肾相交。水就下而火炎上，水火上下，名之曰交，交为既济，不交为未济。总之，心与肾，上下、水火、动静、阴阳相济，使心与肾的阴阳协调平衡，构成了水火既济、心肾相交的关系。

2. 精血互生，心主血，肾藏精，精和血都是维持人体生命活动的必要物质。精血之间相互资生，相互转化，血可以化而为精，精亦可化而为血。精血之间的相互资生为心肾相交奠定了物质基础。

3. 精神互用：心藏神，为人体生命活动的主宰，神全可以益精。肾藏精，精舍志，精能生髓，髓汇于脑。积精可以全神，使精神内守。精能化气生神，为神气之本；神能驭精役气，为精气之主。人的神志活动，不仅为心所主，而且与肾也密切相关。所以说："心以神为主，阳为用；肾以志为主，阴为用。阳则气也、火也。阴则精也、水也。凡乎水火既济，全在阴精上承，以安其神；阳气下藏，以安其志。"（《推求师意》）总之，精是神的物质基

础，神是精的外在表现，神生于精，志生于心，亦心肾交济之义。

在病理上，心与肾之间的关系，主要表现在阴阳水火精血之间的动态平衡失调。

心与肾—生理 $\begin{cases} \text{水火既济—心火下降，肾水上升，水升火降，相交既济} \\ \text{精血互生—血可化精，精能化为血，精血互生，心肾交通} \\ \text{精神互用—神赖血养，志须精舍，心神肾精，相交互用} \end{cases}$

（五）肺与脾的关系

脾主运化，为气血生化之源；肺司呼吸，主一身之气。脾主运化，为胃行其津液；肺主行水，通调水道。所以，脾和肺的关系，主要表现在气和水之间的关系。

脾和肺的关系主要表现于气的生成和津液的输布两个方面。

1. 在气的生成方面：肺主气，脾益气，肺司呼吸而吸入清气，脾主运化而化生水谷精气，上输于肺，两者结合化为宗气（后天之气）。宗气是全身之气的主要物质基础。脾主运化，为气血生化之源，但脾所化生的水谷之气，必赖肺气的宣降才能敷布全身。而肺在生理活动中所需要的津气，又要靠脾运化的水谷精微来充养，故脾能助肺益气。脾为后天之本，赖谷气以生，肺为气化之源，而寄养于脾。因此，肺气的盛衰在很大程度上取决于脾气的强弱，故有"肺为主气之枢，脾为生气之源"之说。总之，肺司呼吸和脾主运化功能是否健旺与气之盛衰有密切关系。

2. 水液代谢方面：肺主行水而通调水道，脾主运化水液，为调节水液代谢的重要脏器。人体的津液由脾上输于肺，通过肺的宣发和肃降而布散至周身及下输膀胱。脾之运化水液赖肺气宣降的协助，而肺之宣降靠脾之运化以资助。脾肺两脏互相配合，共同参与水液代谢过程。如果脾失健运，水液不化，聚湿生痰而为饮、为肿，影响及肺，则肺失宣降而喘咳。其病在肺，而其本在脾。故有"脾为生痰之源，肺为储痰之器"之说。反之，肺病日久，又可影响于脾，导致脾运化水湿功能失调。

肺脾二脏在病理上的相互影响，主要在于气的生成不足和水液代谢失常两个方面。

脾与肺—生理 $\begin{cases} \text{气} \begin{cases} \text{脾为生气之源—上输谷气} \\ \text{肺为主气之枢—吸入清气} \end{cases} \begin{array}{l} \text{在肺相合} \\ \text{化生宗气} \end{array} \\ \text{水} \begin{cases} \text{脾主运化水湿—转输水精} \\ \text{肺主通调水道—敷布水精} \end{cases} \begin{array}{l} \text{相互协作促} \\ \text{进水液代谢} \end{array} \end{cases}$

（六）肺与肝的关系

肝主升发，肺主肃降，肝升肺降，气机调畅，气血流行，脏腑安和，所以二者关系到人体的气机升降运动。

肝和肺的关系主要体现于气机升降和气血运行方面。

1. 气机升降：肺居膈上，其气肃降；肝居膈下，其气升发。肝从左而升，肺从右而降，升降得宜，则气机舒展。人体精气血津液运行，以肝肺为枢转，肝升肺降，以维持人体气机的正常升降运动。

2. 血气运行：肝藏血，调节全身之血；肺主气，治理调节一身之气。肺调节全身之气的功能又需要得到血的濡养，肝向周身各处输送血液又必须依赖于气的推动。总之，全身气血的运行，虽赖心所主，但又须肺主治节及肝主疏泄和藏血作用的制约，故两脏对气血的运行也有一定的调节作用。

在病理情况下，肝与肺之间的生理功能失调，主要表现在气机升降失常和气血运行不畅方面。

$$\text{肝与肺—生理}\begin{cases}\text{气机升降}\begin{cases}\text{肝主升发}\\\text{肺主肃降}\end{cases}\text{为全身气机升降的道路}\\[2mm]\text{气血运行}\begin{cases}\text{肝藏血——调节全身血液}\\\text{肺主气——调节全身之气}\end{cases}\text{调节气血的运行}\end{cases}$$

（七）肺与肾的关系

肺为水上之源，肾为主水之脏；肺主呼气，肾主纳气。所以肺与肾的关系，主要表现在水液代谢和呼吸运动两个方面。

肺与肾的关系，主要体现于气和水两个方面，但是，金能生水，水能润金，故又体现于肺阴与肾阴之间的关系。

1. 呼吸方面：肺司呼吸，肾主纳气。人体的呼吸运动，虽然由肺所主，但需要肾的纳气作用来协助。只有肾气充盛，吸入之气才能经过肺之肃降，而下纳于肾。肺肾相互配合，共同完成呼吸的生理活动。所以说："肺为气之主，肾为气之根。"

2. 水液代谢方面：肺为水之上源，肾为主水之脏。肺主行水而通调水道，水液只有经过肺的宣发和肃降，才能使在上之水精宣降有度。水谷精微布散到全身各个组织器官中去，浊液下归于肾而输入膀胱。所以说，小便虽出于膀胱，而实则肺为水之上源。肾为主水之脏，有气化升降水液的功能，又主开阖。下归于肾之水液，通过肾的气化，使清者升腾，通过三焦回流体内；浊者变成尿液而输入膀胱，从尿道排出体外。肺肾两脏密切配合，共同参与对水液代谢的调节。但是，两者在调节水液代谢过程中，肾主水液的功能居于重要地位。所以说："其本在肾，其标在肺。"

3. 阴液方面：肺与肾之间的阴液也是互相资生的。肺属金，肾属水，金能生水，肺阴充足，输精于肾，使肾阴充盛，保证肾的功能旺盛。水能润金，肾阴为一身阴液之根本，肾阴充足，循经上润于肺，保证肺气清宁，宣降正常。故曰："肺气之衰旺，全恃肾水充足，不使虚火炼金，则长保清宁之体。"（《医医偶录》）

肺肾之间在病理上的相互影响，主要表现在呼吸异常，水液代谢失调和阴液亏损等方面。

$$\text{肺与肾—生理}\begin{cases}\text{水液——标本关系}\begin{cases}\text{肺为水之上源——肺气宣降，行水全身，下归于肾}\\\text{肾为主水之脏——肾之气化，升清降浊，输入膀胱}\end{cases}\\[2mm]\text{呼吸——呼吸出纳}\begin{cases}\text{肺为气之主——肺司呼吸，为体内外气体交换的器官}\\\text{肾为气之根——肾主纳气，吸收摄纳，使气归根}\end{cases}\\[2mm]\text{阴液——金水相生}\begin{cases}\text{金能生水——肺阴充足，输精于肾，使肾阴充盈}\\\text{水能润金——肾阴充足，上润于肺，使肺脏清宁}\end{cases}\end{cases}$$

（八）肝与脾的关系

肝主疏泄，脾主运化；肝藏血，脾生血统血。因此，肝与脾的关系主要表现为疏泄与运化、藏血与统血之间的相互关系。

肝与脾的关系，具体体现在消化和血液两个方面。

1. 消化方面：肝主疏泄，分泌胆汁，胆汁输入肠道，帮助脾胃对饮食物的消化。所以，脾得肝之疏泄，则升降协调，运化功能健旺。脾主运化，为气血生化之源。脾气健运，水谷精微充足，才能不断地输送和滋养于肝，肝才能得以发挥正常的作用。总之，肝之疏泄功能正常，则脾胃升降适度，脾之运化也就正常了。所谓"土得木而达"，"木赖土以培之"。

2. 血液方面：血液的循行，虽由心所主持，但与肝、脾有密切的关系。肝主藏血，脾主生血统血。脾之运化，赖肝之疏泄，而肝藏之血，又赖脾之化生。脾气健运，血液的化源充足，则生血统血功能旺盛。脾能生血统血，则肝有所藏，肝血充足，方能根据人体生理活动的需要来调节血液。此外，肝血充足，则疏泄正常，气机调畅，使气血运行无阻。所以，肝脾相互协作，共同维持血液的生成和循行。

肝与脾在病理上的相互影响，也主要表现在饮食水谷的消化吸收和血液方面。这种关系往往通过肝与脾之间的病理传变反映出来。

$$
肝与脾—生理\begin{cases} 疏泄与运化\begin{cases} 肝——疏泄胆汁，促进消化 \\ 脾——运化水谷，散精于肝 \end{cases} \\ 藏血与统血\begin{cases} 肝藏血——储藏血液，调节血量 \\ 脾统血——统摄血液，不溢脉外 \end{cases} \end{cases}
$$

（九）肝与肾的关系

肝藏血，肾藏精；肝主疏泄，肾主闭藏。肝肾之间的关系极为密切，故有"肝肾同源"之说。

肝与肾的关系，主要表现在精与血之间相互滋生和相互转化的关系

1. 阴液互养：肝在五行属木，肾在五行属水。水能生木。肝主疏泄和藏血，体阴用阳。肾阴能涵养肝阴，使肝阳不致上亢，肝阴又可资助肾阴的再生。在肝阴和肾阴之间，肾阴是主要的，只有肾阴充足，才能维持肝阴与肝阳之间的动态平衡。就五行学说而言，水为母，木为子，这种母子相生关系，称为水能涵木。这是根据肝阴和肾阴互相滋养的关系，来说明肝肾相关的机制。虽为肝阴与肾阴互相滋养，但肾阴起决定作用。肝肾阴虚，重在补肾阴。

2. 精血互生：肝藏血，肾藏精，精血相互资生。在正常生理状态下，肝血依赖肾精的滋养。肾精又依赖肝血的不断补充，肝血与肾精，相互滋生，相互转化。精与血都化生于脾胃消化吸收的水谷精微，故称"精血同源"。这是根据精与血相互滋生、转化，且均源于水谷精微的关系，来说明肝肾相关的机制。临床上精血不足，一般治以养肝补肾即基于此。

3. 同具相火：相火是与心之君火相对而言的。一般认为相火源于命门，寄于肝、肾、胆和三焦等。故曰："相火寄于肝肾两部，肝属木而肾属水也。但胆为肝之府，膀胱者肾之府。心包者肾之配，三焦以焦言。而下焦司肝肾之分，皆阴而下者也。"（《格致余论·相火论》）由于肝肾同具相火，所以称"肝肾同源"。

总之，因为肝肾的阴液、精血之间相互资生，其生理功能皆以精血为物质基础，而精血又同源于水谷精微，且又同具相火，所以，肝肾之间的关系，称为肝肾同源、精血同源。又因脏腑配合天干，以甲乙属木，属肝，壬癸属水，属肾，所以肝肾同源又称"乙癸同源"。

4. 疏泄与闭藏：肝主疏泄，肾主闭藏。肝肾之间存在着相互为用，相互制约，相互调节的关系。疏泄与闭藏，相反相成。肝气疏泄可使肾气闭藏而开合有度，肾气闭藏又可制约肝之疏泄太过，也可助其疏泄不及。这种关系主要表现在女子月经生理和男子排精功能方面。

因此，肝与肾之间的病理影响，主要体现于阴阳失调、精血失调和藏泄失司等方面。

$$\text{肝与肾—生理}\begin{cases}\text{水能涵木}\begin{cases}\text{肝——属木，为子}\\\text{肾——属水，为母}\end{cases}\text{母子关系}\\\text{精血同源}\begin{cases}\text{肝藏血——肝阴赖肾精滋养}\\\text{肾藏精——肾精赖肝血补充}\end{cases}\text{相互资生}\\\text{同具相火——相火寄于肝肾}\\\text{藏泄互用}\begin{cases}\text{肝主疏泄——能制约肾之闭藏}\\\text{肾主闭藏——能制约肝之疏泄}\end{cases}\text{相互制约}\end{cases}$$

（十）脾与肾的关系

脾为后天之本，肾为先天之本，脾与肾的关系是后天与先天的关系。后天与先天是相互资助，相互促进的。

脾与肾在生理上的关系主要反映在先后天相互资生和水液代谢方面。

1. 先后天相互资生：脾主运化水谷精微，化生气血，为后天之本；肾藏精，主命门真火，为先天之本。脾的运化，必须得肾阳的温煦蒸化，始能健运。所以说："脾胃之腐化，尤赖肾中这一点真阳蒸变，炉薪不熄，釜爨方成。"（《张聿青医案》）肾精又赖脾运化水谷精微的不断补充，才能充盛。故曰："脾胃之能生化者，实由肾中元阳之鼓舞，而元阳以固密为贵，其所以能固密者，又赖脾胃生化阴精以涵育耳。"（《医门棒喝》）这充分说明了先天温养后天，后天补养先天的辩证关系。

2. 水液代谢方面：脾主运化水湿，须有肾阳的温煦蒸化；肾主水，司关门开合，使水液的吸收和排泄正常。但这种开合作用，又赖脾气的制约，即所谓"土能制水"。脾肾两脏相互协作，共同完成水液的新陈代谢。

脾与肾在病理上相互影响，互为因果。

$$\text{脾与肾—生理}\begin{cases}\text{先后天相互资生}\begin{cases}\text{先天温养后天——脾主运化，赖命火温煦}\\\text{后天补养先天——肾主藏精，须脾精补充}\end{cases}\\\text{水液代谢}\begin{cases}\text{脾主运化水湿——脾阳健运，土能制水}\\\text{肾为主水之脏——肾阳气化，开合有度}\end{cases}\end{cases}$$

二、脏与腑之间的关系

脏与腑的关系，实际上就是脏腑阴阳表里配合关系。由于脏属阴，腑属阳；脏为里，腑为表，一脏一腑，一表一里，一阴一阳，相互配合，组成心与小肠、肺与大肠、脾与胃、肝与胆、肾与膀胱等脏腑表里关系，体现了阴阳、表里相输相应的关系。

一脏一腑的表里配合关系，其根据有四。一是经脉络属：即属脏的经脉络于所合之腑，属腑的经脉络于所合之脏。二是结构相连：如胆附肝叶之间，脾与胃以膜相连，肾与膀胱之间有"系"（输尿管）相通。三是气化相通：脏行气于腑，脏腑之间通过经络和营卫气血的正常运行而保持生理活动的协调。六腑传化水谷的功能，就是受五脏之气的配合才能完成。如胃的纳谷需脾气的运化，膀胱的排尿赖肾的气化作用等。腑输精于脏，五脏主藏精气，有赖六腑的消化、吸收、输送水谷精微，需六腑传化物的功能活动相配合。四是病理相关：如肺热壅盛，肺失肃降，可致大肠传导失职而大便秘结等。反之，大肠热结，腑气不通，亦可影响肺气宣降，导致胸闷、喘促等。五脏不平，六腑闭塞。反之，六腑闭塞，五脏亦病。

脏腑表里关系，不仅说明它们在生理上的相互联系，而且也决定了它们在病理上的相互影响，脏病及腑，腑病及脏，脏腑同病。因而，在治疗上也相应地有脏病治腑，腑病治脏，脏腑同治等方法。所以，我们掌握这种理论，对指导临床实践有着重要的意义。

（一）心与小肠

心为脏，故属阴，小肠为腑，故属阳。两者在五行都属火。心居胸中，小肠居腹，两者相距甚远，但由于手少阴心经属心络小肠，手太阳小肠经属小肠络心，心与小肠通过经脉的相互络属构成脏腑表里关系。

心主血脉，为血液循行的动力和枢纽；小肠为受盛之府，承受由胃腑下移的饮食物进一步消化，分清别浊。心火下移于小肠，则小肠受盛化物，分别清浊的功能得以正常地进行。小肠在分别清浊过程中，将清者吸收，通过脾气升清而上输心肺，化赤为血，使心血不断地得到补充。

病理上，心与小肠相互影响，心火可下移于小肠，"心主于血，与小肠合，若心家有热，结于小肠，故小便血也"（《诸病源候论·血病诸候》）。小肠实热亦可上熏于心。

心与小肠—生理 { 心主血—心火下降小肠，保证小肠化物
小肠化物—清者上输心肺化赤为血，使心血充足

（二）肺与大肠的关系

肺为脏，属阴，大肠属腑，属阳，两者相距甚远，但由于手太阴肺经属肺络大肠，手阳阴大肠经属大肠络肺，通过经脉的相互络属，构成脏腑表里关系。因此二者在生理病理上有密切关系。

肺主气，主行水，大肠主传导，主津，故肺与大肠的关系主要表现在传导和呼吸方面。

1. 传导方面：大肠的传导功能，有赖于肺气的清肃下降。肺气清肃下降，大肠之气亦随之而降，以发挥其传导功能，使大便排出通畅。所以说："小肠中物至此，精汁尽化，变为糟粕而出，其所能出之故，则大肠为之传导，而大肠之所以能传导者，以其为肺之腑，肺气下达，故能传导。是以理大便必须调肺气。"（《中西汇通医经精义·上卷》）此外，大肠传导功能正常与否，同肺主行水、大肠主津的作用也有关系。肺主行水，通调水道与大肠主津，重新吸收剩余水分的作用，相互协作，参与了水液代谢的调节，使大肠既无水湿停留之患，又无津枯液竭之害，从而保证了大便的正常排泄。

2. 呼吸方面：肺司呼吸，肺气以清肃下降为顺。大肠为六腑之一，六腑以通为用，其气以通降为贵。肺与大肠之气化相通，故肺气降则大肠之气亦降；大肠通畅，则肺气亦宣通。肺气和利，呼吸调均，则大肠腑气畅通。反之，大肠之气通降，肺气才能维持其宣降之性。

肺与大肠在病理上的相互影响，主要表现在肺失宣降和大肠传导功能失调方面。

肺与大肠—生理 { 肺司呼吸，主行水—有赖大肠通畅
大肠主传导，主津—有赖肺气下降

（三）脾与胃的关系

脾与胃的五行属土，位居中焦，以膜相连，经络互相联络而构成脏腑表里配合关系。

脾胃为后天之本，在饮食物的受纳、消化、吸收和输布的生理过程中起主要作用。脾与胃之间的关系，具体表现在纳与运，升与降，燥与湿几个方面。

1. 纳运协调：胃的受纳和腐熟，是为脾之运化奠定基础；脾主运化，消化水谷，转输精微，是为胃继续纳食提供能源。两者密切合作，才能完成消化饮食，输布精微，发挥供养全身之用。胃为腑，主盛水谷；脾为脏，主消水谷。脾胃温和，则能消化。"胃司受纳，脾主运化，一运一纳，化生精气。"（《景岳全书·脾胃》）

2. 升降相因：脾胃居中，为气机上下升降之枢纽。脾的运化功能，不仅包括消化水谷，

而且还包括吸收和输布水谷精微。脾的这种生理作用，主要是向上输送到心肺，并借助心肺的作用以供养全身。所以说："脾气主升。"胃主受纳腐熟，以通降为顺。胃将受纳的饮食物初步消化后，向下传送到小肠，并通过大肠使糟粕浊秽排出体外，从而保持肠胃虚实更替的生理状态，所以说："胃气主降"。"纳食主胃，运化主脾，脾宜升则健，胃宜降则和。"(《临证指南医案·卷二》)故脾胃健旺，升降相因，是胃主受纳，脾主运化的正常生理状态。升为升清，降为降浊。所以说："中脘之气旺，则水谷之清气上升于肺而灌溉百脉；水谷之浊气下达于大肠，从便溺而消。"(《寓意草》)

3. 燥湿相济：脾为阴脏，以阳气用事，脾阳健则能运化，故性喜温燥而恶阴湿。胃为阳腑，赖阴液滋润，胃阴足则能受纳腐熟，故其性柔润而恶燥。故曰："太阴湿土，得阳始运，阳明燥土，得阴自安。以脾喜刚燥，胃喜柔润故也。"(《临证指南医案·卷二》)燥湿相济，脾胃功能正常，饮食水谷才能消化吸收。胃津充足，才能受纳腐熟水谷，为脾之运化吸收水谷精微提供条件。反之，脾不为湿困，才能健运不息，从而保证胃的受纳和腐熟功能不断地进行。由此可见，胃润与脾燥的特性是相互为用，相互协调的。故曰："土具冲和之德而为生物之本。冲和者，不燥不湿，不冷不热，燥土宜润，使归于平也。"(《医学读书记·通一子杂论辨》)

因此，脾胃在病变过程中，往往相互影响，主要表现在纳运失调，升降反常和燥湿不济三个方面。

$$
脾与胃—生理\begin{cases}纳运协调\begin{cases}胃主受纳—为脾运奠定基础\\脾主运化—为胃纳提供能源\end{cases}\\升降相因\begin{cases}脾主升清—转输精气，上输心肺\\胃主降浊—浊阴下降，虚实更替\end{cases}\\燥湿相济\begin{cases}脾性恶湿—脾阳健则能运\\胃性恶燥—胃阴足则能纳\end{cases}\end{cases}
$$

（四）肝与胆的关系

肝位于右胁，胆附于肝叶之间。肝与胆在五行均属木，构成脏腑表里相合关系。

肝与胆在生理上的关系，主要表现在消化功能和精神情志活动方面。

1. 消化功能方面：肝主疏泄，分泌胆汁；胆附于肝，储藏、排泄胆汁。两者共同合作使胆汁疏泄到肠道，以帮助脾胃消化食物。所以，肝的疏泄功能正常，胆才能储藏排泄胆汁；胆之疏泄正常，胆汁排泄无阻，肝才能发挥正常的疏泄作用。

2. 精神情志方面：肝主疏泄，调节精神情志；胆主决断，与人之勇怯有关。肝胆两者相互配合，相互为用，人的精神意识思维活动才能正常进行。故曰："胆附于肝，相为表里，肝气虽强，非胆不断，肝胆相济，勇敢乃成。"(《类经·脏象类》)

肝与胆在病变过程中主要表现在胆汁疏泄不利和精神情志异常两个方面。

$$
肝与胆—生理\begin{cases}消化功能\begin{cases}肝主疏泄，分泌胆汁\\胆附于肝，储藏胆汁\end{cases}疏泄胆汁\\帮助消化\\精神情志\begin{cases}肝主谋虑\\胆主决断\end{cases}肝胆相济，勇敢乃成\end{cases}
$$

（五）肾与膀胱的关系

肾为水脏，膀胱为水腑，在五行同属水。两者密切相连，又有经络互相络属，构成脏腑表里相合的关系。

肾司开合，为主水之脏，主津液，开窍于二阴。**膀胱储存尿液，排泄小便，而为水腑。**膀胱的气化功能，取决于肾气的盛衰，肾气促进膀胱气化津液，司关门开合以控制尿液的排泄。肾气充足，固摄有权，则尿液能够正常地生成，并下注于膀胱而储存之，膀胱开合有度，则尿液能够正常地储存和排泄。肾与膀胱密切合作，共同维持体内水液代谢。

肾与膀胱在病理上的相互影响，主要表现在水液代谢和膀胱的储尿和排尿功能失调方面。

肾与膀胱—生理 {肾为水脏——气化津液，司门开合，控制尿液
膀胱为水腑——开合有度，使尿液正常储存、排泄

三、腑与腑之间的关系

六腑，以"传化物"为其生理特点，六脏之间的关系，主要体现于饮食物的消化、吸收和排泄过程中的相互联系和密切配合。

生理上：饮食入胃，经胃的腐熟，初步消化，变成食糜，下移于小肠。小肠受盛胃腑下移的食糜，再进一步消化。胆排泄胆汁进入小肠以助消化。通过小肠的消化而泌别清浊。其清者为精微物质，经脾的转输，以营养全身。其浊者，被机体利用后的水液，下输于肾及膀胱，经肾的气化作用，形成尿液，从尿道排出体外。而糟粕残渣，由小肠进入大肠，经燥化和传导作用，形成粪便，由肛门排出体外。在上述饮食物的消化、吸收和排泄过程中，还有赖于三焦的气化作用。因此，人体对饮食物的消化、吸收和废料的排泄，是由六腑分工合作，共同完成的。

病理上：六腑在病理上是相互影响，相互传变的。如肾有实热，消灼津液，可使大便燥结，大肠传导不利。反之，肠燥便秘，腑气不通，亦可导致胃失和降，而出现恶心、呕吐、口臭、不欲食等胃气上逆之症。脾胃湿热熏蒸肝胆，胆热液泄，可出现口苦、黄疸等。总之，六腑虽然是以通为用，但亦有太过不及之异，故临证时必须认真地进行分析。

第五节　人体的生命活动与五脏调节

人体的基本生命活动，主要是指神志活动、呼吸运动、消化吸收、血液循行、水液代谢，以及生长生殖等。在健康状态下，表现为人体正常的生理功能活动；在病理状态下，则体现为患病机体的异常的生命现象。

人体是以五脏为中心的有机的统一的系统整体。气血是人体生命活动的物质基础，脏腑功能协调平衡，阴阳匀平，气血和畅，维持着机体及其与环境的统一，保证人体进行正常的生命活动。故曰："内外调和，邪不能害。"（《素问·生气通天论》）

神志活动，呼吸运动，血液循行，水液代谢，生长生殖等人体的基本功能活动，虽各为相关脏腑所主，具有各自的规律性，但又均为五脏功能互相协调配合的结果。这充分体现了中医学整体观念的基本特色。机体通过阴阳、五行、气血、经络、脏腑等调节机制，使各种功能活动成为整体性活动，维持着机体内外环境的相对稳定，实现了机体的完整统一性。五脏为人体生命的中心。所以，在机体的调节机制中，以五脏调节最为重要。

一、神志活动与五脏调节

(一) 神志的内容

神志，又称神明、精神。志为情志，亦属于神的范畴。中医学根据天人相应，形神统一的观点，认为神的含义有三：其一，泛指自然界的普遍规律，包括人体生命活动规律；其二，指人体生命活动的总称；其三，指人的精神、意识、思维、情志、感觉、动作等生理活动，为人类生命活动的最高级形式，即中医学中狭义的神。人的神志活动主要包括五神（即神、魂、魄、意、志）和五志（即喜、怒、思、忧、恐）两个方面。

(二) 神志活动与五脏调节

1. 五神与五脏：五脏与五神的关系是：心藏神、肺藏魄、肝藏魂、脾藏意、肾藏志，所以称五脏为"五神脏"。神魂魄意志是人的精神思维意识活动，属于脑的生理活动的一部分。中医学将其分属于五脏，成为五脏各自生理功能的一部分，但总统于心。

(1) 心藏神：心藏神是指心统领和主宰精神、意识、思维、情志等活动。魂、魄、意、志四神，以及喜、怒、思、忧、恐五志，均属心神所主。故曰："意志思虑之类皆神也"，"神气为德，如光明爽朗，聪慧灵通之类皆是也"，"是以心正则万神俱正，心邪则万神俱邪"（《类经·脏象类》）。

(2) 肺藏魄：魄是不受内在意识支配而产生的一种能动作用表现，属于人体本能的感觉和动作，即无意识活动。如耳的听觉，目的视觉，皮肤的冷热痛痒感觉，以及躯干肢体的动作、新生儿的吸乳和啼哭等，都属于魄的范畴。故曰："魄之为用，能动能作，痛痒由之而觉也。"（《类经·脏象类》）魄与生俱来，"并精而出入者谓之魄"（《灵枢·本神》），为先天所获得，而藏于肺。因为"肺者，气之本，魄之处也"（《素问·六节脏象论》），"肺藏气，气舍魄"（《灵枢·本神》）。故气旺盛则体健魄全，魄全则感觉灵敏，耳聪目明，动作正确协调。反之，肺病则魄弱，甚至导致神志病变。故曰："肺，喜乐无极则伤魄，魄伤则狂。"（《灵枢·本神》）

(3) 肝藏魂：魂，一是指能伴随心神活动而作出较快反应的思维意识活动，"随神往来者谓之魄"（《灵枢·本神》）；一是指梦幻活动，"魂之为言，如梦寐恍惚，变幻游行之境，皆是也"（《类经·脏象类》）。肝主疏泄及藏血，肝气调畅，藏血充足，魂随神往，魂的功能便可正常发挥，所谓"肝藏血，血舍魂"（《灵枢·本神》）。如果，肝失疏泄或肝血不足，魂不能随神活动，就会出现狂乱、多梦、夜寐不安等症。

魂和魄均属于人体精神意识的范畴。但魂是后天形成的有意识的精神活动，魄是先天获得的、本能的感觉和动作。"魄对魂而言，则魂为阳而魄为阴。"（《类经·脏象类》）

(4) 脾藏意：意，忆的意思，又称为意念。意就是将从外界获得的知识经过思维取舍，保留下来形成回忆的印象。"心有所忆谓之意"（《灵枢·本神》），"谓一念之生，心有所向而未定者，曰意"（《类经·脏象类》）。脾藏意，指脾与意念有关。"脾藏营，营舍意。"（《灵枢·本神》）脾气健运，化源充足，气血充盈，髓海得养，即表现出思路清晰，意念丰富，记忆力强；反之，脾的功能失常，"脾阳不足则思虑短少，脾阴不足则记忆多忘"（《中西汇通医经精义·上卷》）。

(5) 肾藏志：志为志向、意志。"意之所存谓之志。"（《灵枢·本神》）意已定而确然不变，并决定将来之行动欲付诸实践者，谓之志。故曰："意已决而卓有所立者，曰志。"（《类意与志，均为意会所向，故意与志合称为意志。但志比意更有明确的目标，所谓"志者，专意而不移也"（《中西汇通医经精义·上卷》）。即志有专志不移的意思。"肾藏精，精舍志"（《灵枢·本神》），肾精生髓，上充于脑，髓海满盈，则精神充沛，志的思维意识活动亦正常。若髓海不足，志无所藏，则精神疲惫，头晕健忘，志向难以坚持。

2. 五志与五脏：情志泛指人的情感、情绪，也是人的心理活动，亦属于神的范畴。故曰："分言之，则阳神曰魂，阴神曰魄，以及意志思虑之类皆神也。合言之，则神藏于心，而凡情志之属，惟心所统，是为吾身之全神也。"（《类经·脏象类》）对于情志的分类，中医学有五志说和七情说之分。五志说认为，人的情志有五，即怒、喜、思、忧、悲。肝"在志为怒"，心"在志为喜"，脾"在志为思"，肺"在志为忧"，肾"在志为恐"故称五志。七情说认为，人的情志有七：即喜、怒、忧、思、悲、恐、惊，故称之为七情。"七情者，喜、怒、忧、思、悲、恐、惊是也。"（《三因极一病证方论》）七情之中，悲与忧，情感相似，可以相合；惊亦有恐惧之意，故惊可归于恐。如是"七情说"与"五志说"便统一了，即怒、喜、思、忧（悲）、恐（惊）。五脏与五志的关系是：心在志为喜，肝在志为怒，脾在志为思，肺在志为忧，肾在志为恐。喜怒思忧恐是人们对外界信息所引起的情志变化，是整个精神活动的重要组成部分。情志活动要通过五脏的生理功能而表现出来的，故也将其分别归属于五脏之中。

（1）心在志为喜：心的生理功能和情志活动的"喜"有关。喜，对外界信息的反应，一般属于良性反应。适当的喜乐，能使血气调和，营卫通利，心情舒畅，有益于心的生理活动。喜则气和志达，营卫通利。但过度的喜乐，则可损伤心神。故曰："喜伤心。"如，心藏神功能过亢，可出现喜笑不休；心藏神功能不及，又易使人悲伤。由于心能统领五志，故五志过极皆能伤心。

（2）肝在志为怒：怒是人们在情绪激动时的一种情志变化。一般说来，当怒则怒，怒而有节，未必为害。若怒而无节，则它对于机体的生理活动是属于一种不良的刺激，可使气血逆乱，阳气升发。肝为刚脏，主疏泄，其气主动主升，体阴而用阳，故肝的生理病理与怒有密切关系，尤以病理为最。所谓"忿怒伤肝"如大怒可伤肝，使肝的阳气升发太过而致病；反之，肝的阴血不足，阳气偏亢，则稍有刺激，便易发怒。

（3）脾在志为思：思，即思考、思虑，是人的精神意识思维活动的一种状态。正常的思考问题，对机体的生理活动并无不良的影响，但在思虑过度、所思不遂等情况下，就能影响机体的正常生理活动。脾气健运，化源充足，气血旺盛，则思虑、思考等心理活动正常。若脾虚则易不耐思虑，思虑太过又易伤脾，所谓"思伤脾"。所以，脾的生理功能与情志活动的"思"有关。

（4）肺在志为忧：忧愁是属于非良性刺激的情志活动，尤其是在过度忧伤的情况下，往往会损伤机体正常的生理活动。忧愁对人体的影响，主要是损耗人体之气。因肺主气，所以忧愁过度易于伤肺，所谓"悲则气消"。而肺气虚弱时，机体对外来非良性刺激的耐受能力下降，人也较易产生忧愁的情志变化。

（5）肾在志为恐：恐，即恐惧、胆怯，是人们对事物惧怕时的一种精神状态，它对机体的生理活动能产生不良的刺激。"恐伤肾"，"恐则气下"。过度的恐惧，有时可使肾气不固，气泄于下，导致二便失禁。

总之，中医学认为，人的意识思维虽由脑所主，但其功能活动受五脏的调节。心藏神，肺藏魄，肝藏魂，脾藏意，肾藏志。心藏神在志为喜，喜则气和志达，可见"喜"是对外界信息的良性反应，有利于"心主血"，但喜乐过甚则伤神，喜乐者神惮而不藏。肺藏魄在志为忧，人初生之时，耳目心识，手足运动，为魄之灵，是由外界刺激引起的一种精神活动。年老肺气衰，言善误，故病理上，肺与魄有密切关系。肝藏魂在志为怒，魂乃神之变，魂之为言，如梦寐恍惚，变幻游行之境。魂的精神活动包括谋虑，故又有肝主谋虑之说。怒是情绪激动时的一种精神变化，是不良刺激；怒伤肝，常致血液上逆，气机升泄。脾藏意在志为思。意，是意识；思，是思考。正常的思考有赖脾的健运，思考过度或所思不遂则能导致情绪抑郁，饮食不思等，即所谓"思虑伤脾"。肾藏志在志为恐。恐与惊相似，惊为不知受惊，恐为自知而怯。惊则气乱，恐则气下，惊恐伤肾，气机紊乱。由此可见，人体的神魂意魄志及喜怒思忧惊等精神意识活动都依靠五脏的功能调节。

二、血液循行与五脏调节

（一）血液循行的过程

中医学认为，血液是构成人体和维持人体生命活动的基本物质之一，具有营养和滋润作用。血在脉中循行，内至五脏，外达皮肉筋骨，对全身各脏腑组织器官起着营养和滋润作用。"血脉营卫，周流不息，上应星宿，下应经数"（《灵枢·痈疽》），"营在脉中，卫在脉外，营周不休，五十而复大会，阴阳相贯，如环无端"（《灵枢·营卫生会》）。

血液在循行过程中，不但为各组织器官提供丰富的养料，同时又将各组织器官新陈代谢过程中所产生的废物，分别运输到有关器官而排出体外。因此，血液的运行主要起着运输机体内各种物质的作用。

心、血、脉是一个相对独立而且密闭的系统，其中，脉是一个相对密闭的管道系统。血液循行于脉管之中，流布全身，环周不休。故曰："络与经，皆有血也。"（《医学真传》）

血液的正常循行，必须依靠于气的推动、温煦和固摄作用。故曰："盖气，血之冲也。气行则血行，气止则血止，气温则血滑。气寒则血凝，气有一息之不运，则血有一息之不行。"（《仁斋直指方》）气为阳，血为阴，气血冲和，阴平阳秘，机体内外环境相对稳定，血液方能正常地不断循环流动，在人体内起着运输、调节、防御等功能。但阴与阳，则阳主阴从；气与血，则气主血辅。所以，阴阳平衡，气血和谐，阳、气为主，阴、血为辅，则是血液循行的必要条件。

血液运行的方向，分为离心和向心两个方面。离心方面是指从心脏发出，经过经脉到络脉，反复分支，脉管逐渐变小（孙络），最后流布到全身各部组织内。向心方面是指血液在各部组织内经过利用后，带着废物由孙络到络脉，由络脉逐渐汇合到经脉，最后返回心脏。"食气入胃，浊气归心，淫精于脉，脉气流经，经气归于肺，肺朝百脉，输精于皮毛；毛脉合精，行气于府，府精神明，留于四脏，气归于权衡。"（《素问·经脉别论》）水谷精微，奉心化赤而为血，血流于经脉而归于肺，肺朝百脉而血运于诸经。血液自经而脏，由脏而经，向心与离心而循环不息。所谓"心脏舒出紫血之浊气，输入赤血之清血。赤血即受肺吸入清气生气，由心运行脉管，滋养周身之精血也；紫血即受脏腑经脉浊气毒改变之血，由回血管复运于肺内，待呼出浊气，得吸入之清气，则紫血复变为赤血，仍流布周身之内，以养生命。人身之血脉运行，周而复始也"（《医易一理》）。

（二）血液循行与五脏调节

心主血脉，为血液循行的基本动力。全身的血液依赖心气的推动在脉中正常运行，输送各处。"诸血者皆属于心"，"人心动则血行诸经"。心气充沛，才能维持正常的心力、心率、心律，血液才能在脉内正常运行，周流不息，营养全身。肺主治节朝百脉，助心行血，全身的血液都要通过经脉而聚会于肺，通过肺的呼吸进行气体交换，然后再输送到全身。"人周身经络，皆根于心，而上通于肺，以回于下，如树之有根有干有枝。百体内外，一气流通，运行血脉，以相出入。"（《医原》）肝藏血是指肝有储藏血液和调节血量的生理功能。在正常生理情况下，人体各部分的血量是相对恒定的。但是，随着机体活动量的增减，血量亦随之改变。"肝藏血，心行之，人动则血运于诸经，人静则血归于肝脏。"脾统血是指脾有统摄血液在经脉之中流行，防止溢出脉外的功能，五脏六腑之血全赖脾气统摄。肾主藏精，精血同源，血液的正常运行有赖于血液本身的充盈，肾脏对血液循环的作用主要是对有效血液循环的调节。

总之，血液循行是五脏共同调节的结果。其中，心为血液循行的基本动力，肺助心行血，亦为其动力；肝之疏泄藏血和脾之统摄；肾精化而为血，为人身阴阳之本，则是血液循行的调节因素。

三、呼吸运动与五脏调节

（一）呼吸的过程

人以天地之气生，人体与环境之间的气体的交换，称之为呼吸。呼吸过程是指人体吸入自然界之清气，呼出体内浊气的气体出入交换，吐故纳新的过程。呼吸是生命活动的重要指征，是人体重要的生命活动之一，也是全身各组织器官正常生理活动的必要保证。

呼吸运动是一个完整的过程，是周身之气升降出入运动的具体表现形式之一，它包括"吸清"与"呼浊"两方面的内容。

吸清过程，是肺通过肃降作用，借鼻腔或口腔将自然界的清气吸入体内，再途经喉咙、气管等呼吸道而进入肺中。天气通于肺，口鼻者为气之门户，喉咙是清浊之气呼吸出入升降的要道。吸入肺中的清气在胸中与脾上输的水谷之精气互相结合形成宗气。宗气一方面温养肺脏自身和喉咙等上呼吸道，以继续维持正常的呼吸运动；另一方面由肺入心，在心肺的共同作用下布散周身，内灌脏腑经脉，外濡肌肤腠理。其中，清气通过经脉下达于肾，由肾封藏摄纳，使气有所归依，同时也不断地充养了肾气。

呼浊过程，是指吸入体内的自然之清气被周身组织器官所充分利用，并在新陈代谢的活动中产生了浊气，其大部分通过经脉又复上行至心入肺，在肺的宣发作用下，再经历气管、喉、鼻（口腔）等呼吸道而呼出体外。有一部分浊气则通过皮毛汗孔的开合作用，由"气门"而排泄。

（二）呼吸运动与五脏调节

"肺在诸脏之上，而诸脏之气咸由之吐纳也。"（《图书编》）肺主呼吸，吸之则满，呼之则出，一呼一吸，消息自然，司清浊之运化，为人身之橐龠。

肾主纳气，肺所吸入之清气有赖肾的摄纳，以防止呼吸浅表。肺为气之主，肾为气之根，肺主出气，肾主纳气，阴阳相交，呼吸乃和。肝主疏泄，调畅气机。肝为刚脏而主疏泄，肺为娇脏而主肃降。肝从左升，肺从右降，升降得宜则气机舒展。脾主运化，水谷精气由脾上升与肺的呼吸之气相合而生成宗气。宗气走息道而行呼吸，贯心脉以行气血。脾脏不仅调节气的运行，而且调节气的质量。心主血，血为气之母，气非血不和，气不得血，则散而无统，血是气的载体，并给气以充分营养。吸入肝与肾，呼出心与肺。因为五脏都参与呼吸气机的调节，所以五脏中任何一脏的功能异常，均可引起呼吸系统疾病，故曰："五脏六腑皆令人咳，非独肺也"（《素问·咳论》）。

四、消化吸收与五脏调节

（一）消化吸收的过程

人以水谷为本，人体在生命活动的过程中，需要不断地摄取饮食营养，以维持各组织器官正常的生理活动。水谷精微是人类赖以生存的要素之一，也是化生气血阴阳的物质基础。

消化吸收是饮食物代谢过程中的两个主要环节。消化，是指饮食物通过消化器官的运动和消化液的作用，被分别成清者和浊者的过程。清者，指水谷精微；浊者，指食物残渣。吸收，是指饮食物在充分消化的基础上，将其中的精微物质吸收，并进而转输至心肺的过程。消化和吸收是一个完整的过程，消化液的分泌和消化器官的运动是紧密联系的，消化过程和吸收过程也是相辅相成，密切协调的。"人之于饮食也，唇以摄收之，齿以咀嚼之，舌以转掉之，使之往复周回，然后咽入。会厌居食管气管之间，气出则张，食入则掩盖气门，使食桥渡而过，由此入嗉，传送至胃之上口贲门，入胃，脾以磨之，肝以疏之，而后蒸化腐熟，由胃之津门泄出水分，其汁由幽门传入小肠，经所谓小肠为受盛之官是也。至小肠之阑门……是时谷已成糟粕，传入大肠，经所谓大肠为传导之官是也。至直肠则结为粪，由肛门而出。"（《中国医药汇海·论消化之原理》）

（二）消化吸收与五脏调节

饮食物的消化吸收过程，关系到五脏六腑的生理活动，是脾、胃、小肠、大肠、肝、胆、胰等脏腑功能互相配合而进行的，其中与脾、小肠、胃的关系尤为密切，所以说脾胃同为后天之本，气血生化之源。

脾主运化，食物经过胃的腐熟后，下送小肠以"分清泌浊"。浊的部分再传大肠转变为废物排出体外，清的部分由脾吸收而运送全身，发挥营养作用。脾主运化实际上包括了现代消化生理学的全部内容，以及营养生理学的部分内容。肝主疏泄，调节食物的消化和吸收，土得木而达，食气入胃，全赖肝木之气以疏泄之而水谷乃化。肝的疏泄有助于脾胃的运化还表现在胆汁的分泌与排泄，帮助脾胃运化。肺居上焦，职司宣发，"谷入于胃，以传与肺，五脏六腑皆以受气"，饮食精微由肺的宣发而布达全身。肾主命门，脾阳根于肾阳，水谷运化须借助于肾阳的温煦蒸腾，故肾阳被誉为釜底之薪，所谓后天水谷之气得先天精血之气则生生不息。心主血属火，心有所主，则脾气健旺，"脾之所以能运行水谷者气也，气寒则凝滞不行，得心火以温之乃健运而不息，是为火生土"（《医碥·脏腑》）。

五、水液代谢与五脏调节

（一）水液代谢的过程

水液代谢，是指水液的生成、输布以及水液被人体利用后的剩余水分和代谢废物的排泄，这是一个极其复杂的生理过程。水液来源于饮食，是通过胃、脾以及大小肠等消化吸收功能而生成。水液的代谢过程，主要是靠脾、肺、肾三脏的调节而完成。故曰："脾土主运行，肺金主气化，肾水主五液。凡五气所化之液，悉属于肾，五液所化之气，悉属于肺；转输之脏，以制水生金者，悉属于脾。"（《医宗必读·水肿》）

水液生成以后，首先由脾通过升清作用，将其向上转输到心肺，同时一部分未被吸收的水液，则与食物残渣一起下传于大肠，从粪便中排出体外。

肺接受了脾上输的大量水液，通过宣发肃降作用，将其敷布至周身。其中，一部分水液经肺的宣发作用，随卫气而运行于体表，外达四肢官窍，以濡养肌肉，润泽皮肤，代谢以后的废料和剩余水分，又通过阳气的蒸腾，化生成汗液从汗孔排出。另一部分水液经肺的肃降作用，以心脏为动力，随营气循经脉而运行于体内，以濡养五脏六腑，灌注于骨节和脑髓之中，在被机体组织器官利用之后，集聚于肾。另外，在肺的呼气运动中，也排出了少量的水气。

肾为主水之脏，集聚于肾的水液，在肾的气化作用之下，被泌别成清者和浊者两部分。其清者，通过肾中阳气的蒸腾气化作用，又复上归于肺，由心肺再布散周身，以维持体内的正常水液量；其浊者，则通过肾中阳气的温化推动作用，不断地化生成尿液，并且向下输送至膀胱。当膀胱内尿液储存到一定量时，就产生尿意，从而及时自主地经尿道而排出体外。

（二）水液代谢与五脏调节

水液的正常代谢，与五脏系统功能正常、阴阳平衡密切相关。阴阳并需，尤以阳气为要，阳旺则气化，气化则水自化。

肾司开合，为主水之脏。脾主运化水液为水液代谢之枢纽。肺主行水，为水之上源。肝主疏泄，调畅气机，气行则水行。心主血脉，行血而利水运。水饮入胃，中焦之水经脾气的运化，肝气的疏泄，散精于上焦；心肺同居上焦，上焦之水为清水，清中之清者经肺气宣发、心脉通利而散布到肌腠、皮毛、四肢、百骸，其代谢废物即变为汗液等排出体外；清中之浊者得肺气肃降而输达下焦；归肾之水为浊，浊中之清者复经肾气的蒸腾上升至心肺而重新参加代谢，浊中之浊者经肾气开合送至膀胱，而排出体外。

总之，脏腑人体水液代谢的全过程，需要五脏六腑生理功能的协同配合，又是以肺、脾、肾三脏的功能活动为主的，"盖水为至阴，故其本在肾；水化于气，故其标在肺；水惟畏土，故其制在脾"（《景岳全书·肿胀》）。其中，肾的气化作用又贯穿于水液代谢的始终，并且对脾、肺等脏腑在水液代谢方面的功能起着促进作用。如果脾、肺、肾三脏中任何一脏的功能失常，皆可引起水液的输布排泄障碍，使水湿停留于体内，而产生痰饮、水肿等病理变化。

六、生长生殖与五脏调节

（一）生长生殖的过程

人的生命历程从胎孕、发育、成长、衰老乃至死亡，经历着一个生、长、壮、老、已的过程。生长壮老已是人类生命的自然规律。人的生命活动是以脏腑阴阳气血为基础的。脏腑阴阳气血平衡，人体才能正常生长发育。"生之本，本于阴阳"，阴阳是生命之本。阳化气，阴成形，生命过程就是不断地化气与成形的过程。气血是构成人体和维持人体生命活动的基本物质。而气为构成人体和维持人体生命活动的最基本物质，为人体盛衰之本。精者气之精，"人始生，先成精"，"精者，身之本"。人体的产生，先从精始，由精而生成身形脏腑。人出生之后赖五脏六腑之精的充盈，以维持正常的生命活动。总之，气血精津液是促进人体生长发育的基本物质。精能化气，气化为精。肾为藏精之腑，"受五脏六腑之精而藏之"。男子二八，女子二七，肾精充盛而天癸至，天癸至则精气溢泄，月事应时而下，具备生殖能力，男女交媾，胎孕乃成。随着脏腑阴阳气血的盛衰和精气天癸的至竭，人体呈现出生长壮死已的生命过程。

（二）生长生殖与五脏调节

1. 生长发育与五脏：人的生长发育与体内的气血阴阳以及脏腑的功能活动均有关。如心血充盈，可运行濡养周身；肺气充足，可维持体内清浊之气的吐故纳新；肝气调畅，可促进各组织器官功能的正常发挥。因此，人的生长发育要依赖五脏六腑的精气充养和支持，是五脏六腑共同发挥作用的生命过程。由于"肾为先天之本"，"脾为后天之本"，故脾肾两脏在促进人的生长发育并维持人的生命活动中起着极其重要的作用。

肾中精气的盛衰决定着人体的生长发育过程，为人体生长发育的根本。肾中精气禀受于父母，是激发生命活动的原动力。人体生长壮老已的生命过程，反映了肾中精气的盛衰变化。如肾中精气充足，生长发育正常，则表现出幼年时期生机旺盛，齿更发长，青壮年时期体魄壮实，筋骨强健。如肾中精气不足，生长发育迟缓，则幼年时期可见立迟、行迟、发迟、齿迟、语迟之"五迟症"，成年时期则可出现发落齿摇、未老先衰等现象。

后天化生的精气血津液是维持生命功能，促进生长发育的重要物质基础，故人出生以后，还要得到脾运化的水谷精微的充养，才能保证继续生长发育的需要。脾吸收、转输的营养物质，能够化生成精、气、血、津液，一方面源源不断地濡养周身各组织器官，以维持正常的生理活动；另一方面又不断地补充、培育先天之精气，使机体生机不息，保证了人体在利用生命物质的过程中正常地生长发育。脾胃"乃人生后天之根本，脾胃一伤，饮食不进，生机自绝"（《医经余论·续脾胃论》）。可见，人体的形成根于肾，生命的延续关乎脾。如脾气虚弱，运化失常，便可引起营养不良、体乏消瘦等症，直接影响到正常的生长发育，这也称之为"后天失调"。

2. 生殖与五脏：生殖是生物绵延和繁殖种系的重要生命活动，是保证种族延续的各种生理过程的总称。在高等动物，生殖涉及两性生殖细胞的结合和产生新个体的全部生理过程。在人类，还涉及政治、经济、哲学等一系列社会问题。人类生殖是通过两性生殖器官的活动而实现的。生殖主要是指机体发育成熟而具备的繁衍后代的能力。人的生殖功能是一个复杂的生理活动过程，与五脏六腑有着密切关系，其中与肾、肝、脾的关系密切，尤以肾为最。

人的性器官的发育，性功能的成熟以及生殖能力均与肾密切相关。肾为封藏之本，肾中的先天之精气，与生俱来，为禀受于父母的生殖之精气，是构成新的生命体的原始物质，为人类生育繁衍所不可缺少的物质基础。先天之精促使胚胎的形成，并维系着胚胎的正常发育。如果父母肾中精气充盛，生殖功能正常，两精相合，所形成的人体先天之精气才能充足，化生的形体才能壮实。若父母精气衰弱，影响生殖能力，便会引起下一代形体虚衰，或出现先天性畸形、痴呆、缺陷，或导致其生殖能力低下。

人的生殖能力并非伴随生命历程而始终存在，仅仅在生命历程的一定阶段，具有天癸的时期，方具备生殖能力。天癸是生殖的基础，天癸的产生取决于肾，是肾中精气以及阴阳逐渐充盛到一定程度而化生的一种新的物质。天癸关系到性功能的产生和成熟，并且控制、调节着人的生殖能力。一般而言，男子 16～64 岁，女子 14～49 岁，肾中精气盛（渐盛—充盛

—渐衰），天癸产生并维持其功能，而具有生殖能力。故曰："小儿于初生之时，形体虽成，而精气未裕，所以女必十四，男必十六，而后天癸至。天癸既至，精之将盛也；天癸未至，精之未盛也。"（《景岳全书·小儿补肾论》）由此可见，肾中精气的盛衰、天癸的产生与否，是决定并影响生殖能力的关键。

肝具有藏血和主疏泄的功能。一方面，肝气调畅，藏血充足，女子的月经来潮和孕育胎儿的生理活动便能正常维持；若肝失疏泄，藏血不足，就会导致月经不调、不孕、不育等症。另一方面，肝的疏泄作用还影响及男子的排精功能，如肝火偏旺，可出现遗精；肝气郁结，可出现精液排泄减少等。

脾主运化，先天之精气要依赖后天之精气充养，脾吸收、转输的水谷精微下达于肾，归藏于肾，使肾精保持充盈，方有利于生殖之精的生成。同时水谷精微化生的血液又能储藏于肝，使冲任血脉充足而不绝，有助于女子发挥正常的生殖能力。因此脾与人体的生殖功能也有关。

自学指导

【重点难点】

脏象学说是研究脏腑形体官窍的形态结构、生理功能及其相互关系的学说，是中医学认识人体健康与疾病的依据。它以五脏为中心，以系统整体观点来把握人体，贯穿于中医学的解剖、生理、病理、诊断、治疗、方剂、药物、预防、康复等各个方面，成为中医学理论体系的核心，不仅具有重要的理论意义，而且对中医临床实践也有重要的指导作用。

本章详细地论述了脏象学说中的基本概念、基本知识和基本理论，其中，以脏象和脏象学说的基本概念、五脏的生理功能，以及脏腑之间关系为重点和难点。

1. 正确地理解脏象、脏腑与内脏的概念：

脏象：脏象的定义有二：

（1）脏象是指藏于体内的脏腑及其生理病理表现于外的征象。在此，脏象是一个生理病理的综合概念。

（2）脏象是指人体内脏功能活动表现于外的征象。科学的分化与综合是促进科学发展的。科学概念也是随着科学的发展和认识的深化而不断地运动变化的。随着中医基础理论科学化，分化与综合，将脏象学说原来的研究对象的生理和病理内容分别开来，将脏腑的生理学归于脏象，而病理学内容归于病机学中。因此，将脏象定义（1）的外延缩小，从而形成了脏象定义（2）。即脏象被定义为：人体内脏功能活动表现于外的征象。

脏腑：脏腑是人体五脏（心、肺、脾、肝、肾）、六腑（胆、胃、小肠、大肠、膀胱、三焦）和奇恒之腑（脑、髓、骨、脉、胆、女子胞）的总称。脏腑是以人体内脏器官实体为基础（或解剖学基础），根据其显现于外的功能现象和联系，运用系统整体的方法，即"司外揣内"，"司内揣外"，"内外相袭"的脏象学方法，而建立起来的人体结构学的概念。因此，脏腑是一个形态与功能相统一的综合概念，不仅具有实体器官意义，而更重要的是一个人体的功能模型。

内脏：内脏是人体胸腔和腹腔内部器官的统称，包括心、肺、胃、肝、脾、肾、肠等。人体解剖学认为，人体是由运动、消化、呼吸、泌尿、生殖、循环、内分泌、感觉和神经九个系统的器官构成的。人体内由几种组织互相结合，成为具有一定形态和功能的结构，称之为器官，如心、肝、脾、肺、肾等。中医学的脏腑与其相对应的解剖学的器官，并不完全相符，名同而实异。因为，中医学主要不是从解剖学的脏腑实体器官出发，研究其各自的生理功能，而是根据整体显现于外的各种功能现象之间的联系，确定脏腑概念和脏腑之间的关系，即以"象"定"脏"。这是中医学与西医学在方法论上的一个重大区别。在学习中，一定注意中医学的脏腑与西医学的同名器官的区别，这有利于建立中医脏象学说现代研究的方法学。

脏腑与内脏器官的区别与联系：脏器是指解剖学的内脏实体，西医学对人体生理、病理的认识是完全建立在解剖学基础之上的。而中医学的脏腑与脏器虽有相似性，即均有解剖学实体的含义，但又有显著区别。西医学的脏器是一个实体原型，是对解剖形态的真实写照。而中医学的脏腑，则是以内脏器官实体为基础的，形态与功能相结合的综合概念。脏腑概念不是人体内脏器官的简要映象，其内涵与外延较之脏器概念深而且大。脏腑与器官有着本质的区别。因此，不能将两者等同起来。在学习中，切勿用西医内脏器官的知识对号入座，去理解脏腑的概念、原理和理论。

2. 脏象学说的特点：以五脏为中心，以系统整体的观点来把握人体，是脏象学说的基本特点。即以心为主宰，以五脏为中心的五脏一体观是脏象学说的基本特点，是中医学的整体观在脏象学说的具体体观。五脏一体观可从以下几个方面来理解。

（1）系统整体，心为主宰：人体是一个具有内外联系，自我调节，自我适应的复杂的整体系统。在脏腑之中，脏为主，腑为从。五脏是人体的核心。在五脏之中，心为"一身之君主，禀虚实而含造化。具一理而应万机，脏腑百骸，唯命是从，聪明智慧，莫不由之"（《类经·脏象类》）。心是生命活动的主宰，支配和调节全身脏腑器官组织的功能活动。每个脏腑的功能活动都是整个生命活动的一部分，虽各有专司，如心主血脉，肺主治节，肝主疏泄，脾主运化，肾主水液，胆主决断，胃主受纳等。但，都是一个以心为主导，相互为用，密不可分的统一整体。

（2）脏腑相关，次第有序：五行学说是中国古代的朴素的普通系统论。中医学应用五行学说，将脏腑概念与五行结合起来，以系统结构观点来考察人体。将人体脏腑器官组织和与人体生命活动密切相关的环境因素分别纳入五行系统之中，形成了以五脏为中心的，生克制化的网络调节系统，以维持脏腑系统之间以及人体与环境之间的动态平衡。五脏中每一脏都与其他四脏保持密切联系，通过生克制化机制，不停地进行有序的自我调节。因此，五脏系统是密切相联，协调共济的统一整体，是一个自我调节网络。"脏腑相合"、"藏泻相因"、"开阖有度"等等，都是五脏系统自我网络调节的具体表现。

（3）经脉络属，气血贯注：经脉是脏腑之间和脏腑与其他器官组织之间的联系通路。经脉内属脏腑，外络肢节，通行全身气血，始于手太阴肺经，依次贯注，终于足厥阴肝经，复注入手太阴肺经形成了一个循环周流的系统。

人体各脏腑组织器官通过经脉的联系和气血的循环贯注，构成了一个表里上下内外彼此紧紧相联系的系统。

（4）天人一体，内外通应：人体脏腑系统中的脏、腑、肢体、官窍、情志等分别与五时、五气、五化、五味等自然环境因素相通应，相互发生横向和纵向的五行结构联系，形成了一个天人一体、内外相应的系统整体。人体脏腑的内在阴阳平衡协调和人体与自然界（季节、气候、生化地理环境）的整体统一，是人赖以生存的基础。中医学强调五脏六腑以应天道，四时阴阳，各有收受。所谓"五脏者，所以参天地，副阴阳，而连四时，化五节者也"（《灵枢·本藏》）。人体以五脏为中心的脏腑系统，对环境、气候等因素的变化具有适应能力，调节机体与外界环境的协调统一。

3. 第一节五脏。五脏的生理功能为脏象学说内容的重中之重。在学习五脏的主要生理功能时，应主要从每个生理功能的概念、作用两个方面进行学习，并重点掌握生理功能。其各自的生理功能为：心主血脉而藏神；肺主气、行水、助心行血、主治节，宣发和肃降；脾主运化、生血统血为后天之本，气血生化之源；肝主疏泄，调畅气机，与精神情志，消化吸收，气血运行，冲任功能，水液代谢有密切关系，并储藏血液和调节血量，以适应人体生理活动的需要；肾藏精，对人体的生长发育和生殖功能具有促进作用，又主水，纳气，是调节水液和呼吸功能的重要脏器，故称肾为先天之本，生命之根，脏腑阴阳之源泉。至于各脏生理功能异常时所出现的病理变化，仅仅作将生理与病理统一起来，以加深生理的理解，并为学习以后各章内容，特别是脏腑病机奠定基础。其次，在熟练掌握每脏生理功能基础上，要从整体观念出发，把握它们之间的内在联系，包括本脏各生理功能之间的联系，以及各脏之间生理功能的联系。如，脾主运化与脾生血、统血的关系，脾能运水谷精微，为气血生化之源，故脾能生血统血。就脾之运化功能而言，除了其本身的功能正常之外，还必须以肝主疏泄为重要条件，以肾之温煦为根本保证，才能完成对饮食水谷的消化吸收和转输作用。这样不仅可以加深对教材内容的理解，避免机械地死记硬背，而且还可以培养独立地分析问题解决问题的能力。

脏象学说中的五脏，是指以心为中心的五脏系统。因此，在学习中，要用系统论的观点把五脏与肢体官窍联系起来，进一步理解五脏生理功能整体性。

在五脏的生理中，难度较大的问题有：

（1）心主神志与五脏藏神的关系：神与形对称，形神关系问题是中国古代哲学，也是中医学的重大理论问题。心是中国古代哲学范畴系统中最普遍、最基本、最一般的范畴。心范畴是中国文化精神、文化生命的荟萃。中国古代哲学认为，心为心脏，又是思维器官，以心作为具有意识功能的器官，在中国延续几千年，直到明代才比较明确地认识到脑是思维器官。中医学基于中国古代心范畴，心既主血脉，又藏神。心神的神，是指精神意识活动，与"神志"、"神明"同义。心藏神，是指心是思维器官，具有主持精神意识、思维的功能。中医学从整体观念出发，认为人的精神意识思维活动，是脏腑系统整体功能的反映，从而提出"五神脏"之说，把神分属于五脏，即"心藏神，肺藏魄，肝藏魂，脾藏意，肾藏志"（《素问·宣明五气论》）。在中医学关于神的理论中，"心藏神"和"五神脏"两种学说并存。

关于心藏神与五神脏，即心主神志与五脏藏神的关系。心为五脏六腑之大主，是生命活动的最高主宰，是人的精神意识思维活动的中心。心的神志支配、指挥和协调肺、肝、脾、肾等的藏神功能，保证了人的精神意识思维活动的正常进行。神生于五脏，舍于五脏，而主导于心。心禀虚灵而合造化，主宰万事万物，而为一身之君主。在学习中应从以下几点去理解和掌握。

其一，中医学认为，人的生命活动是在五脏系统整体调节下进行的。人的神志活动是生命活动的最高级形式，也必然受五脏系统的整体调节，即神志活动与五脏皆相关，故有"五神脏"之说。换言之，应该用整体观点去考察五脏的每一种生理功能。

其二，中医学的神志论，在五神脏说的基础上，又强调心藏神，突出了心在人的精神、意识、思维活动中的重要地位和作用。这与中国古代哲学对心范围的认识有关。在中国古代哲学中，心即为心脏，又为思维器官，把心视为人的精神、意识、思维功能的主体。所谓"心者形之君也，而神明之主也"（《荀子·解蔽》）。植根于中国传统文化土壤的中医学，也必然把心作为人的精神、意识、思维活动的中心，强调五脏皆藏神而心为主导。

（2）心主神志与脑为元神之府的关系：明代李时珍提出"脑为元神之府"的观点，认为脑是思维器官，主管人的精神、意识、思维活动。这一观点直到西方自然科学大量传入中国之后，才逐渐被人们所接受。康有为提出了"心脑合为思"说，在解释思维过程时，则偏重于脑；在说明观念意识时，又偏重于心。仍然没有完全用脑来取代心。

中医学的神志学说，虽然有"心主神志"论、"五神脏"论和"脑为元神之府"论三种理论。但在处理三者的关系时，中医学坚持从五脏系统的整体观念认识人的神志活动，强调在五脏藏神的前提下，心为神明之主宰，脑为元神之府被置于心主神志之下，而脑主思的功能隶属于心藏神的功能。这是中医学认识人的神志的生理、病理，以及防治神志疾病的理论依据。

（3）肝体阴用阳的生理及其意义：

①体用的含义：体用是中国古代哲学范畴，指实体及其作用、功能、属性，或本质与现象，或根据与表现的关系。

体用的医学含义：在中医学中，体用是说明脏腑的本体及其与生理功能、生理特性关系的概念。"体"指脏腑之体，"用"指脏腑的功能、特性。一般而言，体属阴而用属阳，即体阴用阳。但唐容川认为：五脏体阴用阳，六腑体阳用阴。

②肝体阴用阳的含义：肝体阴用阳，所谓"体"指肝的本体，所谓"用"指肝的生理功能、生理特性。肝为藏血之脏，以血为体，血属阴，故肝体为阴。肝为刚脏，主疏泄，性喜条达，内寄相火，主升主动，以气为气，气与血对则是，故肝用为阳。

肝腑"体阴"的生理：肝脏在五脏中属阴脏范畴，位居膈下，故属阴。肝为血海，储藏阴血，血属阴。肝脏必须依赖阴血的濡养才能维持正常的生理功能，肝为刚脏，非柔润不和。

肝脏"用阳"的生理：肝为风木之脏而主疏泄，性喜条达，内寄相火，主升主动，按阴阳属性言之，刚属于阳。刚与柔对，刚阳柔阴，肝为刚脏，其用属阳。

③肝体阴用阳的意义：肝脏"体阴用阳"之说是对肝脏的形体结构与生理的高度概括，也揭示了肝脏的生理病理特性。在生理上，肝木性升发，不受遏郁，条达而主疏泄，其性刚，主升主动，全赖血以濡之，肾水以涵之，方能保持肝之阴阳和调，气血冲和，以维持肝之疏泄与藏血之间的动态平衡。而肝之阴血，不仅需要肝脏自身的功能正常，而且尚需肾阴以滋养，才能维持其正常的生理状态。因此，肝之阴血是维持肝之阴阳气血平衡的决定因素。肝之阴血充足，则肝体柔和，疏泄无过无不及。在病理上，肝阴肝血易亏，肝气肝阳易亢，易出现肝阴肝血常不足，肝气肝阳常有余的病理特征。总之，肝体阴而用阳，重在强调体阴在肝脏生理病理上的重要性，对于临床上治疗肝的病变具有重要指导意义，治肝用药不

宜刚而宜柔，不宜伐而宜和。

4．第二节六腑。在六腑的生理功能中，胆主决断和三焦通行元气的功能为其难点。

六腑的共同功能为传化物，泻而不藏。其各自的功能是：胆储藏和排泄胆汁，以助消化，主决断与人之勇怯有关。胃主受纳腐熟水谷，其气宜降则和。小肠受盛化物和分清别浊，主液。大肠传导糟粕，排泄大便，主津。膀胱储存和排泄小便。三焦能通行元气和运行水谷。

胃、小肠、大肠和膀胱的生理功能，应将它们联系起来。从饮食水谷的代谢过程来理解。胆主决断的功能，可从病理上，特别是联系温胆汤的治疗作用，来体会其含义。而三焦则应通过其所在脏腑的功能来理解其生理特点，不必囿于三焦形态之有形、无形之中。

5．第三节奇恒之腑。在脑、髓、骨、脉、女子胞奇恒之腑的生理功能中，女子胞的生理功能为其重点，而脑的功能却是比较难以理解的内容。

脑：在中医学术发展过程中，对脑的认识较早，亦较精确，在《素问·脉要精微论》、《灵枢·大惑论》、《灵枢·海论》中，不仅提出了脑髓，而且认为视觉、听觉、运行器官等正常与否，都与脑的功能有关。《黄帝内经》以降，历代中医文献对脑的记载略而不详，亦不甚全面，但是，仅就这些资料就足以证明，中医学已认识到脑具有主持精神意识思维活动和感觉运动等生理功能，是人体的生命中枢，不可损伤，否则"刺头，中脑户（督脉的穴名，位于枕骨粗隆上缘），入脑立死"。但是，在心主神志与五脏藏神之说的影响下，一直是从五脏系统的整体来认识人的精神意识思维活动的，详于心而略于脑，使人们对于脑的认识因而不甚深刻。

女子胞：女子胞是女性生殖器官，具有主持月经孕育胎儿的功能。女子有余于血而不足于气，故女子胞的生理功能与心、肝、脾、肾和冲任二脉休戚相关。

脑、髓、骨三者，均以肾所藏之精为物质基础，在学习中应与肾脏生理功能联系起来掌握。血脉又应与心主血脉互参。而女子胞从其与冲、任二脉和心、肝、脾、肾的关系来理解它的生理功能。

6．第四节脏腑之间的关系。在脏腑之间的关系中，脏与脏的关系为其重点，而心肾相交、肝肾同源既是重点又是难点，应全面理解，重点掌握。在脏与腑的关系中，以脾与胃的关系为重点，也是难点。对脏腑表里相合关系，宜全面理解。

脏象学说认为，在整个生命活动中，一切生理活动都离不开五脏的活动，都是以五脏为中心的功能系统所主导的。一切生命运动均是五脏功能集合的表现，都是在心的主宰下，通过人体各脏腑组织的相互联系和相互协调来实现的。因此，我们应全面地理解和熟练地掌握脏腑相关理论。五脏虽各司不同功能，但它们之间又是相互资生和相互制约的。这种关系，前人用五行生克制化理论来阐释。由于五行学说有着一定的局限性，它还不能完全揭示五脏之间的内在联系。所以，我们在五行学说的基础上，从五脏本身的生理功能去理解它们之间的关系。如心肾相交，根据心藏神，肾藏志，神志相互为用；心主火，肾主水，水火既济；心主血，肾藏精，精血互生等心肾的生理功能来说明心肾之间的关系，把心肾相交的理论建立在心肾的神与志，水与火，精与血相互关系的基础上，远比单纯用五行学说更能阐明心肾之间的辩证关系。五脏之间的关系是相互的，但又要分清主次。如在水液代谢中，脾主运化水湿，肺主行水而通调水道，肾主水而升清降浊。其中肾起主导作用，而脾肺居次。故曰："水为到阴，故其本在肾；水化于气，故其标在肺；水惟畏土，故其制在脾。"（《景岳全书·

肿胀》）又如呼吸运动，脾为生气之源，肺为主气之枢，肾为纳气之脏，均与呼吸相关。所以在病理上，肺不伤不咳，脾不伤不久咳，肾不伤不喘。但主管呼吸运动的是肺。再如，在血液运行中，心主血，肺助心行血，肝藏血，脾统血，四脏都与血液循行有关，但主持血液循环的主要是心。

关于心肾相交和肝肾同源释之如下：

（1）心肾相交的生理及其机制：

①心肾相交的含义：心肾相交是表达心肾之间关系的概念，其含义有广狭之分。

广义者：心肾相交是指心与肾之间的水与火、阴与阳、上与下之间的相互依存、相互制约的关系，实际上是心肾阴阳之间的动态平衡，包括心的阴阳与肾的阴阳之间的动态平衡。

狭义者：心肾相交是指心火（阳）与肾水（阴）之间的关系，即心阳与肾阴之间的动态平衡。

②心肾相交的生理及其机制：心与肾之间，在生理条件下，是以阴阳、水火、精血的动态平衡为其重要条件的。具体表现为以下几个方面：

水火既济：就阴阳水火的升降理论而言，在上者宜降，在下者宜升，升已而降，降已而升，无有穷已。心位居于上，属阳、主火，其性主动；肾位居于下，属阴，主水，主静。心火必须下降于肾，以资肾阳，与肾阳共同温煦肾阴，使肾水不寒。肾水必须上济于心，与心阴共同涵养心阳，使心火不亢。如是，心与肾，上下、水火、阴阳、动静互相作用，互相制约，协调平衡，维持着正常的生理活动，这种关系称之为心肾相交，又名水火相济。

精血互用：心主血，肾藏精。血可化为精，精可化而为血。精血之间相互资生，相互转化，为心肾之间的阴阳、水火、上下、动静的动态平衡奠定了物质基础，即精血为心肾相交奠定了物质基础。

精神互用：肾藏精，精能生髓，髓聚于脑。精为神的物质基础，积精可以全神，使精神内守。心藏神，为生命的主宰，神全可以益精，神是精的外在表现。心藏神，肾舍志，肾水上承则神安，心火下藏则志安，神生于精，志生于心，亦心肾相交之义。

君相安位：心为君火，肾为相火（命门火），君火以明，相火以位。君火在上，如霆照当空，为一身之主宰。相火在下，系阳气之根，为神明之基础。命火秘藏，则心阳充盛；心阳充盛，则相火亦旺。君火相火，各安其位，则心肾上下相交。所以，心肾之间的关系也表现为心阳与肾阳之间的关系。

（2）肝肾之间的关系及其意义：肝肾的关系主要表现为阴液、精血、相火、藏泄方面相互滋养、制约的关系。

①阴液互养：肝在五行属木，肾在五行属水，水能生木，水为母，木为子，这种母子相生关系，称之为水能涵木。肝肾在阴液方面，肝阴必须赖肾阴的滋养才能维持正常的生理状态。肾阴充足则肝阴充足，肝阴充足才能维持肝阴与肝阳之间的动态平衡。所以，肾阴滋养肝阴是维持肝肾之间关系的必要条件，在肝阴与肾阴之间，肾阴是决定因素。此为肝肾同源说的机制之一，这是临床上用滋水涵木法治疗肝阴不足的理论依据。

②精血互生：肝藏血，肾藏精，精血互生。肝阴依赖肾精的滋养，肾精又依赖于肝血的不断地补充，肝血与肾精相互资生，相互转化。精和血均化源于脾胃化生的水谷精微，故有"精血同源"之说。这是肝肾同源说的机制之一。临床上，精血不足常肝肾同治便基于此。

③同具相火：相火与君火对称。相火源于命门，寄于肝、肾、胆、三焦等。肝和肾均内

寄相火，且同源于命门，故称肝肾同源。这是肝肾同源机制之一。肝、肾阴虚而引起的相火妄动，常常肝肾并治，偏于肝阳亢者，治宜育阴潜阳；偏于肾阴虚火旺者，须滋阴降火，就是以这一理论为依据的。

④藏泄互用：肝主疏泄，肾主闭藏，疏泄与闭藏，相互为用，相互制约，相互调节，维持着疏泄与闭藏之间的动态平衡。这种关系主要表现为性与生殖生理方面。

关于肝肾之间的关系，有肝肾同源、精血同源、乙癸同源之说。

肝肾同源其含义为：

其一，一般认为，肝肾同源是肝阴与肾阴、肝血与肾精之间的关系，即肝阴与肾阴、肝血与肾精之间的相互滋养，相互转化，此义最为通用。

其二，根据相火理论，认为肝肾同具相火，且相火源于命门，即肝肾同源于命门。这一说法，实质上也是指肾阴与肝阴的关系。肾为水火之脏，肾阴又名真阴，肾阳又名真阳。命门含真阴真水和真阳真火。阴阳水火平衡，则真火真阳潜藏，相火归于命门。若真阴真水不足，则相火失于秘藏而妄动，在病理上，肝肾阴虚，阴虚火旺，常以相火妄动名之，其治宜滋阴潜阳，以引相火归原。

精血同源：精血同源是指肝藏血和肾藏精，精血相互资生的关系。精血相生，又同源于水谷精微，故称，精血同源是肝肾同源的机制之一。

乙癸同源：乙癸属十天干范畴，甲、乙、丙、丁、戊、己、庚、辛、壬、癸，称之为十天干，简称十干。

天干分阴阳则：甲、丙、戊、庚、壬为阳干，乙、丁、己、辛、癸为阴干。

天干与五行、脏腑相配合，则：

五行	木		火		土		金		水	
天干	甲	乙	丙	丁	戊	己	庚	辛	壬	癸
脏腑	胆	肝	小肠	心	胃	脾	大肠	肺	膀胱	肾

肝属乙木，肾属癸水，故肝肾同源，又称乙癸同源。

肝肾之间的关系，一般以肝肾同源概称。肝肾同源的机制虽有阴液互养、精血互生、同具火之说，但实质上均是指肾阴（精）与肝阴（血）之间的关系，即有阴（精）滋养肝阴（在），亦即水能生木之义。而肝之疏泄与肾之闭藏之间的关系，是从肝肾的生理特性来说明两者之间动态平衡关系。疏泄与闭藏的相反相成，是以肝肾阴阳平衡协调为基础的。肝肾之间的阴阳平衡则取决肾阴的作用。所以，实质上也是水能生木之义。

脏与腑之间的关系，实际上就是阴阳表里的关系。由于脏属阴，腑属阳；脏主里，腑主表。一脏一腑，一阴一阳，一里一表相互配合，并通过经脉相互络属，构成脏腑之间密切联系，不仅说明脏腑在生理上相联系，而且也决定了它们在病理上相互影响。人体的功能活动，是以五脏为中心，在心的统领下，进行分工合作的。五脏的主要功能是储藏精气，六腑的主要功能传化水谷。脏与腑密切配合，共同完成饮食的消化、吸收和精气的储藏，从而维持人体的生命活动。

在脏腑之间的表里关系中，脾与胃、肝与胆、肾与膀胱三者，经脉络属，脏器相近，气化相通，病理相关，全都体现出来，其临床意义较大。肺与大肠，一在胸腔，一在腹腔，脏器不相接近，但由于经脉络属，气化相通，故在生理和病理上有密切联系。至于心与小肠部位也不相近，功能更不相似，其表里配合关系主要从其生理特点而建立的。在生理情况下，小肠的泌别清浊是营血生成的基础，而营血的循行又赖心的推动。另外，心火敷布于小肠，则小肠能"受盛化物"，"泌别清浊"。反之，小肠泌别清浊之清者上济于心则心能行营血于经脉之中。所以说："五脏各有所处之地，如胃近于脾，胆近于肝，膀胱近于肾，何心肺独居于上，而大小肠居于下，二者脏腑不相近而相远也？然人水谷入胃，其气之精者为血，悍者为气；其秽浊传于大肠、小肠、膀胱也。精者之气，阳也；秽浊之气，阴也。阳气心肺通行，阴气大肠、小肠传送。心肺不得不居于上，而大肠小肠不得不居于下也。"（《图主难经》）这是从阳上阴下，一行营卫之阳气，一传食物残渣糟粕之阴气，来说明彼此之间在生理上的配合与联系。

脏腑表里关系，往往是一脏与几腑相联系。如脾与胃相表里，又与大肠、小肠相关；肝与胆相表里，又与胃、小肠有联系；肺与大肠表里，又与膀胱在水液代谢中有关；心与小肠相表里，又与膀胱相联系。因此，不应把脏与腑之间关系仅仅局限于一脏与一腑的表里关系上。

六腑之间分工协作，共同完成传化物的生理功能。

至于人体生命活动与五脏调节，旨在使学习者在全面学习脏象学说全面内容之后，根据五脏系统的整体观，来认识五脏对人体基本生命活动的调节作用，加深理解人体是以五脏为中的有机的统一的系统整体，五脏为人体生命的中心。

总之，脏象学说认为，人体各脏腑组织密切联系构成了一个以五脏为中心的统一整体。

学习脏腑之间的关系，应从生理上相互联系和病理上相互影响两方面去理解。在学习脏与脏之间的关系时，又应结合五行学说在生理上的应用来全面掌握。

【复习思考题】

1. 何谓脏象和脏象学说？

2. 五脏、六腑、奇恒之腑有何区别？

3. 脏象学说是怎样形成的？它有何主要特点？

4. 脏象学说包括哪些主要内容？

5. 何谓心主血脉？其主要生理作用是什么？

6. 何谓心主神志？心神有何重要作用？

7. 何谓五脏藏神？心藏神和五脏藏神的意义各如何？

8. 心包络有何作用？什么叫邪入心包？

9. 如何理解肺主气？为什么说肺主一身之气？

10. 何谓肺主行水？肺是怎样通调水道而主行水的？为什么说肺为水之上源？

11. 怎样理解肺主治节？

12. 何谓脾主运化？脾主运化包括哪些生理作用？为什么说脾为后天之本，气血生化之源？

13. 什么叫脾统血？脾统血的机理是什么？脾不统血的基本病理变化为何？

14. 什么叫肝主疏泄？肝主疏泄有哪些生理作用？

15. 什么叫肝藏血？肝是怎样藏血的？肝藏血功能失调会出现哪些病变？

16. 何谓精、先天之精、后天之精？

17. 何谓天癸？它是怎样生成的？又有何生理作用？

18. 何谓肾藏精？肾精的生理功能是什么？

19. 何谓肾主水？肾是怎样主水的？

20. 试述肺、脾、肾三脏在水液代谢中的作用？

21. 何谓肾主纳气？它和呼吸运动的关系如何？

22. 五脏与肢体官窍、五志五液的关系如何？有何意义？

23. 心、肺、脾、肝、肾的生理特性是什么？有何意义？

24. 历代医家对命门位置、生理功能的认识有哪些不同观点？怎样理解命门的含义？

25. 六腑各有何生理功能？其共同特点是什么？

26. 何谓胃气？胃气有何意义？

27. 怎样理解小肠泌别清浊功能？为什么小肠功能失调会出现二便的改变？

28. 何谓三焦？三焦的主要功能是什么？

29. 上焦、中焦、下焦的部位划分及其各自的生理功能特点如何？

30. 什么叫膀胱气化？膀胱气化与肾的气化有何关系？

31. 怎样理解胆主决断的生理功能？

32. 何谓奇恒之腑？其生理特点是什么？

33. 脑与哪些脏腑有关？其生理功能为何？

34. 什么叫髓？有何生理功能？

35. 女子胞的主要生理功能是什么？

36. 女子胞与心、肝、脾、肾及冲、任二脉在生理上有什么关系？

37. 心与肺、心与肝、心与脾各有何生理关系？

38. 肺与脾、肺与肾在生理上的关系主要表现在哪几个方面？

39. 肝与脾在生理病理上有哪些主要关系？

40. 脾与肾的生理关系如何？

41. 何谓心肾相交、肝肾同源？

42. 脏腑表里相关的根据和意义如何？

43. 脾与胃在生理上的关系如何？

44. 试述六腑是怎样传导化物的？

【参考文献】

绪论

1.《冯氏锦囊秘录》

"《内经》十二脏之相使贵贱，则脏如一家中之上人，各藏其神、魂、意、魄、志，为神明之脏，运用于下，传注于下。所谓其心者也。腑如一家之奴婢，诀然无知，承接上令，各司乃职，溲便糟粕，传运启闭。所谓劳其力者也。"

2.《医旨绪余》

"午位居上，火旺于午，人以心应之，故心居上，子位居下，水旺于下，人以肾应之，故肾居下。卯位居左木旺于卯，人以肝应之，故肝居左，酉位居右，金旺于酉，人以肺应之，故肺居右。中者土位，土居未人以脾胃应之，故脾胃居中。此五行之定位也。"

3.《四圣心源》

"肝主筋，其荣爪；心主脉，其荣色；脾主肉，其荣唇；肺主皮，其荣毛；肾主骨，其荣发。凡人之身骨以主其体干，筋以束其关节。脉以通其荣卫，肉以培其部分皮以固其肌肤。皮毛者，肺金之所生也。肺气盛则皮毛致密而润泽。肌肉者，脾土之所生也，脾气盛则肌肤丰满而充实。脉络者，心火之所生也，心气盛则脉络疏通而条达。筋膜者，肝木之所生也，肝气盛则筋膜滋荣而和畅。髓骨者，肾水之所生也，肾气盛则髓骨坚而轻利。五气具备，形成而体具矣。"

心

4.《医学阶梯》

"凡人之心，上有肺之华盖遮覆，下有包络橐籥护围，状如圆镜，明如止水，乃虚灵不昧者也。其间藏性、藏情、藏神、藏液，又为枢之象。如神不守舍，心枢摆也；神思迷乱，心机塞也；七情感触，心枢动也；颠倒无恒，心机乱也；液藏于中，心枢守也；汗达于外，心机发也。"

5.《血证论·脏腑病机论》

"心者，君主之官，神明出焉。盖心为火脏，烛照事物，故司神明。神有名而无物，即心中之火气也。然此气非虚悬无着，切而指之。乃心中一点血液，湛然朗润，以含此气，故其气时有精光发见。即为神明，心之能事，又主生血而心窍中数点血液，则又血中之最精微者。乃生血之源泉，亦出神之渊海。"

肺

6.《血证论·脏腑病机论》

"肺为乾金，象天之体，又名华盖，五脏六腑，受其复冒，凡五脏六腑之气，皆能上熏于肺以为病。故于寸口肺脉，可以诊知五脏，肺之令主行制节，以其居高，清肃下行，天道下际而光明，故五脏六腑，皆润利而气不亢，莫不受其制节也。"

脾

7.《医参》

"脾所以消磨水谷者，非如磨之能砻，杵之能舂也。以气吸之，而食物不坠然耳。食物入胃，有气有质，质欲下达，气欲上行。与胃气熏蒸，气质亦去留各半，得脾气一吸，则胃气有助。食物之精得以尽留，至其有气无质，乃纵之使去，幽门开而糟粕弃矣。"（转引自《医述》）

肝

8.《读医随笔·卷四》

"肝之性喜升而恶降，喜散而恶敛。……肝为将军之官，而胆附之。凡十一脏取决胆也，东垣曰：胆木春升，科气从之，故凡脏腑十二经之气化，皆必借肝胆之气化以鼓舞之，始能调畅而不痛。"

9.《临证指南医案·卷一》

"肝为风木之脏，相火内寄，体阴用阳其性刚，主动主升，全赖肾水以涵之，血液以濡之，肺金清肃之令以平之，中宫敦阜之土气以培之，则刚劲之质得为柔和之体，遂其条达畅茂之性，何病之有。"

肾

10.《怡堂散记》

"肾者主水，受五脏六腑之精而藏之，故五脏藏乃能泻。是精藏于肾，非生于肾也。五脏六腑之精，肾藏而司其输泻。输泻以时，则五脏六腑之精相续不绝，所以成其坎位，而上交于心，满而后溢，生生之道也。"（转引自《医述》）

11.《医学入门·脏腑》

"肾有两枚……纳气收血化精，为封藏之本。壮志造无成有，号作强之官，候在腰而充骨填髓，窍于耳而荣发驻颜。"

胆

12.《古今名医方论》

"胆为中正之官，清净之腑，喜宁谧而恶烦扰，喜柔和，不喜壅郁，盖东方木德，少阳温和之气也。"

13.《笔花医镜》

"胆者，清虚之腑，居半表半里之交，与肝为表里。气血足则胆气壮，气血虚则胆气怯。……然其担事之能力，犹中正之官，不偏不倚，决断出焉。"

14.《难经本义》

"胆汁……感肝木之气化而成。人食有小肠饱满，肠头上逼胆囊，使其引流入小肠中，以融化食物，而利渣滓。若胆汁不足，则精粗不分，囊色白洁而无黄。"

胃

15.《中藏经》

"胃者，腑也。又名水谷之海，与脾为表里。胃者人之根本，胃气壮，五脏六腑皆壮也"。

16.《笔花医镜》

"胃属中土，司受化谷食。经云：得谷者昌，失谷则亡。其能受与否，生死系焉。其性与脾同，而畏木侮。舌之中及牙床，并环唇口而交人中，皆其分野。"

小肠

17.《笔花医镜》

"小肠者，受盛之官，化物出焉，其上口即胃下口，水谷由此而入，其下口即大肠上口，此处泌别清浊俾水液注入膀胱，滓秽流入大肠，是腑中之有鉴别者。"

大肠

18.《血证论·脏腑病机论》

"大肠司燥令，喜润而恶燥。寒则滑脱，热者秘结，泄痢后重，痔漏下血。与肺相表里，故病多以治肺之法治之。与胃同是阳明之经，故又多借治胃之法以治之。"

19.《笔花医镜》

"大肠者，肾阴之窍，传导之官，受事于脾胃，而与肺金相表里。故肺气虚则肠若坠，而气为之陷。肠液少则肠亦燥而鼻为之干，其呼吸甚密迩也。然肠口上接小肠，下通谷道，为诸脏泄气之门，启闭一失职，而诸脏困矣。"

三焦

20.《笔花医镜》

"三焦者。人生三元之敢，脏腑空处是也。上焦心肺居之，中焦脾胃居之，下焦肝，肾，膀胱，大小肠居之。其气总领脏腑营卫经络，内外左右上下之气。三焦通则竟体调和，斯其职已。三焦之病，属于脏腑，并无另立病名。"

膀胱

21.《笔花医镜》

"膀胱者，州都之官，津液藏焉，气化则能出矣。然肾气足则化，肾气不足则不化。入气不化，则归大肠而为泄泻。出气不化，则闭塞下焦而为癃肿。小便之利，膀胱主之，实肾气主之也。"

22.《医碥·脏腑论·卷一》

"饮食入胃，得脾消运，其精华之气上升于肺。肺布之周身，以充血液，其余下入小肠。小肠受三焦之气化，泌别清浊，槽粕趋大肠以出，水饮渗入膀胱，以尿以出，此全赖三焦气化施行。"

脑

23.《医参》

"脑为髓海，囟以卫之。小儿囟不合者，脑未满也。脑髓纯者灵，杂者钝，耳目皆由以禀令，故聪明焉。思则心气上通于囟，脑髓实则思易得。过思则心火烁脑，头眩、眼花、耳鸣之象立见，而髓伤矣。髓本精生，下通督脉，命火温养，则髓益充。纵欲者伤其命门，不但无以上温，而且索其下注。脑髓几何，能禁命门之取给而不太敝乎？精不足者，补之以味皆上行至脑，以为生化之源，安可不为之珍惜。"

24.《辨证奇闻》

"人有无故忽视物为两，人以肝气之有余也，谁知是脑气之不足乎！盖目之系，下通于肝，而上实属于脑。脑气不足，则肝气应之，肝气太虚，不能应，脑于是各分其气以应物，因之见一为两矣。……盖脑气不足，而邪得以居之矣。不祛邪而单补其精，于脑气正无益也。治肝正所以益脑矣，治法之巧者。"

脏腑关系

25.《辨证录》

"人有昼夜不能寐，心甚烦躁，此心肾不交也。盖日不能寐者，乃肾不交于心；夜不能寐者，乃心不交于肾也。今日夜俱不寐，乃心肾不相交耳。夫心肾之所以不交者，心过于热，而肾过于寒也。心原属火，过于热则火突于上而不能下交于肾；肾原属水，过于寒则水见于下而不能上交于心矣。然则治法，使心之热者不热，肾之寒者不寒，两相引而自两相合也。方用上下两济丹（人参、熟地、白术、山茱萸、肉桂、黄连）。"

26.《周慎斋遗书·阴阳脏腑》

"心肾相交，全凭升降，而心气之降，由肾气上升，肾气之升，又因心气之降。夫肾属水，水性润下，如何而升？盖因水中有真阳，故水亦随阳而升至于心，则全心中之火。心属火，火性炎上，如何而降？盖因火中有真阴，故火亦随阴而降至于肾。则生肾中之水。升降者，水火也，其所以升降者，水火中之真阴真阳也。真阴真阳者，心肾之真气也。故肾之后天，心之先天也；心之后天，肾之先天也。欲补心者，须实肾，使肾得升；欲补肾者须宁心，使心得降。六味丸丹皮、茯苓所以宁心也；地黄、山药所以实肾也。乃交心肾之法也。"

27.《医宗必读·乙癸同源流》

"古称"乙癸同源，肾肝同治，其说维何（维，因为之意——编者）？盖火分君相，君火者，居乎上而主静；相火者，处乎下而主动。君火惟一，心主是也。相火有二，乃肾与肝。肾应北方壬癸，于卦为坎，于象为龙，龙潜海底，龙起而火随之。肝应东方甲乙，于卦为震，于象为雷，雷藏泽中，雷起而火随之。泽也，海也，莫非水也，莫非下也。故曰乙癸同源。东方之木无虚，不可补，补肾即所以补肝；北方之水无实，不可泻，泻肝即所以泻肾。于乎春升，龙不现则雷无声；及其秋降，雷未收则龙不藏。但使龙归海底，必无迅发之雷，但使雷藏泽中，必无飞腾之龙。故曰"肾肝同治"。心肾相交：《周慎斋遗书·卷一·阴阳脏腑》又言"补肝者，肝气不可亢，肝血当自养也。血不足者补之，水之属也，壮水之源，木赖以荣。肾既无实，又言泻肾者，肾阴的可亏，而肾不可亢也。气有余者伐之，木之属也，伐木之干，水赖以安。"

28.《医药拾零》

"肝脾者，相助为理之脏也。人多谓肝木过盛可以克伤脾土，即不能消食。不知肝木过阴不能疏通脾土，亦不能消食。盖肝之系下连气海，兼有相火寄生其中。为其连气海也，可代元气布，脾胃之健运更赖之熟腐。故曰肝与脾相助为理之脏也。特是肝为厥阴，中见少阳，其性则果，其气条达，故《内经·灵兰秘典》名为将军之官。有时调摄失宜，拂其条达之性，恒至激发其刚果之性而近于横恣，于斯脾胃先当其中，向之其助者，至斯反受其损。而其横恣所风，能排挤诸脏腑之气致失共和。"

29.《吴医汇讲》

"脾主生化，其用在于健运，其属土，地气主上腾，然后能载物，故健行而不息，是脾之宜升也明矣。胃者，水谷之海。容受糟粕，其主纳，纳则贵下行，譬如水之性莫不就下，是胃之宜降也又明矣。故曰："清气在下，则生飧泄，浊气在上，则生䐜胀"。夫清气何？盖指脾气而言。不然，何以在下则飧泄也。其浊气何？盖胃气而言。不然，何以在上则䐜胀也。是非可为脾升胃降之确证乎？"

（李德新）

第三章　气血精津液

【目的要求】

　　1．了解气血精津液与脏腑经络之间的关系。

　　2．掌握气的医学含义。

　　3．掌握气的生成、运动、功能及分类。

　　4．掌握元气、宗气、营气、卫气的生成、分布及主要生理功能。

　　5．掌握血液的概念、生成、功能与循行。

　　6．掌握精的概念、生成和生理功能。

　　7．掌握津液的概念、生成、输布与排泄。

　　8．掌握气血精津液之间的关系。

【自学时数】

　　21学时。

　　在气、血、精、津液学说中，精、气概念，与中国古代哲学的精、精气、气范畴有着密切关系。但哲学上的精、精气、气范畴，是标示世界本原的物质，是抽象的概念。而气、血、精、津液学说中的精、精气、气，则是医学科学中的具体物质概念。但中医学属于自然哲学，是中国传统的自然科学，限于当时的科学水平和认识能力，在阐述生命、健康和疾病时，也必然会造成哲学与医学，抽象与具体的物质概念混称。

　　在气、血、精、津液学说中，气、血、精、津液等虽然是生命的基本物质，属于生命科学的具体物质概念，但是，我们理解其内涵时，必须按中国传统的有体有用，体用一如的思维模式来认识，把气、血、精、津液理解为物质实体及其作用、功能、属性的辩证统一。

　　气、血、精、津液，是构成人体和维持人体生命活动的基本物质。精，泛指人体内一切有用的精微物质；气，是人体内活力很强，运行不息，无形可见的极细微物质，既是人体的重要组成部分，又是机体生命活动的动力；血，是红色的液态物质；津液，是人体内的正常水液的总称。气、血、精、津液，既是脏腑经络及组织器官生理活动的产物，又是脏腑经络及组织器官生理活动的物质基础。

　　气、血、精、津液是人体生命活动的物质基础，其运动变化也是人体生命活动的规律。气、血、精、津液的生成和代谢，有赖于脏腑经络及组织器官的生理活动，而脏腑经络及组织器官的生理活动，又必须依靠气的推动、温煦等作用，血、精、津液的滋养和濡润。因此，气、血、精、津液与脏腑经络及组织器官的生理和病理有着密切关系。

　　气与精、血、津液分阴阳，则气为阳，阳主动，具有推动、温煦等作用。气宜运行不息而不宜郁滞。精、血、津液为阴，阴主静，具有滋养、濡润作用。精、血、津液宜宁谧、秘藏而不宜妄泄。

生命物质虽有精、气、血、津液之分，但皆本源于气。故曰："人有精、气、津、液、血、脉，余意一气耳。"（《灵枢·决气》）气聚而成形，散而无形。气与精、血液、津液相对而言，则气无形，而精、血、津液有质。气与精、血、津液的相互化生与相互转化，体现了生命活动中，形化为气，气化为形，形气相互转化的气化过程。精血同源、津血同源，精、津液化而为血，血涵蕴精与津液。故中医学对人体生命活动的基本物质，又常以气血概称，强调"人之生，以气血为本；人之病，未有不先伤其气血者"（《妇人良方·调经门》），"气血者，人之所赖以生者也"（《医宗必读·医论图说》）。

气和血是构成人体和维持人体生命活动的两大基本物质，气之与血，异名同类，两相维附，气非血不和，血非气不运。但"气为主，血为辅，气为重，血为轻"（《医学真传·气血》），"气血俱要，而补气在补血之先，阴阳并需，而养阳在滋阴之上"（《医宗必读·医论图说》）。人之生死由乎气，气之为用，无所不生，一有不调，则无所不病。气有不调之处即病本所在之地，故治病以气为首务。所谓"行医不识气，治病何从据，堪笑道中人，未到知音处"（《景岳全书·诸气》引王应震语）。

气、血、精、津液学说，以气血为要，而气血之中，尤以气为最。

第一节　气

一、医学之气的含义

在中医学中，气作为医学科学的基本概念，其含义为：气是构成人体和维持人体生命活动的最基本物质。生命的基本物质，除气之外，尚有血、精、津液等，但血、精、津液等均是由气所化生的。所以说，气是构成人体和维持人体生命活动的最基本物质。气概念的内涵包含着两个方面：

其一，气是构成人体的最基本物质。人是自然界发展到一定阶段的必然产物。气是构成世界的最基本物质。所以，人的形体构成也是以气为物质基础的。生化之道，以气为本，天地万物，莫不由之，人之有生，全赖于气。气聚则形成，气散则形亡。中医学在强调气是构成人体的最基本物质，承认生命物质性的同时，又进一步指出生命是由精气直接形成的。精气先身而生，源于父母。父母之精相合，形成了胚胎，转化为胚胎自身之精，成为人体生长发育和繁衍后代的物质基础。

其二，气又是维持人体生命活动的最基本物质。人生存于自然界中，人的生长、发育和各种生命活动都需要与周围环境进行物质和能量的交换。如，需要从自然界中摄取饮食水谷（水谷之气），从自然界中吸入氧气（呼吸之气）等。这些自然之气被摄入人体，经过代谢后能够发挥各种生理功能，维持人的生命活动。这一过程就是人体的气化活动过程。气化作用是生命活动的基本特征。所以，气是维持人的生命活动的最基本物质。

在中医学理论中，气还有其他的含义，如，脏象学说讨论过的脏腑之气，即心气、肺气、脾气、肝气、肾气、胃气等，专门指代各脏腑的功能活动；经络学说中将要讨论的经络之气，专门指代经络的功能；病因章中讨论的六气，专门指代正常气候；邪气，专门指代致病因素；温病学中讨论的气分，专门指代外感热病发展过程中的一个病理阶段等等。这些"气"与气血津液学说中所研究的气的内涵不同，故不在本节讨论。

二、气的生成

（一）气的来源

1. 从先天获得：胎儿在娩出前，从父母身上禀受精气，禀受父母的精气称先天之精气。人之始生，以母为基，以父为楯，父母之精相合，形成了胚胎。故先天之精是构成生命和形体的物质基础。所以，先天之精是构成人体之气的重要部分。

2. 从后天获得：生命是物质自然界的产物。人出生以后，通过呼吸和摄取饮食物，从自然界获得水谷精微和自然界的清气。后天获得的水谷精微和自然界的清气称后天之精气。

（二）与气生成有关的脏腑

从上述两个途径获得的"原料"，需要经过人体脏腑的作用，才能转化为具有生命力的气。一般来说，参与气的生成的脏腑有肾、脾、胃、肺。其中，肾脏储藏禀受于父母的先天之精；脾胃受纳、腐熟水谷，运化水谷之精微；肺吸入自然界的清气，通过不断地呼浊吸清，使自然界的清气源源不断地进入人体，参与人体之气的生成，特别是宗气的生成。

（三）气的生成过程

精化为气，人体的气，就其生成而言，有先天和后天两个方面。先天之气是禀受于父母的精气，后天之气来源于饮食物中的营养物质，即水谷之精气，以及存在于自然界的清气。先天之精气，依赖于肾藏精气的作用，才能充分发挥先天之精气的生理效应。水谷之精气，依赖于脾胃的运化功能，才能从饮食物中摄取而化生。存在于自然界的清气，则靠肺的呼吸功能才能吸入。因此，气是通过肺、脾胃和肾等脏腑生理功能的综合作用，将先天之气、水谷之精气和自然界的清气三者结合起来而生成的。其生成过程为：

先天之精气在肾的作用下，出肾间（命门）向上经中焦，与脾胃化生的水谷精微相并，至上焦与肺吸入的清气相结合，形成了气。气形成之后，在肺的作用下，输布、运行于全身。

综上所述，从气的来源看，除与先天禀赋和后天饮食营养，以及自然环境等有关外，与肾、脾胃、肺等脏腑的生理功能正常与否有着密切关系。因此，肺、脾胃、肾等脏腑的生理功能的任何环节发生异常，均能影响气的生成及其正常的生理效应，从而导致气的生成和运行等病理变化。但是，在气的生成过程中，脾胃的功能尤为重要。因为，人在出生之后，必须依赖饮食的营养，方能维持其正常的生命活动。而机体从饮食物中摄取的营养物质（水谷精微），又必须靠脾胃的受纳和运化功能才能化生。"人受气于谷"（《灵枢·营卫生会》），先天之精也要依赖水谷精微的充养。

总之，人体之气的生成，一者赖肾中精气、水谷精气和自然界清气供应充足，二者赖肺、脾胃、肾三脏功能正常。

三、气的功能

气是构成人体和维持人体生命活动的物质基础，为人体生命活动的根本，它对于人体具有十分重要的作用。故曰："气者，人之根本也"（《难经·八难》），"人之生死，全赖乎气，气聚则生，气壮则康，气衰则弱，气散则死"（《医权初编》）。分布于人体不同部位的气，各有其功能特点，但概括起来，主要有以下几个方面：

（一）推动作用

推动作用，是指气的激发和推动的功能。气是活力很强的精微物质，它能激发和促进人体的生长发育以及各脏腑、经络等组织器官的生理功能；能推动血的生成、运行，以及津液的生成、输布、排泄等。

当气的推动作用减弱时，可影响人体的生长、发育，或出现早衰，亦可使脏腑、经络等组织器官的生理活动减退，出现血和津液的生成不足，运行迟缓，输布、排泄障碍等病理变化。

（二）温煦作用

温煦作用，是指气有温煦、熏蒸的作用。气分阴阳，气具有温煦作用者谓之阳气。气的温煦作用是通过阳气的作用而实现的。气的这一功能，在人体内有着重要的生理意义。人体的正常体温的恒定，需要气的温煦作用来维持；各脏腑、经络等组织器官的生理活动，需要在气的温煦作用下进行；血和津液等液态物质，也需要在气的温煦作用下，进行着正常的循行。当气的温煦作用失常时，可出现体温下降，四肢不温，脏腑的功能衰退，血和津液的运行迟缓等寒性病理变化。故曰："气主煦之。"（《难经·二十二难》）

（三）防御作用

防御作用，是指气有卫护肌肤，抗御邪气的作用。"正气受伤，邪气方张。"（《温疫论补注》）气的防御作用，一方面可以抵御外邪的入侵，另一方面还可驱邪外出。此外，气的防御作用还表现为在疾病之后的自我修复，恢复健康的能力。所以，气的防御功能正常时，邪气不易侵入；或虽有邪侵入，也不易发病；即使发病，也易愈。当气的防御功能减弱时，机体的抵御邪气的能力就要降低，或机体易于罹患疾病，或患病后难以治愈。所以，气的防御功能与疾病的发生、发展、转归都有着密切的关系。

（四）固摄作用

固摄作用，是指气对体内的血、精、津液等液态物质和腹腔脏器等有固护统摄、控制作用。气的固摄作用表现在如下几个方面：

1. 固摄血液，防止血液溢出脉外，保证血液在脉中的正常循行。
2. 固摄汗液、尿液、唾液、胃液、肠液等，控制其分泌量、排泄量，防止体液的丢失。
3. 固摄精微，防止其妄泄。
4. 固摄脏腑之气，使之升降正常，从而保持脏腑在体腔内位置的相对恒定。

气的固摄功能减弱时，能导致体内液体物质的大量丢失。如：气不摄血，可导致各种出血；气不摄津，可导致自汗、多尿、小便失禁，流涎，泛吐清水，泄泻滑脱；气不固精，可出现遗精、滑精、早泄；气虚而冲任不固，可出现小产、滑胎等。也可使脏腑位置下移，如中气下陷而见胃、肾、子宫等脏器下垂，以及脱肛等。

气的固摄作用和推动作用是相辅相成的两个方面。一方面，气推动着血液的运行和津液的输布、排泄；另一方面，气又固摄着体内液态物质，防止其无故流失。气的这两个作用相互协调，控制和调解着体内液态物质的正常运行、分泌和排泄，这是维持人体正常的血液循行和水液代谢的重要环节。

（五）气化作用

气化，在中医学领域，其含义有二：其一，指自然界六气的变化，所谓"气变则应，故各从其气化也"（王冰注《黄帝内经素问》）；其二，指人体内气的运行变化，也就是通过气的运动而产生的各种变化。人体之气的气化作用即指此义而言。气化，包括精、气、血、津液的各自新陈代谢及其相互转化。气有促使机体内精微物质化生和转化的作用。气的这一作用，促使饮食物转化成水谷之精微，然后再化生成气、血、津液，津液转化成汗液和尿液，饮食物经过消化和吸收后，其残渣转成糟粕。人体不断地从周围环境中摄取适当的物质，经过同化，转变为人体的组成成分；同时，经过异化，将人体自身组织中的较陈旧部分排泄到周围环境中去。机体内这一物质代谢过程，是通过气的气化作用而实现的。

如果气的气化作用失常，则能影响整个物质代谢过程。如：影响饮食物的消化吸收，影响气、血、津液的生成、输布，影响汗液、尿液和粪便的排泄等，从而形成各种代谢异常的病变。

但须指出，在中医学中，又称膀胱的排尿作用为气化作用。所谓"膀胱者，州都之官，津液藏焉，气化则能出矣"（《素问·灵兰秘典论》）。

以上我们讨论了气的五个方面的功能（表3-1）。这五个方面的功能在人体的生命活动中都是极为重要、缺一不可的，它们密切配合，相互为用，共同维系着人的生命过程。

表3-1   气的生理功能简表

主要功能	生 理 意 义
推动作用	激发和推动人体的生长发育，以及脏腑经络的生理功能，推动和促进血液的生成和运行，以及津液的代谢
温煦作用	维持体温，温煦脏腑经络，维持血液和津液的正常循环
防御作用	卫护肌肤，抵御外邪入侵，驱邪外出
固摄作用	固摄血液、汗、尿、唾液、胃肠液、精液，固护冲任，固摄脏器
气化作用	促使体内精微物质的化生和转化

四、气的运动

（一）气机的概念

气的运动称为气机。机者有枢机、枢要、关键之意。气是物质的，运动是物质的根本属性。气的运动是自然界一切事物发生发展变化的根源，故称气的运动称为气机。气之所以能够发挥其各种生理功能，是因为气在人体内不断地运动。气的运动一旦停止，就失去了其维持人体生命活动的作用，人的生命活动也就停止了。

（二）气的运动形式

人体之气始终处于不断地运动之中，它流行于全身各脏腑、经络、组织，推动和激发着人体的各种生理活动。气的运动形式是多种多样的，在理论上可以归纳为四种基本形式：升、降、出、入。升，是气由下向上的运动；降，是由上向下的运动；出，是气由内（体内）向外（自然界）的运动；入，指气由外向内的运动。

气以脏腑、经络等组织为其运动的场所。气的升、降、出、入运动激发和推动了人体脏腑经络的各种生理活动；人体脏腑、经络的各种生理活动又具体地体现了气的升、降、出、入运动。例如：肺的宣发，把气、血、津液向上、外输布为升；肺的肃降，把水液向下输于肾为降；肺的呼出，把体内气体呼出体外为出；肺的吸入，把体外气体吸入体内为入。气的升、降、出、入运动，激发和推动了肺的宣、降、呼、吸等生理功能，而肺的宣、降、呼、吸等生理活动，又具体地体现了气的升、降、出、入运动。

气的升、降、出、入运动，不仅能激发和推动单一的脏腑的生理活动，而且，还能激发和推动某些相关脏腑的共同的生理活动，并从这些相关脏腑的共同活动中体现出气的运动形式。

例如，气的升、降运动激发和推动了脾和胃的生理功能，脾的升清和胃的降浊共同完成机体对饮食物的消化、吸收、输布和排泄过程。脾和胃这一相关脏腑的生理活动，又具体地体现了气的升、降运动。此外，机体水液代谢的整个过程也是气的较复杂的运动过程的具体体现。"升降出入，无器不有"，就是对气的运动与各脏腑、经络之间关系的高度概括。

气的升、降、出、入是对人体气的运动形式总的概括。就某一个特定的脏腑来说，其在气的激发、推动下所发挥的生理功能，是包括完整的升、降、出、入形式，还是包括部分形式；是以升降为主，还是以出入为主，则由该脏腑的生理特性和位置等所决定。一般说来，五脏储藏精气，宜升；六腑传导化物，宜降。就五脏而言，肺居上焦，又借气道与外界相通，其生理活动就有升、降、出、入四种形式；心脏虽居上焦，但与外界不相通，其生理活动就仅有升、降两种形式，并以降为主；脾胃同居中焦，但是，脾主运化以升为主，胃主受纳以降为主；肾、肝居下焦，与外界不直接相通，其生理活动就仅有升、降，并以升为主。

总之，气的升降出入运动，从局部来看，并非是每一种生理活动都必须具备升降出入，而是各有侧重。如，肝、脾主升，肺、胃主降等。但是，从整体机体的生理活动来看，则升与降，出与入之间必须协调平衡。只有在相对协调平衡状态下，才能发挥其维持人体生命活动的作用。"气机调畅"是对气的升降出入运动平衡协调的生理状态的描述。当气的运动失去了这种平衡时，人的生命活动就要出现异常而成为病理状态，即"气机失调"。由于气的运动形式是多种多样的，所以，"气机失调"的表现形式也很复杂。如：

气的运动受到阻碍，运动不顺利时，称作"气机不畅"；气的运动受阻较甚，在某些局部发生阻滞不通时，称作"气滞"；气的上升运动太过，称为"气逆"；下降运动不及，称作"不降"；气的外出运动太过，称作"气脱"；外出的运动不及而结聚于内称为"气结"、"气郁"，甚则称作"气闭"。

气的运动失调，表现于脏腑，则可见肺失宣降、脾气下陷、胃气上逆、肾不纳气、肝气郁结、心肾不交等等。

五、气的分布与分类

人体的气，从总体上说，是由肾中之精气、水谷精气和自然界清气三个部分，在肾、脾、胃、肺等脏腑的共同作用下生成的。关于气的分类，《黄帝内经》以降，历代医家的观点不尽一致。但多宗"气本一元"之说。基于"气本一元"之说，人体之气的结构层次可分为：真气居最高层次，将按先天和后天可分为先天之气和后天之气，则先天之气和后天之气，位于第二层次。先天之气为元气。后天之气包括宗气、营气和卫气，其中，营气和卫气又隶属于宗气。先天之气和后天之气，分布、运行于脏腑经络之中，合而化为脏腑经络之气，则脏腑经络之气属于第三层次。脏腑经络之气，还可分为具体的脏气、腑气、经气、络气等等。

$$\text{真气} \begin{cases} \text{先天之气—元气} \\ \text{后天之气—宗气} \begin{cases} \text{营气} \\ \text{卫气} \end{cases} \text{脏腑经络之气} \end{cases}$$

按气的主要来源、分布部位和功能特点，气可分为元气、宗气、营气、卫气等。

（一）元气

元气，又名"原气"。

在中医学上，《黄帝内经》只言真气，不言元气。元气、原气，首见于《难经》。故在中医文献上，常常元气、原气、真气通称。但是，人体之气的真气，是先天之气和后天之气的统称，包括元气、宗气、营气、卫气等。元气属真气的下位概念，不应与真气混称。据元、原的本始之意，元气、原气为生命本始之气。在胚胎中已经形成，秘藏于肾中，与命门有密切联系，为先天之气。所以，元气是人体最根本、最原始、源于先天而根源于肾的气，是构成人体和维持人体生命活动的基本物质，是人体生命活动的原动力，包括元阴、元阳之气。元气来源于先天，故又称先天之气。元气与宗气、营气和卫气相比较，是人体最基本、最重要的气。

1．生成：以先天之精为基础，又赖后天之精的培育。

主要来源与生成过程：从父母禀受的先天之精气，经肾的化生作用和水谷精微的滋养而成。元气的组成以肾中所藏的精气为主，依赖于肾中精气所化生。

元气盛衰与先天禀赋有直接关系，但后天饮食、锻炼、劳作、精神因素、疾病等也可以改变元气的强弱情况。先天禀赋不足的人，通过饮食调养与锻炼等，可以使元气逐渐充足，而先天元气充足的人，也可由后天各种因素导致元气不足。所以，李东垣说："元气之充足，皆由脾胃之气无所伤，而后能滋养元气。若胃气之本弱，饮食自倍，则脾胃之气即伤，而元气亦不能充"（《脾胃论·脾胃虚实传变论》）。

总之，元气根源于肾，由先天之精所化生，并赖后天之精以充养而成。但元气之盛衰，并非完全取决于先天禀赋，与脾胃运化水谷精气的功能密切相关。所以说："人之自生至老，凡先之有不足者，但得后天培养之力，则补天之功，亦可居其强半，此脾胃之气所关乎人生者不小。"（《景岳全书·传忠录》）

2．分布：元气发于肾间（命门），通过三焦，沿经络系统和腠理间隙循行全身，内而五脏六腑外而肌肤腠理，无处不到，以作用于机体各个部分。

元气循行的方式：一是并营卫之气行十二正经和奇经八脉之中，一是独行于本输经别之中。

元气循行的道路：始于肾间，经下、中、上三焦，由手太阴经脉进入十二正经中，布于周身，蓄于奇经，溢于三百六十五穴，然后再经腠理和大小络脉汇聚于四肢末端的井穴，入本输至经别，直接深入脏腑，继而浅出头颈部、胸腹腧穴和背腧穴，自奇经总集于任督二脉，下归肾脏。

元气在循行过程中，经过了人体的各脏腑、经络及体表组织。元气循此路径，周而复始地循行，以发挥其正常的生理功能。

3．主要功能：元气是构成人体和维持生命活动的本始物质，具有推动人体的生长和发育，温煦和激发各个脏腑、经络等组织器官生理功能的作用，是人体生命活动的原动力。

元气推动人体的生成和发育。人体的生、长、壮、老、已的自然规律，与元气的盛衰密切相关。根据《灵枢·天年》的记载：人 10～40 岁，元气充足，由下部之根、本达于上部的标、结，脏腑、肌肉、四肢百骸、头面胸腹、背脊皆受其作用，故五脏渐定，肌肉渐长，形体壮盛，能跑善行。人 50～100 岁，元气渐衰，不能由下部之根、本上达于标、结，脏腑肌肉、四肢百骸、头面胸腹和脊背皆失其荣，故五脏渐衰，目昏，肌肤枯槁，好卧，形骸独居而终。

元气温煦各个脏腑、经络等组织器官的生理活动：命门为元气之根，水火之宅，五脏之阴气非此不能滋，五脏之阳气非此不能发，故《石室秘录》曰："心得命门而神明有主，始可以应物；肝得命门而能决断；胃得命门而能受纳；脾得命门而能转输；肺得命门而能治节；大肠得命门而传异；小肠得命门而能布化；肾得命门而作强；三焦得命门而决断；膀胱得命门而收藏。"这里的"命门"是元气的发生处，可指代元气。全身各脏腑的生理活动，如心主神明、应物；肝之决断，胃之受纳，脾之转输，肺之治节，大肠之传导，小肠之布化，肾之作强，三焦之决渎，膀胱之收藏等，都是在"得命门"，即元气温煦和激发作用下才产生的。元气充沛，则各脏腑组织的功能活动就旺盛，当元气不足，其温煦和激发作用低下时，各脏腑功能就不能得到正常的发挥。

元气推动了人体的生长发育，温煦和激发了各脏腑、经络等组织器官的生理活动，所以说，它是人体生命活动的原动力，是人体内最基本、最重要的气。元气的存亡，即生命的存亡，故曰："此中一线未绝，即生气一线未亡"（《医学源流论·元气存亡论》）。

元气不足时，人体的生长发育就要迟缓，各脏腑组织器官功能就将低下。

元气 { 生成—由先天之精化生，后天之精充养

分布—经三焦而分布周身 { 在内经历五脏六腑

在外通达肌肤腠理

功能—激发和推动脏腑组织的功能活动

（二）宗气

宗气，是由肺吸入的清气与脾胃化生的水谷精微结合而成，形成于肺而积于胸中之气。

1．生成：宗气是由脾上输于肺的谷气和肺吸入的自然界的清气相结合而成。

主要来源：水谷精微和自然界的清气。

生成过程：经脾胃受纳、腐熟、吸收的水谷精微，上输于肺，与吸入于肺的清气相合而化生为宗气。

肺和脾胃在宗气形成的过程中发挥着重要作用。其中，肺又是宗气形成和聚集的场所。所以，宗气的盛衰，与肺、脾胃有关，尤与肺关系密切。

2．分布：宗气聚集于胸中，经肺的宣发作用，出咽喉，贯心脉；经肺的肃降作用蓄于丹田，并经气街注入足阳明经。宗气在胸中积聚之处，称作"上气海"，又称"膻中"。

3．主要功能：宗气的主要功能表现在两个方面：

（1）司呼吸：上出咽喉（息道）的宗气，有促进肺的呼吸运动的作用，并与语言、声音的强弱有关。

（2）行气血：贯心肺的宗气，有协助心气推动心脉的搏动、调节心率、心律的作用。宗气的这一作用影响着人的心搏的强弱、节律和血液的运行，并影响着肢体的活动和寒温。

"虚里"是古人诊察宗气盛衰的部位，位于左乳下。

（3）主视、听、言、动：宗气与人体的视、听、言、动密切相关。故曰："宗气者，动

气也。凡呼吸声音，以及肢体运动，筋骨强弱者，宗气之功用也。"(《读医随笔·气血精神论》)

宗气为病，虚多实少。宗气不足主要责于肺和脾胃等脏腑，其病理改变多反映于心、肺两脏的功能失调。如出现呼吸微弱、语声低微、心动异常、血行缓慢及伴随发生的肢体厥冷、倦怠、运动不灵等。

宗气　{
　生成——由脾胃化生的水谷之气和肺吸入的自然界的清气相合而成
　分布——积于胸中上气海
　功能　{
　　司呼吸——促进肺的呼吸运动
　　行气血——促进气血的运行
　　主视、听、言、动——促进视、听、言、动
　}
}

（三）营气

营气是行于脉中，富有营养作用的气。由于营气与血同行脉中，关系紧密，故常常"营血"并称。营气与卫气相对而言属于阴，故又称"营阴"。

1. 生成：营气主要是由水谷精微化生而来。

主要来源：水谷精微。

生成过程：饮食水谷在脾胃的作用下化生为精微，并由脾上输于肺，在肺的作用下，水谷精微中精专的部分进入脉道，成为营气。

2. 分布：营气出于中焦经肺进入经脉后，沿十四经脉依次循行，周流于全身。

营气的循行是有规律的，在正常情况下，营气每昼夜沿十四经循行五十周，其每周循行的途径如下：

营气出于中焦（脾胃），按着十二经脉的流注次序，始注于手太阴肺经，终于足厥阴肝经，复注于手太阴肺经，构成了营气在十二经脉循行流注于全身的通路，此为营气的十二经循行。

营气在十二经循行周流时，还有另一分支，从肝分出，至额，循巅，行于督任二脉。再进入缺盆，而后下注于肺中，复出于手太阴肺经，构成了营气的任督循行路径。营气的十二经循行和任督循行，形成了营气的十四

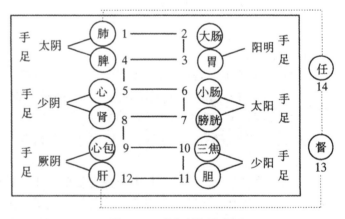

图 3-1　营气循行示意图

经流注次序。如此，自上而下，又自下而上，出阴入阳，又出阳入阴，相互逆顺，如环无端。

3. 主要功能：营气的主要生理功能包括化生血液和营养全身两个方面：

（1）化生血液：营气经肺注入脉中成为血液的组成成分之一。"营气者，泌其津液，注之于脉，化以为血"(《灵枢·邪客》)，"上注于肺脉乃化而为血"(《灵枢·营卫生会》)。

（2）营养全身：营气循脉流注全身，为脏腑、经络等生理活动提供营养物质。营运全身

上下内外，流乎于中而滋养五脏六腑，布散于外而灌溉皮毛筋骨。

总之，营气是由脾胃中水谷之气所化生，分布于血脉之中，成为血液的组成部分，而营运周身，发挥其营养作用。故曰："营者，水谷之精气也，和调于五脏，洒陈于六腑，乃能入于脉也，故循脉上下，贯五脏络六腑也。"（《素问·痹论》）

营气 {
生成—脾胃化生的水谷精气
分布—运行于血脉之中，周而复始，如环无端
功能 {
化生血液
营养全身
}
}

（四）卫气

卫气是行于脉外，具有保卫功能的气。卫气与营气相对而言，属于阳，故又称卫阳。

1．生成：卫气主要由水谷精气所化生。

主要来源：水谷精微。

生成过程：由脾胃化生的水谷精微，上输于肺，在肺的作用下，水谷精微中剽疾滑利的部分被敷布到经脉之外，成为卫气。

肾中先天之精气，在卫气的生成过程中起着激发作用，故有卫气本源于下焦，滋生于中焦，宣发于上焦之说。肾、脾胃、肺等脏腑的功能正常与否均可影响卫气的生成。

2．分布：卫气在肺的宣发作用下，循行于脉外，布散于人体全身的组织间隙和体腔之内。

卫气的循行也是有规律的。在正常情况下，卫气昼傍六腑体表的经脉之外，循行二十五周，夜沿五脏循行二十五周。一昼夜循行五十周。每天从黎明开始，当眼睛睁开的时候，卫气从目内眦上行头部，循手足太阳、手足少阳和手足阳明经，上下运行；再由足部交于阴分，通过足少阴肾经，重复上出于目，是为一周。每一白天，卫气环行阳分二十五周次。从入夜到黎明，则从肾经开始，依次由肾、心、肺、肝、脾各经运行后，又返回于肾，一夜之中，卫气往复环转行于阴分，亦二十五周次，昼夜合为五十周次。

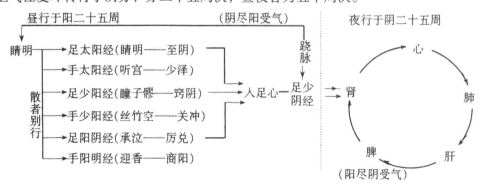

图3－2 卫气循行示意图

3．主要功能：表现在防御、温煦和调节作用三个方面。

（1）护卫肌表，防御外邪入侵：卫气的这一作用是气的防御功能的具体体现，卫气既可以抵御外邪的入侵，又可驱邪外出。

（2）温养脏腑、肌肉、皮毛等：卫气的这一作用是气的温煦作用的具体体现。卫气可以保持体温，维持脏腑进行生理活动所适宜的温度条件。卫气对肌肉、皮肤等熏蒸使肌肉充

实，皮肤润滑。故曰："卫气者，为言护卫周身，温分肉，肥腠理，不使外邪侵犯也。"（《医旨绪余》）

（3）调节控制肌腠的开合、汗液的排泄：卫气的这一作用是气的固摄作用的具体体现。卫气根据人体生命活动的需要，通过有规律地启闭肌腠来调节人体的水液代谢，以维持体温的相对恒定和人体内环境与外环境的平衡。

此外，卫气循行与人的睡眠也有密切关系。当卫气行于体内时，人便入睡；当卫气从睛明出于体表时，人便醒寤。

当卫气不足时，人体肌表便失于固护，防御功能低下，易被外邪侵袭，且病后难愈，脏腑功能低下及体质下降，皮肤、肌肉、感觉异常，腠理开合失去控制，则可出现汗出（自汗）。

若卫气循行异常，则可表现寤寐异常。卫气行于阳分时间长则少寐，行于阴分时间长则多寐。

营气与卫气的关系：营气和卫气，都以水谷精气为其主要的生成来源。但在性质、分布和功能上，又有一定的区别（表3-2）。营气，其性精专，行于脉中，具有营养周身血液之功。而卫气，其性慓疾滑利，行于脉外，具有温养脏腑，卫护体表之能。营主内守而属于阴，卫主外卫而属于阳，二者之间的运行必须协调，不失其常，才能发挥其正常的生理作用。

表3-2　　　　　　　　　　　　营气和卫气比较表

	相同点	不 同 点			
		性质	分布	功能	属性
营气	宗气所分生于水谷源于脾胃	精纯柔和	行于脉中	化生血液营养周身	阴
卫气		慓疾滑利	行于脉外	温养脏腑卫护体表	阳

自然界清气（肺）｜
水谷之气（脾胃）｜宗气（膻中——上气海）
先天之气（肾）｜元气（丹田——下气海）

总之，人体之气的分布：元气通过三焦而流行于全身；宗气积于胸中上气海；营卫相偕而行，营行脉中，卫行脉外，俱行于阳二十五度，行于阴二十五度，分为昼夜，五十周而复大会。

人体之气虽有元气、宗气、营气、卫气之分，其各自的主要来源、分布及功能也不尽相同。从人的整体来看，它们又是统一的。

第二节　血

一、血的概念

血，即血液，是循行于脉管中的富有营养的赤色液体，是构成人体和维持人体生命活动的基本物质之一。

血的这一概念包含如下内容：

其一，血是赤色的液体，揭示了血的物质性。

其二，血是富有营养的，揭示了血的主要功能。

其三，血循行于脉中，是其发挥生理功能的条件。

脉是血液循行的管道，又称"血府"。在某些因素的作用下，血液不能在脉内循行而溢出脉外时，称为出血或"离经之血"。由于离经之血离开了脉道，失去了其发挥作用的条件，所以，它丧失了血的生理功能。

二、血的生成

人体的血液有两个生成途径，即水谷精微化血和精化血。

（一）水谷精微化血

饮食物经胃的腐熟和脾的运化，转化为水谷精微。水谷精微经脾的作用上输于肺，并与吸入之清气相合，通过心肺的气化作用注之于脉，化而为血。

关于这一点，早在《黄帝内经》时期就注意到了。《灵枢·决气》载："中焦受气取汁，变化而赤，是谓血。"中焦，即脾胃。脾胃接受水谷，经腐熟、消化，摄取其中的精微，为化生血液的基本物质。《灵枢·营卫生会》载："中焦……化其精微，上注于肺脉，乃化而为血"，指出了血的化生需经肺的作用。

此外，水谷精微所化生的营气和津液也是血液的重要组成成分。营气经肺入脉后可以与脉中的其他成分一起化为血。"营气者，泌其津液，注之于肺，化而为血。"（《灵枢·营卫生会》）故曰："夫生血之气，营气也。营盛即血盛，营衰即血衰，相依为命，不可分离者也。"（《读医随笔·气血精神论》）

津液也能渗入于脉中参与血液的组成，并维持和调解血液的浓度。

水谷精微化血的过程可概括为下：

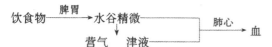

由于经脾胃化生的水谷精微，是血液化生的最基本物质，所以有脾胃为生血之源的说法。正因如此，饮食营养的优劣，脾胃运化功能强弱，直接影响着血液的化生。因此，长期饮食营养摄入不良，或脾胃的运化功能的长期失调均可导致血液的生成不足而形成血虚的病理变化。

（二）精化血

精也是化生血液的基本物质。这一点在《黄帝内经》以后的医著中论述得较多。《诸病源候论·虚劳病诸候下》载："肾藏精，精者，血之所成也。"《侣山堂类辨》谓："肾为水脏，主藏精而化血。"可见，肾所藏的精是生成血的原始物质。

肾精化生血，主要是通过骨髓和肝脏的作用实现的。肾主骨，肾精可以化为髓，髓充于骨，可化为血。"肾之精，并注于骨而为髓。""骨髓坚固，气血皆从。"（《素问·生气通天论》）肾精输于肝，在肝的作用下也可化为血。故曰："精不泄，归精于肝而化清血。"（《张氏医通》）

由于肾、肝两脏在精化血的过程中起着重要的作用，所以，当肾、肝两脏功能低下时，便可影响血液的化生，而出现血虚之病理改变。

总之，血液的化生，是以水谷精微、营气、津液、精髓等作为物质基础，通过脾胃、肺、心、肾、肝等脏器的功能活动来完成的。其中，水谷精微和精髓则是化生血液的主要物质基础。

脾胃是水谷转化为精微的场所，所以，脾胃在血液化生过程中占有重要的地位。

三、血的功能

血，具有营养和滋润全身的生理功能，又是神志活动的物质基础。

（一）营养和滋润作用

血的营养和滋润作用是由其组成成分决定的。血必须在经脉中正常地运行，这是血发挥营养和滋润作用的前提和条件。血在脉中循行，内而五脏六腑，外而皮肉筋骨，如环无端，运行不息，不断地将营养物质输送到全身各脏腑组织器官，借以发挥营养和滋润作用，以维持正常的生理活动。故曰："血主濡之。"（《难经·二十一难》）全身各部（内脏、五官、九窍、四肢、百骸）无一不是在血的濡养作用下而发挥其功能的。如鼻能嗅，眼能视，耳能听，喉能发言，手能摄物等都是在血的濡养作用下完成的。《素问·五脏生成论》："肝受血而能视，足受血而能步，掌受血而能握，指受血而能摄"，《灵枢·本脏》："血和则……筋骨劲强，关节清利矣"等都是对血的濡养作用的记载。

血的濡养作用还可以从面色、肌肉、皮肤、毛发等方面反映出来。表现为面色红润，肌肉丰满壮实，肌肤和毛发光滑等。当血的濡养作用减弱时，机体除脏腑功能低下外，还可见到面色不华或萎黄，肌肤干燥，肢体或肢端麻木，运动不灵活等临床表现。

（二）血是神志活动的物质基础

血的这一作用是古人通过大量的临床观察而认识到的。无论何种原因形成的血虚或运行失常，均可以出现不同程度的神志方面的症状。心血虚，肝血虚，常有惊悸、失眠、多梦等神志不安的见症。失血甚者还可出现烦躁、恍惚、癫狂、昏迷等神志失常的改变。可见血液与神志活动有着密切关系，所以说"血者，神气也"（《灵枢·营卫生会》）。血液供给充足，神志活动才能维持正常。

四、血的循行

（一）血液循行的方向

血液在生理情况下循行于脉中，沿脉管流行于全身各处，环周不休，运行不止。

（二）血液循行的机制

脉管的完整是维持血液正常运行的必要条件。此外，心、肺、肝、脾四脏对维持血液的正常循行也起着重要的作用。

心主血脉，是血行的动力，血液能正常地在脉管中沿一定方向循行，主要靠心气的推动作用。

肺主一身之气，肺与宗气的生成有密切的关系，而宗气的功能之一，是贯心脉以行血气。此外，"肺朝百脉"，其含义一为循行于周身的血脉，均要汇聚于肺脏；二为血液输布全身，是在肺气的作用下进行的。

脾主统血，脾气统摄血液，使之不致溢出脉外。

肝主藏血，具有储藏血液和调节血量的功能。根据人体动静的不同情况，调节脉管中的血液流量，使脉中循环血液维持在一个恒定水平上。此外，肝的疏泄功能能调畅气机，一方面保障着肝本身的藏血功能，另一方面对血液通畅地循行也起着作用（图3-3）。

从图3-1可以看出，血液正常地循行需要两种力量：即推动力和固摄力。推动力是血液循行的动力，具体地体现在心肺及肝的疏泄功能方面。固摄力，则是保障血液不致外溢的因素，具体地体现在脾的统血和肝藏血的功能方面。这两种力量的协调平衡维持着血液的正常循行。若推动力量不足，则可出现血液流速缓慢，出现滞涩、血瘀等改变；若固摄力量不足，则可出现血液外溢，甚至可导致出血。

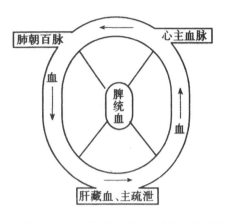

图3-3　心、肺、脾、肝与血液循环关系图

```
      ┌─ 先天之精藏于肾—精髓—精血
   生成┤  水谷之精源于脾—营气和津液
      └─ 自然界的清气来于肺—气
      ┌─ 心主血脉—血液循环的枢纽和动力
血┤ 循行┤  肺朝百脉—吐故纳新，气为血帅
      │  脾主统血—控制血液在脉中运行
      └─ 肝主藏血—储藏血液，调节血量
   功能┬─ 营养濡润周身
      └─ 神志活动的物质基础
```

第三节　精

一、精的基本概念

精（精气）在中医学上，其义有五：

1. 泛指构成人体和维持生命活动的基本物质。"夫精者，身之本也。"（《素问·金匮真言论》）人生系命于精。精，包括先天之精和后天之精。禀受于父母，充实于水谷之精，而归藏于肾者，谓之先天之精；由饮食物化生的精，称为水谷之精。水谷之精输布到五脏六腑等组织器官，便称为五脏六腑之精。泛指之精又称为广义之精。

2. 指生殖之精，即先天之精，系禀受于父母，与生俱来，为生育繁殖，构成人体的原始物质。"两神相搏，合而成形，常先身生，是谓精。"（《灵枢·决气》）生殖之精又称为狭义之精。

3. 指脏腑之精，即后天之精。脏腑之精来源于摄入的饮食物，通过脾胃的运化及脏腑的生理活动，化为精微，并转输到五脏六腑，故称"五脏六腑之精气"（《灵枢·大惑》）。

4. 指精血津液的统称，"精有四：曰精也，曰血也，曰津也，曰液也"（《读医随笔·气血精神论》),实为生命物质气血精津液的概称。

5. 指人体正气。"邪气盛则实,精气夺则虚"(《素问·通评虚实论》),"邪气有微甚,故邪盛则实;正气有强弱,故精夺则虚"(《类经·疾病类》)。

总之,在中医学的精、气、血、津液学说中,精或称精气是一种有形的,多是液态的精微物质,其基本含义有广义和狭义之分。广义的精,泛指构成人体和维持生命活动的精微物质,包括精、血、津、液在内。狭义的精,指肾藏之精,即生殖之精,是促进人体生长、发育和生殖功能的基本物质。

二、精的生成

人之精,根源于先天而充养于后天,"人之始生,本乎精血之原;人之既生,由乎水谷之养。非精血,无以充形体之基;非水谷,无以成形体之壮"(《景岳全书·脾胃》)。从精的来源言,则有先天与后天之分。

(一) 先天之精

人之始生,秉精血以成,借阴阳而赋命。父主阳施,犹天雨露;母主阴受,若地资生。男女媾精,胎孕乃成。"一月为胞胎,精气凝也;二月为胎形,始成胚也"(《颅囟经》),即所谓"人始生,先成精"(《灵枢·经脉》),"精合而形始成,此形即精,精即形也"(《景岳全书·小儿补肾论》)。父母生殖之精结合,形成胚胎之时,便转化为胚胎自身之精,此即禀受于父母以构成脏腑组织的原始生命物质。"胎成之后,阳精之凝,尤仗阴气护养。故胎婴在腹,与母同呼吸,共安危。"(《幼幼集成》)胚胎形成之后,直至胎儿发育成熟,胎在胞中,全赖气血育养。胞中气血为母体摄取的水谷之精而化生。因此,先天之精,实际上包括原始生命物质,以及从母体所获得的各种营养物质,主要秘藏于肾。

(二) 后天之精

胎儿月足离怀,出生之后,赖母乳以长气血,生精神,益智慧。"妇人乳汁乃冲任气血所化。"(《景岳全书·妇人规下》)脾胃为水谷之海,气血之父。"水谷之精气为营,悍气为卫,营卫丰盈,灌溉诸脏。为人身充皮毛,肥腠理者,气也;润皮肤,美颜色者,血也。所以水谷素强者无病。"(《幼幼集成》)脾胃为人生后天之根本,人之既生赖水谷精微以养。脾胃运化水谷之精微,输布到五脏六腑而成为五脏六腑之精,以维持脏腑的生理活动。其盛者藏于肾中。"肾者主水,受五脏六腑之精而藏之,是精藏于肾,非精生于肾也。譬诸钱粮,虽储库中,然非库中出,须补脾胃化源。"(《杏轩医案》)人体之精主要藏于肾中,虽有先天和后天之分,但两者相互依存,相互促进,借以保持人体之精气充盈。

三、精的功能

精是构成人体和维持人体生命活动的精微物质,其生理功能如下:

(一) 繁衍生殖

生殖之精与生俱来,为生命起源的原始物质,具有生殖以繁衍后代的作用。这种具有生殖能力的精称之为天癸。男子二八天癸至,精气溢泻;女子二七而天癸至,月事应时而下。精盈而天癸至,则具有生殖能力。男女媾精,阴阳和调,胎孕方成,故能有子而繁衍后代。俟至老年,精气衰微,天癸竭而地道不通,则丧失了生殖繁衍能力。由此可见,精是繁衍后代的物质基础,肾精充足,则生殖能力强;肾精不足,就会影响生殖能力。故补肾填精是临床上治疗不育、不孕等生殖功能低下的重要方法。

（二）生长发育

人之生始于精，由精而成形，精是胚胎形成和发育的物质基础。人出生之后，犹赖阴精的充养，才能维持正常的生长发育。随着精气由盛而衰的变化，人则从幼年而青年而壮年而步入老年，呈现出生长壮老已的生命运动规律。这是临床上补肾以治疗五软五迟等生长发育障碍和防治早衰的理论依据。

（三）生髓化血

肾藏精，精生髓，脑为髓海。故肾精充盛，则脑髓充足而肢体行动灵活，耳目聪敏。精盈髓充则脑自健，脑健则能生智慧，强意志，利耳目，轻身延年。故防治老年性痴呆多从补肾益髓入手。

"肾生骨髓。"（《素问·阴阳应象大论》）髓居骨中，骨赖髓以养。肾精充足，则骨髓充满，骨骼因得髓之滋养而坚固有力，运动轻捷。齿为骨之余，牙齿亦赖肾精生髓而充养，肾精充足则牙齿坚固而有光泽。

精生髓，髓可化血，"人之初生，必从精始……血即精之属也，但精藏于肾，所蕴不多，而血富于冲，所至皆是"（《景岳全书·血证》）。精足则血充，故有精血同源之说。临床上用血肉有情之品，补益精髓可以治疗血虚证。

（四）濡润脏腑

人以水谷为本，受水谷之气以生。饮食经脾胃消化吸收，转化为精。水谷精微不断地输布到五脏六腑等全身各组织器官之中，起着滋养作用，维持人体的正常生理活动。其剩余部分则归藏于肾，储以备用。肾中所藏之精，既储藏又输泄，如此生生不息。"肾者，主受五脏六腑之精而藏之，故五脏盛乃能泄，是精藏于肾而非生于肾也。五脏六腑之精，肾实藏而司其输泄，输泄以时，则五脏六腑之精相续不绝。"（《怡堂散记》）中医有"久病必穷肾"之说，故疾病末期常补益肾之阴精以治。

第四节　津　　液

一、津液的基本概念

津液是机体的一切正常水液的总称。包括各脏腑器官所分泌的液体，如肺津、肾水等；各脏腑器官所分泌的液体，如胃液、肠液、涕、泪、涎等；以及水液代谢的各类产物，如汗、尿等。

津液也是构成人体和维持人体生命活动的基本物质。

津与液虽同属水液，但在性状、功能及其分布部位等方面又有区别。一般地说，性质清稀，流动性大，主要布散于体表皮肤、肌肉和孔窍等部位，起滋润作用的，称为津；性质较稠厚，流动性较小，灌注于骨节、脏腑、脑、髓等组织，起濡养作用者，称为液。

总之，津和液本属一体，同源于饮食水谷，均有赖于脾和胃的运化功能而成。两者在运行、代谢过程中可以相互转化，在病变过程中又可以互相影响，伤津能引起耗液，脱液也能伤津。所以常津液并称，一般不予严格区别。但是在发生"伤津"和"脱液"的病理变化时，则又须加以区分（表3-3）。

表3-3 　　　　　　　　　　　　　　　　　　**津 液 的 区 别**

	津	液
性状	清轻稀薄流动性较大	浊重稠粘流动性较小
分布	渗透浸润在皮肤肌腠孔窍之间	流行灌注到关节和颅腔等处
作用	滋润肌肉，充养皮肤，濡养孔窍	滑利关节，补益脑髓
属性	属阳	属阴

二、津液的生成和输布

津液的生成与输布是一个由众多脏腑共同参与的复杂的生理过程。

（一）津液的生成

津液来源于饮食水谷，通过胃、脾、小肠的作用而生成。此外，大肠也吸收部分水液，故有"小肠主液"，"大肠主津"之说。

（二）津液的输布与排泄

津液的转输和排泄是依靠脾、肺、肾等脏腑的协调作用而完成的。津液的输布需要脾、肺、肾等脏腑的作用，津液的排泄需要肺、肾、膀胱等脏腑及口鼻、皮肤、二阴等器官的共同作用。津与液在输布的部位方面有所区别：津主要被布散于腠理、肌肉、孔窍等处，液主要被灌注于骨节、脏腑、脑、髓等处，被输布于体内各处津液，可渗入孙络，还归于经脉之中。

现将脾、肺、肾等脏腑在津液输布和排泄过程中的作用分述如下：

脾对津液的输布作用表现在：通过运化功能，将津液一方面上输于肺，另一方面灌溉于全身，即所谓脾之"散精"作用。

肺对津液的输布作用表现在：通过宣发作用将津液输布至全身体表，通过肃降作用将津液输送至肾和膀胱。所以有"肺主行水"，"肺为水之上源"的理论。

肺对津液的排泄作用表现在被宣发至体表的津液由汗孔排出体外（汗），被输送至肾、膀胱的津液化为尿液而排出体外，并通过呼吸运动带走部分水分。肺对津液的排泄作用与其对津液的输布作用密切相关，后者是前提、是基础。

肾对津液的输布作用表现在：肾所藏的精气是机体生命活动的原动力。肾所藏的精气是机体生命活动的原动力。肾所藏的精气的蒸腾气化作用，是胃的"游溢精气"，脾的"散精"，肺的"通调水道"以及小肠的"分清别浊"等作用的动力。另一方面，由肺下输至肾的津液，在肾的气化作用下，"清者"蒸腾，通过肺布散于全身，"浊者"化为尿液注入膀胱。

肾对津液的排泄作用表现在：肾之气化作用控制着膀胱排尿。

此外，三焦是津液在体内流注、输布的通道。

综上所述，津液代谢的生理过程，需要诸多脏腑的调节，其中尤以肺、脾、肾为主要。若三脏功能失调，则可影响津液的生成、输布、排泄等过程，破坏津液代谢的平衡，从而导致津液生成不足或环流障碍，水液停滞等病理改变。

三、津液的功能

（一）滋润和濡养作用

一般来说，津主要发挥滋润作用，液主要发挥濡养作用。

被输布于肤表、孔窍等处的津，能滋润皮毛、肌肤、眼、鼻、口等；被灌注于内脏、骨髓、脑等处的液，能濡养内脏，充濡骨髓、脊髓、脑髓等。

（二）化生血液

津液经孙络渗入血脉之中，具有滋养和滑利血脉的作用。而且津液又是组成血液的基本物质。故曰："中焦出气如露，上注溪谷，而渗孙脉，津液和调，变化而赤，是谓血"（《灵枢·痈疽》），"中焦蒸水谷之津液，化而为血，独行于经隧，以奉生身"（《侣山堂类辨》）。

（三）调节机体阴阳

人体各部分津液的生成和代谢，对调节机体阴阳的相对平衡，起着重要的作用。"水谷入于口，输于肠胃，其液别为五，天寒衣薄则为溺为气，天热衣厚则为汗。"（《灵枢·五癃津液别》）说明津液的代谢常随体内生理情况和外界气候的变化而变化。通过这种变化来调节阴液与阳气之间的动态平衡。

（四）排泄废物

津液在其自身代谢过程中，能把机体各处的代谢产物搜集起来，不断地排出体外，使机体各脏腑的气化活动正常进行。若这一作用受到损伤和障碍，就会使代谢产物潴留于体内，而产生各种病理变化。

第五节　气、血、精、津液的关系

气、血、精、津液的性状及其生理功能，虽有其各自的特点，但是，它们均是构成人体和维持人体生命活动的最基本物质。在生成方面，均离不开水谷精微；在生理功能上，常相互依存相互制约，相互为用。因此，在生理上、病理上存在着极为密切的关系。

一、气和血的关系

气属于阳，主动，主煦之；血属阴，主静，主濡之，这是气与血在属性和生理功能上的区别。但两者都源于脾胃化生的水谷精微和肾中精气，在生成、输布（运行）等方面有密切关系。故曰："气中有血，血中有气，气与血不可须臾相离，乃阴阳互根，自然之理也。"（《难经本义》）这种关系可概括为"气为血之帅"，"血为气之母"。

（一）气对血的关系

气对血的关系包含着三方面的意义：气能生血，气能行血，气能摄血，即所谓"气为血之帅"。

1. 气能生血：气能生血指气的运动变化是血液生成的动力，从摄入的饮食物，转化成水谷精微；从水谷精微转化成营气和津液；从营气和津液转化成赤色的血，其中每一个转化过程都离不开气的运动变化。这是气的运动变化通过脏腑的功能活动表现出来的。气的运动变化能力旺，则脏腑的功能活动旺盛，化生血液的功能亦强；气的运动变化能力弱，则脏腑功能弱，化生血液的功能亦弱。在临床治疗血虚的病症时，常配合补气药，就是补益生血的动力。

2. 气能行血：气能行血指气的推动作用是血液循行的动力。气一方面可以直接推动血行，如宗气。另一方面又可促进脏腑的功能活动，通过脏腑的功能活动推动血行，如心气、肺气、肝气。所以，不论气本身的异常，还是心、肺、肝等脏腑的功能异常都能引起血液循行的异常，出现血行滞缓，瘀阻或出血等病理改变。临床上在治疗血行失常的病证时常常要注意理气和调理心、肺、肝等脏腑的功能。

3. 气能摄血：气能摄血指气的固摄作用是防止血液溢于脉外的重要因素。如果气的固摄作用减弱，血液就可以不循常道而溢于脉外，导致各种出血，临床治疗时，常须补气以摄血。

（二）血对气的关系

血为气之母有两个含义：一方面，血是气的载体，气若不附于血中，则漂浮不定而无所归；另一方面，血不断为气的功能活动提供水谷精微。当血大量丢失时，气无所附，常常引起气脱，而血虚也会引起气虚。

气与血，一阴一阳，互相维系，气为血之帅，血随之而运行；血为气之守，气得之而静谧（表3-4）。若一方异常，常可引起另一方异常。气结则血凝，气虚则血脱，气迫则血走。气血冲和，万病不生，一有怫郁，诸病从生。

表3-4　　　　　　　　　　气　血　关　系　简　表

	气　为　血　之　帅			血　为　气　之　母	
	生　血	行　血	摄　血	生　气	载　气
生　理	血由气生	气行则血行	气能摄血	血旺则气盛	血能载气
病　理	气虚而血虚	气虚、滞则血瘀	气不摄血	血衰则气虚	气随血脱
治　疗	补气生血	补、理气活血	益气摄血	养血益气	补气固脱

二、气与精的关系

（一）气对精的作用

精包括先天之精和后天之精。精依气生，气化为精。精之生成源于气，精之生理功能赖于气之推动和激发。如肾精之秘藏，赖元气固护于外。气聚则精盈，气弱则精走。元气亏损，肾失封藏，每见失精之害。"精乃气之子"，精之与气，本自互生，精气充足，则神自旺。

（二）精对气的作用

"精化为气，元气由精而化也。"（《类经·阴阳类》）精藏于肾，肾精充盛，盛乃能泻，不断地供给五脏六腑，以促进脏腑的生理活动。五脏六腑的功能正常，则元气方能化生不已。精盈则气盛，精少则气衰。故元精失则元气不生，元阳不充。所以失精家每见少气不足以息，动辄则气喘，肢倦神疲，懒于语言等气虚之征。

三、气和津液的关系

气属阳，津液属阴，这是气和津液在属性上的区别，但两者都源于脾胃运化的水谷精微，在生成、输布过程中有着密切的关系，兹分述如下：

（一）气对津液的关系

1. 气能生津：气能生津指气的运动变化（气化）是津液化生的动力。津液由摄入的水谷精微经脾、胃的作用化生而成。气推动着脾胃的功能活动，脾胃功能活动的结果又将摄入的水谷转化成津液。所以，气旺，则脾胃功能健旺，化生的动力强；气虚，则脾胃功能衰退，化生的动力弱。

2. 气能行津：气能行津指气的运动变化是津液输布排泄的动力。脏腑的升降出入运动，特别是脾、肺、肾、肝等脏腑的升降出入运动，保持津液在体内的输布、排泄过程。当气的升降出入运动异常时，津液输布、排泄过程也随之受阻。反之，由于某种原因，使津液的输布和排泄受阻而发生停聚时，则气的升降出入运动亦随之而不利。由气虚、气滞而导致的津液停滞，称作气不行水；由津液停聚而导致的气机不利，称作水停气滞。两者互为因果，可形成内生之水湿、痰饮，甚则形成水肿等病理变化。这是临床行气与利水法常常并用的理论依据之一。

3. 气能摄津：气能摄津指气的固摄作用控制着津液的排泄。体内的津液在气的固摄作用控制下维持着一定的量。若气的固摄作用减弱，则体内津液任意经汗、尿等途径外流，可出现多汗、漏汗、多尿、遗尿的病理现象，临床治疗时应注意补气固津。

（二）津液对气的关系

津能载气，津液是气的载体，气须依附于津液而存在。当津液大量流失，气也将因失去依附而外脱，称之为"气随液脱"。尤在泾在《金匮要略心典·痰饮篇》指出："吐下之余，定无完气"，即指此意。

四、血与精的关系

精能化血，血能生精，精血互生，故有"精血同源"之说。

（一）血对精的作用

血者为水谷之精气所化生，和调于五脏，洒陈于六腑，男子化而为精，女子上为乳汁，下为经水。精为血之精微所成。血液流于肾中，与肾精化合而成为肾所藏之精。由于血能生精，血盈则精充，血亏则精衰。临床上每见血虚之候往往有肾精亏损之征。

（二）精对血的作用

血即精之属，精藏于肾而血富于冲。肾藏精，精生髓，髓养骨，骨髓坚固，气血皆从。由此可见，精髓是化生血液的重要物质基础。精足则血足，所以肾精亏损可导致血虚。目前治疗再生障碍性贫血，用补肾填精之法而获效。以补肾为主治疗血虚，就是以精可化血为理论依据的。

五、血和津液的关系

血与津液均是液态的物质，均有滋润和濡养作用，与气相对而言，二者均属于阴，在生理上相互补充，病理上相互影响。

（一）血对津液的关系

运行于脉中的血液，渗于脉外便化为有濡润作用的津液。《灵枢·邪气脏腑病形》："十二经脉，三百六十五络，其血气皆上于血而走空窍……其气之津液，皆上熏于面。"

当血液不足时，可导致津液的病变。如血液瘀结，无以渗于脉外为津液以养皮肤肌肉，则肌肤干燥粗糙甚至甲错。失血过多时，脉外之津液，渗入脉中以补偿血容量的不足，因之而导致脉外的津液不足，出现口渴、尿少、皮肤干燥等表现。所以，中医有"夺血者无汗"，"衄家不可发汗"，"亡血家，不可发汗"之说。

（二）津液对血的关系

津液和血液同源于水谷精微，被输布于肌肉、腠理等处的津液，不断地渗入孙络，成为血液的组成成分，所以有"津血同源"之说。汗为津液所化，汗出过多则耗津，津耗则血少，故又有"血汗同源"之说。

如果津液大量损耗，不仅渗入脉内之津液不足，甚至脉内之津液可以渗出于脉外，形成血脉空虚，津枯血燥的病变。所以，对于多汗夺津或精液大伤的患者，不可用破血、逐血之峻剂，故有"夺汗者无血"之说。

综上所述，气血精津液是脏腑功能活动的物质基础。其中，气为脏腑功能活动提供动力，血为脏腑功能活动提供养分，津液则能濡润脏腑。在脏腑的功能活动中，气血津液被消耗，气血津液的任何一项异常，均可导致脏腑的功能活动失常。

气血精津液的生成、输布、排泄是依靠脏腑的功能活动实现的。气的生成输布依靠肾、脾、胃、肺等脏腑的功能活动，血的生成输布（运行）依靠脾胃、肺、肾、心、肝等脏腑的功能活动，津液的生成，输布依靠脾胃、肺、肾等脏腑的功能活动，其中，任何一脏腑的功能失调，均可影响相应的物质代谢的环节，导致代谢异常的病理变化（图3-4）。

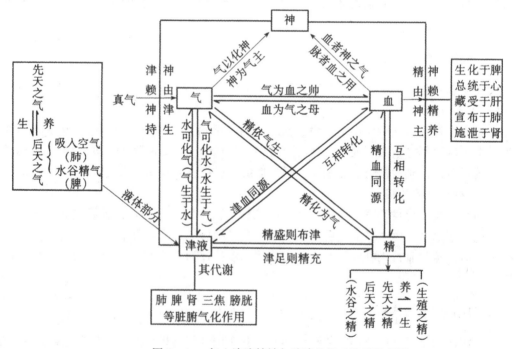

图3-4　气血津液精神与脏腑的相互关系示意图

自学指导

【重点难点】

1. 第一节气，重点讨论了气的概念、生成、运动形式、生理功能以及气的分类，其中，气的概念、分类和生理功能为本节的重点，而气的运动形式既是重点又是难点。

气是构成人体和维持人体生命活动的最基本的物质。运动是气的固有属性和存在方式，人体的气是一种活力很强的精微物质。气的升降出入运动，是人体生命活动的一种表现，由于气不能离开脏腑的功能活动而单独存在，所以气的升降出入运动，具体体现在各脏腑的功能活动及脏腑之间的协调关系上。

真气是人体之气的统称，包括先天之气和后天之气。由于气的来源、分布、作用不同，又有元气、宗气、营气、卫气等之分。后天水谷之气与呼吸的清气结合，即成为宗气。而"宗气者，营卫之所合也"（《读医随笔·气血精神论》）。可见，营卫之气则是宗气之所分，宗气在贯通心脉，布散全身时，分为两大部分，行于脉中者谓之营气，行于脉外者称为卫气。

由肺吸入的自然界的清气，由脾胃化生的水谷之气，以及宗气、营卫之气等均属于后天之气。它们与藏于肾中的先天之气相结合，便形成了人体内统一的真气。

$$\left.\begin{array}{l}\text{行于脉中——营气}\\\text{行于脉外——卫气}\end{array}\right\}\text{后天之气}$$

$$\left.\begin{array}{l}\text{阴液之本——元阴}\\\text{阳气之根——元阳}\end{array}\right\}\text{先天之气}$$

气有推动、温煦、防御、固摄、气化五个方面的生理功能，但真气、宗气、营气、卫气又具有各自的功能特点。

在学习中要从气是一种运动着的物质这一基本前提出发，来理解中医学中气的概念。在理解了元气的生成和功能的基础之上，来理解宗气、营气、卫气的生成和生理功能。

2. 第二节血，主要讨论了血的概念、生成、运行和生理功能。以血的生理功能，以及血的生成、运行与脏腑功能活动的关系为重点。

气和血是构成机体和维持生命活动的两大基本物质。血液的生成和运行与心肝脾肺肾五脏皆有关。血源源而来，生化于脾，总统于心，藏受于肝，宣布于肺，施泄于肾，灌溉一身，无所不及。血，不仅具有营养和滋润全身各组织器官的作用，而且还是神志活动的物质基础，血脉和利，精神乃居。

在学习中，应重点理解血的生成、运行和生理功能，及其与脏腑功能活动的关系。

3. 第三节精，以精的概念和精的功能为重点。其中，精的概念为本节的难点。精，又称精气，本为中国古代哲学的范畴，在气一元论中的气范畴演变过程中，精气论者将气范畴规定为精气，即气与精，精气同义。但精是气中之精细者，是一种精灵细微之气，属有形之物质。精、精气在哲学上是指世界的本原，是构成天地万物和人类的精微物质。在中医学上，精，在气、血、精、津液等生命物质系统中，是指一种有形的、液体的精微物质。其含义有广狭之分。广义之精泛指构成人体和维持人体生命活动的精微物质，包括精、血、津液在内。狭义之精，是肾所藏的生殖之精的专称。

学习精（精气）的概念，应明确：其一，在哲学意义上，精（精气）与气虽同一范畴，精（精气）与气同义，但精（精气）是气中有形的极其细微者。其二，在医学意义上，人体之精（精气）与人体之气，虽同为构成人体和维持人体生命活动的基本物质，但精（精气）是由气化生的有形的、液态的精微物质的泛称。这一点较难掌握。至于精（精气）是人体生殖之精的专称，则较易理解。所谓"邪气盛则实，精气夺则虚"，其"精气"虽指正气而言，实质上是指精气所产生的功能，表现为人体的正气。仍然要从气、精气是结构与功能辩证统一的观点认识。

4. 第四节津液，本节讨论了津液的概念、代谢及生理功能。其中，津液的生理功能为本节之重点。

津液是一切正常水液的总称。其生成，依赖于脾胃对饮食物的运化功能；其输布，依赖于脾之"散精"和肺之"通调水道"功能；其排泄，主要是依靠汗、尿的排泄，以及随着呼吸排出水气；津液在体内的升降出入，是在肾的气化蒸腾下，以三焦为通道，随着气的升降出入，布散于全身而环流不息。可见，津液由脏腑的生理功能而产生，又是脏腑功能活动的物质基础。所以，津液和脏腑之间生理病理关系极为密切。

在学习中应当联系脏象学说中关于水液代谢的内容，来理解和掌握津液的代谢及其生理功能，津液的概念只作一般了解就可以了。

5. 第五节气、血、精、津液的关系，本节讨论了气血精津液之间的关系，其中以气和血的关系为重点。

学习中应从生理、病理两方面去理解气血津液之间的关系，并联系临床辨证施治，使理论与实践结合起来，从而加深对理论的认识。

【复习思考题】

1. 何谓气？其基本生理功能有哪些？

2. 什么叫元气？元气是怎样生成的？其生理作用如何？

3. 什么叫气机升降，人体气机升降有何规律？

4. 何谓元气？其生理功能如何？

5. 何谓宗气？其生理功能怎样？

6. 什么叫营气、卫气？它们是怎样生成的？两者关系如何？各有何生理功能？

7. 什么叫作血？血液的生成和运行与哪几脏有关？

8. 血液的生理功能是什么？

9. 试述精（精气）的含义及其与气的关系。

10. 试述精的主要生理功能。

11. 何谓津液？津液是怎样生成的？

12. 津液的输布和排泄，与哪些脏腑有关？

13. 津液的生理功能如何？

14. 怎样理解"气为血帅"和"血为气母"？其对临床辨证论治有何指导意义？

15. 简述气与津液，血与津液之间的关系及其实践意义。

【参考文献摘录】

1.《医门法律·先哲格言》

"气有外气，天地之六气也；有内气，人身之元气也。气失其和则为邪气，气得其和则为正气，亦为真气。但真气所在，其义有三：曰上、中、下也；上者所受于天，以通呼吸者也；中者生于水谷，以养营卫者也；下者气化于精，藏于命门，以为三焦之根本者也。故上有气海，曰膻中也，其治在肺；中有水谷气血之海，曰中气也，其治在脾胃；下有气海，曰舟器也，其治在肾。人之所赖，惟此气耳！气聚则生，气散则死。"

2.《医宗金鉴·卷二十六》

"元气者，太虚之气也。人得之则藏乎肾，为先天之中，即所谓生气之源，肾间动气者是也。生化于脾，为后天之气，即所谓水谷入胃，其精气行于脉中之营气，其悍气行于脉外之卫气者是也。若夫合先后而言，即大气积于胸中，司呼吸，通内外，周流一身，顷刻无间之宗气者是也。总之，诸气随所在而得名，实一元气也。"

"荣卫二者，皆胃中后天之谷气所生。其气之清者为营，浊者为卫。卫即气中慓悍者也。营即血中之精粹者也。以其定位之体而言，则曰气血；以其流行之用而言，则曰营卫。营行脉中，故属于阴也；卫行脉外，故属于阳也。然营卫之所以流行者，皆本乎肾中先天之一气，故又皆以气言，曰营气、卫气也。"

3.《医碥·气》

"气一耳，以其行于脉外则曰卫气，行于脉中则曰营气，聚于胸中则曰宗气，名虽有三，气本无二气，气与血并根柢于先天，而长养于后天。"

4.《妇人良方》

"血者，水谷之精气也……故虽心主血，肝藏血，亦皆统摄于脾，补脾和胃，血自生矣。"

5.《读医随笔·气血精神论》

"夫血者，水谷之精微，得命门真火蒸化，以生长肌肉皮毛者也。凡人身筋骨肌肉皮肤毛发有形者，皆血类也"。

6.《金匮钩玄·血属阴难成易亏论》

"营者，水谷之精也，调和于五脏，洒陈于六腑，乃能入于脉也，源源而来，生化于心，总统于脾，藏受于肝，宣布于肺，施泄于肾，灌溉一身，目得之而能视，耳得之而能听，手得之而能摄，掌得之而能握，足得之而能步，脏得之而能液，腑得之而能气，是以出入升降，濡润宣通，由此使然也。"

7.《冯氏锦囊秘录》

"人禀阴阳二气以生，有清有浊。阳之清者为元气，阳之浊者即为火；阴之清者为津液，阴之浊者即为痰。故痰者乃血气津液不清，熏蒸结聚而成。一有此生，便有此气血津液；有此气血津液，便有此痰火；乃清浊邪正之气变化必然之理，但不可使清浊混淆，邪害正气耳。……惟脾虚不能致精于肺，下输水道，则清者难升，浊者难降，留中滞膈，淤而成痰，故治痰先治脾，脾复健运之常，而痰自化矣。虽然人但知痰之标在肺，而不知痰之本更在于肾。盖痰者水也。有肾虚不能制水，水泛为痰，是无火之痰，痰清而稀；阴虚火动，火结为痰，是有火之痰。痰稠而浊。稠者为痰，稀者为饮。"

8.《医学真传》

"人之一身，皆气血之所循行，气调血亦和，血调气亦运，故曰：气主煦之，血主濡之，气为主，血为辅，气为重，血为轻，故血有不足可以渐生，若气不足立即死矣。"

9.《医宗必读·医论图说》

"气血者，人之所以赖以生者也，气血充盈，则有邪外御，病安从来？气血虚损，则诸邪辐辏，百病丛集。"

（李德新　吕爱平）

第四章 经 络

【目的要求】

1. 掌握经络的基本概念、生理功能和经络系统的组成。
2. 掌握十二经脉的名称、走向和交接规律、分布和表里关系，以及流注次序。
3. 掌握十二经脉的体表循行部位。
4. 掌握奇经八脉的含义、生理特点和生理功能。
5. 掌握督脉、任脉、冲脉、带脉的循行部位和生理功能。
6. 了解阴跷脉、阳跷脉、阴维脉、阳维脉的循行路线和生理功能。
7. 了解经络学说在病理、诊断及治疗上的应用。

【自学时数】

10 小时。

经络学说，是研究人体经络系统的生理功能、病理变化及其与脏腑相互关系的学说。它和阴阳五行学说、藏象学说、气血津液学说，以及病因病机学说等一样，是中医学理论体系中的重要组成部分。

经络学说是古人在长期的医疗实践中，从针灸、推拿、气功等各个方面积累了经验，并结合当时的解剖学知识，逐步上升为理论的基础上而形成的。

经络学说在中医学中占有举足轻重的地位，它不仅是针灸、推拿、气功等学科的理论基础，而且对中医各科临床均有十分重要的意义。所以历代医学家对经络学说都十分重视。正如李梴所说："不诵十二经络，开口动手便错。"（《医学入门》）

近年来，针刺麻醉的发明开创了世界麻醉史上的新纪元，已成为当今医学的奇迹。因此对针麻原理和经络实质的研究，已经引起普遍的重视和世界医学界的兴趣。尽管目前对经络的实质持有不同的看法。但是，经络系统作为人体内客观存在的一种组织结构，并有一定的物质基础的观点，已普遍被人们所接受，这充分说明经络学说具有无限的科学的生命力。

本章只就经络学说的基础知识、十二经脉和奇经八脉的循行和生理功能作一概要介绍，关于经别、络脉、经筋和皮部等内容，将在《针灸学》中详细地讲授，在此不再赘述。

第一节　经络的概念和经络系统的组成

一、经络的基本概念

经，又称经脉。经，有路径之意。经脉是经脉系统中纵行的干线。"经者，径也"，"脉之直行者为经"。经脉大多循行于人体的深部，且有一定的循行部位。

络，又称络脉。络，有网络的意思。络脉是经脉的分支。"支而横出者为络"。络脉循行于较浅部位，有的络脉还显现于体表，所谓"诸脉之浮而常见者，皆络脉也"。络脉纵横交错，网络全身，无处不至。

经络，是经脉和络脉的总称。经络相贯，遍布全身，形成一个纵横交错的联络网，通过有规律的循行和复杂的联络交会，组成了经络系统。把人体所有的五脏六腑、肢体官窍以及皮肉筋骨等组织紧密地联结成一个统一的有机整体，从而保证了人体生命活动的正常进行。所以说，经络是运行气血，联络脏腑肢节，沟通内外上下，调节体内各部分的一种特殊的通路系统。

二、经络系统的组成

经络系统是由经脉、络脉构成的（表4-1）。经脉和络脉是它的主体，其连属部分，在内部为五脏六腑，在外部为筋肉皮肤。

（一）经脉

经脉分正经和奇经两大类，为经络系统的主要部分。

1. 正经：正经有十二，即手三阴经、足三阴经和手三阳经、足三阳经，合称十二经脉。

2. 奇经：奇经有八，即督脉、任脉、冲脉、带脉、阴跷脉、阳跷脉、阴维脉、阳维脉，合称奇经八脉。正经和奇经的区别在于，"脉有奇常，十二经者，常脉也；奇经八脉则不拘于常，故谓之奇经。盖以人之气血常行于十二经脉，其诸经满溢则流入奇经焉"（《圣济总录》）。

3. 十二经别，是十二经脉别出的正经，它们分别起于四肢，循行体内脏腑深部，上出于颈项浅部。阳经的经别从本经别出而循行体内后，仍回到本经；阴经的经别从本经别出而循行体内后，则与相为表里的阳经相合。十二经别的作用，除了加强十二经脉中相为表里的两经之间的联系外，并通过某些正经未能到达的器官与形体部位，因而能补正经之不足。

（二）络脉

络脉有别络、浮络、孙络之分。

1. 别络：别络是较大的分支，共有十五。其中十二经脉和任、督二脉各有一支别络，再加上脾之大络，合为十五别络。别络有本经别走邻经之意，其功能是加强表里阴阳两经的联系与调节作用。

2. 浮络：浮络是浮行于浅表部分的分支。

3. 孙络：络脉中最细小的分支为孙络。

（三）经筋和皮部

十二经筋和十二皮部，是十二经脉与筋肉和体表的连属部分。

1. 十二经筋：十二经筋是十二经脉之气"结、聚、散、络"于筋肉、关节的体系，是十二经脉的附属部分。换句话说，十二经筋，是十二经脉循行部位上分布于筋肉系统的总称，它有联缀百骸，维络周身，主司关节运动的作用。

2. 十二皮部：是十二经脉在体表一定部位上的反应区。全身的皮肤是十二经脉的功能活动反映于体表的部位，所以把全身皮肤分为十二个部分，分属于十二经，称为"十二皮部"。从皮肤的异常色泽、疹点和敏感点等，可以测知何经受邪，以及属于哪一类的疾病。

表4－1　　　　　　　　　　经 络 系 统 简 表

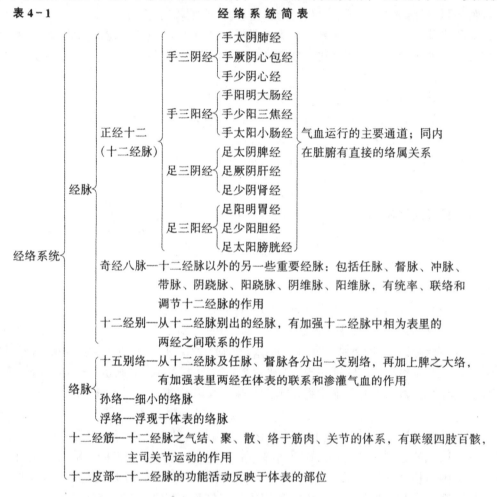

第二节　十二经脉

一、十二经脉的名称分类

（一）命名原则

1. 内为阴，外为阳：分布于肢体内侧面的经脉为阴经，分布于肢体外侧面的经脉为阳经。肢体内侧面有前、中、后之分，名称则有太阴、厥阴、少阴之别，一阴衍化为三阴。肢体外侧面也有前、中、后之分，名称则有阳明、少阳、太阳之别，一阳衍化为三阳。

2. 脏为阴，腑为阳：每一阴经分别隶属于一脏，每一阳经分别隶属于一腑，各经都以所属脏腑命名。

3. 上为手，下为足：分布于上肢的经脉，在经脉名称之前冠以"手"字；分布于下肢的经脉，在经脉名称之前冠以"足"字。

（二）具体名称

十二经脉根据各经所联系的脏腑的阴阳属性以及在肢体循行部位的不同，具体分成手三阴经、手三阳经、足三阴经、足三阳经四组（表4-2）。

表4-2   十二经脉名称分类表

	阴 经 （属 脏）	阳 经 （属 腑）	循 行 部 位 （阴经行于内侧，阳经行于外侧）	
手	太阴肺经	阳明大肠经	上 肢	前　线
	厥阴心包经	少阳三焦经		中　线
	少阴心经	太阳小肠经		后　线
足	太阴脾经*	阳明胃经	下 肢	前　线
	厥阴肝经*	少阳胆经		中　线
	少阴肾经	太阳膀胱经		后　线

* 在小腿下半部和足背部，肝经在前，脾经在中线。至内踝上八寸处交叉之后，脾经在前，肝经在中线。

二、十二经脉的走向和交接规律

（一）十二经脉的走向规律

手三阴经循行的起点是从胸部始，经臑（臑，nào 音闹，上臂内侧肌肉）臂走向手指端；手三阳经从手指端循臂臑（经穴名，位于上臂后外侧的上段，曲池上七寸，三角肌抵止部后缘处）而上行于头面部；足三阳经，从头面部下行，经躯干和下肢而止于足趾间；足三阴经脉，从足趾间上行而止于胸腹部。"手之三阴，从胸走手；手之三阳，从手走头；足之三阳，从头走足；足之三阴，从足走腹。"（《灵枢·逆顺肥瘦》）这是对十二经脉走向规律的高度概括。

（二）十二经脉的交接规律

1. 阴经与阳经相交接：即阴经与阳经在四肢部衔接。如手太阴肺经自腕后与手阳明大肠经相交接；手少阴心经在手指与手太阳小肠经相交接；手厥阴心包经自掌中与手少阳三焦经相交接；足阳明胃经从跗（即足背部）上与足太阴脾经相交接；足太阳膀胱经从足小趾斜趋足心与足少阴经相交接，足少阳胆经从跗上与足厥阴经相交接。

2. 阳经与阳经相交接：即同名的手足三阳经在头面相交接。如手足阳明经都通于鼻，手足太阳经皆通于目内眦，手足少阳经皆通于目外眦。

3. 阴经与阴经相交接：即三阴经在胸腹相交接。如足太阴经与手少阴经交接于心中，足少阴经与手厥阴经交接于胸中，足厥阴经与手太阴经交接于肺中等。

手足三阴三阳经脉的走向和交接规律是：手三阴经，从胸走手，交手三阳经；手三阳经，从手走头，交足三阳经；足三阳经，从头走足，交足三阴经；足三阴，从足走腹，交手三阴经。这样就构成了一个"阴阳相贯，如环无端"的循环径路（图4－1）。

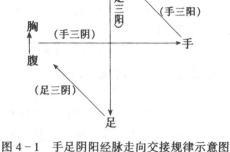

图4－1　手足阴阳经脉走向交接规律示意图

三、十二经脉的分布特点和表里关系

（一）十二经脉的分布特点（表4－3）

1．头部：头为诸阳之会，手足六阳经脉皆会于头。其分布特点是：手足少阳经行于头部两侧，手足阳明经行于面部，足太阳经行于后头顶及后项部，手太阳经行于两颊部。

2．躯干部：手足三阴经行于胸腹，手足三阳经行于腰背（唯足阳明胃经行于身前）。

表4－3　　　　　　　　　　十二经脉在躯干的分布特点表

部　位	第一侧线	第二侧线	第三侧线
胸部	足少阴肾经 （距胸正中线2寸）	足阳明胃经 （距胸正中线4寸）	足太阳脾经 （距胸正中线6寸）
腹部	足少阴肾经 （距腹正中线0．5寸）	足阳明胃经 （距胸正中线2寸）	足太阴脾经 （距胸正中线4寸） 足厥阴肝经从少腹斜向上到胁
背部	足太阳膀胱经 （距背正中线1．5寸）	足太阳膀胱经 （距背正中线3寸）	
体侧部	足少阳胆经、足厥阴肝经		

3．四肢部：四肢经脉分布的一般规律是阴经行于四肢的内侧，阳经行于四肢的外侧。

于上肢内侧分布的规律是：太阴经在前，厥阴经在中，少阴经在后。分布于上肢外侧的规律是：阳明经在前，少阳经在中，太阳经在后。

于下肢内侧分布的规律是：内踝上八寸以下，厥阴经在前，太阴经在中，少阴经在后；八寸以上，则太阴经在前，厥阴经在中，少阴经在后。分布于下肢外侧的规律为：阳明经在前，少阳经在中，太阳经在后。

（二）十二经脉的表里关系（表4－4）

手足三阴三阳十二经脉，通过经别和别络互相沟通，组合成六对表里相合关系。即：手太阳小肠经与手少阴心经为表里；手少阳三焦经与手厥阴心包经为表里；手阳明大肠经与手太阴肺经为表里；足太阳膀胱经与足少阴肾经为表里；足少阳胆经与足厥阴肝经为表里；足阳明胃经与足太阴脾经为表里。凡具有表里关系的经脉，均循行分布于四肢内外两个侧面的相对位置（足厥阴肝经与足太阴脾经在下肢内踝上八寸处，交叉变换前后位置），并在手或足相互交接。

十二经脉的表里关系，不仅由于相互表里的两经的衔接而加强了联系，而且由于相互络属于同一脏腑，因而使表里的一脏一腑在生理功能上互相配合，在病理上也相互影响。在治疗上，相互表里的两经的腧穴可以交叉使用。

表4-4　　　　　　　　　　十二经脉在四肢的分布及表里关系表

		内侧（里）	外侧（表）			内侧（里）	外侧（表）
手	前	太阴经（肺）	阳明经（大肠）	足	前	太阴经（脾）	阳明经（胃）
	中	厥阴经（心包）	少阳经（三焦）		中	厥阴经（肝）	少阳经（胆）
	后	少阴经（心）	太阳经（小肠）		后	少阴经（肾）	太阳经（膀胱）

四、十二经脉的流注次序

十二经脉分布在人体内外，其经脉中的气血运行是循环贯注的。即从手太阴肺经开始，依次传至足厥阴肝经，再传至手太阴肺经，首尾相贯，如环无端。其流注次序见表4-5。

表4-5　　　　　　　　　　十二经脉流注次序表

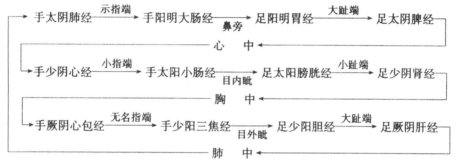

五、十二经脉的循行

关于经络循行的专用术语：在经络循行线上，凡经脉的开始称"起"，该经脉归哪一脏或腑统属的叫"属"，与该脏腑表里相通的叫"络"，沿着走的称"循"，从下至上或从低陷处向高处走的为"上"，从上向下的为"下"，走过它经的周围称"行"，通过肢节的旁边曰"过"，穿过中间的叫"贯"，并行两旁的叫"挟"，两条经脉彼此相交会的称"交"，巡绕于四周的叫"环"，到达另一边的叫"抵"，从外向里的称"入"，由深而浅的曰"出"，一直走的叫"直"，平行的为"横"，半横的叫"斜"，两支相并的称"合"，另出分支的叫"别"，进而又退的叫"却"，去而又来的叫"还"。

（一）手三阴经

手三阴经"从胸走手"，即从胸部开始，经上肢内侧下行达手指端，与手三阳经交接（表4-6）。

1. 手太阴肺经（图4-2）：

循行部位：起于中焦，下络大肠，还循胃口（下口幽门，上口贲门），通过膈肌，属肺，至喉部，横行至胸部外上方（中府穴），出腋下，沿上肢内侧前缘下行，过肘，入寸口上鱼际，直出拇指之端（少商穴）。

分支：从手腕的后方（列缺穴）分出，沿掌背侧走向示指桡侧端（商阳穴），交于手阳明大肠经。

2. 手厥阴心包经（图4-3）：

表4-6　　　　　　　　　　　　　　　手三阴经归纳表

手三阴经	起于胸中	体内循行线 （脏腑络属）	出腋下行 上肢内侧	止于手指端	交手三阳经
手太阴肺经	中焦 （中府）	属肺络大肠	前缘	拇指桡侧端 （少商）	交手阳明大肠经 （商阳）
手厥阴心包经	胸中 （天池）	属心包络三焦	中线	中指末端 （中冲）	交手少阳三焦经 （关冲）
手少阴心经	心中 （极泉）	属心络小肠	后缘	小指桡侧端 （少冲）	交手太阳小肠经 （少泽）

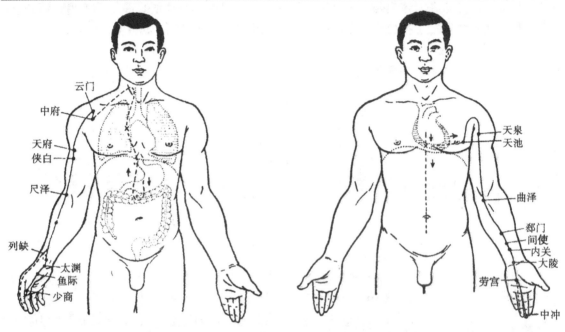

图4-2　手太阴肺经　　　　　　　　　　图4-3　手厥阴心包经

循行部位：起于胸中，出属心包络，向下穿过膈肌，依次络于上、中、下三焦。

分支：从胸中分出，沿胸浅出胁部，当腋下三寸处（天池穴）向上至腋窝下，沿上肢内侧中线入肘，过腕部，入掌中（劳宫穴），沿中指桡侧，出中指桡侧端（中冲穴）。

分支：从掌中分出，沿无名指出其尺侧端（关冲穴），交于手少阳三焦经。

3. 手少阴心经（图4-4）：

循行部位：起于心中，走出后属心系，向下穿过膈肌，络小肠。

分支：从心系分出，挟食管上行，连于目系。

直行者：从心系出来，退回上行经过肺，向下浅出腋下（极泉穴）沿上肢内侧后缘，过肘中，经掌后锐骨端，进入掌中，沿小指桡侧，出小指桡侧端（少冲穴），交于手太阳小肠经。

（二）手三阳经

手三阳经"从手走头"，即从手指端开始，经上肢外侧上行大椎至缺盆（锁骨上窝），分上下两支，上支到头面部，衔接于足三阳经，下支入胸腹，络脏属腑（表4-7）。

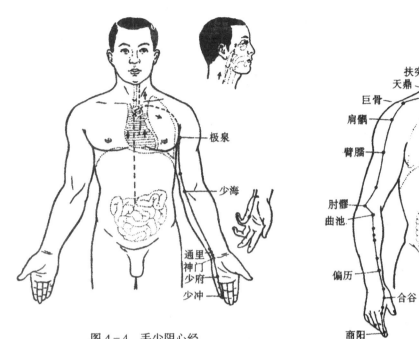

图4-4 手少阴心经

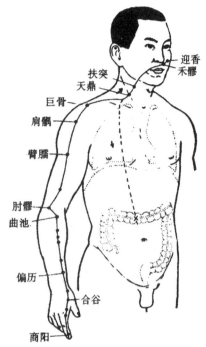

图4-5 手阳明大肠经

1. 手阳明大肠经（图4-5）：

循行部位：起于示指桡侧端（商阳穴）经过手背行于上肢伸侧前缘，上肩，至肩关节前缘，向后到第七颈椎棘突下（大椎穴），再向前下行入锁骨上窝（缺盆），进入胸腔络肺，向下通过膈肌下行，属大肠。

表4-7 手三阳经归纳表

手三阳经	起于手指端	循上肢外侧		进入胸腹 属腑络脏	沿颈上头面	交足三阳经
手阳明大肠经	示指桡侧 （商阳）	前缘	交 大 椎 入 缺 盆	属大肠 络 肺	止于对侧鼻旁 （迎香）	足阳明胃经
手少阳三焦经	无名指尺侧 （关冲）	中线		属三焦 络心包	止于目外眦 （丝竹空）	足少阳胆经 （瞳子髎）
手太阳小肠经	小指关冲 （少泽）	后缘		属小肠 络 心	止于目内眦 （听宫）	足太阳膀胱经 （睛明）

分支：从锁骨上窝上行，经颈部至两颊，入下齿中，还出挟口两旁，左右交叉于人中，至对侧鼻翼旁（迎香穴），交于足阳明胃经。

2. 手少阳三焦经（图4-6）：

循行部位：起于无名指尺侧端（关冲穴），向上沿无名指尺侧至手腕背面，上行尺骨、桡骨之间，通过肘尖，沿上臂外侧向上至肩部，向前行入缺盆，布于膻中，散络心包，穿过膈肌，依次属上、中、下三焦。

分支：从膻中分出，上行出缺盆，至肩部，左右交会于大椎，上行到项，沿耳后（翳风穴），直上出耳上角，然后屈曲向下经面颊部至目眶下。

分支：从耳后分出，进入耳中，出走耳前，经上关穴前，在面颊部与前一分支相交，至目外眦（瞳子髎穴），交于足少阳胆经。

3. 手太阳小肠经（图4-7）：

循行部位，起于小指外侧端（少泽穴），沿手背、上肢外侧后缘，过肘部，到肩关节后面，绕肩胛部，交肩上（大椎穴），前行入缺盆，深入体腔，络心，沿食管，穿过膈肌，到达胃部，下行，属小肠。

分支：从缺盆出来，沿颈部上行到面颊，至目外眦后，退行进入耳中（听宫穴）。

分支：从面颊部分出，向上行于眼下，至目内眦（睛明穴）交于足太阳膀胱经。

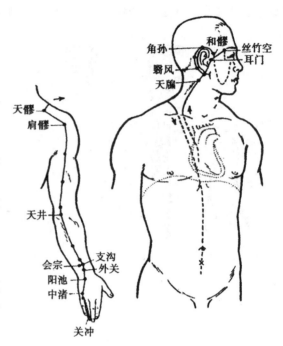

图4-6 手少阳三焦经

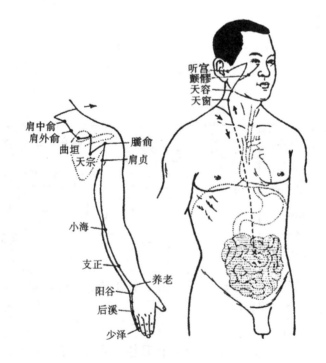

图4-7 手太阳小肠经

（三）足三阳经

足三阳经"从头走足"，即从头面开始，经躯干下行，至下肢外侧，到达足趾端，交足三阴经（表4-8）。

表4-8　　　　　　　　　　　　　　　足三阳经归纳表

足三阳经	起于面	绕头面部下行躯干	内行属腑络脏	沿下肢外侧下行	止于足趾	交足三阴经
足阳明胃经	起于鼻旁（承泣）	绕行面部下行胸腹	属胃络脾	沿下肢外侧前缘	次趾外侧（厉兑）	足太阴脾经（大趾内侧隐白）
足少阳胆经	起于目外眦（瞳子髎）	绕行头侧下行身侧	属胆络肝	沿下肢外侧中线	四趾外侧（足窍阴）	足厥阴肝经（大趾中丛毛际）
足太阳膀胱经	起于目内眦（睛明）	上巅至后头下行腰部	属膀胱络肾	沿下肢外侧后缘	小趾外侧（至阴）	足少阴肾经（足小趾下）

1. 足阳明胃经（图4-8）：

循行部位：起到鼻翼旁（迎香穴），挟鼻上行，左右交会于鼻根部，旁行入目内眦，与足太阳经相交，向下沿鼻柱外侧，入上齿中，还出，挟口两旁，环绕嘴唇，在颏唇沟承浆穴处左右相交，退回沿下颌骨后下缘到大迎穴处，沿下颌角上行过耳前，经过上关穴（客主人），沿发际，到额前。

分支：从大迎穴前方下行到人迎穴，沿喉咙向下后行至大椎，折向前行，入缺盆，深入体腔，下行穿过膈肌，属胃，络脾。

直行者：从缺盆出体表，沿乳中线下行，挟脐两旁（旁开二寸），下行至腹股沟外的气街穴。

分支：从胃下口幽门处分出，沿腹腔内下行到气街穴，与直行之脉会合，而后下行大腿前侧，至膝膑沿下肢胫骨前缘下行至足背，入足第二趾外侧端（厉兑穴）。

分支：从膝下三寸处（足三里穴）分出，下行入中趾外侧端。

分支：从足背上冲阳穴分出，前行入足大趾内侧端（隐白穴），交于足太阴脾经。

2. 足少阳胆经（图4-9）：

循行部位：起于目外眦（瞳子髎穴），上

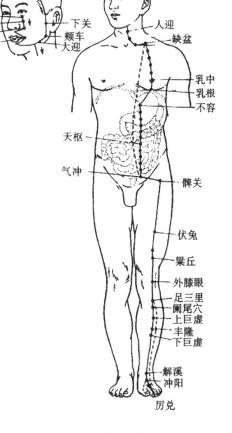

图4-8　足阳明胃经

至头角（颔厌穴），再向下到耳后（完骨穴），再折向上行，经额部至眉上（阳白穴），又向后折至风池穴，沿颈下行至肩上，左右交会于大椎穴，前行入缺盆。

分支：从耳后进入耳中，出走于耳前，至目外眦后方。

分支：从目外眦分出，下行至大迎穴，同手少阳经分布于面颊部的支脉相合，行至目眶下，向下的经过下颌角部下行至颈部，与前脉会合于缺盆后，进入体腔，穿过膈肌，络肝，属胆，沿胁里浅出气街，绕毛际，横向至环跳穴处。

直行者：从缺盆下行至腋，沿胸侧，过季肋，下行至环跳穴处与前脉会合，再向下沿大腿外侧、膝关节外缘，行于腓骨前面，直下至腓骨下端，浅出外踝之前，沿足背行出于足第四趾外侧端（足窍阴穴）。

分支：从足背（临泣穴）分出，前行出足大趾外侧端，折回穿过爪甲，分布于足大趾爪甲后丛毛处，交于足厥阴肝经。

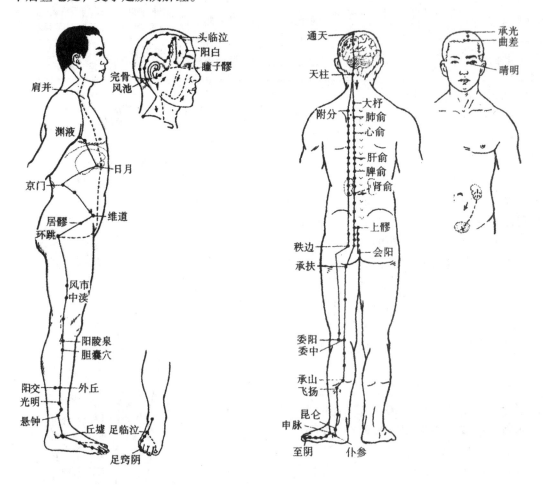

图 4-9 足少阳胆经　　　　　　　　　　图 4-10 足太阳膀胱经

3. 足太阳膀胱经（图 4-10）：

循行部位：起于目内眦（睛明穴），向上到达额部，左右交会于头顶部（百会穴）。

分支：从头顶部出，到耳上角部。

直行者：从头顶部分虽向后行至枕骨处，进入颅腔，络脑，回出分别下行到项部（天柱穴），下行交会于大椎穴，再分左右沿肩胛内侧，脊柱两旁（一寸五分），到达腰部（肾俞穴），进入脊柱两旁的肌肉，深入体腔，络肾，属膀胱。

分支：从腰部分出，沿脊柱两旁下行，穿过臀部，从大腿后侧外缘下行至腘窝中（委中穴）。

分支：从项分出下行，经肩胛内侧，从附分穴挟脊（三寸）下行至髀枢，经大腿后侧至腘窝中与前一支脉会合，然后下行穿过腓肠肌，出走于足外踝后，沿足背外侧缘至小趾外侧端（至阴穴），交于足少阴肾经。

（四）足三阴经

足三阴经"从足走腹胸"，即从足趾端开始，循下肢内侧上行，外达腹部、胸部，与手三阴经相交接（表4-9）。

表4-9 足三阴经归纳表

足三阴经	起于足趾端	行于下肢内侧	入腹属脏络腑	入胸交手三阴经	上头面
足太阴脾经	起于足大趾内侧端（隐白）	前缘（前—中—前）	属脾络胃	注心中交手少阴心经（周荣）	连舌本散舌下
足厥阴肝经	起于足大趾丛毛际（太冲）	中间（中—前—中）	属肝络胆	注肺中交手太阴肺经（期门）	连目系上额交巅
足少阴肾经	起于小趾蹠侧下（涌泉）	后缘	属肾络膀胱	注胸中交手厥阴心包经	循喉咙挟舌本（俞府）

1. 足太阴脾经（图4-11）：

循行部位：起于足大趾内侧端（隐白穴），沿内侧赤白肉际，上行过内踝的前缘，沿小腿内侧正中线上行，在内踝上八寸处，交出足厥阴肝经之前，上行沿大腿内侧前缘，进入腹部，属脾，络胃，向上穿过膈肌，沿食管两旁，连舌本，散舌下。

分支：从胃别出，上行通过膈肌，注入心中，交于手少阴心经。

2. 足厥阴肝经（图4-12）：

循行部位：起于足大趾爪甲后丛毛处，向上沿足背至内踝前一寸处（中封穴），向上沿胫骨内缘，在内踝上八寸处交出足太阴脾经之后，上行过膝内侧，沿大腿内侧中线进入阴毛中，绕阴器，至小腹，挟胃两旁，属肝，络胆，向上穿过膈肌，分布于胁肋部，沿喉咙的后边，向上进入鼻咽部，上行连接目系，出于额，上行与督脉会于头顶部。

分支：从目系分出，下行于颊里，环绕在口唇的里边。

分支：从肝分出，穿过膈肌，向上注入肺，交于手太阴肺经。

3. 足少阴肾经（图4-13）：

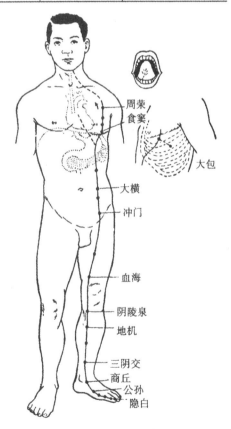

图4-11 足太阴脾经

循行部位：起于足小趾下，斜行于足心（涌泉穴），出行于舟骨粗隆之下，沿内踝后，分出进入足跟，向上沿小腿内侧后缘，至腘内侧，上股内侧后缘入脊内（长强穴），穿过脊

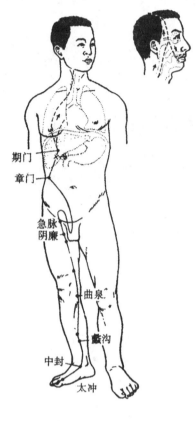

图 4-12 足厥阴肝经

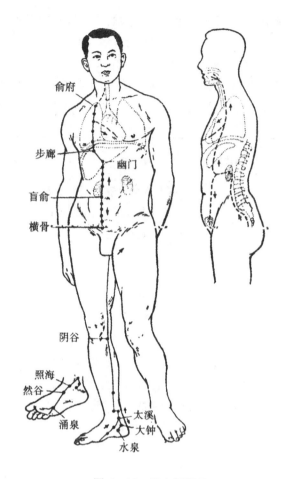

图 4-13 足少阴肾经

柱，属肾，络膀胱。

直行者：从肾上行，穿过肝和膈肌，进入肺，沿喉咙，到舌根两旁。

分支：从肺中分出，络心，注于胸中，交于手厥阴心包经。

第三节 奇经八脉

一、奇经八脉的概念和生理特点

（一）奇经八脉的概念

奇经八脉是指十二经脉以外的经脉，即任脉、督脉、冲脉、带脉、阴跷脉、阳跷脉、阴维脉、阳维脉的总称。"凡此八脉者，皆不拘于经，故曰奇经八脉也。"（《难经·二十七难》）

（二）奇经八脉的生理特点

奇经八脉的分布不像十二经脉那样规则，同脏腑没有直接络属关系，彼此之间也无表里配合关系，与十二经脉不同，故称之为"奇经"。

奇经八脉纵横交叉于十二经脉之间,具有加强经脉之间的联系,以调节十二经气血的作用。当十二经脉所运行的气血满溢时,则流注于奇经八脉,蓄以备用;十二经脉气血不足时,也可由奇经"溢出",给予补充,从而保持正经气血的相对恒定状态,维持机体生理功能的需要。古人把正经譬作江河,奇经八脉犹如湖泽。奇经八脉与肝、肾等脏,以及女子胞、脑、髓等奇恒之腑有较为密切的关系,相互之间在生理病理上均有一定的联系。

二、奇经八脉的循行及其生理功能

(一)督脉(图4-14)

1. 含义:督,有总管、统帅之意。

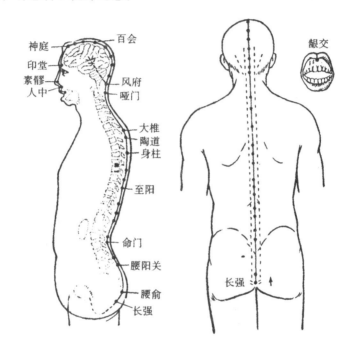

图4-14 督 脉

2. 循行部位:督脉起于胞中,下出会阴,后行于腰背正中,循脊柱上行,经项部至风府穴,进入脑内,再回出上至头项,沿头部正中线,经头顶、额部、鼻部、上唇,到唇系带处。

分支:第一支,在尾骨端与足少阴经、足太阳经的脉气会合,贯脊,属肾。第二支脉,从小腹直上贯脐,再向上贯心,至咽喉与冲任之脉会合,到下颌部,环绕口唇,联两目下部之中央。第三支脉,与足太阳同起于目内眦,上行到前额,于头顶左右交叉,入脑。

3. 生理功能:

(1)调节阳经气血:六条阳经都与督脉交会于大椎,督脉对阳经气血有调节作用,能总督一身之阳经,故称为"阳脉之海"。

(2)主司生殖功能:督脉能主生殖功能,特别是男性生殖功能。

(3)反映脑髓肾的功能:督脉属脑,络肾;肾精生髓,脑为髓海。故督脉与脑、脊髓的功能有关。

（二）任脉（图4-15）

1. 含义：任，有总任，担任之意，亦有妊养的意思。

2. 循行部位：任脉起于胞中，下出会阴，经阴阜，沿腹部和胸部正中线上行，经过咽喉，到达下唇内，环绕口唇，上至龈交穴，与督脉相会，并向上分行至两目下。

分支：由胞中贯脊，向上循行于背部。

3. 生理功能：

（1）总任一身之阴经：任脉受纳手足三阴经脉气，由于任脉布于胸腹正中，在中级、关元与三阴经交会，在天突、廉泉与阴维脉交会；在阴交与冲脉交会。这样，任脉与全身所有阴经相连，总任一身阴经之气，凡精血、津液均为任脉所司，故为"阴脉之海"。

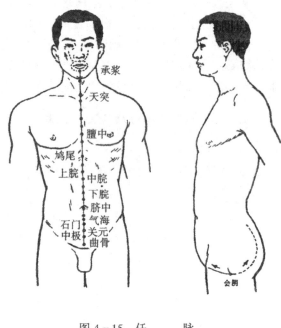

图4-15 任 脉

（2）妊养胎儿：任脉起于胞中，能维系胞胎，与女子经、带、胎、产的关系密切，故有"任主胞胎"之说。

（三）冲脉（图4-16）

1. 含义：冲，有要冲的意思，前阴为宗筋之所聚，为总领诸经气血的要冲。

2. 循行部位：冲脉起于胞中，下出会阴，并在此分为三支：

（1）沿腹腔前壁，挟脐上行，与足少阴经相并，散布于胸中，再向上行，经咽喉，环绕口唇。

（2）沿腹腔后壁，上行于脊柱内。

（3）出会阴，分别沿股内侧下行到足大趾间。

其中，（1）、（2）为上行支，（3）为下行支。

3. 生理功能：

（1）调节十二经气血：冲脉上至于头，下至于足，后至于背，前至于腹，贯穿全身，成为气血的要冲，能调节十二经气血，故称为"十二经脉之海"、"五脏六腑之海"。冲脉之所以具有这种重要作用是因为它同足少阴和足阳明的联系，以及它和任、督二脉的联系。足少阴肾为先天之本，元气之根；足阳明胃为水谷之海，与脾同为后天之本，气血生化之源。五脏六腑的功能活动既需先天之气的激发和推动，又赖后天水谷的滋养和补充，冲脉既联先天，又联后天，所以称之为"五脏六腑之海"。督脉主一身之阳气，为阳脉之海；任脉主一身之阴气，为阴脉之海。冲脉与任、督二脉同起胞中，一源三歧，冲脉在前与任脉并行于胸中，后通督脉。冲脉通过与任、督二脉的联系，容纳十二经脉的气血，故又称为"十二经脉之海"。

（2）主生殖功能：女子以血为本，妇女血室与冲脉密切相关，冲脉有调节月经的作用，故为血海。冲脉与生殖功能关系密切。女性太冲脉盛（冲脉），月事应时而下，故有子。男性或去其宗筋（前阴为宗筋之所聚，宗筋指男性生殖器）伤其冲脉，"阴气绝而不用"（《灵枢·五音五味》）。可见男子或后天冲脉受伤，或先天冲脉未充，均可导致生殖功能衰退。

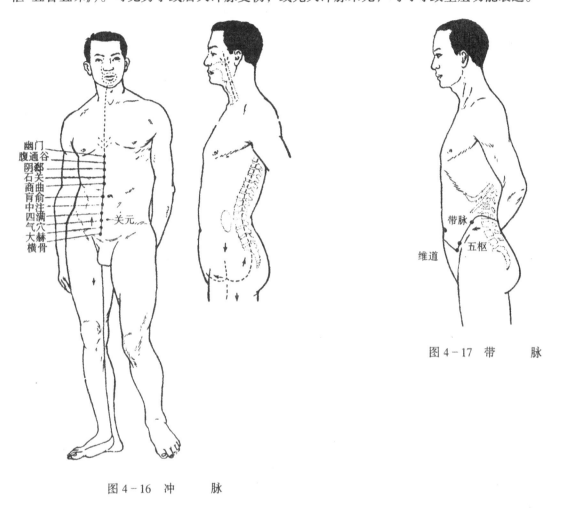

图 4-16 冲　　脉

图 4-17 带　　脉

（四）带脉（图 4-17）

1．含义：带，有束带之意，围腰一周，状如束带。

2．循行部位：带脉起于季胁，斜向下行到带脉穴，绕身一周。并于带脉穴处再向前下方沿髋骨上缘斜行到少腹。

3．生理功能：

（1）约束诸脉：带脉能约束纵行之脉，足之三阴、三阳以及阴阳二跷脉皆受带脉之约束，以加强经脉间的联系，故有"诸脉皆属于带"的说法。

（2）固护胎儿和主司妇女带下。

（五）阴跷脉、阳跷脉（图 4-18、图 4-19）

1．含义：跷，有轻健跷捷的意思。

2．循行部位：跷脉左右成对。阴跷脉、阳跷脉均起于足踝下。阴跷脉从内踝下照海穴分出，沿内踝后直上下肢内侧，经前阴，沿腹、胸进入缺盆，出行于人迎穴之前，经鼻旁，到目内眦与手足太阳经、阳跷脉会合。

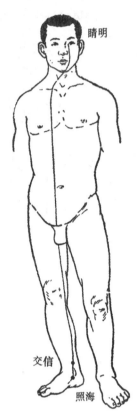

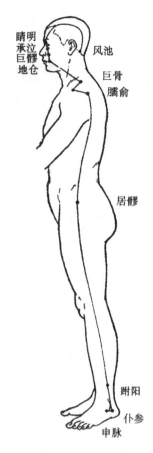

图 4 - 18　阴跷脉　　　　　　　　　　图 4 - 19　阳跷脉

阳跷脉从外踝下申脉穴分出，沿外踝后上行，经腹部，沿胸部后外侧，经肩部、颈外侧，上挟口角，到达目内眦。与手足太阳经、阴跷脉会合，再上行进入发际，向下到达耳后，与足少阳胆经会于项后。

3．生理功能：

（1）阳跷脉主一身左右之阳，阴跷脉主一身左右之阴。

（2）主濡润滋养眼目，司眼睑的开合。

（3）主司下肢的运动。

（六）阴维脉、阳维脉（图 4 - 20、图 4 - 21）

1．含义：维，有维系的意思。

2．循行部位：阴维脉起于小腿内侧足三阴经交会之处，沿下肢内侧上行，至腹部。与足太阴脾经同行，到胁部，与足厥阴肝经相合，然后上行至咽喉，与任脉相会。

阳维脉起于外踝下，与足少阳胆经并行，沿下肢外侧向上，经躯干部后外侧，从腋后上肩，经颈部、耳后，前行到额部，分布于头侧及项后，与督脉会合。

3．生理功能：阴维脉的功能是"维络诸阴"，阳维脉的功能是"维络诸阳"。

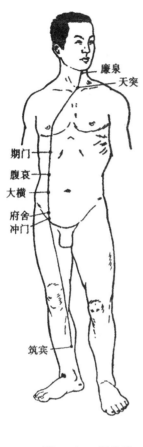

图 4-20 阴维脉

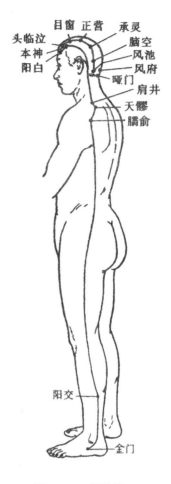

图 4-21 阳维脉

第四节　经络的生理功能及经络学说的应用

一、经络的生理功能

经络是运行全身气血，联络脏腑肢节，沟通上下内外，调节机体各部分的功能活动的通路。因此，其主要生理功能表现在沟通表里上下，联系脏腑器官；通行气血，濡养脏腑组织；感应传导及调节人体各部分功能等方面。

（一）沟通表里上下，联系脏腑器官

人体是由五脏六腑、四肢百骸、五官九窍、皮肉脉筋骨等组成的，它们虽各有不同的生理功能，但又共同进行着有机的整体活动，使机体内外、上下保持协调统一，构成一个有机的整体。这种有机配合，相互联系，主要是依靠经络的沟通、联络作用实现的。由于十二经脉及其分支的纵横交错，入里出表，通上达下，相互络属于脏腑；奇经八脉联系沟通于十二正经；十二经筋、十二皮部联络筋脉皮肉，从而使人体的各个脏腑组织器官有机地联系起来，构成了一个表里、上下彼此之间紧密联系，协调共济的统一体。所以说："夫十二经脉者，内属于脏腑，外络于肢节。"(《灵枢·本脏》)

（二）通行气血，濡养脏腑组织

人体各个组织器官，均需气血濡养，才能维持正常的生理活动。而气血之所以能通达全身，发挥其营养脏腑组织器官，抗御外邪，保卫机体的作用，是因为经络循环贯注之故。所以说："经脉者，所以行血气而营阴阳，濡筋骨，利关节者也。"(《灵枢·本脏》)

（三）感应传导作用

经络不仅有运行气血营养物质的功能，而且还有传导信息的作用，所以经络也是人体各组成部分之间的信息传导网。当肌表受到某种刺激时，刺激量就沿着经脉传于体内有关脏腑，使该脏腑的功能发生变化，从而达到疏通气血和调整脏腑功能的目的。脏腑功能活动的变化亦可通过经络而反应于体表。经络凭借四通八达的信息传导网，可以把整体信息传达到每一个局部去，从而使每一个局部成为整体的缩影。针刺中的"得气"和"行气"现象，就是经络传导感应作用的表现。

（四）调节功能平衡

经络能运行气血和协调阴阳，使人体功能活动保持相对的平衡。当人体发生疾病时，出现气血不和及阴阳偏胜偏衰的证候，可运用针灸等治法以激发经络的调节作用，以"泻其有余，补其不足，阴阳平复"(《灵枢·刺节真邪》)。实验证明，针刺有关经络的穴位，对各脏腑有双向调节作用，即原来亢进的可使之抑制，原来抑制的可使之兴奋。

二、经络学说的应用

（一）阐释病理变化

在正常生理情况下，经络有运行气血，感应传导的作用。所以在发生病变时，经络就可能成为传递病邪和反映病变的途径。《素问·皮部论》说："邪客于皮则腠理开，开则入客于络脉，络脉满则注于经脉，经脉满则入舍于腑脏也。"可见，经络是外邪从皮毛腠理内传于五脏六腑的传变途径。由于脏腑之间有经脉沟通联系，所以经络还可成为脏腑之间病变相互影响的途径。如足厥阴肝经挟胃、注肺中，所以肝病可犯胃、犯肺；足少阴肾经入肺、络心，所以肾虚水泛可凌心、射肺。至于相为表里的两经，更因络属于相同的脏腑，因而使相为表里的一脏一腑在病理上常相互影响，如心火可下移小肠，大肠实热，腑气不通，可使肺气不利而喘咳胸满等等。

经络不仅是外邪由表入里和脏腑之间病变相互影响的途径，而且也是脏腑与体表组织之间病变相互影响的途径。通过经络的传导，内脏的病变可以反映于外，表现于某些特定的部位或与其相应的官窍。如肝气郁结常见两胁、少腹胀痛，这就是因为足厥阴肝经抵小腹、布胁肋；真心痛，不仅表现为心前区疼痛，且常引及上肢内侧尺侧缘，这是因为手少阴心经行于上肢内侧后缘。其他如胃火炽盛见牙龈肿痛，肝火上炎见目赤等等。

（二）指导诊断和治疗

1. 指导疾病的诊断：由于经络有一定的循行部位和络属的脏腑，它可以反映所属经络脏腑的病证，因而在临床上，就可根据疾病所出现的症状，结合经络循行的部位及所联系的脏腑，作为诊断疾病的依据。例如：两胁疼痛，多为肝胆疾病；缺盆中痛，常是肺的病变。又如头痛一症，痛在前额者，多与阳明经有关；痛在两侧者，多于少阳经有关；痛在后头部及项部者，多与太阳经有关；痛在巅顶者，多与厥阴经有关。《伤寒论》的六经分证，也是在经络学说基础上发展起来的辨证体系。在临床实践中，还发现在经络循行的通路上，或在经气聚集的某些穴位处，有明显的压痛或有结节状、条索状的反应物，或局部皮肤的形态变化，也常有助于疾病的诊断。如肺脏有病时可在肺俞穴出现结节或中府穴有压痛，肠痈可在阑尾穴有压痛，长期消化不良的病人可在脾俞穴见到异常变化等等。《灵枢·官能》说："察其所痛，左右上下，知其寒温，何经所在"，就指出了经络对于指导临床诊断的意义和作用。

2. 指导临床治疗：经络学说被广泛地用以指导临床各科的治疗。特别是对针灸、按摩和药物治疗，更具有较大的指导意义。

针灸与按摩疗法，主要是根据某一经或某一脏腑的病变，而在病变的邻近部位或循行的远隔部位上取穴，通过针灸或按摩，以调整经络气血的功能活动，从而达到治疗的目的。而穴位的选取，就必须按经络学说进行辨证，断定疾病属于何经后，根据经络的循行分布路线和联系范围来选穴，这就是"循经取穴"。

药物治疗也要以经络为渠道，通过经络的传导转输，才能使药到病所，发挥其治疗作用。在长期临床实践的基础上，根据某些药物对某一脏腑经络有特殊作用，确定了"药物归经"理论。金、元时期的医家，发展了这方面的理论，张洁古、李杲还按照经络学说，提出"引经报使"药，如治头痛，属太阳经的可用羌活，属阳明经的可用白芷，属少阳经的可用柴胡。羌活、白芷、柴胡，不仅分别归手足太阳、阳明、少阳经，且能使其他药归入上述各经而发挥治疗作用。

此外，当前被广泛用于临床的针刺麻醉，以及耳针、电针、穴位埋线、穴位结扎等等治疗方法，都是在经络学说的指导下进行的，并使经络学说得到一定的发展。

自学指导

【重点难点】

1. 第一节经络的概念和经络系统的组成：本节所讲述的内容是经络一章的基本知识。其中，经络系统的组成为本节的重点。

经络是人体组织结构的重要组成部分，是运行气血，联络脏腑，沟通内外上下，调节体内各部分功能的通路。经络是经脉和络脉的总称，其中经脉又分正经和奇经两类，为经络系统的主要部分。十二经脉为全部经络系统的主体，络脉是附着于经脉的分支，经脉和络脉是密切连贯的。奇经八脉因其"别道奇行"而得名，具有加强经脉之间的联系，以及调节正经气血的作用。

此外，还有十二经别、十二经筋和十二皮部。十二经别为十二正经别出的经脉。十二经筋是经络系统在肢体外周的连属部分，其功能活动有赖于经络气血的濡养，并受十二经脉的调节。十二皮部为十二经脉及其所属络脉在皮表的分区，是包裹人体的最外一层，赖人体的正气，特别是卫气的濡养，以维持其生理功能。

2. 第二节十二经脉：本节为经络一章的重点内容。十二经脉的走向交接规律、分布和表里的关系，以及流注次序和循行路线为本节的重点。

十二经脉是与奇经相对而言的。十二经脉有手足三阴三阳经之分。由于各经都有一定的循行路线，有固定的腧穴和主病，阴阳两经相互之间表里配合，每条经脉又都与脏腑直接络属，是运行全身气血、联络上下内外的主要通道，故称之为"正经"，其数为十二，又称"十二正经"。

十二经脉的循行，其总的原则是"阴经向上升，阳经向下降"。十二经脉的走向和交接规律为：手三阴，从胸走手，交手三阳；手三阳，从手走头，交足三阳；足三阳，从头走足，交足三阴；足三阴，从足走腹（胸），交手三阴。另，十二经脉在体内循行是一种络属关系，阴经属脏络腑，阳经属腑络脏，手经从阴出阳，足经从阳出阴，其气血流注，始于手太阴肺经，终于足厥阴肝经，又复注于手太阴肺经，构成了一个"阴阳相贯，如环无端"的循行系统。

在学习中，应通过掌握十二经走向交接规律、分布特点和表里关系，来记忆十二经的循行部位（经脉的起止点和交接处）。至于十二经脉的流注次序，在掌握"始于肺，终于肝，复注于肺"的规律后，将十二经分为三组，每组均始于手之阴经，然后按表里传→同名经传→表里传的规律推导出各经的名称。需要特殊记忆的是：第一组与第二组相接是足太阴脾经与手少阴心经，第二组和第三组相接为足少阴肾经与手厥阴心包经。这样就无须死记硬背了。

3. 第三节奇经八脉：奇经八脉的概念、特点和生理功能，以及冲、任、督、带四脉的循行及其生理功能为本节的重点。

奇经八脉在循行上没有共同的规律，多为别道奇行，又多无专线专穴和逆顺交接规律，与脏腑没有直接络属关系，相互之间也无表里配合，不同于十二正经，故称之为"奇经"，因其数有八，又称奇经八脉。其生理功能主要是对十二经脉的气血运行，起着溢蓄、调节作用。八脉之中，任、督、冲三脉皆起于胞中，同出于会阴，任脉行于前，督脉行于背，冲脉并足少阴挟脐而上，此为一源而三歧。其中，任督二脉，上行而相接于唇内，合之则为一，分之则为二。带脉束腰而垂，统束纵行诸经。二跷脉起于足内外踝，主宰一身左右的阴阳。二维脉维络一身表里的阴阳，进一步加强了机体全身的统一性。冲、任、督三脉主要是调节人体的生殖功能。因此，"调理冲任"是治疗妇女月经病的重要原则，"温养任督"是治疗男女生殖功能减退的主要方法。

4. 第四节经络的生理功能及经络学说的应用：经络的生理功能为本节的重点内容。

经络系统遍布全身，气、血、津液主要以经络作为其运行途径，才能输布至人体各部分，发挥其濡养、温煦作用。脏腑之间，脏腑与人体各部分之间，也是通过经络维持其密切联系，使其各自发挥正常的功能。故经络的生理功能，主要表现在沟通内外，联络上下，将人体各部组织器官联结成为一个有机的整体，通过经络的调节作用，保持着人体正常生理活动的平衡协调。经络又能将气血津液等维持生命活动的必要物质，运送到全身，使机体获得充足的营养，从而进行正常生命活动。此外，经络又是人体的信息传导网，它能够接受和输出各种信息。

【复习思考题】

1. 什么叫经络？

2. 经络系统包括哪些内容?

3. 试述十二经脉的名称、走向与交接规律?

4. 试述十二经脉在四肢的分布规律?

5. 试述十二经脉的循行部位?

6. 为什么说"头为'诸阳之会'"? 经脉在头部是怎样分布的?

7. 足厥阴肝经循行经过哪些主要部位?

8. 何谓奇经八脉? 其特点如何?

9. 试述任、督、冲、带四脉的循行和生理功能?

10. 为什么说冲脉为"五脏六腑之海"、"十二经脉之海"?

11. 试述经络的生理功能。

12. 经络在病理、诊断和治疗上有什么意义?

【参考文献摘录】

1. 《冯氏锦囊秘录》

"经脉者, 行气血, 通阴阳, 以荣于身者也。络脉者, 本经之旁支而别出, 以联络于十二经者也。本经之脉, 由络脉而交他经, 他经之脉亦由是焉。人身之气, 经盛则注于络, 络盛则注于经。得注周流, 无有停息, 昼夜流行, 与天同度, 终而复始。"

2. 《奇经八脉考》

"凡人一身, 有经脉、络脉。直行曰经, 旁支曰络。经凡十二, 手之三阴三阳、足之三阴三阳是也。络凡十五, 乃十二经各有别络, 而脾又有一大络, 并任、督二络, 为十五也……阴脉营于五脏, 阳脉营于六腑, 阴阳相贯, 如环无端, 莫知其纪, 终而复始。其流溢之气, 入于奇经, 转相灌溉, 内温脏腑, 外濡腠理。故凡八脉, 不拘制于十二正经, 无表里配合, 故谓之奇。"

3. 《洄溪脉学》

"夫十二经者, 经脉之常度也。其原各从脏腑而发, 虽有支别, 其实一气相通, 曾无间断。其经皆直行上下, 故谓之经。十五络者, 经脉之联属也。其端各从经脉而发, 头绪散漫不一, 非若经脉之如环无端也。以其斜行左右, 遂名曰络。奇经为诸经之别贯, 经经自为起止, 各施前后上下之阴阳气血, 不主一脏一腑, 随经气之满溢而为病, 故脉气之发, 诸部皆乖戾不和。是以古圣以奇字称之, 非若经气之常升, 络气之常降也。"

"奇经八脉者, 阴维也, 阳维也, 阴跷也, 阳跷也, 冲也, 任也, 督也, 带也, 阳维起于诸阳之会, 由外踝而上行于卫分; 阴维起于诸阴之交, 由内踝而上行于营分, 所以为一身之纲维也。阳跷起于跟中, 循外踝上行于身之左右; 阴跷起于跟中, 循内踝上行于身之左右, 所以使机关之跷捷也。督脉起于会阴, 循背而行身后, 为阳之督, 故曰阳脉之海。任脉起于会阴, 循腹而行于身之前, 为阴脉之承任, 故曰阴脉之海。冲脉起于会阴, 夹脐而行, 直冲而上, 为诸脉之冲要, 故曰十二经之海。带脉则横围于腰, 状如束带, 所以总约诸脉者也。是故阳维主一身之表, 阴维主一身之里, 以乾坤言也。督主身后之阳, 任、冲主身前三阴以南北言也。带脉横束诸脉, 以六合言也。是故医而知乎八脉, 则十二经、十五络之大旨得矣。"

4. 《冯氏锦囊秘录》

"经脉者, 行气血, 通阴阳, 以荣于身者也。络脉者, 本经之旁支而出, 以联络于十二经者也。本经之脉, 由络脉而他经, 他经之脉亦由是焉。人身之气, 经盛则注于络, 络盛则注于经。得注周流, 无有停息, 昼夜流行, 与天同度, 终而复始。"

5. 《灵枢·经脉篇》

"肺手太阴之脉, 起于中焦, 下络大肠, 还循胃口, 上膈, 属肺。从肺系横出腋下, 下循臑内, 行少阴心主之前，下肘中，循臂内上骨下廉，入寸口，上鱼，循鱼际，出大指之端。其支者，从腕后直出次指内廉，出其端。"

"大肠手阳明之脉，起于大指次指之端，循指上廉，出合谷两骨之间，上入两筋之中，循臂上廉，入肘外廉，上臑外前廉，上肩出髃骨之前廉，上出于柱骨之会上，下入缺盆，络肺，下膈，属大肠。其支者，从缺盆上颈，贯颊，入下齿中，还出挟口，交人中，左之右，右之左，上挟鼻孔。"

"胃足阳明之脉，起于鼻交頞中，旁纳太阳之脉，下循鼻外，入上齿中，还出挟口，环唇，下交承浆，却循颐后下廉，出大迎，循颊车，上耳前，过客主人，循发际，至额颅。其支者，从大迎前下人迎，循喉咙，入缺盆，下膈，属胃，络脾。其直者，从缺盆下乳内廉，下挟脐，入气街中。其支者，起于胃口，下循腹里，下至气街中而合。以下髀关，抵伏兔，下膝膑中，下循胫外廉，下足跗，入中趾内间（应作次趾外间）。其支者，下廉三寸而别，下入中趾外间。其支者，别跗上，入大趾间，出其端。"

"脾足太阴之脉，起于大趾之端，循趾内侧白肉际，过核骨后，上内踝前廉，上踹（应作腨）内，循胫骨后，交出厥阴之前，上膝股内前廉，入腹，属脾，络胃，上膈，挟咽，连舌本，散舌下。其支者，复从胃别上膈，注心中。"

"心手少阴之脉，起于心中，出属心系，下膈，络小肠。其支者，从心系上挟咽，系目系。其直者，复从心系却上肺，下出腋下，循臑内后廉，行手太阴心主之后，下肘内，循臂内后廉，抵掌后锐骨之端，入掌内后廉，循小指之内，出其端。"

"小肠手太阳之脉，起于小指之端，循手外侧，上腕，出踝中，直上循臂骨下廉，出肘内侧两筋之间，上循臑外后廉，出肩解，绕肩胛，交肩上，入缺盆，络心，循咽，下膈，抵胃，属小肠。其支者，从缺盆，循颈上颊，至目锐眦，却入耳中。其支者，别颊，上䪼，抵鼻，至目内眦，斜络于颧（末句'斜络于颧'四字，《太素》《十四经发挥》俱无）。"

"膀胱足太阳之脉，起于目内眦，上额交巅。其支者，从巅至耳上角。其直者，从巅入络脑，还出别下项，循肩膊内，挟脊抵腰中，入循膂，络肾，属膀胱。其支者，从腰中下挟脊，贯臀，入腘中。其支者，从膊内左右，别下贯胛，挟脊内，过髀枢，循髀外，从后廉下合腘中，以下贯踹（应作腨）内，出外踝之后，循京骨，至小趾外侧。"

"肾足少阴之脉，起于小趾之下，邪走足心，出于然谷之下，循内踝之后，别入跟后，以上踹（应作腨）内，出腘内廉，上股内后廉，贯脊属肾，络膀胱。其直者，从肾上贯肝膈，入肺中，循喉咙，挟舌本。其支者，从肺出络心，注胸中。"

"心主手厥阴心包络之脉，起于胸中，出属心包络，下膈，历络三焦。其支者，循胸出胁，下腋三寸，上抵腋下，循臑内，行太阴少阴之间，入肘中，下臂，行两筋之间，入掌中，循中指出其端。其支者，别掌中，循小指次指出其端。"

"三焦手少阳之脉，起于小指次指之端，上出两指之间，循手表腕，出臂外两骨之间，上贯肘，循臑外，上肩而交出足少阴之后，入缺盆，布膻中，散络心包，下膈，循属三焦。其支者，从膻中，上出缺盆，上项，系耳后，直上出耳上角，以屈下颊（颊，《甲乙经》《脉经》均作'额'）至䪼。其支者，从耳后入耳中，出走耳前，过客主人前，交颊，至目锐眦。"

"胆足少阳之脉，起于目锐眦，上抵头角，下耳后，循颈行手少阳之前，至肩上，却交出手少阳之后，入缺盆。其支者，从耳后入耳中，出走耳前，至目锐眦后。其支者，别锐眦，下大迎，合于手少阳，抵于䪼，下加颊车，下颈，合缺盆。以下胸中，贯膈，络肝，属胆，循胁里，出气街，绕毛际，横入髀厌中。其直者，从缺盆，下腋，循胸，过季胁，下合髀厌中，以下循髀阳，出膝外廉，下外辅骨之前，直下，抵绝骨之端，下出外踝之前，循足跗上，入小趾次趾之间。其支者，别跗上，入大趾之间，循大趾歧骨内出其端，还贯爪甲，出三毛。"

"肝足厥阴之脉，起于大趾丛毛之际，上循足跗上廉，去内踝一寸，上踝八寸，交出太阴之后，上腘内廉，循股阴，入毛中，过阴器，抵小腹，挟胃，属肝，络胆，上贯膈，布胁肋，循喉咙之后，上入颃颡，连目系，上出额，与督脉会于巅。其支者，从目系，下颊里，环唇内。其支者，复从肝，别贯膈，上注肺。"

6.《类经图翼·任督解》

"任督二脉，为人身阴阳之纲领，任行于腹，总诸阴之会，故为阴脉之海。督行于背，统诸阳之纲，故为阳脉之海。二脉皆起于会阴。……冲脉亦起于胞中，并足少阴而上行，是任脉、督脉、冲脉，乃一源而三歧者。故人身之有腹背，犹天地之有子午，任督之有前后，犹二陆之分阴阳也。"

7.《医述》引余传山语

"人身有经，有络、有孙络，气血由脾胃而渗入孙络，由孙络而入各经大络，而入十二经。譬之沟洫之水流之溪，溪之水流之江河也。沟洫溪流，有盈有涸，至于江河，则古今如一，永无干涸，若有干涸，则人、物消灭尽矣。"

8.《医原》

"夫人周身经络，皆根于心，而上通于肺，以回于下，如树之有根有干有枝。百体内外，一气疏通，运行气血，以相出入。"

（崔家鹏　李德新）

第五章 体 质

【目的要求】

1. 掌握体质的概念和正常体质的分类。
2. 掌握体质学说在中医学中的应用。
3. 了解体质的形成。

【自学时数】

12学时。

"健康是指身体上、精神上和社会适应上的完好状态，而不仅仅是没有疾病和虚弱。"只有躯体健康、心理健康、社会适应性良好和道德健康四方面均具备，才是完全的健康。体质是健康的基础。

体质学说是研究体质的起源、发展和变异的系统理论。医学体质学是研究体质与健康、疾病关系的系统理论，即研究人类的体质特征、类型和变化规律，及其与疾病发生、发展和演变的关系的系统理论。对体质的研究有助于分析疾病的发生、发展和演变，为预防及诊断和治疗提供依据。

重视人的体质及其差异性是中医学的一大特色。早在《黄帝内经》中，对体质的形成、分类以及体质与病机、诊断、治疗、预防的关系就有极为详细的论述。其后，历代医家又进一步丰富和发展了《黄帝内经》关于体质学理论，形成了中医学的体质学说，对养生防病和辨证论治起着重要的指导作用。随着对中医学理论整理研究的逐步深入，中医体质学说的研究也将随之展开和深入。

第一节 体质的基本概念

一、体质的概念

（一）体质的含义

体质，又称禀赋、禀质、形质等。体质是人体在先天遗传和后天获得的基础上所形成的功能和形态上相对稳定的固有特性。换句话说，体质是禀受于先天，受后天影响，在生长、发育过程中所形成的与自然、社会环境相适应的人体形态结构、生理功能和心理因素的综合的相对稳定的固有特征。这一定义，首先强调了人体体质的形成是基于先天遗传和后天获得两个基本方面的；其次，也反映了中医学关于机体内外环境相统一的整体观念，说明了人体体质在后天生长、发育过程中是与外界环境相适应而形成的；第三，它充分体现出中医学形神合一的体质观。

形神合一是中医学的生命观。形，即形体；神，即生命功能。神生于形，形主宰于神。神依附于形，神明则形安。形神合一，又称形与神俱，就是指形与神是人体不可分离的统一整体。形体健壮则精神旺盛，生命活动正常；形体衰弱则精神衰弱，生命活动异常；形体衰亡，生命便告终结。所以说，"形神俱备，乃为全体"（《类经·脏象》）。基于形神合一的生命观，中医学认为，人体的体质既包括身体要素，又包括心理要素，并且二者高度统一。一定的形态结构必然产生、表现出其特有的生理功能和心理特征，后者是以前者为基础的。良好的生理功能和心理特征是正常形态结构的反映，并保证其相对稳定。二者相互依存，不可分离，体质的固有特征是二者的综合体现。

体质的固有特性或特征表现为功能、代谢以及对外界刺激反应等方面的个体差异性，对某些病因和疾病的易感性，以及疾病传变转归中的某种倾向性。人的体质特点或隐或现地体现于健康和疾病过程中。先天禀赋是人体体质形成的重要因素，但体质的发展与强弱在很大程度上又取决于后天因素的影响。

（二）体质与素质、气质、性格

在中国古代文献中，体质的概念与素质、气质相混，但在现代研究中还是有一定区别的。

素质是人的先天的解剖生理特点，主要是感觉运动器官和神经系统方面的特点，是能力发展的自然前提和基础。身体素质是指人体的基本活动能力，是人体各器官系统的功能在肌肉工作中的反映。人体功能在肌肉工作中反映出来的力量、速度、耐久力、灵敏性、柔韧性、协调性和平衡性等能力统称为身体素质。

在体质学中，身体素质和运动能力是体质的重要组成部分，是反映人的体质好坏的主要方面之一，它与人的体型、体格、功能、神经和心理等均有密切关系。所谓运动能力，是指人体在运动中掌握和有效地完成专门动作的能力，这种能力主要体现在大脑皮质主导下的不同肌肉（即主动肌、对抗肌、协同肌和固定肌）的协调性。一般来说，运动能力强的人身体素质也好。反之，身体素质好的人，运动能力也比较容易提高，两者是相辅相成，相互影响的。

在现代心理学中，气质为人的心理特征之一，是个体心理特性的总和，主要表现为情绪体验的快慢、强弱，外在表现的隐显和动作的灵敏迟钝等方面的心理特征，即表现在心理活动的强度、速度和灵活性方面典型的稳定的心理特征，是心理活动的稳定的动力特征。所谓心理活动的动力是指心理过程的速度（如知觉的快慢、思维的灵活程度）、强度（如情绪体验的强弱、意志努力的程度）、稳定性（如注意力集中时间长短）、指向性（如内倾、外倾）等。心理活动的动力特征与遗传有关，是在人的生理素质基础上，通过生活实践，在后天影响下所形成的。气质只能使人的个性具有一定的个性企图，而不能决定其个性特征的内容。中医学中的"气质"，源于中国古代哲学的气一元论。"人由气生，形以气充"，"人生气禀不齐"，所以人的品行、道德也各不相同。气质，又称为气禀、气性、禀性等。气与心、性相关。所以，中医学所说的气质，是指个体出生后，随着身体的发育、生理的成熟而发展起来的心理特征，包括性格、态度、智慧等，其含义比现代心理学中的"气质"广而且深。现代心理学中的"气质"实际上相当于我们通常所说的"脾气"。

人的个性心理特征包括能力、气质和性格等。性格是一个人在现实中习惯化了的稳定态度和行为方式中表现出来的个性心理特征，如骄傲、谦虚、勤劳、懒惰、勇敢、怯懦等，是个性心理特征的重要组成部分。气质和性格都具有其相应的生理学基础。体质与气质、性格分别是生理与心理两方面不同的概念，如同物质与运动、物质与精神的关系一样，既有区别，又相互联系，相互作用。中医学总是从体质与气质的关系中，去探讨体质或气质问题，将体质与气质一并讨论。因此，中医体质学所说的体质和气质，与西方体质学和心理学所说的体质和气质，其含义不尽相同，这也正是东西方文化差异的反映。

（三）体质与形态、体格、体型

人体形态是人体在一定条件下的表现形式。在体质研究中，人体形态主要是指涉及人体测量和观察的内容，包括人体各部大小、人体重量、性征、骨骼，体型及体姿等。人体形态与人体的体质存在着密切的关系。人体的形态结构是人体心理、生理功能及一切行为的基础。换句话说，人体的形态结构是体质的基础。体格是指反映人体生长发育水平、营养状况和锻炼程度的状态。一般通过观察和测量身体各部分的大小、形状匀称程度以及身长、体重、胸围、肩宽、骨盆宽度、皮肤和皮下软组织等情况来判断，为反映体质的标志之一。体型是指身体各部位大小比例的形态特征，又称身体类型，为衡量人的体格和身体大小的重要指标。体型与人的心理因素和健康状况等有一定的联系。体姿，又名体态，是指人体各部在空间的位置。体姿能反映身体各部组织器官的隶属关系，也是衡量生长发育的重要指标。

二、体质的标志

（一）体质的标志

"体质"所包含的范畴，或者说，当需要评价一个人的体质水平时，应从以下几个方面综合考虑：

1．身体的发育水平，包括体格、体型、营养状况和身体成分等方面。

2．身体的功能水平，包括机体的新陈代谢和各器官、系统的功能等。

3．身体的素质及运动能力水平，包括速度、力量、耐力、灵敏性、协调性，还有走、跑、跳、投、攀越等身体的基本活动能力。

4．心理的发育水平，包括智力、情感、行为、感知觉、个性、性格、意志等方面。

5．适应能力，包括对自然环境、社会环境、各种生活紧张事件的适应能力，对疾病和其他损害健康的因素的抵抗和调控能力等。

理想体质，是指人体具有的良好质量，它是在充分发挥遗传潜力的基础上，经过后天的积极培育，使人体的形态结构、生理功能、心理智力以及对内外环境的适应能力等各方面得到全面发展的、相对良好的状态。理想体质具有明显的人群与个体差异（例如种族、地域、性别、年龄、职业等）。理想体质的主要标志是：

1．身体健康，机体内部的结构和功能完整而协调。

2．发育良好，体格健壮，体型匀称，体姿正确。

3．心血管、呼吸与运动系统具有良好的功能。

4．有较强的运动与劳动等身体活动能力。

5．心理发育健全，情绪乐观，意志坚强，有较强的抗干扰、抗不良刺激的能力。

6．对自然、社会和精神心理环境有较强的适应能力。

（二）健康的具体标志

"阴平阳秘，精神乃治，阴阳离决，精气乃绝。"（《素问·生气能天论》）形为阴，神为阳。机体内部及其与外部环境的阴阳平衡，形与神的相对平衡是健康的标志。要保持强健的体魄，必须使形神统一。因此，中医学常常将理想体质的标志融于健康的标志之中。健康的具体标志如下，包括生理和心理两个方面：

1．生理健康的标志：形体壮实，眼睛有神，面色红润，呼吸微徐，牙齿紧固，腰腿灵便，声音洪亮，须发润泽，双耳聪敏，脉象缓匀，二便正常。

2．心理健康标志为：精神旺盛，七情和调，记忆良好。

这是中医学形神合一，天人相参生命观、健康观的具体体现。

世界卫生组织提出的衡量人体健康的具体标志为：

1．精力充沛，能从容不迫地应付日常生活和工作。

2．处事乐观，态度积极，乐于承提任务而不挑剔。

3．善于休息，睡眠良好。

4．应变能力强，能适应各种环境。

5．对一般感冒和传染病有一定的抵抗力。

6．体重适当，体型匀称，头、臂、臀比例协调。

7．眼睛明亮，反应敏锐，眼睑不发炎。

8．牙齿清洁，无缺损，无疼痛，齿龈颜色正常，无出血。

9．头发光泽，无屑。

10．肌肉、皮肤有弹性，走路轻松。

这种健康标志反映医学模式从生物医学模式向生物-心理-社会医学模式的转变。

第二节　体质的形成

体质的形成是机体内外环境多种复杂因素共同作用的结果，主要关系到先天因素和后天因素两个方面，并与性别、年龄、地理等因素有关。

一、先天因素

（一）先天因素的含义

先天因素，又称禀赋，是指小儿出生以前在母体内所禀受的一切特征而言。中医学所说的先天因素，既包括父母双方所赋予的遗传性，又包括子代在母体内发育过程中的营养状态，以及母体在此期间所给予的种种影响。同时，父方的元气盛衰、营养状况、生活方式、精神因素等都直接影响着"父精"的质量，从而也会影响到子代禀赋的强弱。

现代医学遗传认为，遗传是生物按照亲代所经过的发育途径和方式，产生与亲代相似后代的过程。人类是通过生殖细胞的物质与信息的传递，将亲代的个体体质特征传给子代的过程。在遗传中有变异，变异中有遗传，两者即是矛盾对立的，又是统一不可分割的。中医学的先天因素涵盖了这两方面的内容。

（二）先天因素在体质形成中的作用

先天因素是体质形成的基础，是人体体质强弱的前提条件。在生命形成的过程中，男主阳施，女主阴受，男女媾精，胎孕乃成。父母生殖之精气的盛衰，决定着子代禀赋的厚薄强弱从而影响着子代的体质。子代的形体始于父母，父母的体质是子代体质的基础。父母体质的强弱，使子代禀赋有厚薄之分，表现出体质的差异。诸如身体强弱、肥瘦、刚柔、长短、肤色，乃至先天性生理缺陷和遗传疾病，鸡胸、龟背、癫痫、哮喘、杨梅疮（梅毒）等，在体质形成过程中，先天因素起着决定性的作用。先天因素、人体的遗传性状是身心发展的前提条件，它对于人的智力和体力的发展，对于人体体质的强弱，具有重大的影响。但是，先天因素、遗传性状只对体质的发展提供了可能性，而体质强弱的现实性，则有赖于后天环境、营养和身体锻炼等。

二、后天因素

（一）后天因素的含义

中医学所说的后天是指人从出生到死亡之前的生命历程。后天因素是人出生之后赖以生存的各种因素的总和。可分为机体内外两方面。机体内在因素包括性别、年龄、心理因素，外界因素实际上就是环境因素。环境指自然环境和社会环境。环境与健康的问题是生命科学中的重大课题，已经受到全球的关注。人从胚胎到生命终结之前，始终生活在一定的自然环境和社会环境之中。自然环境是与社会环境相对而言的，它涉及生活环境、生产环境和食物链环境等一切客观环境。社会环境则涉及政治、经济、文化等环境要素。换而言之，人们所处的环境包括人们赖以生存的基本条件和一切有关事物，例如社会的物质生活条件、劳动条件、卫生条件、社会制度、气候条件、生态平衡以及教育水平等。

（二）后天因素在体质形成中的作用

人的体质在一生中并非一成不变，而是在后天各种因素的影响下变化着的。良好的生活环境，合理的饮食、起居，稳定的心理情绪，可以增强体质、促进身心健康，反之则会使体质衰弱，甚至导致疾病。随着人类物质生活及文化生活的不断改善，人们对于健康与长寿的要求变得日益迫切。因此，如何保养一生的体质越来越成为人们关心的课题。改善后天体质形成的条件，可以弥补先天禀赋之不足，从而达到以后天养先天，使弱者变强而强者更强的目的。

1. 饮食营养：人以水谷为本，脾主运化水谷精微，为气血生化之源，故脾胃为后天之本。饮食营养是决定体质强弱的重要因素。合理的膳食结构，科学饮食习惯，保持适当的营养水平，对维护和增强体质有很大影响。由于人的体质不同，其对营养物质的新陈代谢功能也不一样。因此，科学、合理的饮食营养应包含必需和适应两层含义。长期营养不良或低下，或营养不当，以及偏食、偏嗜等都会使体内某些成分发生变化，从而影响体质，乃至于引起疾病。《黄帝内经》强调饮食偏嗜对机体的危害。诸如，"肥者令人内热，甘者令人中满"、"膏粱之变，足生大丁"，以及五味偏嗜会引起人体脏气偏盛偏衰而产生病变等。

2. 劳动和运动：劳动的性质和条件，对人们的体质强弱有着深刻的影响。劳动一般分为体力劳动和脑力劳动两大类。在现代社会，随着科学技术的高度发展，体力劳动和脑力劳动的关系也越来越密不可分。劳逸适度，劳而不倦，可增强体质。一般来说，适当的体力劳动对体质的增强有积极的作用。但是，过于繁重的体力劳动，在严重污染环境下的体力劳动，精神情绪经常处于紧张状态下的劳动，操作分工过细，促使身体局部片面发展的劳动，等等，对人的体质确有不利影响。反之，过度安逸又可使机体气血运行迟缓，气机阻滞，脏腑功能减弱，正气不足，而体质减弱多病。故当劳逸适度。

古往今来，人们从"流水不腐，户枢不蠹"的自然现象中，体会出"生命在于运动"的真谛，视体育锻炼为增强体质的法宝。历代医家总结的"养生导引之法"，诸如，太极拳、五禽戏等，便是以运动来调养体质的典范。现代运动生理学研究证明，经常进行适当的体育锻炼，可使神经系统更为活跃和灵敏、增强肌肉的耐力与收缩强度、调整内分泌系统的平衡、改善血液循环、使新陈代谢更为旺盛，废物的排泄更为顺利，这样就可使病理体质向正常体质转化。

3. 年龄：年龄也是影响体质的重要因素之一。人体的结构、功能与代谢是随着年龄的增长而发生规律性的变化的。从出生之日算起按日历计算的年龄称之为历法年龄、时序年龄或实足年龄，简称年龄。增龄，即年龄的增长，概括了一个人生长发育和衰老的全过程，包含着成熟和衰老两重意义。增龄是一个渐进过程，而且每个人的生物学年龄与历法年龄也并不是刻板同步的，个体差异相当大，有的"未老先衰"，有的"老当益壮"，可相差十年左右。所以，到目前为止，国际上对年龄分期尚无统一的意见。但总的来说，人的生命历程都是从少儿、青年到中年，再转向老年。中医学在《素问·上古天真论》和《灵枢·天年》中深刻地论述了人体脏腑气血盛衰与年龄的关系。在生长、发育、壮盛以至衰老、死亡的过程中，脏腑气血由盛而衰，影响着人体生理功能，决定着人体的体质，从而决定着各年龄期对致病因素反应的能力与类型。如小儿体质为"稚阴稚阳"之体，所谓"小儿稚阳未充，稚阴未长者也"（《温病条辨·解儿难》）。到了青春期则体质渐趋成熟，至青春期末，体质基本定型；青壮年是人体脏腑气血阴阳最旺盛时期，因而也是体质最强健阶段；及至老年，脏腑生理功能减退，体质日趋下降，逐渐呈现"老态龙钟"的衰老征象。

这里应当强调两个环节，一是青春期，二是更年期。以性成熟过程为特征的青春期是人体内功能、代谢与结构急剧变化的时期，是人生中第一个转折时期，体内各种生理活动进行着整体性的调整。更年期则是从成年期转入老年期时，全身各系统的功能与结构渐进性衰退的过渡阶段，是一生中第二个转折时期。若能处理好这两个时期，则可达到强身健体、延缓衰老的目的。

4. 性别：性别通常所指的是男性与女性。男为阳，女为阴。男性多禀阳刚之气，体魄健壮魁梧，女性多具阴柔之质，体型小巧苗条。男子以气（精）为本，女子以血为先，女性又有经带胎产的特点。所以说，男子以肾为先天，女子以肝为先天。"男子多用气，故气常不足；女子多用血，故常血不足。所以男子病多在气分，女子病多在血分"（《医门法律·先哲格言》），"男子之病，多由伤精；女子之病，多由伤血"（《妇科玉尺》）。可见，男女性别不同，其遗传性征、身体形态、脏腑结构与生理功能、物质代谢乃至心理特征上都有所不同，体质上也必然存在着性别差异。

5. 地理环境因素：广义的地理环境包括整个地壳。狭义的地理环境是指存在于人类社会周围如地质、地貌、气候、水文、土壤、矿藏、生物等各种自然要素的总和。人们生活在不同的地理环境条件下，受着不同水土性质、气候类型，以及由水土和气候而形成的生活习惯等的影响而形成了不同的体质。现代科学认为，生物体中所存在的全部化学物质都来自土壤、空气和水。因此，水质与土壤的化学成分也随之不同。土壤和岩石中的化学元素通过水的溶解或通过植物的吸收和其他动物的食用，直接或间接地进入人体，从而形成了人类体质明显的地区性差异。中国幅员广大，人体体质的地区性差异颇为明显。早在《素问·异法方宜论》中，就曾详细地论述过东西南北中各地人的体质特征。地理环境及其资源的均一性，在一定程度上，影响和控制着不同地域人类的发育，形成了人类体质明显的地区性差异。环境科学表明：当自然环境中，地壳、空气、水等的化学组成的变化，超过了人体的适应和调节能力时，就会影响人的体质，甚至会形成某些地方病和流行病。因此，中医学在诊断和治疗上强调"因地制宜"。所谓"善疗疾病者，必先别方土"。

在地理环境中，气象因素给人类体质以极大的影响。中医学的运气学说，包括中国古代朴素的气象学和医学气象学两部分，详细地论述了气候和气象因素的变化规律对人体的影响，以及气候和气象因素与疾病的发生、发展、诊断、治疗的关系，强调"因时制宜"。风、寒、暑、湿、燥、火六气，是构成各种气象变化的基本要素，其运动变化构成了自然界中风、寒、暑、湿、燥、火六种气候，形成季节岁时的变迁。人与天地相应，四时六气万物为一体。人的体质寿夭与人所地域的气候条件、气象因素也密切相关。一般地说，恶劣的气候环境培养了人的健壮的体魄和强悍的气质，舒适的气候环境则造就了人的娇弱的体质和温顺性格。我国的地理条件，南方多湿热，北方多寒燥，东部沿海为海洋性气候，西部内地为大陆性气候。因此，西北方人，形体多壮实，腠理偏致密；东南方人，体型多瘦弱，腠理偏疏松。

6. 心理因素：心理为感觉、知觉、记忆、思维、性格、能力等的总称。气质是个体心理特性的总和，它规定或影响着个体的各种心理活动的过程。如，同遇挫折，有人能坦然处之，有人却灰心丧气，这便是不同气质的表现。气质作为体质的内涵，反映了中医学形神合一的生命观。体质是气质的基础，气质是在体质形成的基础上发展而成的。两者虽分别与生理、心理有关，相互间却又存在着某种对应关系。一定的体质及生理特性，易使个体表现出某种气质类型，而个性气质特征又影响着其生理特性和体质的形成及演化。所以说，"气质不同，形色亦异"。

情绪和情感，是人对客观事物是否符合自己需要而产生的态度体验。如，遇顺意之事则喜，遭怫愿之事易怒等。中医学的情志，泛指人的情绪、情感活动。七情的变化，每每伴随着脏腑形体的变化，从而给体质以影响。情志活动感物而发，既不可不及，又不可太过，"贵乎中节"。否则，不仅影响体质，还会导致疾病。

总之，根据形神合一的生命观，我们对体质的综合评价，必然包括生理（形态、功能、素质）和心理（心理过程和个性特征）两个主要方面，这样才能全面地反映出人的体质水平。看一个人体质的好坏，不仅要看他的机体各器官有无疾病，功能是否正常，而且还要看他的心理和精神上有无缺陷，只有身心两方面都得到健康的发展，才称得上体质健全。

由于现代工业的兴起和发展，环境污染日益严重，它正在威胁着人类的健康，影响着居民的体质。各国都很重视这一问题，并寻求解决的办法，以图保护人的体质，提高人类健康水平。此外，不同的社会制度，及其经济发展水平、人民生活条件、卫生设施等的不同，也是影响人的体质的重要因素。

第三节 体质的分类

中医体质学说主要是根据中医学阴阳五行、脏腑、精气血津液等基本理论，来确定人群中不同个体的体质差异性。其具体分类方法有阴阳分类法、五行分类法、脏腑分类法、体型肥瘦分类法，以及禀性勇怯分类法等。

一、体质分类的方法

《灵枢·通天》曾根据人的形态、脏腑、气血等体质特点和相应的习性、行为、态度及情感特点等，将人分作"太阳"、"少阳"、"少阴"、"阴阳和平"五类，并称其为"五态之人"。

中医学用阴阳学说来阐述生命运动的规律，说明健康与疾病的问题。所以，中医学主要是阴阳学说从生理功能特点对体质加以分类。本节对体质的分类，采用阴阳分类法。应当指出，体质分类上所使用的阴虚、阳虚、阳亢以及痰饮、脾虚、肝旺等名词术语，与辨证论治中所使用的证候名称是不同的概念，它反映的是一种在非疾病状态下就已存在的个体特异性。

二、正常体质

"阴阳匀平，命之曰"，"阴平阳秘，精神乃治"。因此，理想体质应是阴阳平和之质，但是阴阳的平衡是阴阳消长动态平衡，所以总是存在偏阴或偏阳的状态，只要不超过机体的调节和适应能力，均属于正常状态。因此，人体正常体质大致分为阴阳平和质、偏阳质和偏阴质三种类型。

（一）阴阳平和质

阴阳平和质是功能较协调的体质。具有这种体质的人，其身体强壮，胖瘦适度，或虽胖而不臃滞，虽瘦而有精神。面色与肤色虽有五色之偏，但都明润含蓄。目光有神，性格随和、开朗，食量适中，二便调畅，对自身调节和对外适应能力强。不易感受外邪，少生疾病。即使患病，往往自愈或易于治愈，如感受外邪发病多为表证实证。精力充沛，工作潜力大。夜眠安稳，休息效率高。舌红润，脉和有神。如后天调养得宜，无暴力外伤或慢性病患，则其体质不易改变，易获长寿。

（二）偏阳质

偏阳质是指具有偏于亢奋、偏热、多动等特性的体质。偏阳质者，多见于形体偏瘦，但较结实。面色多略偏红或微苍黑，或呈油性皮肤。性格外向，喜动，易急躁，自制力较差。食量较大，消化吸收功能健旺。平时畏热、喜冷，或体温略偏高，动则易出汗，喜饮水。精力旺盛，动作敏捷，反应快，性欲旺盛。唇、舌偏红，苔薄微黄，脉多偏阳。

偏阳质的人对风、暑、热邪的易感性较强，受邪发病后多表现为热证、实证，并化燥、伤阴。皮肤易生疔疮。内伤为病多见火旺、阳亢或兼阴虚之证。容易发生眩晕、头痛、心悸、失眠以及出血等病症。

此类体质的人阳气偏亢，多动少静，有耗阴之热。兼之操劳过度、思虑不节、纵欲失精，则必将加速阴伤，而发展演化为临床常见的阳亢、阴虚、痰火等病理性体质。

（三）偏阴质

偏阴质是指具有偏阳不足、偏寒、多静等特性的体质。具有这种体质的人，多见形体偏胖，但较弱，容易疲劳；面色偏白而欠华；性格内向，喜静少动，或胆小易惊，食量较小，消化吸收功能一般，平时畏寒、喜热，或体温偏低。精力偏弱，动作迟缓，反应较慢。

偏阴质者对寒、湿之邪的易感性较强，受邪后多从寒化，表证不发热或发热不高，并易传里或直中内脏。冬天易生冻疮。内伤杂病多见阴盛、阳虚之证。容易发生湿滞、水肿、痰饮、瘀血等病症。

具有这种体质的人，阳气偏弱，易致阳气不足，脏腑功能偏弱，水湿内生，从而形成临床常见的阳虚、痰湿、痰饮等病理性体质。

第四节　体质学说的应用

体质的特殊性是由脏腑之盛衰，气血之盈亏所决定的，反映了机体阴阳运动形式的特殊性。由于体质的特异性、多样性和可变性，形成了个体对疾病的易感倾向、病变性质、疾病过程及其对治疗的反映等方面的明显差异。因此，中医学强调"因人制宜"，并把体质学说同病因学、病机学、诊断学、治疗学和养生学等密切地结合起来，以指导临床实践。

一、常见的病理性体质

根据中医学基本理论，从临床应用角度出发，以身型脉证为主要指标，进行病理性体质的分类，对辨证论治、处方遣药、养生防病等，具有重要的指导意义。一般病理性体质可分为以下五类。

（一）燥红质（阴虚质）

燥红质常见形弱消瘦，面颊潮红，口燥咽干，内热便秘，阳兴遗精，尿黄短少，喜凉饮而饮不解渴，少眠心烦，五心烦热，耳鸣耳聋，脉细弦数，舌红少苔或无苔。病则常见内热炽盛，易入里化热伤津。临床所见阴易亏者常属此型体质。

（二）迟冷质（阳虚质）

迟冷质常见形体白胖，形寒怕冷，面色不华，唇淡口和，四肢倦怠，肌冷自汗，大便稀溏，毛发易落，夜尿频而清长，喜热饮，脉沉迟无力，舌淡胖有齿痕。病则常见外寒较甚，易从寒化而伤阳气。临床所见易阳衰者常属此型体质。

（三）倦㿠质（气血两虚质）

倦㿠质常见面色㿠白，气短懒言，乏力眩晕，心悸健忘，动辄汗出，子宫下坠感、脱肛感，手足易麻，月经淡少，舌淡，脉细无力。病则抵抗力较差，常易虚脱，非扶正不足以御邪。临床所见气血易虚者常属此型体质。

（四）晦涩质（瘀血质）

晦涩质常见肤色晦滞，口唇色暗，眼眶暗黑，爪甲枯槁，肌肤甲错，丝缕瘀痕，脉沉涩或弦紧，舌质青紫或瘀点。病则多见痞闷作胀，痛有定处，或时有出血，或癥瘕结聚，或午后潮热。临床所见气血易阻者常属此型体质。

（五）腻滞质（痰湿质）

腻滞质常见体形肥胖，口甜而粘，身重如裹，口干不欲饮，大便不实，脉濡或滑，舌苔多腻。常见于好酒者，发病则中脘痞满，胸满昏眩，肢节疼痛，带浊淋漓，往往缠绵难愈。临床所见痰湿易盛者常属此型体质。

二、体质与病因

体质决定对某种致病因素和某种疾病的易感性。不同体质对某些病因和疾病有特殊易感性。中医病因学对这一现象早有认识，针对某种体质容易感受相应淫邪的特点尚有"同气相求"之说。如迟冷质者素体阳虚，形寒怕冷，易感寒邪而为寒病，感受寒邪亦易入里，常伤脾肾之阳气；燥红质者素体阴虚，不耐暑热而易感温邪；粘滞质者体素湿盛，易感湿邪，常因外湿引动内湿而为泄为肿等。《黄帝内经》中还有"五脏皆柔弱者，善病消瘅"、"小骨弱肉者，善病寒热"、"粗理而肉不坚者，善病痹"（《灵枢·五变》）等记载。由此可见，由于脏腑组织有坚脆刚柔之别，不同体质的人发病情况也各不相同。肥人多痰湿，善病中风；瘦人多火，易得痨嗽；年老肾衰，多病痰饮咳喘。凡此种种，均说明了体质的偏颇是造成机体易于感受某病的根本原因。

三、体质与发病

中医学认为正气虚是形成疾病的内在根据，而邪气只是疾病形成的外在条件。邪之所客必因正气之虚。正气虚，则邪乘虚而入；正气实，则邪无自入之理。正气决定于体质，体质的强弱决定着正气的虚实。因此，发生疾病的内在因素在很大程度上是指人的体质因素。

体质决定发病与否及发病情况。体质的强弱决定是否感受外来的邪气。人体受邪之后，由于体质不同，发病情况也不尽相同。有立刻发病的，有不立刻发病的，也有时而复发的。体质健壮，正气旺盛，则难以致病；体质衰弱，正气内虚，则易于发病。可见，感受邪气之后，机体发病与否，往往决定于体质。当然我们决不因为强调了体质在发病过程中的作用而否定了邪气的作用。众所周知，没有邪气就不可能发生疾病。但是，即使人体感受了邪气，因其体质不同，也不一定就能患病；即使患病，其临床类型和发病经过也因人而异。

四、体质与病机

（一）体质与病机的从化

病情从体质而变化，称之为从化。人体感受邪气之后，由于体质的特殊性，病理性质往往发生不同的变化。如同为感受风寒之邪，阳热体质者得之往往从阳化热，阴寒体质者则易从阴化寒。又如同为湿邪，阳热之体得之，则湿易从阳化热，而为湿热之候，阴寒之体得之，则湿易从阴化寒，而为寒湿之证。因禀性有阴阳，脏腑有强弱，故机体对致病因子有化寒、化热、化湿、化燥等区别。

（二）体质与疾病的传变

患者体质不同，其病变也迥然有别。传变是言疾病的变化和发展趋势。传变不是一成不变的，一切都因人而异。体质强壮者或其邪气轻微，则正能敌邪而病自愈。如伤寒之太阳病，患病七日以上而自愈者，正是因为太阳行经之期已尽，正气胜邪之故。如果在邪气盛而身体又具有传变条件的情况下，则疾病可以迅速传变，患伤寒病六七日，身不甚热，但病热不减，病人烦躁，即因正不敌邪，病邪从阳经传阴经。总之，疾病传为与否，虽与邪之盛衰、治疗得当与否有关，但主要还是取决于体质因素。

综上所述，疾病发生、发展过程，主要取决于患者的体质特征（当然与病邪的质和量也密切相关）。"证"在整个病程中具有时相性的特征，不是固定不变的，它随病情的变化而时刻变化着。"证"常以体质为转变，体质是形成"证"的物质基础之一。所谓"异病同证"和"同病异证"，在一定程度上是以体质学说为依据的。所以我们在观察疾病的发生、发展过程中，必须掌握患者的体质特点，注意病人在致病动因作用下，体内阴阳矛盾的运动情况，分清寒热虚实、阴阳表里。

五、体质与辨证

体质是辨证的基础，体质决定临床证候类型。同一致病因素或同一种疾病，由于患者体质各异，其临床证候类型则有阴阳表里寒热虚实之不同。如同样感受寒邪，有的人出现发热恶寒，头身疼痛，苔薄白，脉浮等风寒表证；有的人一发病就出现畏寒肢冷，纳呆食减，腹痛泄泻，脉象缓弱等脾阳不足之证。前者平素体质尚强，正气御邪于肌表；后者阳气素虚，正不胜邪，以致寒邪直中太阴，故出现上述情况。又如同一地区，同一时期所发生的感冒，由于病邪不同，体质各异，感受也有轻重。因此，其临床类型有风寒、风热两大类型，以及夹湿、夹暑等不同兼证。同病异证的决定因素不在于病因，而在于体质。如仲景所论之伤寒，其传变途径一般是由太阳而阳明而少阳，然后传入三阴，为什么有的人从厥阴而热化，有的人却从少阴而寒化。其原因就在于，从热化者体素阴虚，从寒化者体素阳虚。由此可见，病因相同或疾病相同，而体质不同，则出现了不同的证候。另一方面，异病同证亦与体质有关。即使是不同的病因或不同的疾病，由于患者的体质在某些方面具有共同点，常常会出现相同或类似的临床证型。如泄泻和水肿都可以表现出脾肾阳虚之证。这是由于体质相同（虽然病因不同或疾病不同），所以才出现了相同的证候。可见，体质是形成"证"的生理基础之一，辨体质是辨证的重要根据。

六、体质与治疗

体质是治疗的重要依据。在疾病的防治过程中，按体质论治既是因人制宜的重要内容，又是中医治疗学的特色。临床上常有同一种病，同一治法对此人有效，对他人则不但无效，反而有害，其原因就在于病同而人不同，体质不同，故而疗效不同。体质与治疗有着密切的关系，决定着治疗效果。

（一）因人论治

体质有强弱之分，偏寒偏热之别，因此必须结合体质而辨证论治。如面白体胖，是阳虚体质者，寒湿较盛，若感受寒湿之邪，非用姜附参苓之类大热方药则邪不能去；若感受湿热之邪则必缠绵难愈，尚须通阳以化湿，药性过凉则湿邪愈加闭阻于内而阳气更加虚乏。反之，如面色苍白形瘦，属阴虚体质者，内火易动，湿从热化，反伤津液，故其治与阳虚之体必定迥然不同。故阳虚、阴虚之体，虽同感湿热之邪，治法却大不相同。总之，阳盛或阴虚之体，慎用温热伤阴之剂；阳虚或阴盛之体，慎用寒凉伤阳之药。

此外，在治疗中还应重视年龄、性别、生活条件、地理环境等因素造成的体质差别。①

年龄：人体气血及内脏盛衰和生理活动随着年龄的增长而发生不同的变化，从而影响机体对致病因素的反应能力，所以年龄长幼与治疗关系密切。如小儿属"稚阴稚阳"之体，不论用温热剂还是苦寒剂，均应中病即止。因苦寒之品易伐小儿生生之气，辛热之属而易损真阴。又如老年人大多肾气已衰，中气虚乏，易受邪致病，而既病之后多见虚或虚中夹实之证。因此，治病用药尤须审慎。正如清代医家叶天士所论，对老年病的治疗应审体质、保真气、慎劫夺。②性别：妇女在生理特点上有别于男子。盖女子以肝为先天而血常不足，因此在临床治疗中应特别注意女性患者是否有肝郁、血虚之证。③生活条件：生活习惯、营养状况对体质的影响很大。一般来说，膏粱厚味酿积既久，多为痰湿或湿热之质；纵欲恣情，多损真阴真阳；饥饱劳役每多脾胃致虚，因而治疗上须区别对待。④地理环境：地区不同，生活习惯不一，人体的体质也有差异，因此中医治病讲究因地制宜。

（二）同病异治、异病同治

由于体质的差异，即使同一疾病也可出现不同的证候，故其治则异。另一方面，即使病因或疾病不同，由于患者的体质在某些方面有共同点，往往亦可出现相同的证候，故其治则同。

（三）用药宜忌

由于体质有阴阳偏颇的差异，临证应视体质而用药。其一，注意药物性味，一般来说，阴虚体质者宜甘寒、酸寒、咸寒、清润，忌辛热温散、苦寒沉降；阳虚体质者宜益火温补，忌苦寒泄火；气虚体质者宜补气培元，忌耗散克伐等。其二，注意用药剂量，一般说来，体长而壮实者剂量宜大，体瘦而弱者，剂量宜小。急躁者宜大剂取其速效，性多疑者宜平妥之剂缓求之。

（四）善后调理

疾病初愈或趋向恢复时，中医学很重视善后调理，以促其康复。这也属于治疗范畴。此时常需多方面措施的配合，包括药物、食物、精神心理和生活习惯等。这些措施的具体选择应用，皆须视患者的体质特征而异。如燥红质者热病初愈，慎食狗肉、羊肉、桂圆等辛温食物或辛辣之味；腻滞质者大病初愈，慎食龟鳖等滋腻之物及五味子、乌梅等酸涩收敛之品。

总之，中医体质作为一门应用性学科，源于临床，最终也要服务于临床，并从临床实践中获得自身发展。中医体质学的贡献，不仅在于生命科学，更在于临床医学，它将更全面、本质地揭示人类健康与疾病的关系，从而更有力地用以指导医学实践。

自学指导

【重点难点】

在中医基础理论的科学体系中，体质学说是其重要组成部分之一。本章以体质的概念、分类和体质学说的应用为重点，而体质的概念和体质学说的应用为其难点。

1. 体质的概念：在中医学中体质是人体在先天遗传和后天获得的基础上，所形成的功能和形态上相对稳定的固有特性。体质这一定义的基本精神有三：

其一，体质取决于先天遗传和后天获得两个方面的相互作用。

其二，体现了中医学天地人三才一体的医学观，即人与自然、社会环境相统一的整体观。

其三，体现了中医学形神合一的生命观，换言之，形神合一既是中医学的生命观，也是中医学的体质观。人的体质是形体要素与心神要素的统一。

2. 体质的分类：体质的分类方法不一，一般多按人的形态、功能或代谢特征进行分类。《黄帝内经》是中国古代体质学研究的主要专著。就体质的分类方法言，主要的有：

（1）阴阳五行分类法：如《灵枢·阴阳二十五人》根据阴阳五行学说，按着人的形态特征，如肤色、体形、禀性，以及对自然环境变化的反应等特征，将人的体质分为 25 种类型，即所谓"阴阳二十五人"。

（2）五形态分类法：如《灵枢·通天》按人的性格和形态特征，将人的体质分为太阴、少阴、太阳、少阳、阴阳和平五种类型。《灵枢素问·血气形态》又按形态苦乐性格特征将人的体质分为五种类型。

此外，尚有用肥瘦、勇怯、膏脂肉等分类之。

本书采用阴阳分类，按形态特征和生理功能特征，将人的体质分阴阳平和质、偏阳质和偏阴质三种类型（表 5-1）。

表 5-1   人的体质类型表

特征	形态特征		功能特征		
体质类型	胖瘦	肤色	消化	调节反应力	性格
阴阳平和质	胖瘦适度	五色分明 明润含蓄	适中	强	随和开朗
偏阳质	偏瘦	偏红或苍黑	较旺盛	强	外向喜动
偏阴质	偏胖	偏白无华	一般或偏低	弱	内向喜静

值得指出的是，在体质学说中，体质分类所使用的阴虚、阳虚、阳亢以及脾虚、肝虚、痰饮等术语与病机学、辨证学中同一术语的概念不尽相同，它反映的是一种在非疾病状态或健康状态下就已存在的个体差异性，随着中医学名词术语规范化研究的进展，这种概念的内涵特定含义也必将逐渐得到解决。

（3）体质学说的应用：中医学认为，人体体质的阴阳属性不同，对不同病因或疾病的敏感程度各异，其病变规律和治疗反应也不尽一致。因此，应把体质学说与病因、病机、诊断、治疗和养生密切地结合起来学习。加深对体质与病因、发病、病机、辨证和治疗等关系的认识。其基本规律是"同气相求"，即阴阳之间，互相感应，各从其类。

偏阳质者，易感阳邪、易患阳证，而偏阴质者，易感阴邪，易患阴证。阳热体质易从阳化热、化燥，阴寒体质易从阴化寒、化湿。所谓"水流湿，火就燥"，"同气相求者，若天欲雨，而础柱润是也"（《周易正义》）。

【复习思考题】

1. 何谓体质和体质学说？

2. 为什么说形神合一是中医学的体质观？

3. 理想体质的标志有哪些?

4. 形成体质的因素及其作用是什么?

5. 阴阳平和质、偏阳质和偏阴质的体质特征如何?

6. 试述体质与病机的关系。

7. 试述体质的治疗学意义。

【参考文献摘录】

1.《校注妇人良方·卷十》

"具天地之性,集万物之灵,阴阳平均,气质具备,咸其自尔。然而奇偶异数,有衍有耗,刚柔异用,或强或羸,血荣气卫,消息盈虚之理,则禀质之初,讵可一般而论。是以附赘垂疣,骈拇枝指,侏儒跛蹩,形气所赋者有如此者。疮痏疡肿,聋盲喑哑,瘦瘠疲癃,气形之病有如此者。然则胚胎造化之始,精遗气变之后,保卫辅翼,固有道矣。"

2.《医宋金鉴·卷六》

"六气之邪,感人虽同,人受之而生病各异者,何也?盖以人之形有厚薄,气有盛衰,藏有寒热,所受之邪,每从其人之藏气而化,故生病各异也。是以或从虚化,或从实化,或从寒化,或从热化。譬如水火,水感则火灭,火盛则水耗,物盛从化,理固然也。"

3.《景岳全书·传忠录》

"脏气各有强弱,禀气各有阴阳。脏气有强弱,而神志有辨也,颜色有辨也,声音有辨也,性情有辨也,筋骨有辨也,饮食有辨也,劳逸有辨也,精血有辨也,勇怯有辨也,刚柔有辨也。强中强者,病其太过;弱中弱者,病其不及。因其外而察其内,无弗可知也。

禀有阴阳,则或以阴脏喜温暖,而宜姜、桂之辛热;或以阳脏喜其冷,而宜芩、连之苦寒;或以平脏热之可阳,寒之可阴也。有一脏之偏强,常致欺凌他脏者;有一脏之偏弱,每因受制多虞者。有素挟风邪者,必因多燥,多燥由于血也;有善病理邪者,必因多寒,多寒由于气也。此因人人之有不同也。

其有一人之禀,而先后之不同者。如以素禀阳刚,而恃强无畏,纵嗜寒凉,及其久也,而阳气受伤,则阳变为阴矣;或以阴柔,而素耽辛热,久之则阴日之涸,而阴变为阳矣。不惟饮食。情欲皆然。……夫不变者常也,不常者变也。人之气质有常变,医之病治有常变。欲知常变,阴阳之四诊之全者不可也。论欲以一隙之偏见,而应无穷之变机,吾知其遗害于人者多矣。"

(李可大　李德新)

第六章 病 因

【目的要求】

1. 掌握病因的概念、分类和中医病因学的特点。
2. 掌握六淫和疠气的性质和致病特点。
3. 掌握七情、劳逸、饮食内伤的致病特点。
4. 掌握痰饮、瘀血的致病特点。
5. 熟悉胎传、结石的致病特点。
6. 熟悉环境因素的致病特点。
7. 了解外伤、寄生虫的致病特点。

【自学时数】

18 学时。

病因的概念：疾病的发生是有原因的，导致疾病发生的原因，称之为病因，又称作致病因素、病邪。疾病，是指有特定病因、发病形式、病机、发展规律和转归的一种完整的异常生命活动过程，即病因作用于人体，导致机体的生理状态被破坏，产生形态、功能、代谢的某些失调、障碍或损害。病因，是指能破坏人体生理动态平衡而引起疾病的特定因素，包括六淫、疠气、七情、饮食、劳倦、外伤，以及痰饮、瘀血、结石等，它是引起疾病必不可少的因素。

病因，包括致病的原因和条件两方面的因素，两者在疾病发生中所起的作用不尽相同。致病原因是指那些能引起疾病，并且赋予该疾病特征性的各种因素。条件是除原因以外，其他同时存在的促进疾病发生的有关因素。病因学说，是研究致病因素及其性质、致病特点的系统理论。

对疾病的发生而言，病因虽是必要条件，但是，人体的正气也是不可缺少的条件。无论外感六淫，还是内伤七情、饮食劳逸，在机体正气旺盛、生理功能正常的情况下，不会导致人体发病。只有在人体功能不能适应这些因素的变化时，它们才会成为致病因素，使人发病。

在疾病的发生发展过程中，原因和结果是相互制约、相互作用的。在一定的条件下，因果之间可以互相转化。在某一病理阶段中是病理的结果，而在另一阶段中则可能成为致病的原因。例如，痰饮和瘀血，是脏腑气血功能失调所形成的病理产物，但这种病理产物一旦形成，又可作为新的病因，导致其他病理变化，出现各种症状和体征。这种病因和病变的因果关系，是通过人体脏腑功能失调而发生的。

病因的分类：对于病因的分类，在中医学术发展过程中，历代医家提出不同的分类方法。如《黄帝内经》的阴阳分类、汉代·张仲景和宋代·陈无择的三因分类等。

本教材，根据病因的发病途径及形成过程，对病因进行分类，即分为外感病因、内伤病因、病理产物以及其他病因四类。

中医病因学的特点为：

1. 整体观念：人体内部各脏腑组织之间，以及人体与外界环境之间是一个统一的整体。因此，中医学将人体与自然环境，人体内部各脏腑组织的功能联系起来，用整体的、联系的、发展的观点，来探讨致病因素在疾病发生、发展、变化中的作用。中医学在天人相应统一整体观的指导下，用普遍联系和发展变化的观点，辨证地探讨了气候变化、饮食劳倦和精神活动等在发病过程中的作用，奠定了中医病因学的理论基础。如肝属木，在四时应春，在六气为风，在五味为酸，在志为怒，在体合筋，开窍于目，与胆相表里。故气候异常变化的"风"，情志过激的"怒"，饮食失调的"酸"等均可成为引起肝脏发病的原因。肝一旦发病，就会导致肝脏功能系统之胆、筋、目等产生病理改变。

2. 辨证求因：一切疾病的发生，都是某种致病因素影响和作用于机体的结果，由于病因的性质和致病特点不同，以及机体对致病因素的反应各异，所以表现出来的症状和体征也不尽相同。因此，根据疾病反映出来的临床表现，通过分析疾病的症状来推求病因，就可以为临床治疗提供理论依据。从人体的反应状态和生活条件变化及治疗手段等因果关系，总结出规律性的认识，从症状和体征来推求病因。以病证的临床表现为依据，通过综合分析疾病的症状、体征来推求病因，为治疗用药提供依据，这种方法称之为"辨证求因"、"审症求因"。这是中医特有的认识病因的方法。就症状而言，如对周身游走性疼痛或瘙痒，因风性善行，风胜则动，故确认其病因为"风"邪。把这一临床表现和产生这一表现的一切因素，都概括为"风"邪，这就是辨证求因。临床上，不管实际致病因素多么复杂，只要人体出现了"风"这种反应状态，就可以用"风邪"来概括之。治疗时只要用相应的"祛风"药物，就可使临床症状消失，当然也同时消除了病因及其病理反应。只有采用辨证求因的方法认识病因，把病因的研究与对症状、体征的辨析联系起来，才能对临床治疗起指导作用。

第一节　外感病因

外感病因，是指由外而入，或从皮毛，或从口鼻，侵入机体，引起外感疾病的致病因素。外感病是由外感病因而引起的一类疾病，一般发病较急，病初多见寒热、咽痛、骨节酸楚等。外感病因大致分为六淫和疠气两类。

一、六淫

（一）六淫的基本概念

欲明确六淫的含义，必首先明确六气的含义及其与六淫的区别。

1. 六气与六淫：

（1）六气：六气，又称六元，是指自然界风、寒、暑、湿、燥、火六种正常的气候。这种正常的气候，是万物生长的条件，对于人体是无害的。同时，由于机体在生命活动过程中，通过自身的调节机制产生了一定的适应能力，从而使人体的生理活动与六气的变化相适应。所以，正常的六气一般不易于使人发病。

（2）六淫：六淫，是风、寒、暑、湿、燥、火六种外感病邪的统称。阴阳相移，寒暑更作，气候变化都有一定的规律和限度。如果气候变化异常，六气发生太过或不及，或非其时而有其气（如春天当温而反寒，冬季当凉而反热），以及气候变化过于急骤（如暴寒暴暖），超过了一定的限度，使机体不能与之相适应的时候，就会导致疾病的发生。于是，六气由对人体无害而转化为对人体有害，成为致病的因素。这种能导致机体发生疾病的六气便称之为"六淫"。固然气候变化与疾病的发生有密切关系，但是，异常的气候变化，并非使所有的人都能发病。有的人能适应这种异常变化就不发病，而有的人不能适应这种异常变化就发生疾病。同一异常的气候变化，对于前者来说便是六气，而不是六淫；对于后者来说，便是六淫了。反之，气候变化正常，即使是在风调雨顺，气候宜人的情况下，也会有人因其适应能力低下而生病。这种正常的六气变化，对患病机体来说又是"六淫"了。由此可见，六淫无论是在气候异常还是正常的情况下，都是客观存在的。在这里，起决定作用的是人们正气的强弱，只有在人体的正气不足，抵抗力下降时，六气才能成为致病因素，侵犯人体而发病。

2. 外感六淫与内生五邪：

内生五邪的概念：凡由脏腑功能失常而产生的类似六淫邪气的病变，便冠以"内"字，以示区别。内生之病，又以五脏为主，所以，称之为"内生五邪"。

内生五邪与外感六淫，在临床表现上有许多相似之处，故以风、寒、湿、燥、火名之。但只能说在表面现象上二者有某些相类。例如，内湿和外湿，虽然都可见到湿阻清阳的困倦身重、胸闷纳呆、呕吐泄泻等症，但其发病机制不同，疾病的本质也是不一样的，故以内、外加以区别。内生五邪，是由于各种原因引起的脏腑阴阳气血功能失调而出现的病理变化，表现为某些特有的证候，属于内伤杂病的病机。其临床表现，一般都没有表证，以虚证或虚实夹杂为多。六淫属外感邪气，作用于机体后，引起脏腑阴阳气血功能失调发病，其发病机制属外感病机。其临床表现，多有表证，而且多属实证。单纯暑邪伤人，一般无表证，但暑多兼湿邪，称为暑湿，亦有表证。只有外邪直中时，才径见里证。

（二）六淫致病的一般特点

1. 季节性：由于六淫本为四时主气的异常，故容易形成季节性多发病。如春季多风病，夏季多暑病，长夏初秋多湿病，深秋多燥病，冬季多寒病等，这是一般规律。但是，气候变化是复杂的，不同体质对外邪的感受性也不同，所以，同一季节可以有不同性质的外感病发生。

2. 地域性：工作或居处环境失宜，也能导致六淫侵袭而发病。如久处潮湿环境多有湿邪为病，高温环境作业又常有暑邪、燥热或火邪为害，干燥环境又多燥邪为病等。

3. 相兼性：六淫邪气可单独或夹杂致病。其单独使人致病者，如寒邪直中脏腑而致泄泻；由两种以上同时侵犯人体而发病者，如风寒感冒，湿热泄泻，风寒湿痹等。

4. 转化性：六淫，在疾病发展过程中，不仅可以互相影响，而且在一定条件下又可互相转化。如寒邪可郁而化热，暑湿日久又可以化燥伤阴，六淫又皆可化火等等。这种转化与体质有关。人的体质有强弱，气有盛衰，脏有寒热，因此，病邪侵入人体，多从其脏气而转化。阴虚体质，最易化燥；阳虚体质，最易化湿。另外，又与邪侵久暂有关。一般而言，邪气初感，不易转化；邪郁日久，多能转化。

5. 外入性：六淫为病，多有由表入里的传变过程。六淫之邪，多从肌表或口鼻而入，侵犯人体，然后由表入里，由浅及深。如"邪之客于形也，必先舍于皮毛。留而不去，入舍于孙脉，留而不去，入舍于络脉，留而不去，入舍于经脉，内连脏腑，散于肠胃，阴阳俱感，五脏乃伤。此邪之从皮毛而入，极于五脏之次也"（《素问·缪刺论》）。故六淫致病，多有由表及里的传变过程。六淫致病的初起阶段，每以恶寒发热、舌苔薄白、脉浮为主要临床特征，称为表证。即使直中入里，没有表证，也都称为"外感病"。所以称六淫为外感病的病因。

六淫为病，除了气候因素外，还包括了生物（如细菌、病毒等）、物理、化学等多种致病因素作用于机体所引起的病理变化在内。

（三）六淫的性质及其致病特点

1. 风：

（1）自然特性：风为春季的主气，在一年二十四个节气中，大寒、立春、雨水、惊蛰四个节气为风气主令。因风为木气而通于肝，故又称春季为风木当令的季节。风虽为春季的主气，但终岁常在，四时皆有。故风邪引起的疾病虽以春季为多，但不限于春季，其他季节均可发生。

（2）风邪的性质和致病特征：风性轻扬，善行数变，风胜则动，为百病之始，这是风邪的基本特点（表6-1）。

表6-1　　　　　　　　　　　　　风邪性质和致病特征简表

风　邪　性　质		致　病　特　征
轻　扬	风性轻浮,有向上向外性	易侵头面、肌表和阳经,如头项强痛、鼻塞咽痒、面肌麻痹等
开　泄	疏通透泄,具通透性	腠理开疏,如汗出、恶风等
善　行	行无定处,善行走窜	病变部位均不固定,如风疹、荨麻疹、行痹
数　变	发病急,变化快	发病急变化多,传变快,如癫痫、中风、惊风
主　动	动摇不定,风胜则动	有明显动摇症状,如眩晕、震颤、抽搐等
为百病长	易与他邪相合,为外邪致病的先导	易合他邪兼夹致病,如风寒、风湿、风热、风燥等

①轻扬开泄：风为阳邪，其性轻扬升散，具有升发、向上、向外的特性，属于阳邪。所以风邪致病，易于伤人上部，易犯肌表。肺为五脏六腑之华盖，伤于肺则肺气不宣，故现鼻塞流涕，咽痒咳嗽等。风邪上扰头面，则现头晕头痛、头项强痛、面肌麻痹、口眼㖞斜等。风邪客于肌表，可见怕风、发热等表证。因其性开泄，具有疏通、透泄之性，故风邪侵袭肌表，使肌腠疏松，汗孔开张，而出现汗出、恶风等症状。

②善行数变：风无定处，善行数变。"善行"是指风邪具有易行而无定处的性质，故其致病有病位游移，行无定处的特性。如，风疹、荨麻疹之发无定处，此起彼伏；行痹（风痹）之四肢关节游走性疼痛等，均属风气盛的表现。"数变"，是指风邪致病具有变化无常和发病急骤的特性。如，风疹、荨麻疹之时隐时现，癫痫、中风之猝然昏倒，不省人事等。因其兼夹风邪，所以才表现为发病急，变化快。总之，以风邪为先导的疾病，无论是外感还是内伤，一般都具有发病急，变化多，传变快等特征。故曰："风疾尤速，贻害无穷。"（《六因条辨》）

③风性主动：风性主动指风邪致病具有动摇不定的特征，故表现为眩晕、震颤、四肢抽

搐、角弓反张、直视上吊等症状。如，外感热病中的"热极生风"，内伤杂病中的"肝阳化风"或"血虚生风"等证，均有风邪动摇的表现。故曰"风胜则动。"（《素问·阴阳应象大论》）

④风为百病之长：风邪为六淫之首，是外感病邪的先导。寒、湿、燥、热等邪，往往都依附于风而侵袭人体。如与寒合为风寒之邪，与热合为风热之邪，与湿合为风湿之邪，与暑合则为暑风，与燥合则为风燥，与火合则为风火等。临床上风邪为患较多，又易于同六淫中其他邪气相合而为病，所以称风为百病之长，六淫之首，故曰："盖六气之中，惟风能全兼五气。如兼寒则风寒，兼暑则曰暑风，兼湿曰风湿，兼燥曰风燥，兼火曰风火。盖因风能鼓荡此五气而伤人，故曰百病之长。其余五气，则不能互相全兼，如寒不能兼暑与火，暑亦不兼寒，湿不兼燥，燥不兼湿，火不兼寒。由此观之，病之因乎风而起者自多也"（《临证指南医案·卷五》）。

（3）外风与内风的区别：外风为六淫之首，四季皆能伤人，经口鼻或肌表而入，经口鼻而入者，多先侵肺系；经肌表而入者，多始于经络，正虚邪盛则内传脏腑，此两种途径又可同时兼有。因外风作用部位不同，临床上可有不同的表现。外风为病，多有表证。内风系自内而生，多由脏腑功能失调所致，与心肝脾肾有关，尤其是与肝的关系最为密切。故曰："诸风掉眩，皆属于肝。"（《素问·至真要大论》）内风的临床表现以眩晕、肢麻、震颤、抽搐等为主要特征。如热极生风、肝阳化风、阴虚生风等均属于内风的范畴（表6-2）。

表6-2　　　　　　　　　　　　外风与内风的鉴别

类　型	病　因　病　机		临　床　表　现
外　风	外感风邪肺卫失宣		发热恶风，汗出，脉浮缓
内风	肝风内动	热极生风	高热抽搐，甚则颈项强直，角弓反张
		肝阳化风	眩晕，震颤，甚则昏倒，半身不遂
		血虚生风	眩晕，震颤，肢麻，伴血虚证

综上所述，风为春令主气，与肝木相应。风邪为病，有内风和外风之分。其病证范围较广，变化多，传变快。其具体特点为：①遍及全身：无处不至，上至头部，下至足膝，外而皮肤，内而脏腑，全身任何部位均可受到风邪的侵袭。②媒介作用：能与寒、湿、暑、燥、火等相合为病。③其致病的特殊性，风病来去急速，病程不长，其特殊症状也易于认识，如汗出恶风、全身瘙痒、游走麻木以及动摇不宁等症状。临证时，发病在春季与感受风邪明显有关者，均可考虑风邪的存在。

2. 寒：

（1）自然特性：寒为冬季的主气，从小雪、大雪、冬至，到小寒计四个节气，为冬令主气。寒为水气而通于肾，故称冬季为寒水当令的季节。因冬为寒气当令，故冬季多寒病，但也可见于其他季节。由于气温骤降，防寒保温不够，人体亦易感受寒邪而为病。

（2）寒邪的性质和致病特征：寒邪以寒冷、凝滞、收引为基本特征（表6-3）。

①寒易伤阳：寒为阴气盛的表现，其性属阴，故寒为阴邪。阳气本可以制阴，但阴寒偏盛，则阳气不仅不足以驱除寒邪，反为阴寒所侮，故云"阴盛则寒"，"阴盛则阳病"。所以，寒邪最易损伤人体阳气。阳气受损，失于温煦气化之功，故全身或局部可出现明显的寒象。

如寒邪束表，卫阳郁遏，则现恶寒、发热、无汗等，称之为"伤寒"；若寒邪直中，伤及脾胃，则纳运升降失常，以致吐泻清稀、脘腹冷痛；肺脾受寒，则宣降运化失职，表现为咳嗽喘促，痰液清稀或水肿；寒伤脾肾，则温运气化失职，表现为畏寒肢冷、腰脊冷痛、尿清便溏、水肿腹水等；若心肾阳虚，寒邪直中少阴，则可见恶寒嗜卧、手足厥冷、下利清谷、精神委靡、脉微细等。

表6-3　　　　　　　　　　　　寒邪性质和致病特征简表

寒　邪　性　质		致　病　特　征
寒性伤阳	阴盛阳病	全身或局部有明显寒象，如形寒怕冷，四肢不温，脘腹冷痛等
寒性凝滞	寒胜则痛	气血凝滞，经脉不通，不通则痛
寒性收引	收敛挛急	肌腠闭塞，毛窍收缩，筋脉挛急，如恶寒无汗，拘急作痛等

②寒性凝滞：凝滞，即凝结阻滞之谓。人身气血津液的运行，赖阳气的温煦推动，才能畅行无阻。寒邪侵入人体，易使气血凝结阻滞，经脉气血不得阳气温煦，涩滞不通，不通则痛，故疼痛是寒邪致病的重要特征。故曰："痛者，寒气多也，有寒故痛也。"（《素问·痹论》）其痛得温则减，逢寒增剧，得温则气升血散，气血运行无阻，故疼痛缓解或减轻。寒胜必痛，但痛非必寒。由于寒邪侵犯的部位不同，所以病状各异。若寒客肌表，凝滞经脉，则头身肢节剧痛；若寒邪直中于里，气机阻滞，则胸、脘、腹冷痛或绞痛。

③寒性收引：收引，即收缩牵引之意。寒邪侵袭人体，可使气机收敛，腠理闭塞，经络筋脉收缩而挛急，故寒邪具有收引拘急之特性。若寒客经络关节，则筋脉收缩拘急，以致拘挛作痛，屈伸不利或冷厥不仁。若寒邪侵袭肌表，则毛窍收缩，卫阳闭郁，故发热恶寒而无汗。

（3）外寒和内寒的区别：寒邪为病有内外之分。外寒指寒邪外袭，为六淫中之寒邪。其病又有伤寒、中寒之别，寒邪伤于肌表，郁遏卫阳，称为"伤寒"；寒邪直中于里，伤及脏腑阳气，则为"中寒"。寒邪侵犯人体的部位，虽有表里内外，经络脏腑之异，但其临床表现均有明显的寒象。内寒是机体阳气不足，寒从中生，主要是指心、脾、肾的阳气衰微。其临床表现以面色㿠白、四肢不温、小便清长、大便溏薄、舌淡苔白等为特征。因肾阳为人身诸阳之本，故内寒与肾之关系尤为密切。内寒必见虚象，而且虚象比寒象更为显著。外寒与内寒虽有区别，但它们又是互相联系，互相影响的。阳虚内寒之体，容易感受外寒；而外来寒邪侵入人体，积久不散，又能损伤人体阳气，导致内寒（表6-4）。

表6-4　　　　　　　　　　　　外寒与内寒的鉴别

类　型		病因病机	临　床　表　现
外寒	伤寒	外感寒邪 卫阳被束	恶寒发热、无汗 头身痛、骨节疼痛、脉浮紧
	中寒	寒伤脾胃 升降失常	脘腹冷痛、呕吐少食、肠鸣腹泻 （常伴恶寒，头身痛）
内　寒		阳气不足 虚寒内生	形寒喜暖，四肢不温或逆冷，呕吐清水，下利清谷，小便清长，倦怠嗜卧，病变局部冷痛

总之，寒为冬季主气，与肾水相应。寒病多发于冬季，但也可见于其他季节。寒邪为病，有内寒和外寒之分。其致病特征是：寒为阴邪，易伤阳气，故寒邪致病，全身或局部有明显的寒象。寒胜则痛，所以，疼痛为寒证的重要特征之一。因寒则气收，故其病有毛窍闭塞，气机收敛，筋脉拘急的特征，表现为无汗，拘急作痛或屈伸不利等。

3. 暑：

(1) 自然特性：暑为夏季主气，从小满、芒种、夏至，到小暑四个节气，为暑气当令。暑邪有明显的季节性，主要发生在夏至以后，立秋以前。所以说："先夏至日者为病温，后夏至日者为病暑。"(《素问·热论》)暑邪独见于夏令，故有"暑属外邪，并无内暑"之说。暑邪致病有阴阳之分，在炎夏之日，气温过高，或烈日曝晒过久，或工作场所闷热而引起的热病，为中于热、属阳暑；而暑热时节，过食生冷，或贪凉露宿，或冷浴过久所引起的热病，为中于寒，属阴暑。总之。暑月受寒为阴暑，暑月受热为阳暑。

(2) 暑邪的性质和致病特征：暑为火热所化，主升散，且多夹湿（表6-5）。

表6-5　　　　　　　　　　　　　暑邪性质和致病特征简表

暑　邪　性　质		致　病　特　征
暑性炎热	阳热亢盛	临床以高热,汗出,口渴,脉洪大等热盛为特征
暑性升散	耗气伤津	汗多津伤,口渴喜饮,尿少短赤等。气随津泄,气短,倦怠或猝然昏倒,不省人事
暑多夹湿	湿热并存	除暑热表现外,又常见胸闷脘痞,四肢倦怠,便溏不爽等湿阻之候

①暑性炎热：暑为夏月炎暑，盛夏之火气，具有酷热之性，火热属阳，故暑属阳邪。暑邪伤人多表现出一系列阳热症状，如高热、心烦、面赤、烦躁、脉象洪大等。

②暑性升散：升散，即上升发散之意。暑为阳邪，阳性升发，故暑邪侵犯人体，多直入气分，可致腠理开泄而大汗出。汗多伤津，汗液亏损，则可出现口渴喜饮、唇干舌燥、尿赤短少等。在大量汗出同时，往往气随津泄，而导致气虚，故伤于暑者，常可见到气短乏力，甚则突然昏倒，不省人事。暑热之邪，不仅耗气伤津，还可扰动心神而引起心烦闷乱。

③暑多夹湿：暑季不仅气候炎热，且常多雨而潮湿，热蒸湿动，湿热弥漫空间，人身之所及，呼吸之所受，均不离湿热之气。暑令湿胜必多兼感。所以说"暑必兼湿"。其临床特征，除发热，烦渴等暑热症状外，常兼见四肢困倦，胸闷呕恶，大便溏泻不爽等湿阻症状。虽为暑湿并存，但仍以暑热为主，湿浊居次。

暑为夏季主气，暑邪为患，有阴暑、阳暑之分。暑邪致病的基本特征为热盛、阴伤、耗气，又多夹湿。所以临床上以壮热，阴亏，气虚，湿阻为特征。

4. 湿：

(1) 自然特征：湿为长夏主气。从大暑、立秋、处暑，到白露四个节气，为湿气主令。湿与脾土相应。夏秋之交，湿热熏蒸，水气上腾，湿气最盛，故在一年之中长夏多湿病，但亦可因涉水淋雨，居处伤湿，或以水为事等湿邪侵袭所致。湿邪为患，四季均可发病。

(2) 湿的性质和致病特征：湿为阴邪，阻碍气机，易伤阳气，其性重浊粘滞、趋下（表6-6）。

①湿为阴邪，易阻气机，损伤阳气：湿性类水，水属于阴，故湿为阴邪。湿邪侵及人体，留滞于脏腑经络，最易阻滞气机，从而使气机升降失常。胸胁为气机升降之道路，湿阻

胸膈，气机不畅则胸闷；湿困脾胃，使脾胃纳运失职，升降失常，故现纳谷不香，不思饮食，脘痞腹胀，便溏不爽，小便短涩之候。由于湿为阴邪，阴胜则阳病，故湿邪为害，易伤阳气，脾主运化水湿，为调节体内水液代谢的主要脏器，但脾为阴土，喜燥而恶湿，对湿邪又有特殊的易感性。所以脾具有运湿而恶湿的特性。因此，湿邪侵袭人体，必困于脾，使脾阳不振，运化无权，水湿停聚，发为泄泻，水肿，小便短少等症。因湿为阴邪，易于损伤人体阳气，故有"湿胜则阳微"之说。由湿邪郁遏使阳气不伸者，当用化气利湿通利小便的方法，使气机通畅，水道通调，则湿邪可从小便而去，湿去则阳气自通，所以叶天士又说："通阳不在温，而在利小便"（《外感温热篇》）。

表6-6　　　　　　　　　　　湿邪性质和致病特征

湿 邪 性 质		致 病 特 征
湿为阴邪	阻遏气机	气机运行阻滞升降失常，表现为身困胸闷脘痞泄泻等
	损伤阳气	易伤人体阳气，尤以损伤脾阳为著
湿性重浊	沉重重着	症状有沉重特性，如四肢沉重等
	秽浊垢腻	分泌物和排泄物秽浊不清
湿性粘滞	粘腻性	症状的粘滞性，如二便粘腻不爽、分泌物粘滞等
	停滞性	病程的缠绵性，起病缓，传变慢，病程迁延，缠绵难愈
湿性趋下	就下性	易于伤人下部，腰膝症状为多

②湿性重浊：湿为重浊有质之邪。所谓"重"，即沉重、重着之意。故湿邪致病，其临床症状有沉重的特性，如头重身困、四肢酸楚沉重等。若湿邪外袭肌表，湿浊困遏，清阳不能伸展，故头昏沉重，状如裹束；如湿滞经络关节，阳气布达受阻，故可见肌肤不仁、关节疼痛重着等。所谓"浊"，即秽浊垢腻之意。故湿邪为患，易于出现排泄物和分泌物秽浊不清的现象。如湿浊在上，则面垢、眵多；湿滞大肠，则大便溏泻、下痢脓血粘液；湿气下注，则小便浑浊，妇女黄白带下过多；湿邪侵淫肌肤，则疮疡、湿疹、脓水秽浊等。

③湿邪粘滞："粘"，即粘腻。"滞"，即停滞，所谓粘滞是指湿邪致病具有粘腻停滞的特性。这种特性主要表现在两个方面：一是症状的粘滞性。即湿病症状多粘滞而不爽，如大便粘腻不爽，小便涩滞不畅，以及分泌物粘浊和舌苔粘腻等。二是病程的缠绵性。因湿性粘滞，蕴蒸不化，胶着难解，故起病缓慢隐袭，病程较长，往往反复发作或缠绵难愈。如湿温，它是一种由湿热病邪所引起的外感热病。由于湿邪性质的特异性，在疾病的传变过程中，表现出起病缓，传变慢，病程长，难速愈的明显特征。其他如湿疹，湿痹（着痹）等，亦因其湿而不易速愈。

④湿性趋下：水性就下，湿类于水，其质重浊，故湿邪有下趋之势，易于伤及人体下部。其病多见下部的症状，如水肿多以下肢较为明显。其他如带下，小便浑浊，泄泻下痢等，亦多由湿邪下注所致。但是，湿邪浸淫，上下内外，无处不到，非独侵袭人体下部。所谓"伤于湿者，下先受之"（《素问·太阴阳明论》），只是说明湿性趋下，易侵阴位，为其特性之一而已。

（3）外湿与内湿的区别：外湿多由气候潮湿，或涉水冒雨，居处潮湿等外界湿邪所致。内湿则是湿从中生。也就是说，由于脾失健运，不能运化精微，以致水湿停聚所致，即所谓

"脾虚生湿"。但外湿和内湿又相互影响，外湿发病，必伤及脾，脾失健运，则湿浊内生，而内湿由于脾虚，脾阳虚损，水湿不化，又易于感受外湿（表6-7）。

表6-7　　　　　　　　　　　　　　　外湿与内湿的鉴别

	病因病机	临 床 表 现
外湿	湿伤肌表	恶风寒发热，头身困重，四肢酸楚
	湿滞关节	关节重痛，伸屈不利
内湿	脾失健运 水湿停聚	口腻纳呆，胸闷呕恶，脘腹痞满，头身困重泄泻，小便混浊，带下，水肿等

　　湿为长夏主气，与脾土相应。湿邪有阻遏气机，易伤阳气之性，其性重浊粘滞，且有趋下之势。故湿邪为病，表现为人体气机阻滞，脾阳不振，水湿停聚而胸闷脘痞，肢体困重，呕恶泄泻等，以及分泌物和排泄物如泪、涕、痰、带下、二便等秽浊不清。湿有内外之分，外湿系感受湿邪所致，内湿为水液代谢失常所成。虽与肺、脾、肾均有关，但脾主运化水湿，为水液升降之枢纽，故内湿多因于脾虚。外湿和内湿，既有区别又互相影响。

　　5. 燥：

　　（1）自然特性：燥为秋季主气。从秋分、寒露、霜降，到立冬四个节气，为燥气当令。秋季天气收敛，其气清肃，气候干燥，水分亏乏，故多燥病。燥气乃秋令燥热之气所化，属阴中之阳邪。燥邪为病，有温燥、凉燥之分。初秋有夏热之余气，久晴无雨，秋阳以曝之时，燥与热相结合而侵犯人体，故病多温燥。深秋近冬之际，西风肃杀，燥与寒相结合而侵犯人体，则病多凉燥。初秋尚热则燥而热，深秋既凉则燥而凉。燥与肺气相通。

　　（2）燥邪的性质和致病特征：燥胜则干，易于伤肺，为燥邪的基本特征（表6-8）。

表6-8　　　　　　　　　　　　　　　燥邪性质和致病特征简表

燥 邪 性 质	致 病 特 征
干涩伤津，失于濡润	以口、鼻、咽、唇等官窍干燥，皮肤干涩，毛发不荣为特征
燥易伤肺、清肃失司	干咳痰少或无痰，或痰粘难咯等

　　①干涩伤津：燥与湿对，湿气去而燥气来。燥为秋季敛肃之气所化，其性干涩枯涸，故曰"燥胜则干"（《素问·阴阳应象大论》）。燥邪为害，最易耗伤人体的津液，形成阴津亏损的病变，表现出各种干涩的症状和体征，诸如皮肤干涩皲裂，鼻干咽燥，口唇燥裂，毛发干枯不荣，小便短少，大便干燥等。

　　②燥易伤肺：肺为五脏六腑之华盖，性喜清肃濡润而恶燥，称为娇脏。肺主气而司呼吸，直接与自然界大气相通，且外合皮毛，开窍于鼻。燥邪多从口鼻而入，燥为秋令主气，与肺相应，故燥邪最多伤肺。燥邪犯肺，使肺津受损，宣肃失职，从而出现干咳少痰，或痰粘难咯，或痰中带血，以及喘息胸痛等。

　　（3）外燥和内燥的区别：外燥是感受外界燥邪所致，为发生于秋季的外感热病，故称秋燥。外燥有温燥和凉燥之分。燥而偏寒者为凉燥，燥而偏热者为温燥，外燥偏重于肺。内燥多由高热，大汗，剧烈吐泻，或失血过多，或年高体弱，阴血亏损所致，临床上表现出一派津伤阴亏之候，如皮肤干燥，口干咽燥，毛发不荣，肌肉瘦削，尿少，便干等。内燥遍及全身，以肺、胃、大肠多见，伤及血脉，则与肝肾有关（表6-9）。

表6-9 内燥和外燥的鉴别

	病因病机	临床表现
外燥	外感燥邪，肺卫失宣	口咽干燥、恶寒发热、头痛、脉浮、干咳、小便短少、痰粘难咯
内燥	津伤血少	大便干结、消瘦、心烦、失眠、皮肤干涩

燥为秋季主气，与肺相应。燥邪以干涩伤津和易于伤肺为最重要特征。不论外燥还是内燥均可见口、鼻、咽、唇等官窍干燥之象，以及皮肤、毛发干枯不荣等。

6. 火（热）：

（1）自然特性：火旺于夏季，从春分、清明、谷雨，到立夏四个节气，为火气主令。因夏季主火，故火与心气相应。但是火并不像暑那样具有明显的季节性，也不受季节气候的限制。

（2）温、暑、火、热的关系：温、暑、火、热四者性质基本相同，但又有区别。

温与热：这里的温和热均指病邪而言。温为热之渐，热为温之甚，二者仅程度不同，没有本质区别，故常温热混称。但温病学中所说的温邪，泛指一切温热邪气，其温、热没有程度上的差别。

暑与火（热）：暑为夏季的主气，乃火热所化，可见暑即热邪。但暑独见于夏季，纯属外邪，无内暑之说。而火（热）为病则没有明显的季节性，同时还包括高温、火热煎熬等。

火与热：火为热之源，热为火之性。其本质皆为阳盛，故往往火热混称。但是，火与热二者还有一定的区别，热纯属邪气，没有属正气之说。而火，一是指人体的正气，称之为"少火"；二是指病邪，称之为"壮火"。这是火与热的主要区别。一般地说，热多属于外感，如风热、暑热、温热之类病邪。而火则常自内生，多由脏腑阴阳气血失调所致，如心火上炎，肝火炽盛，胆火横逆之类病变。

就温、热、火三者而言，温、热、火虽同为一气，但温能化热，热能生火，所以在程度上还是有一定差别的。温为热之微，热为温之甚；热为火之渐，火为热之极。

（3）火的含义：中医学中的火有生理与病理、内火和外火之分。

①生理的火：生理的火是一种维持人体正常生命活动所必需的阳气，它谧藏于脏腑之内，具有温煦生化作用。这种有益于人体的阳气，称之为"少火"，属于正气范畴。

②病理性的火：病理的火是指阳盛太过，耗散人体正气的病邪。这种火称之为"壮火"，属邪气范畴。这种病理性的火，又有内火、外火之分。

外火：一是感受温热邪气而来；二是风寒暑湿燥等外邪转化而来，即所谓"五气化火"。五气之中，只有暑邪纯属外来之火，我们称之为暑热，其余风、寒、湿、燥等邪并非火热之邪。之所以能化而为火，必须具备一定的条件。第一，郁遏化火。风、寒、湿、燥侵袭人体，必须郁久方能化火。如由寒化热，热极生火，温与热结，或湿蕴化热，热得湿而愈炽，湿得热而难解，郁而化火，或者湿蕴化热，湿热极甚而化火。火就燥，故燥亦从火化。第二，因人而异，阳盛之体或阴虚之质易于化火。第三，与邪侵部位有关。如邪侵阳明燥土，则易化火。寒邪直中入脾，则化火也难。此外，五气能否化火，与治疗也有一定的关系。

内火：多因脏腑功能紊乱，阴阳气血失调所致。情志过极亦可久郁化火，即所谓"五志化火"。

中医学将火分为正、邪两类，诚如张景岳所说，"火，天地之阳气也。天非此火，不能生物；人非此火，不能有生。故万物之生皆由阳气。但阳和之气则生物，亢烈之火反害物，故火太过则气反衰，火和平则气乃壮"（《类经·阴阳类》）。

（4）火邪的性质和致病特征：火邪具有燔灼、炎上、耗气伤津、生风动血等特性（表6－10）。

表6－10　　　　　　　　　　　　火邪性质和致病特征

火 邪 性 质	致 病 特 征
火性燔灼	全身或局部热象异常显著，以高热、脉数等为特征
火性炎上	病变多表现于上部，如面红耳赤、口舌糜烂、齿龈肿痛等
伤津耗气	迫津外泄，汗出、渴饮、便结、尿少等气随津耗，少气懒言、肢倦乏力等
生风动血	生风：热极生风而现高热、神昏、抽搐等。动血：迫血妄行而现各种出血
易致肿疡	腐蚀血肉，发为痈疽疮疡，以局部红肿热痛为特征
易扰心神	火扰心神则心烦失眠，狂躁谵语等

①火性燔灼：燔，即燃烧；灼，即烧烫。燔灼，是指火热邪气具有焚烧而熏灼的特性。故火邪致病，机体以阳气过盛为其主要病理机制，临床上表现出高热、恶热、脉洪数等热盛之征。总之，火热为病，热象显著，以发热脉数为其特征。

②火性炎上：火为阳邪，其性升腾向上。故火邪致病具有明显的炎上特性，其病多表现于上部。如，心火上炎，则见舌尖红赤疼痛，口舌糜烂、生疮；肝火上炎，则见头痛如裂、目赤肿痛；胃火炽盛，可见齿龈肿痛、齿衄等。

③伤津耗气：火热之邪，蒸腾于内，最易迫津外泄，消烁津液，使人体阴津耗伤。故火邪致病，其临床表现除热象显著外，往往伴有口渴喜饮、咽干舌燥、小便短赤、大便秘结等津伤液耗之症。火太旺，而气反衰，阳热亢盛之壮火，最能损伤人体正气，导致全身性的生理功能减退。此外，气生于水，水可化气，火迫津泄，津液虚少无以化气，亦可导致气虚，如火热炽盛，在壮热、汗出、口渴喜饮的同时，又可见少气懒言、肢体乏力等气虚之症。总之，火邪为害，或直接损伤人体正气，或因津伤而致气伤，终致津伤气耗之病理结果。

④生风动血：火邪易于引起肝风内动和血液妄行。

生风：火热之邪侵袭人体，往往燔灼肝经，劫耗津血，使筋脉失于濡养，而致肝风内动，称为热极生风。血络受火邪逼迫，火极而内风生。风火相煽，症状急迫，临床上表现为高热、神昏谵语、四肢抽搐、颈项强直、角弓反张、目睛上视等。

动血：血得寒则凝，得温则行。火热之邪，灼伤脉络，并使血行加速，迫血妄行，易于引起各种出血，如吐血、衄血、便血、尿血，以及皮肤发斑，妇女月经过多、崩漏等。

⑤易致肿疡：火热之邪入于血分，聚于局部，腐肉败血，则发为痈肿疮疡。"火毒"、"热毒"是引起疮疡的比较常见的原因，其临床表现以疮疡局部红肿热痛为特征。

⑥易扰心神：火与心气相应，心主血脉而藏神。故火热之邪伤于人体，最易扰乱神明，出现心烦失眠，狂躁妄动，甚至神昏谵语等症。

（5）外火与内火的区别：外火多由感受温热之邪或风寒暑湿燥五气化火，临床上有比较明显的外感病演变过程。内火则为脏腑阴阳气血失调或五志化火而致，通过各脏腑的病理变化反映出来，无明显外感病史。但，外火和内火又相互影响。内生之火可招致外火，如平素阴虚火旺或阳热亢盛者，感受六淫之后，内外交迫常致五气从火而化；而外火亦可引动内火，如外火耗伤津血，引动肝阳，化火生风（表6-11）。

表6-11 外火与内火的鉴别

<table>
<tr><th colspan="2">病 因 病 机</th><th colspan="2">证　　　　候</th></tr>
<tr><td>外火</td><td>外感风热火邪或五气化火</td><td colspan="2">初起常有恶寒发热、头痛、脉浮，继则壮热、心烦、口渴、脉洪数、常生风动血</td></tr>
<tr><td rowspan="3">内火</td><td>实火　内伤致脏腑阳气偏亢</td><td rowspan="2">主要见内热心烦、口渴、尿赤、便结、舌红、脉数</td><td>见心、肺、肝、胆、胃实热证，舌老红，脉数有力</td></tr>
<tr><td>虚火　阴虚生内热</td><td>五心烦热、失眠、潮热盗汗、舌嫩红少苔、脉细数</td></tr>
<tr><td>阴盛格阳</td><td colspan="2">身热而欲得衣被、口渴喜热饮、舌淡、尿清</td></tr>
</table>

综上所述，火有生理性火和病理性火，本节所讲的为病理性火，又名火邪。火邪就来源看，有外火和内火之异。外火多由外感而来，而内火常自内生。火邪具有燔灼炎上，伤津耗气，生风动血，易生肿疡和扰乱心神的特性。其致病广泛，发病急暴，易成燎原之势。在临床上表现出高热津亏、气少、肝风、出血、神志异常等特征。

二、疠气

（一）疠气的基本概念

疠气，是一类具有强烈传染性的病邪，又称戾气、疫疠之气、毒气、杂气等。由疠气引起的疾病称之为疫疠。疠气与六淫不同，不是由气候变化所形成的致病因素，而是一种人们的感官不能直接观察到的微小的物质（病原微生物）。疠气通过空气和接触而传染，经口、鼻等途径，由外入内，故属外感病因。疠气的发现，是中医病因学说的重大发展，也是对世界医学的伟大贡献。

（二）疠气的致病特点

1. 发病急骤，病情危笃：疠气致病具有发病急骤，来势较猛，病情危重的特点。其临床又必具发热见症，而且大多热势较高，并伴有烦渴、舌红、苔黄等热象。但是，疠气之气比温热火邪的毒性更强，且常夹有湿毒秽浊之气，故其致病作用更为剧烈、险恶，且有传染性和流行性。

2. 传染性强，易于流行：疠气具有强烈的传染性和流行性，可通过口、鼻等多种途径在人群中传播。疠气致病可散在的发生，也可以大面积流行。因此，具有传染性强、流行广泛、死亡率高的特点。

3. 特适性与偏中性：特适性指疠气致病的病位与病种的特异性。疠气作用何腑何脏，发为何病，具有特异性定位的特点。疠气对机体作用部位具有一定选择性，从而在不同部位上产生相应的病证。疠气种类不同，所致之病各异。每一种疠气所致之疫病，均有各自的临床特征和传变规律，所谓"一气致一病"。偏中性指疠气的种属感受性。疠气有偏于人者，偏中于动物者，因动物种属不同，也不互相传染。

此外，疠气的发生和流行与气候、环境和饮食卫生，以及社会制度等因素有关。

（1）气候因素：自然气候的反常变化，如久旱、涝渍、酷热、湿雾、瘴气等。

（2）环境和饮食：如空气、水源、食物受到污染。

（3）预防隔离：疠气一旦发生，不能及时预防隔离，则易于引起流行。

（4）社会因素：建国前，统治者残酷剥削和压迫劳动人民，人民群众的生活极端贫穷和艰苦，传染病不断地发生和流行。建国后，党和国家十分注意卫生防疫工作。制定"预防为主"的卫生工作方针，采取了一系列积极有效的防疫和治疗措施，使传染病的发病率显著下降，并消灭了鼠疫、天花、霍乱等传染病，其他传染病也得到了有效地控制，其发病率和病死率大大下降，传染病的死因顺位后移。但是，严重威胁我国人民健康的传染病，依然是我国发病率很高的疾病，应加强预防医学的研究，以控制传染病的发生。

第二节　内伤病因

内伤病因，简称内伤，泛指因人的情志或行为不循常度，超过人体自身调节范围，直接伤及脏腑而发病的致病因素，如，七情内伤、饮食失宜、劳逸失当等。内伤病因系导致脏腑气血阴阳失调而为病。由内伤病因所引起的疾病称之为内伤病。内伤病因，是与外感病因相对而言的，因其病自内而外，非外邪所侵，故称内伤。

一、七情

（一）七情的基本概念

七情，在中医学中，有生理、病因和药物三种含义。

1. 生理含义：七情，是喜、怒、忧、思、悲、恐、惊七种情志活动的总称，是人的精神意识对外界事物的反应。七情一般属于生理活动范围，与人体脏腑功能活动有密切的关系。七情分属于五脏，以喜、怒、思、悲、恐为代表，就称为五志。

2. 病因含义：七情是人体对客观事物的不同反映，在正常的生理活动范围内，一般不会使人致病。只有突然强烈或长期持久的情志刺激，超过人体本身的正常生理活动范围，使人体气机紊乱，脏腑阴阳气血失调，才会导致疾病的发生。换言之，病因的七情，是指活动过度的七情，它能导致疾病。七情致病不同于六淫，六淫主要从口鼻或皮毛侵入人体，而七情则直接影响有关内脏而发病。七情，不仅可以引起多种疾病的发生，而且对疾病的发展有重要影响，它可促进病情的好转与恶化。由于七情是造成内伤病的主要致病因素之一，故又称"内伤七情"。

3. 药物含义：即药物七情，指单行、相须、相使、相畏、相杀、相反、相恶七种中药应用形式。药物七情将在《中药学》中讲述，在此从略。

（二）七情与脏腑气血的关系

1. 七情与脏腑的关系：人体的情志活动与内脏有密切关系，其基本规律是：肝主怒，过怒则伤肝；脾主思，过思则伤脾；肺主悲、忧，过悲过忧则伤肺；肾主惊、恐，过惊过恐则伤肾。这说明内脏病变可出现相应的情绪反应，而情绪反应过度又可损伤相关之内脏。七情生于五脏又伤五脏的理论，在诊断和治疗中均有重要的指导意义。

2. 七情与气血的关系：气和血是构成机体和维持人体生命活动的两大基本物质。气对人体脏腑具有温煦、推动作用，血对人体脏腑则具有濡养作用。精为气所化生，神藏于血液之中。因此，气血则是人体精神情志活动的物质基础。可见，情志活动与气血有密切关系。脏腑气血的变化，也会影响情志的变化。

脏腑的生理活动必须以气血为物质基础，而精神情志活动又是脏腑生理功能活动的表现，所以人体情志活动与人体脏腑气血关系非常密切。

（三）七情致病的特点（表6-12）

表6-12　　　　　　　　　　七　情　致　病　简　表

情　　志	病　　机	临　床　表　现
喜为心志	喜伤心，喜则气缓	心悸不安，精神涣散，哭笑不休，神志异常等
怒为肝志	怒伤肝，怒则气上	飧泄腹痛，薄厥吐血，胸胁胀满，嗳气叹息等
忧为肺志	忧伤肺，忧则气郁	少气，音低，息微，咳嗽，胸满，气粗等
思为脾志	思伤脾，思则气结	食少倦怠，肌肉瘦削，胸腹痞满，腹胀便溏等
悲为肺志	悲伤肺，悲则气消	抽吸饮泣，意志消沉，精神错乱等
恐为肾志	恐伤肾，恐则气下	肢厥精遗，二便失禁，心烦失眠等
惊为心志	惊伤心，惊则气乱	心跳而乱，神情痴呆，表情惊慌，精神错乱等

1. 与精神刺激有关：七情属于精神性致病因素，其发病必与明显的精神刺激有关。在整个病程中，情绪的改变，可使病情发生明显的变化。

2. 直接伤及内脏：七情过激可影响内脏之活动而产生病理变化，不同的情志刺激可伤及不同的脏腑，产生不同的病理变化。如喜伤心，心伤则心跳神荡，精神涣散，思想不能集中，甚则精神失常等。七情过激虽可伤及五脏，但与心的关系尤为密切。因为，心为五脏六腑之大主，一切生命活动都是五脏功能集中的表现，又必须接受心的统一主宰。所以"心动则五脏六腑皆摇"，心神受损必涉及其他脏腑。肝失疏泄，气机紊乱又是情志疾病发病机制的关键。

心主血而藏神；肝藏血而主疏；脾主运化而居中焦，为气机升降的枢纽，气血生化之源。故情志所伤为害，以心、肝、脾三脏和气血失调为多见。如过度惊喜伤心脏，可导致心神不安而心悸、失眠、烦躁、惊慌不安、神志恍惚，甚至精神失常，出现哭笑无常、言语不休、狂躁妄动等症。郁怒不解则伤肝，影响肝的疏泄功能，出现胁肋胀痛、性情急躁、善太息，或咽中似有物梗阻，或因气滞血瘀而致妇女月经不调、痛经、闭经、癥瘕等。或因暴怒引起肝气上逆，损及血脉，血随气逆，发生大呕血或晕厥。若思虑过度，损伤于脾，使脾失健运，出现食欲不振、脘腹胀满等。七情所伤，心、肝、脾功能失调，可单独发病，也常相互影响，相兼为害，如思虑过度而劳伤心脾、郁怒不解而肝脾不调等等。

此外，喜、怒、忧、思、恐等情志活动失调，能够引起脏腑气机紊乱，真阴亏损，出现烦躁、易怒、失眠、面赤、口苦，以及吐血、衄血等症，都属于火的表现，称之为"五志化火"。情志失调又可导致"六郁"为病，即气郁而湿滞，湿滞而成热，热郁而生痰，痰滞而血不行，血滞而食不化。换言之，由气郁可致血郁、痰郁、湿郁、热郁、食郁为病。

3. 影响脏腑气机：七情致病主要使脏腑气机失常，气血运行紊乱。七情为病与气机紊乱的关系是：

怒则气上：怒为肝之志。凡遇事愤懑或事不遂意而产生一时性的激怒，一般不会致病。但如暴怒，则反伤肝，使肝气疏泄太过而上逆为病。肝气上逆，血随气升，可见头晕头痛、面赤耳鸣，甚者呕血或昏厥。肝气横逆，亦可犯脾而致腹胀、飧泄。飧泄又名水谷利，大便呈完谷不化样。若克胃则可出现呃逆、呕吐等。由于肝肾同源，怒不仅伤肝，还能伤肾。肾伤精衰，则可出现恐惧、健忘、腰脊痿软等症。肝为五脏之贼，故肝气疏泄失常可影响各脏腑的生理功能而导致多种病变。

喜则气缓：喜为心之志。包括缓和紧张情绪和心气涣散两个方面。在正常情况下，喜能缓和紧张情绪，使心情舒畅气血和缓，表现健康的状态。但是，喜乐无极，超过正常限度，就可导致心的病变。暴喜伤心，使心气涣散，神不守舍，出现乏力、懈怠、注意力不集中，乃至心悸、失神，甚至狂乱等。

悲则气消：悲忧为肺之志。悲，是伤感而哀痛的一种情志表现。悲哀太过，往往通过耗伤肺气而涉及到心、肝、脾等多脏的病变。如耗伤肺气，使气弱消减，意志消沉，可见气短胸闷、精神委靡不振、乏力懒惰等。悲忧伤肝，肝伤则精神错乱，甚至筋脉挛急，胁肋不舒等。悲哀过度，还可使心气内伤，而致心悸、精神恍惚等。悲忧伤脾则中焦气机滞塞，运化无权，可现脘腹胀满、四肢痿弱等。

思则气结：思为脾之志。思考本是人的正常生理活动，若思虑太过，则可导致气结于中，脾气郁结，中焦气滞，水谷不化，而见胃纳呆滞、脘腹痞塞、腹胀便溏，甚至肌肉消瘦等。思发于脾而成于心，思虑太过，不但伤脾，也可耗伤心血，使心血虚弱，神失所养，而致心悸、怔忡、失眠、健忘、多梦等。

恐则气下：恐为肾之志。恐，是一种胆怯，惧怕的心理作用。长期恐惧或突然意外惊恐，皆能导致肾气受损，所谓恐伤肾。过于恐怖，则肾气不固，气陷于下，可见二便失禁、精遗骨萎等症。恐惧伤肾，精气不能上奉，则心肺失其濡养，水火升降不交，可见胸满腹胀、心神不安、夜不能寐等症。

惊则气乱：气乱是指心气紊乱。心主血，藏神，大惊则心气紊乱，气血失调，出现心悸、失眠、心烦、气短，甚则精神错乱等症状。

惊与恐不同，自知者为恐，不知者为惊。惊能动心，亦可损伤肝胆，使心胆气乱，而致神志昏乱，或影响胎儿，造成先天性癫痫。

4. 情志波动，可致病情改变：异常情志波动，可使病情加重或迅速恶化，如眩晕患者，因阴虚阳亢，肝阳偏亢，若遇恼怒，可使肝阳暴张，气血并走于上，出现眩晕欲仆，甚则突然昏仆不语，半身不遂，口眼㖞斜，发为中风。

总之，喜怒忧思悲恐惊七种情志，与内脏有着密切的关系。主要表现在情志活动必须以五脏精气作为物质基础，而人的各种精神刺激只有通过有关内脏的功能，才能反映出情志的变化。人有五脏化五气，以生喜怒悲忧恐。情志为病，内伤五脏，主要是使五脏气机失常，气血不和，阴阳失调而致病的。至于所伤何脏，有常有变。七情生于五脏，又各伤对应之脏，如，喜伤心、怒伤肝、悲伤肺、思伤脾、恐伤肾等，此为其常，但有时一种情志变化也能伤及几脏，如悲可伤肺、伤肝等，几种情志又同伤一脏，如喜、惊均可伤心，此其变。临床应根据具体的表现，作具体分析，不能机械地对待。

二、饮食

饮食是人体摄取营养，以维持人体生命活动必不可缺少的基本条件之一。良好的饮食习惯可以保护和增进人的健康，但是，不良的饮食习惯是引起一系列疾病的重要致病因素，如饮食不节，饮食不洁，或饮食偏嗜，则又常常为导致疾病发生的原因之一。**饮食物靠脾胃消化，故饮食失宜主要是损伤脾胃，导致脾胃升降功能失常，又可聚湿、生痰、化热或变生他病**（表6-13）。

表6-13　　　　　　　　　饮食所伤的病理意义

致病因素	病　理　意　义
饮食不节	过饥则营养不良：小儿则发育不良而多病，成人则正气虚弱而易病 过饱则消化不良：小儿易成疳积，成人易伤脾胃
饮食不洁	腐败食物常致脘腹疼痛呕吐泄泻；寄生虫则易生虫疾 含毒食物，轻则腹痛吐泻，重则昏迷致死
饮食偏嗜	多食生冷肥甘易生寒热、湿浊、痰饮 五味伤五脏：咸则血脉凝涩，面失光泽；苦则皮枯而毛悴；辛则筋急爪枯，或筋脉弛缓不用；酸则肉皱皮厚，唇薄而揭起；甘则骨痛而发落

（一）饮食不节

1. 饮食失常：饮食应以适量为宜，过饥过饱均可发生疾病。过饥，则摄食不足，化源缺乏，终致气血衰少。气血不足，则形体消瘦，正气虚弱，抵抗力降低，易于继发其他病证。反之，暴饮暴食，过饱，超过脾胃的消化、吸收和运化功能，可导致饮食阻滞，出现脘腹胀满、嗳腐泛酸、厌食、吐泻等食伤脾胃之病。故曰："饮食自倍，肠胃乃伤。"（《素问·痹论篇》）

这种疾病小儿更为多见，因其脾胃较成人为弱，食滞日久，可以郁而化热；伤于生冷寒凉，又可以聚湿、生痰。婴幼儿，食滞日久还可以出现手足心热、心烦易哭、脘腹胀满、面黄肌瘦等症，称之为"疳积"。成人，如果久食过量，还常阻滞肠胃经脉的气血运行，发生下利、便血、痔疮等。过食肥甘厚味，易于化生内热，甚至引起痈疽疮毒等。

此外，在疾病过程中，饮食不节还能改变病情，故有"食复"之说，如在热性病中，疾病初愈，脾胃尚虚，饮食过量或吃不易消化的食物，常常导致食滞化热，与余热相合，使热邪久羁引起疾病复发，或迁延时日。故曰："病热少愈，食肉则复，多食则复。"（《素问·热论》）

2. 饮食无时：按固定时间，有规律地进食，可以保证消化、吸收功能有节奏地进行活动，脾胃则可协调配合，有张有弛，水谷精微化生有序，并有条不紊地输布全身。自古以来，就有一日三餐，"早饭宜好，午饭宜饱，晚饭宜少"之说。若饮食无时，亦可损伤脾胃，而变生他病。

（二）饮食不洁

进食不洁，引起多种肠胃道疾病，出现腹痛、吐泻、痢疾等。或引起寄生虫病，如蛔虫、蛲虫、寸白虫等。临床表现为腹痛、嗜食异物、面黄肌瘦等症。若蛔虫窜进胆道，还可出现上腹部剧痛，时发时止，吐蛔，四肢厥冷的蛔厥证。若进食腐败变质有毒食物，可致食物中毒，常出现腹痛、吐泻，重者可出现昏迷或死亡。

（三）饮食偏嗜

饮食要适当调节，不应有所偏嗜，才能使人体获得各种需要的营养。若饮食偏嗜，或饮食过寒过热，或饮食五味有所偏嗜，可导致阴阳失调，或某些营养缺乏而发生疾病。

1. 寒热偏嗜：多食生冷寒凉，可损伤脾胃阳气，寒湿内生，发生腹痛泄泻等症。偏食辛温燥热，可使胃肠积热，出现口渴，腹满胀痛，便秘，或酿成痔疮。

2. 五味偏嗜：人的精神气血，都由五味资生。五味与五脏，各有其亲和性，如酸入肝，苦入心，甘入脾，辛入肺，咸入肾。如果长期嗜好某种食物，就会使该脏腑功能偏盛偏衰，久之可以损伤内脏而发生疾病。如，多食咸味的东西，会使血脉凝滞，面色失去光泽；多食苦味的东西，会使皮肤干燥而毫毛脱落；多食辛味的东西，会使筋脉拘急而爪甲枯槁；多食酸味的东西，会使皮肉坚厚皱缩，口唇干薄而掀起；多食甘味的东西，则骨骼疼痛而头发脱落。此外，嗜好太过，可能导致营养不全，缺乏某些必要的营养，而且还能伤及脾胃以外的其他脏腑。例如，脚气病、夜盲症、瘿瘤等都是五味偏嗜的结果。所以，饮食五味应当适宜，平时饮食不要偏嗜，病时应注意饮食宜忌，饮食与病变相宜，能辅助治疗，促进疾病好转。反之，疾病就会加重。

3. 种类偏嗜：饮食种类合理搭配，膳食结构合理，才能获得充足的营养，以满足生命活动的需要。人的膳食结构应该谷、肉、果、菜齐全，且以谷类为主，肉类为副，蔬菜为充，水果为助，调配合理，根据需要，兼而取之，才有益于健康。若结构不适，调配不宜，有所偏嗜，则味有所偏，脏有偏胜，从而导致脏腑功能紊乱。如过食酵酿之品，则导致水饮积聚；过嗜瓜果乳酥，则水湿内生，发为肿满泻利。

三、劳逸

劳逸，包括过度劳累和过度安逸两个方面。正常的劳动和体育锻炼，有助于气血流通，增强体质。必要的休息，可以消除疲劳，恢复体力和脑力，不会使人致病。只有比较长时间的过度劳累，或体力劳动，或脑力劳动，或房劳过度，过度安逸，完全不劳动，不运动，才能成为致病因素而使人发病。

（一）过劳

过劳是指过度劳累，包括劳力过度，劳神过度和房劳过度三个方面。

1. 劳力过度：劳力过度指较长时期的不适当的活动，超过体力所能负担的过度劳累。劳力过度可以损伤内脏功能，致使脏气虚少，可出现少气无力、四肢困倦、懒于语言、精神疲惫、形体消瘦等，即所谓"劳则气耗"。

2. 劳神过度：劳神过度指思虑过度。劳神过度可耗伤心血，损伤脾气，出现心悸、健忘、失眠、多梦，以及纳呆、腹胀、便溏等症。

3. 房劳过度：房劳过度是指性生活不节，房事过度。正常的性生活，一般不损伤身体，但房劳过度耗伤肾精，可致腰膝酸软，眩晕耳鸣，精神委靡，或男子遗精滑泄，性功能减退，甚或阳痿。

（二）过逸

过逸是指过度安逸。逸与劳对。劳逸结合，此为之常。若不劳动，又不运动则使人体气血运行不畅，筋骨柔脆，脾胃呆滞，体弱神倦，或发胖臃肿，动则心悸、气喘、汗出等，还可继发其他疾病。

第三节　病理性因素

在疾病发生和发展过程中，原因和结果可以相互交替和相互转化。由原始致病因素所引起的后果，可以在一定条件下转化为另一些变化的原因，成为继发性致病因素。痰饮和瘀血都是在疾病过程中所形成的病理产物。它们滞留体内而不去，又可成为新的致病因素，作用于机体，引起各种新的病理变化，因其常继发于其他病理过程而产生，故又称"继发性病因"。

一、痰饮

（一）痰饮的概念

1. 痰饮的病因含义：痰饮是机体水液代谢障碍所形成的病理产物。这种病理产物一经形成就作为一种致病因素作用于机体，导致脏腑功能失调而引起各种复杂的病理变化，故痰饮是继发性病因之一。痰饮是致病因子和病理结果的统一体。一般说来，痰得阳气煎熬而成，炼液为痰，浓度较大，其质稠粘；饮得阴气凝聚而成，聚水为饮，浓度较小，其质清稀。故有"积水为饮，饮凝为痰"，"饮为痰之渐，痰为饮之化"，"痰热而饮寒"之说。在传统上，痰饮有有形和无形、狭义和广义之分。

（1）有形的痰饮：是指视之可见，触之可及，闻之有声的实质性的痰浊和饮液而言。如咳嗽之吐痰，喘息之痰鸣等，这是由呼吸道分泌的痰液。

（2）无形的痰饮：是指由痰饮引起的特殊疾病和症状，只见其症，不见其形，看不到实质性的痰饮，因无形可征，故称无形之痰饮。其作用于人体，可表现出头晕目眩、心悸气短、恶心呕吐、神昏谵狂等，多以苔腻、脉滑为重要临床特征。

（3）狭义的痰饮：是指肺部渗出物和呼吸道的分泌物，或咳吐而出，或呕恶而出，易于被人们察觉和理解，又称之为外痰。

（4）广义的痰饮：泛指由水液代谢失常所形成的病理产物及其病理变化和临床症状，不易被人察觉和理解，又称之为内痰。总之，痰饮不仅指从呼吸道咳出来的痰液，更重要的是指痰饮作用于机体后所表现出来的症状和体征。这两方面，前者易于领会而后者却难以理解，但后者比前者更加重要。

痰、饮、水、湿同源而异流，都是由于人体津液的运行、输布、传化失调，而形成的一种病理产物，又是一种致病动因。四者皆为阴邪，具有阴邪的一般性质。湿聚为水，积水成饮，饮凝成痰，其中痰、饮、水三者的区别是：稠浊者为痰，清稀者为饮，更清者为水。

2. 痰饮的病证含义：是指体内水液输布运化失常，停积于某些部位的一类病证。其广义者为痰饮病证的总称；其狭义者为饮证之一，系饮邪停于胃肠所致者。

（二）痰饮的形成

痰饮多由外感六淫，或饮食及七情所伤等，使肺、脾、肾及三焦等脏腑气化功能失常，水液代谢障碍，以致水津停滞而成。因肺、脾、肾与三焦对水液代谢关系密切，肺主宣降，敷布津液，通调水道；脾主运化水湿；肾阳主水液蒸化；三焦为水液运行之道路。故肺、脾、肾及三焦功能失常，均可聚湿而生痰饮。痰饮形成后，饮多留积于肠胃、胸胁及肌肤，而痰则随气升降流行，内而脏腑，外至筋骨皮肉，泛滥横溢，无处不到。既可因病生痰，又可因痰生病，互为因果，为害甚广，从而形成各种复杂的病理变化。

$$
痰饮的形成 \left\{
\begin{array}{l}
肺 \\
脾 \\
肾
\end{array}
\right.
\begin{array}{l}
三脏调节 \\
水液代谢 \\
功能失常
\end{array}
\left\{
\begin{array}{ll}
肺失宣肃，水津不能敷布下输 \\
脾失健运，水湿停聚 \\
肾阳不足，气化不行，水湿不化 \\
三焦不通\quad 水气互结
\end{array}
\right.
\left\{
\begin{array}{l}
气滞 \\
寒凝 \\
凝聚而成痰饮 \\
湿聚火 \\
热并熬
\end{array}
\right.
$$

（三）痰饮的致病特点

1. 阻碍经脉气血运行：痰饮随气流行，机体内外无所不至，若痰饮流注经络，易使经络阻滞，气血运行不畅，出现肢体麻木、屈伸不利，甚至半身不遂等。若结聚于局部，则形成瘰疬痰核，或形成阴疽流注等。

"瘰疬"是指发生在颈部、下颌部的淋巴结结核。小者为瘰，大者为疬，以其形状累累如珠故名。"痰核"是指发生在颈项、下颌及四肢等部位的结块，不红不肿，不硬不痛，常以单个出现于皮下，以其肿硬如核大故名痰核。

"疽"为发于肌肉筋骨间之疮肿。其漫肿平塌，皮色不变，不热少痛者为"阴疽"。"流注"指毒邪流走不定而发生于较深部组织的一种化脓性疾病。

2. 阻滞气机升降出入：痰饮为水湿所聚，停滞于中，易于阻遏气机，使脏腑气机升降失常。例如，肺以清肃下降为顺，痰饮停肺，使肺失宣肃，可出现胸闷、咳嗽、喘促等。胃气宜降则和，痰饮停留于胃，使胃失和降，则出现恶心呕吐等。

3. 影响水液代谢：痰饮本为水液代谢失常的病理产物，其一旦形成之后，便作为一种致病因素反过来作用于机体，进一步影响肺、脾、肾的水液代谢功能。如寒饮阻肺，可致宣降失常，水道不通；痰湿困脾，可致水湿不运；饮停于下，影响肾阳的功能，可致蒸化无力。从而影响人体水液的输布和排泄，使水液进一步停聚于体内，导致水液代谢障碍更为严重。

4. 易于蒙蔽神明：痰浊上扰，蒙蔽清阳，则会出现头昏目眩，精神不振，痰迷心窍，或痰火扰心，心神被蒙，则可导致胸闷心悸，神昏谵妄，或引起癫狂痫等疾病。

5. 症状复杂，变幻多端：从发病部位言，饮多见于胸腹四肢，与脾胃关系较为密切。痰之为病，则全身各处均可出现，无处不到，与五脏之病均有关系，其临床表现也十分复杂。一般说来，痰之为病，多表现为胸部痞闷，咳嗽、痰多、恶心、呕吐、腹泻、心悸、眩晕、癫狂、皮肤麻木、关节疼痛或肿胀，皮下肿块，或溃破流脓，久而不合，苔白滑脉滑等。饮之为害，多表现为咳喘、水肿、疼痛、泄泻等。总之，痰饮在不同的部位表现出不同的症状，变化多端，其临床表现，可归纳为咳、喘、悸、眩、呕、满、肿、痛八大症。

（四）常见的痰饮病证

由于痰饮所致的病证很多，故有"百病多由痰作祟"的说法。痰饮为病，从广义上讲，包括了由有形痰饮和无形痰饮所引起的多种病证在内，因痰饮所在的部位不同，痰饮病的临床表现也不完全一样。

1. 常见的痰证：如痰滞在肺，可见咳喘咯痰；痰迷于心，可见胸闷心悸，神昏癫狂；痰停在胃，可见恶心呕吐，痞满不舒；痰在经络筋骨，可致瘰疬痰核，肢体麻木或半身不遂，或阴疽流注；痰饮上犯于头，可使眩晕昏冒；痰气凝结咽喉，可致咽中梗阻，如有异物。

2．常见的饮证：饮泛肌肤，则成水肿；饮在胸胁，则见胸胁胀痛，咳唾引痛；饮在膈上，常见咳喘不能平卧；饮在肠间，每致肠鸣沥沥有声，腹满食少。

总之，"痰饮其为物，流动不测，上至巅顶，下至涌泉，随气升降，周身内外皆到，五脏六腑俱有"（《杂病源流犀烛》）。故随其病变部位以及寒热虚实性质不同，而各有不同的临床表现。临床辨证只有综合分析各方面的情况才能作出正确的诊断。

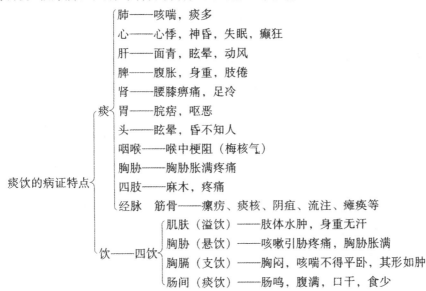

二、瘀血

（一）瘀血的概念

瘀血，又称蓄血、恶血、败血、衃血。瘀乃血液停积，不能活动之意，"瘀，积血也"（《说文》）。

所谓瘀血，是指因血行失度，使机体某一局部的血液凝聚而形成的一种病理产物，这种病理产物一经形成，就成为某些疾病的致病因素而存在于体内。故瘀血也是一种继发性的致病因素。瘀血证则是由瘀血而引起的各种病理变化，临床上表现出一系列的症状和体征。

一般认为，因瘀致病的叫"血瘀"，因病致瘀的叫"瘀血"；先瘀后病者为病因，先病后瘀者为病理。这种区别似无重要的意义，故统称"瘀血"。

（二）瘀血的形成

1．外伤：各种外伤，诸如跌打损伤、负重过度等，或外伤肌肤，或内伤脏腑，使血离经脉，停留体内，不能及时消散或排出体外，或血液运行不畅，从而形成瘀血。

2．出血：或因出血之后，离经之血未能排出体外而为瘀，所谓"离经之血为瘀血"。或因出血之后，专事止涩，过用寒凉，使离经之血凝，未离经之血郁滞不畅而形成瘀血。

3．气虚：载气者为血，运血者为气。气行血行，气虚运血无力，血行迟滞致瘀。或气虚不能统摄血液，血溢脉外而为瘀，此为因虚致瘀。

4．气滞：气行则血行，气滞血亦滞，气滞必致血瘀。故曰："气运于血，血随气以周流，气凝血亦凝矣，气凝在何处，血亦凝在何处。"（《沈氏尊生书》）

5. 血寒：血得温则行，得寒则凝。感受外寒，或阴寒内盛，使血液凝涩，运行不畅，则成瘀血。

6. 血热：热入营血，血热互结，或使血液粘滞而运行不畅，或热灼脉络，血溢于脏腑组织之间，亦可导致瘀血。可见，寒热伤及血脉均可致瘀。故曰："血受寒则凝结成块，血受热则煎熬成块。"(《医林改错》)

7. 情绪和生活失宜：情志内伤，亦可导致血瘀，多因气郁而致血瘀。此外，饮食起居失宜也可导致血瘀而变生百病。

综上所述，瘀血的形成，主要有两个方面，一是由于气虚、气滞、血寒、血热等内伤因素；二是由于各种外伤或内出血等外伤因素，两者均可导致瘀血。

(三) 瘀血的致病特点

瘀血形成之后，不仅失去正常血液的濡养作用，而且反过来影响全身或局部血液的运行，产生疼痛、出血、经脉瘀塞不通，内脏发生癥积，以及"瘀血不去，新血不生"等不良后果。瘀血的病证虽然繁多，但临床表现的共同特点可概括为以下几点：

1. 疼痛：一般多刺痛，固定不移，且多有昼轻夜重的特征，病程较长。

2. 肿块：肿块固定不移，在体表色青紫成青黄，在体内为癥积，较硬或压痛。

3. 出血：血色紫暗或夹有瘀块。

4. 发绀：面部、口唇、爪甲青紫。

5. 舌质紫暗（或瘀点瘀斑）：是瘀血最常见的也是最敏感的指征。

6. 脉细涩沉弦或结代。

此外，面色黧黑、肌肤甲错、皮肤紫癜、精神神经症状（善忘、狂躁、昏迷）等也较为多见。

在临床上判断是否有瘀血存在，除掌握上述瘀血特征外，可从以下几点分析之：

(1) 凡有瘀血特征者。

(2) 发病有外伤、出血、月经胎产史者。

(3) 瘀血征象虽不太明显，但屡治无效，或无瘀血征之前久治不愈者。

(4) 根据"初病在经，久病入络"，"初病在气，久病入血"，"气滞必血瘀"等理论，疾病久治不愈（除活血化瘀疗法外），虽无明显的瘀血也可考虑有瘀血的存在。

(四) 常见瘀血病证

瘀血致病相当广泛，其临床表现因瘀阻的部位和形成瘀血的原因不同而异。瘀阻于心，可见心悸、胸闷心痛、口唇指甲青紫；瘀阻于肺，可见胸痛、咳血；瘀阻胃肠，可见呕血、大便色黑如漆；瘀阻于肝，可见胁痛痞块；瘀血攻心，可致发狂；瘀阻胞宫，可见少腹疼痛、月经不调、痛经、闭经、经色紫色成块，或见崩漏；瘀阻肢末，可成脱骨疽；瘀阻肢体肌肤局部，可见局部肿痛青紫。

三、结石

(一) 结石的概念

结石，是指停滞于脏腑管腔的坚硬如石的物质，是一种沙石样的病理产物。其形态各异，大小不一，停滞体内，又可成为继发的致病因素，引起一些疾病。

（二）结石的形成

结石的成因较为复杂，机制亦不甚清楚。下列一些因素可能起着较重要的作用。

1. 饮食不当：偏嗜肥甘厚味，影响脾胃运化，蕴生湿热，内结于胆，久则可形成胆结石；湿热下注，蕴结于下焦，日久可形成肾结石或膀胱结石。若空腹多吃柿子，影响胃的受纳通降，又可形成胃结石。此外，某些地域的饮水中含有过量或异常的矿物及杂质等，也可能是促使结石形成的原因之一。

2. 情志内伤：情欲不遂，肝气郁结，疏泄失职，胆气不达，胆汁郁结，排泄受阻，日久可煎熬而成结石。

3. 服药不当：长期过量服用某些药物，致使脏腑功能失调，或药物潴留残存体内，诱使结石形成。

4. 其他因素：外感六淫、过度安逸等，也可导致气机不利，湿热内生，形成结石。此外，结石的发生还与年龄、性别、体质和生活习惯有关。

（三）结石的致病特点

结石停聚，阻滞气机，影响气血，损伤脏腑，使脏腑气机壅塞不通，而发生疼痛，为其基本特征。

1. 多发于胆、胃、肝、肾、膀胱等脏腑：肝气疏泄，关系着胆汁的生成和排泄；肾的气化，影响尿液的生成和排泄，故肝肾功能失调易生成结石；且肝合胆，肾合膀胱，而胃、胆、膀胱等均为空腔性器官，结石易于停留，故结石为病，多为肝、胆结石，肾、膀胱结石和胃结石。也可发生于眼（角膜结石、前房结石）、鼻（鼻石）、耳（耳石）等部位。

2. 病程较长，轻重不一：结石多为湿热内蕴，日久煎熬而成，故大多数结石的形成过程缓慢而漫长。由于结石的大小不等，停留部位不一，故临床症状表现差异很大。一般来说，结石小，病情较轻，有的甚至无任何症状；结石过大，则病情较重，症状明显，发作频繁。

3. 阻滞气机，损伤脉络：结石为有形实邪，停留体内，势必阻滞气机，影响气血津液运行。平素可见局部胀闷酸痛等，其程度不一，时轻时重，甚则损伤脉络而出血。

4. 疼痛：结石引起的疼痛，以阵发性为多，亦呈持续性，或为隐痛、胀痛，甚或绞痛。疼痛部位常固定不移，亦可随结石的移动而有所变化。结石性疼痛具有痛休间歇的特点，发作时剧痛难忍，而缓解时一如常人。

第四节　其他病因

在中医病因学说中，除了外感病因、七情内伤和病理性因素以外，还有外伤、寄生虫、胎传、环境因素等。因其不属外感内伤和病理性因素，故称其为其他病因。

一、外伤

（一）外伤的概念

外伤是指因受外力如扑击、跌扑、利器等击撞，以及虫兽咬伤、烫伤、烧伤、冻伤等而致皮肤、肌肉、筋骨损伤的因素。

（二）外伤的致病特点

1. 枪弹、金刃、跌打损伤，持重努伤：这些外伤，可引起皮肤肌肉瘀血肿痛，出血，或筋伤骨折，脱臼。重则损伤内脏，或出血过多，可导致昏迷、抽搐、亡阳等严重病变。

2. 烧烫伤：又称"火烧伤"、"火疮"等，总称水火烫伤或烧烫伤。烧烫伤多由沸水（油）、高温物品、烈火、电等作用于人体而引起，一般以火焰和热烫伤为多见。中医学在治疗烧烫伤方面积累了丰富的经验。我国在烧伤防治的研究工作方面取得了很大的成绩。

烧烫伤总以火毒为患。机体受到火毒的侵害以后，受伤的部位立即发生外症，轻者损伤肌肤，创面红、肿、热、痛，表面干燥或起水泡，剧痛。重度烧伤可损伤肌肉筋骨，痛觉消失，创面如皮革样，蜡白、焦黄或炭化，干燥。严重烧烫伤热毒炽盛，势必内侵脏腑，除有局部症状外，常因剧烈疼痛，火热内攻，体液蒸发或渗出，出现烦躁不安、发热、口干渴、尿少尿闭等阴阳平衡失调，乃至亡阴亡阳而死亡。故曰："火之为物，情最急……重则至死，轻则为疮，皮焦肉卷，苦痛难熬"（《外科启玄》），"汤烫疮……轻则害在皮肤。重则害在肌肉，尤甚者害在脏腑"（《洞天奥旨》）。

3. 冻伤：冻伤是指人体遭受低温侵袭所引起的全身性或局部性损伤，是我国北方冬季常见病。温度较低，受冻时间越长，则冻伤程度越重，全身性冻伤称为"冻僵"；局部性冻伤常根据受冻环境，称为"战壕足"，"水浸足"等，而指、趾、耳、鼻等暴露部位受寒冷影响，出现紫斑，水肿等，则称为"冻疮"。

寒冷是造成冻伤的重要条件，故曰："冻疮乃天时严冷，气血冰凝而成，手足耳边开裂作痛"（《外科正宗》）。

冻伤一般有全身冻伤和局部冻伤之分。

（1）全身性冻伤：寒为阴邪，易伤阳气，寒主凝滞收引。阴寒过盛，阳气受损，失去温煦和推动血行作用，则为寒战，体温逐渐下降，面色苍白，唇舌、指甲青紫，感觉麻木，神疲乏力，或昏睡，呼吸减弱，脉迟细，如不救治，易致死亡。

（2）局部性冻伤：多发生于手、足、耳郭、鼻尖和面颊部。初起受冻部位，因寒主收引，经脉挛急，气血凝滞不畅，影响受冻局部的温煦和营养，致局部苍白、冷麻，继则肿胀青紫，痒痛灼热，或出现大小不等的水疱等。重则受冻部位皮肤亦呈苍白，冷痛麻木，触觉丧失，甚则暗红漫肿，水疱泡破后创面是紫色，出现腐烂或溃疡，乃至损伤肌肉筋骨而呈干燥黑色，亦可因毒邪内陷而危及生命。

4. 虫兽伤：包括毒蛇、猛兽、疯狗咬伤等。轻则局部肿疼、出血，重可损伤内脏，或出血过多，或毒邪内陷而死亡。

（1）毒蛇咬伤：根据咬伤后临床表现不同，分为风毒、火毒和风火毒三类。

①风毒（神经毒）：常见银环蛇、金环蛇和海蛇咬伤。伤口表现以麻木为主，无明显红肿热痛。全身症状，轻者头晕头痛、出汗、胸闷、四肢无力，重者昏迷、瞳孔散大、视物模糊、语言不清、流涎、牙关紧闭、吞咽困难、呼吸减弱或停止。

②火毒（血循毒）：常见蝰蛇、尖吻蝮蛇、青竹蛇和烙铁头蛇咬伤。伤口红肿灼热疼痛，起水泡，甚至发黑，日久形成疡。全身症状见寒战发热，全身肌肉酸痛，皮下或内脏出血，外见尿血、便血、吐血、衄血，继则出现黄疸和贫血等，严重者中毒死亡。

③风火毒（混合毒）：如眼镜蛇、大眼镜蛇咬伤，临床表现有风毒和火毒的症状。

（2）疯狗咬伤：初起仅见局部疼痛，出血，伤口愈合后，经一段潜伏期，然后出现烦躁、惶恐不安、牙关紧闭、抽搐恐水、恐风等症。

二、寄生虫

（一）寄生虫的概念

寄生虫是动物性寄生物的统称。寄生虫寄居于人体内，不仅消耗人的气血津液等营养物质，而且能损伤脏腑的生理功能，导致疾病的发生。

（二）寄生虫的致病特点

中医学早已认识到寄生虫能导致疾病的发生。诸如，蛔虫、钩虫、蛲虫、绦虫（又称寸白虫）、血吸虫等。患病之人，或因进食被寄生虫虫卵污染的食物，或接触疫水、疫土而发病。由于感染的途径和寄生虫寄生的部位不同，临床表现也不一样，如蛔虫病，常可出现胃脘疼痛，甚则四肢厥冷等，称之为"蛔厥"。蛲虫病可有肛门瘙痒之苦；血吸虫病，因血液运行不畅，久则水液停聚于腹，形成"蛊胀"。上述蛔虫、钩虫、绦虫等肠道寄生虫，其为病多有面黄肌瘦，嗜食异物，腹痛等临床特征。

中医学虽然已经认识到寄生虫病与摄食不洁食物有关，但又认为饮食停滞，湿热郁蒸，变化而成虫，即"湿热生虫"之说。所谓"湿热生虫"，是说脾胃湿热为引起肠寄生虫病的内在因素之一，而某些肠寄生虫病往往以"脾胃湿热"的症状为主要临床表现，因此不能误认为湿热能直接生虫。张景岳曰："虫能为患者，终是脏气之弱，行化之迟，所以停聚而渐至生虫耳。然则，或由湿热，或由生冷，或由肥甘，或由滞腻，皆可生虫，非独湿热已也。然以数者之中，又惟生冷生虫为最。"（《景岳全书·诸虫》）

三、胎传

（一）胎传的概念

胎传是指禀赋与疾病由亲代经母体而传及子代的过程。禀赋和疾病，经胎传使胎儿出生之后易于发生某些疾病，成为一种由胎而来的致病因素。胎传因素引起的疾病称之为胎证、胎中病。胎寒、胎热、胎肥、胎弱、胎毒、解颅、五软等，均属胎疾范围。

胎病发生的原因，一般分为胎弱和胎毒两类。

（二）胎传的致病特点

1. 胎弱：胎弱，又称胎怯、胎瘦。为小儿禀赋不足，气血虚弱的泛称。胎儿禀赋的强弱主要取决于父母的体质。

胎弱的表现是多方面的，如皮肤脆薄、毛发不生、形寒肢冷、面黄肌瘦、筋骨不利、腰膝酸软及五迟、五软、解颅等病证。

胎弱的主要病机为五脏气血阴阳不足。胎儿在母体能否正常生长发育，除与禀受于父母的精气有关外，还与母体的营养状态密切相关。如母体之五脏气血阴阳不足，必然会导致胎儿气血阴阳的不足，而出现五脏及其所主的组织器官病变。如禀肺气为皮毛，肺气不足，则皮薄怯寒，毛发不生；禀心气为血脉，心气不足，则血不华色，面无光彩；受脾气为肉，脾气不足，则肌肉不生，手足如消；受肝气为筋，肝气不足，则筋不束骨，机关不利；受肾气为骨，肾气不足则骨节软弱，久不能行。

2. 胎毒：胎毒指婴儿在胎妊期间禀受母体的毒火，出生后可发生疮疹和遗毒等病变。

胎毒多由父母恣食肥甘，或多郁怒悲思，或纵情淫欲，或梅疮等毒火蕴藏于精血之中，隐于母胞，传于胎儿而成。胎毒为病，一指胎寒、胎热、胎黄、胎搐、疮疹等；二指遗毒，又名遗毒烂斑，即先天性梅毒，系胎儿或染父母梅疮遗毒所致。

由胎传因素而导致的疾病，包括了遗传性疾病和先天性疾病。

遗传性疾病是指生殖细胞或受精卵的遗传物质染色体和基因发生突变或畸变所引起的疾病，如某些出血性疾病（血友病）、癫狂痫（精神分裂症、癫痫）、消渴（糖尿病）、多指（趾）症、眩晕和中风（高血压病）、色盲、近视以及过敏性疾病等。此外，由于遗传的影响，可以使机体的抵抗力降低，或代谢的调节发生某种缺陷，或体质或反应性发生改变，从而使后代易于罹患某些其他的疾病。如糖尿病患者的后代，可能发生痛风或肥胖病，这与物质代谢调节障碍的遗传有关。

先天性疾病是指个体出生即表现出来的疾病。如主要表现为形态结构异常，则称为先天性畸形。如某些心悸（先天性心脏病）、原发性闭经（先天性无子宫、无卵巢）、兔唇等，都属于先天性疾病。

胎传因素所导致的疾病，也是可以防治的。除早期诊治这类疾病外，早期预防显得更加重要。注意护胎与孕期卫生，对保证胎儿正常生长发育，避免发生胎传疾病，是十分重要的。

四、环境因素

（一）环境因素的含义

环境因素是指环境中对人体有损害，甚至引起多种疾病的各种异常环境因子的总称，包括所有环境污染物，如，空气污染、水污染、食物污染、土壤污染、声音污染等。

环境因素与六淫、疠气均不同。环境因素来源广而杂，致病没有明显的季节性，伤及人体，无论人体正气虚弱与否，均可损伤正气。环境因素包括现代所有的环境污染物，而疠气多指病原微生物等一类生物性致病因子。环境因素与环境污染密切相关。

（二）环境因素的形成

中医学认为人与自然环境是统一的，人体是四时五脏阴阳的整体。顺应自然，天人合一是人体保持健康的首要条件。如果环境被污染，将引起各种各样的疾病。

在古代文献中，已有对环境污染的记载。宋·陈无择记载了水污染对空气和土壤等周围环境的污染，引发疾病。明清时代，对"山岚瘴气"、"岭南毒雾"、"浊气"、"秽浊之气"、"杂气"等的记载，也是对环境污染的描述。明代张介宾曾对煤气中毒与居住环境的关系进行了阐述。清·王孟英指出霍乱的流行与环境污染有密切关系。总之，中医学对环境因素与健康、疾病的认识虽较深刻，但没有环境污染的名称，其内容涉及对大气污染、水污染、土壤污染及其对健康的影响的论述。

在现代社会中，现代工业化生产所导致以化学性为主的环境污染与古代明显不同。

工业生产所形成的各种废物及农业生产中使用的各种农药造成空气、水、土壤甚至各种农作物、畜产品等饮食的"毒"聚和生活中产生的各种污浊、秽物等是重要来源。

根据"环境因素"存在的形式，按环境被污染的空间地域概念，可以把环境污染分为三类：空气污染、水的污染和土壤污染。造成污染的物质不外物理因素和化学因素，如放射性物质、光、电、粉尘、有毒粉尘、废气、毒气、废水、石油、农药、化肥、煤烟、烟草、噪声，以及其他金属元素、化学元素等等。环境污染所造成的疾病是十分复杂的，如，原子病、水俣病、噪声病，以及职业病、癌病、皮肤病、高血压、神经系统疾病等，可以表现为内科、外科、伤科、骨科、妇科或多种综合性病变。

无论上述哪一种污染，感之即损正，从而导致正气存内，毒气存外，毒耗正气，相争日久，损害身体的病理过程。

1. 空气污染：古人曾用瘴气、毒雾、毒烟、冷烟气、白气、宝气等名称来记载对空气污染的认识。现代用气毒来概括空气污染。

空气污染包括天然污染和人为污染。天然污染包括火山周围的硫污染、破浪的海洋盐类引起的硫污染、植物的花粉污染大气、森林与草地失火的烟、扬尘中金属元素污染大气以及细菌病毒等造成的污染。人为污染包括冶炼污染大气、矿石污染大气、耕作时烧山的烟及扬尘污染大气、瘴雨（酸雨）引起的大气污染等。

大气污染对人类环境威胁较大的主要是煤粉尘、二氧化硫、一氧化碳、二氧化碳、碳化氢、硫化氢和氨等，其污染可引起或加重呼吸道疾病，如支气管炎、支气管哮喘、肺气肿、肺癌等。近年随着工业的发展，不少有毒重金属混入大气，如铅、镉、铬、锌、钛、锰、钒、钡、砷、汞等。这些重金属都有可能引起人体慢性中毒，引起心脏病、动脉硬化、高血压、中枢神经疾病、慢性肾炎、癌症等。

据美国 A·N·斯特拉勒《环境科学导论》介绍，污染大气的物质，有天然与人为两类十三项（表 6-14）。

表 6-14　　　　　　　　　　　环境污染的分类表

来自天然污染源的污染物质	来自人为污染源的污染物质
1. 火山灰 2. 破浪的海洋盐类 3. 植物花粉和萜类 4. 人类活动恶果 5. 森林与草地火灾的烟 6. 扬尘 7. 细菌病毒	1. 燃料燃烧（CO、SO_2、铅） 2. 化学过程 3. 原子核的聚变与裂变 4. 矿石的粉碎和冶炼 5. 耕作 6. 采矿、矿石

2. 水污染：古代对环境污染的认识，只限于对瘟疫、地震、洪水、旱涝、河干海水倒灌和蝗灾等，给人畜造成伤亡使尸体或粪尿横溢，散发于空气、土壤、水源中所形成的污染。如隋·巢元方《诸病源候论·水蛊候》对蛊病形成的认识，谓"由水毒气结聚于内，令腹渐大"。这种水毒，又被称作"溪毒"，由于溪涧水流被污染，故人感染后便会得蛊病。

水源污染，除含有众多有毒化学品如铅、镉、汞、砷、氰化物等可致人体中毒外，尚有多种有机化学品，这些毒品进入食物链而富集于生物有机体内，如长期过量摄入，会引起急性或慢性中毒，对人体健康造成急性的或潜在的威胁，可致胎儿畸形、发育不全、早产、死胎、癫痫、肝病、血液病、溃疡病、肠出血、癌症等，有的甚至可遗传后代。同时，污水中所含致病微生物、病毒等，可造成污染病的蔓延。

3. 土壤污染：化学药品、放射物、铅、氟等使土壤中含量增多，成为污染源而致畸、致突变、致癌等疾病。

4. 声音污染：噪声，亦称噪声（超过 90 分贝的声音），指不同频率和不同强度、无规律地组合在一起的声音，有嘈杂刺耳的感觉。噪声污染指不同频率和强度的声音，无规则地组合在一起，造成对人和环境的不良影响，为社会公害之一。噪声可以使人精神紧张，情志郁结，气机郁滞而生热。长期接触噪声，可以使体质呈现阴虚特征，尤以肝阴亏虚为明显。对于体质虚弱的人来说，噪声感于外，体虚和噪声互为因果，可致头痛、头晕、失眠、心慌、记忆力减退等症状，以及心血管、耳鼻喉疾病等。

此外，食物被含磷、汞和砷等有机农药污染，可以引起中毒症状。

由此可见，环境污染，作为致病因素所造成的疾病是多方面的，既可侵害人体脏腑、经络、筋骨、肌肤，又可伤及人体阴阳、气血、津液；既有外感病证，又有内伤病证。它关系到内、外、儿、妇等各科及各个系统。

（三）环境因素的致病特点

1. 广泛性：环境因素影响范围、年龄均很广泛。环境因素影响地区广，以城市为主而遍及全球，而且影响人口也多，作用对象包括青壮年及老、弱、病、幼甚至胎儿。

环境因素导致病证也很广泛，既有外感病证，又有内伤病证；既可损害人体脏腑、经络、筋骨、肌肤，又可伤及人体阴阳、气血、津液，病证涉及内外妇儿等各科。

2. 复杂性：环境因素种类多、成分复杂，它们对人体的影响，既可以单独发生作用，又可以产生联合作用。多种"环境毒"的联合作用，有时则可以增加其毒性。

同时，环境毒的感染途径或由皮毛口鼻而入，或表里同病，或多器官同时受犯，导致人体气血津液、五脏六腑、四肢百骸、五官九窍、皮肉、筋脉等发生复杂的病变。通过口入体内的主要是水毒、土毒为主；通过鼻进入人体主要是气毒；有的气毒和土毒亦可由皮肤直接进入体内；声毒则主要由耳入。毒物从口、鼻、耳或皮肤等进入机体后，各自侵袭不同的脏腑，而不同类别的毒其侵染性也不同。如饮食中有机氯农药蓄积主要在肌肉脂肪中，而从鼻而入的邪毒，大多先造成对肺的损伤。

3. 多样性：不同种类、成分的环境污染，毒性强弱不等，所以其致病各异，并随不同的毒而有不同的致病特点。

（1）空气污染：主要是指通过鼻吸入，存在于空气中的各种毒性物质，常见的有飘尘、二氧化硫、氮氧化物、一氧化碳及光化学烟雾等。其致病大多在口、咽、喉、肺等部位，也侵及皮肤、五官九窍，主要与外感、咳嗽、哮喘、肺胀、胸痹、积聚等疾病有关。

（2）水污染：主要是指通过口入，存在于水中的各种环境毒素，它主要来源于工业废水的排放，农药生产与使用不当以及生活污水排放等。水污染致病大多在脾、胃、大肠、小肠等部位，也可累及其他脏腑器官，主要与痢疾、泄泻、胃痛、腹痛、水肿等病有关。

（3）土污染：主要是指存在于土壤中，间接地通过饮食进入人体的毒物。主要有人畜粪尿、生活污水、垃圾、工业废物、残农药、化肥等。土污染致病大部分是间接的，即先由土中聚入水谷中，再由口而入，故其致病较隐蔽。各种土污染致病均有一定的特点。总的来讲，主要与泄泻、霍乱、痢疾、腹痛、虫症，甚则瘕聚等的内伤疾病有关。

（4）声音污染：是指发生在周围环境中对人的生活和工作有不良影响的各种喧闹声音，如交通工具的发声、机器轰响等各种噪声。优美舒缓的声音，能使人愉悦。反之，则成为毒害，使人体不能协调而引起疾病，常常使人焦躁不安、忧虑、纳呆，甚至心悸、失眠、眩晕、耳鸣、耳聋等。

4. 隐蔽性和强力性：环境污染的产生不能在短时间内被阻止，故环境污染作用于人的时间持续时间较长，这种长时期的作用，对人体的危害是十分厉害的。

一般除少数腐蚀性和激惹性毒物在进入机体后能立即引起损伤外，多数毒物在进入机体后，不会立刻引起明显的病变，但由此而导致对人体的损害却更隐蔽。各种有害因素对人的损害、致病强弱程度，主要与毒的性质和毒量的多少有关。人禀气于自然，环境因素造成对环境破坏的同时，也就造成了对人的损伤。因此，环境因素的致病隐袭，对人体损伤强烈，能引起人体阴阳失调，导致疾病的发生。环境因素进入体内后，直接消耗正气，降低正气抗邪能力。若正气较强，毒虽伤正而正仍能抗毒，则毒可被排于体外；若毒与人体正气交争，正不胜毒则致正伤毒留，阴阳失衡，或气机不畅，或血运失调，或损及脏腑，甚至又可与人体内生之毒（人体代谢产生的有害于健康物质的统称）相合，内外之毒胶结而致瘀浊内生，瘀浊阻滞而更易耗损正气。

目前，中医学对环境污染研究，方兴未艾。应用中医药防治环境污染的研究正在深入地进行。

自学指导

【重点难点】

病因一章，主要探讨外感病因、内伤病因、病理性因素和其他病因四类病因中各种病因的致病特点。其中，外感病因中的六淫，内伤病因中的七情及病理性因素中的痰饮和瘀血为重点难点内容，而其他病因中的胎传也是难点内容。

1. 外感病因：外感病因包括六淫和疠气。中医病因学的特点，六淫的概念，六淫致病的一般规律，六淫中每一种病邪的性质及其致病特点为本节的重点内容。其中中医病因学的基本特点，六淫的概念，以及六淫的性质及其致病特点又是本节的难点。

（1）中医病因学的特点：中医学在我国古代唯物论和辩证法思想指导下，建立了以整体观念和辨证论治为特点的病因学理论。坚持了唯物主义病因学观点，认为一切致病因素都是客观存在的，六气、饮食、情志、劳动等是人类生存必不可少的条件和生理现象，但在一定条件下它们又可能转化为致病的因素。这是一分为二的辩证病因观。中医病因学说最基本的特点在于通过人体的整体性反应来认识病因，把导致疾病发生的原因和条件，同这些原因和条件作用于机体后所引起的反应紧密结合起来，不是孤立地去考察病因。中医病因学说所说的病邪，实质上是指人体各种致病动因以及人体对致病因素作用以后的病理生理反应。所以，"审证求因"就成了中医病因学说的重要特点。

（2）六淫的概念：六淫的概念，是建立在自然气候与人体体质的基础之上的，所以不能单纯地片面地把六淫理解为六种气候变化，更不能把它理解为仅仅是异常的气候变化。因为异常的气候变化并非使所有的人都得病，反之，正常的气候变化也可使抵抗力低下的人患病。不论是异常气候变化还是正常气候变化，只有当它能引起疾病的时候，才成为致病的因素。

（3）六淫致病的一般规律：六淫属于外感病因，因此必然有由外入内的过程，必然与自然气候和环境变化有关。六种病邪又不是孤立的，而是相互联系的，并可以相互转化。

（4）六淫各自的性质及其致病特点：风寒暑湿燥火六淫邪气，各自具有不同的性质和致病特点，作用于机体之后所引起的病理变化亦分别与其不同的性质和特点有关。就发病季节而言，虽然六淫分别与春、夏、长夏、秋、冬相应，但除了暑邪具有明显的季节性以外，余者四季均可发病。就其性质而言，风易合邪为害，以轻扬开泄，善行数变，风胜则动为特征。暑与火相类，其致病均为热象显著，耗气伤津。但暑必兼湿，而火性炎上，易生风动血，内扰心神，发为肿疡。风邪和火邪均可导致肝风内动，但火邪动风属于热极生风，而风胜则动，除热极生风之外，还包括肝阳化风、血虚生风等。寒与湿皆为阴邪，易于损伤阳气，但以寒邪为甚，故寒邪为病，全身或局部有明显的寒象，且易于引起气机收敛而筋脉拘急，并以疼痛为其特征。而湿邪，其性重浊粘滞且有趋下之势，其病多水湿停聚为害。燥邪最重要的性质是燥胜则干，以津亏液少为主要临床特征。

对病因分类的"三因学说"只作一般了解即可，因为它没有科学地揭示内因、外因的辩证关系。由于它把致病因素和发病途径结合起来进行分类，对临床辨证尚有一定的意义。对六淫致病的一般规律应牢牢记住，借以为学习每一病邪的性质和致病特征打下基础。对风寒暑湿燥火六淫的性质和致病特点要熟练地掌握，尤其是对风、火、湿三种，更要全面掌握。对于疠气的掌握，应该抓住疠气致病传染性强的特点，并与六淫的共同致病特点相参照。在学习中不仅要掌握基本知识和基本理论，而且还要学会通过分析临床表现来确定病因，掌握中医分析病因（审证求因）的临床思维方法。

2．内伤病因：内伤病因主要包括七情内伤、饮食失宜、劳逸失当等。本节着重阐述七情的概念，七情与脏腑气血的关系，七情的致病特点；饮食失宜的内涵及其各自的致病特点，五味偏嗜的致病特点；劳逸失度的概念及其各自的致病特点。其中七情为本节之重点和难点。

（1）七情：精神情志因素在内伤疾病中是重要的致病因素之一，七情本来是正常的精神活动，只有受到突然的、强烈的或长期持久的情志刺激，引起人体精神状态异常，影响到脏腑气血的生理活动，使脏腑组织之间的联系发生紊乱，才会引起疾病。

中医学从唯物主义形神观出发，强调喜、怒、忧、思、悲、恐、惊七情在疾病发生中的重要作用。人的生命活动包括生理活动与精神活动两个重要方面。所谓生理活动，是人体在复杂的结构基础上所发生的一切机械的、物理的、化学的、生物的、各种运动的总体。如人体各脏腑的气化活动，就是正常活动的体现。人的精神活动又叫心理活动，是人脑的特殊功能，主要包括人的认识活动（如感觉、知觉、记忆、思维），情绪活动和意志活动等内容，即中医学所谓神的活动。形存则神存，形谢则神灭。情志活动是人的精神活动之一，由五脏精气所化生，即脏腑的生理活动决定人的精神活动。五脏精气的盛衰可以影响情志活动正常与否，而情志活动的异常又是通过脏腑气血阴阳的变化而发病的。脏象学说认为，五脏皆藏神，以心为主导。故把人的情志活动分属于五脏，每一脏与一定的情志因素相关。在病理状态下，异常的刺激反过来可损伤脏腑的生理功能而出现各种病变。

七情致病，主要通过脏腑气血阴阳的失调而表现出来，喜则气缓，悲则气消，恐则气下，思则气结，惊则气乱等病理变化，则从脏腑气机升降的角度来认识七情对脏腑的致病作用的，不是七情为病的全部内容。

总之，只有深刻地理解了情志活动与脏腑之间的关系，才能全面地理解七情的致病作用。

（2）饮食劳倦：饮食劳倦作为内伤疾病的因素，是通过影响脾胃功能及其他脏腑的关系而起作用的。如饮食所伤引起的病变，其部位多伤及脾、胃、肠等消化系统的脏器。

因为七情与内脏存在着内在联系，生理上密切相关，病理上相互影响，所以必须联系脏腑生理活动来学习和理解七情的致病作用。此外，各种情志为病必须通过一定的症状表现出来，所以学习时，必须掌握和牢记这些症状，借以审证求因。

总之，学习中必须联系脏腑经络气血的生理活动来分析，才能掌握七情、饮食、劳倦的致病规律。

3. 病理性因素：病理性因素主要是指痰饮、瘀血和结石。本节着重阐述痰饮的概念，痰与饮的区别，痰饮的形成过程，痰饮致病的共同特点及其常见病证；瘀血的概念，瘀血的形成过程及其形成气血失调的几种原因，瘀血的共同致病特点及其常见病证；结石的概念，结石的形成原因，结石的致病特点。

痰饮和瘀血是中医病因学中的重点内容，也是比较难以理解和掌握的，其中尤以痰饮为最。痰饮和瘀血，是临床上常见的致病因素。它们的形成与脏腑功能失常和气血津液代谢障碍有关，既是病理产物，又是致病因素，它们各自均有双重性。学习时，从气血津液的正常代谢来了解异常情况。痰饮是津液代谢失常所产生的，而瘀血是血液代谢失常所导致的。掌握正常的代谢过程，即可推出异常的变化，因此，它们的概念和形成就比较容易理解，致病特点也就比较容易掌握。

（1）痰饮：痰饮的含义十分广泛，就病因学而言，它是由人体水液代谢障碍而形成的一种致病因子，可以导致许多疾病的发生。就症状学而言，痰饮又是指一种症状而言，如从呼吸道咳出之痰液，根据其性状而有寒、热、湿、燥之分。就疾病学而言，则痰饮又是一个疾病的名称，其广义者为四饮之总称，其狭义者仅指四饮中之一种。因此，痰饮的概念比较难以掌握。在本节中，我们主要是从病因学的角度来阐述痰饮的概念，即痰饮是一种致病因素，有的可由感官直接观察到，称为有形之痰，有的无形可征，不能直接观察，我们只能通过由于痰饮作用于机体后所表现出来的症状和体征，采用"审症求因"的思维方法来确定其存在，这种痰称之为无形之痰。因痰饮所在部位不同，可表现为多种复杂的症状和体征，概括起来有如下四大特点：①咳痰量多，喉中痰鸣；②肢体水肿，肠鸣食减；③胸闷，恶心，眩晕，心悸；④苔厚腻脉弦滑等。临床上具备第一项或其他任意两项指标，一般即可诊断为痰饮，其他一些疾病，如痰核、梅核气、癫狂痫等等，只要我们掌握了这些疾病的特征，我们就可以考虑有痰饮的存在。

（2）瘀血：是由于人体内血行失度而形成的一种致病因子，它以疼痛、肿块、出血、发绀、舌紫、脉涩等为基本临床特征，其中舌质紫暗，或瘀点、瘀斑，对确定瘀血的诊断更有显著意义。

（3）结石：是各种原因导致气机不利，湿热内生，影响脏腑功能活动而形成的一种致病因子，它以多发于胆、胃、肝、肾、膀胱等脏腑，病程长，病情轻重不一，损伤脉络和引起各种性质疼痛等为其基本特征，其中引起绞痛，对结石的诊断具有一定意义。

对于痰饮和瘀血的概念的形成，必须深刻理解，全面掌握，尤其是要弄清无形之痰的本质。对痰饮和瘀血的致病特点必须熟练掌握。

4. 其他病因：其他病因主要包括外伤、寄生虫、胎传、环境毒等。着重阐述外伤的基本概念，致病特点；寄生虫的基本概念和致病特点，各种寄生虫致病的常见病证；胎传的基本概念，致病特点及其与现代医学先天性疾病和遗传性疾病的关系；环境因素的概念，形成和致病特点。其中，胎传为难点内容，环境因素为熟悉内容，外伤、寄生虫为一般了解内容，主要了解它们的共同致病特点以及特殊致病特点。

胎传包括五脏六腑、四肢百骸的形成发育和由父母传来的各种疾病。由胎传因素而导致的疾病，包括了遗传性疾病和先天性疾病。胎传与父母自身所患疾病和父母不良习惯有关。遗传性疾病和先天性疾病涉及现代医学知识。遗传性疾病指遗传物质染色体和基因发生突变或畸变所引起的疾病。对于遗传性疾病，应该熟悉遗传的基本常识。先天性疾病主要指先天性畸形。它与孕期卫生、护胎、胎教等有关。对于先天性疾病的学习，应从妊娠保健与注意事项着手，了解哪些因素可以导致先天性疾病。

【复习思考题】

1. 何谓病因？它包括哪些内容？
2. 中医病因学有何特点？
3. 何谓六气？何谓六淫？六气与六淫有什么区别？
4. 六淫致病的共同特点是什么？
5. 何谓"内生五邪"？与外感六淫有何异同？
6. 试述六淫的性质和致病特点。
7. 如何鉴别外风与内风，外寒与内寒，外湿与内湿？
8. 什么叫疠气？疠气的致病特点是什么？
9. 举例说明火热之邪的性质和致病特点。
10. 何谓七情和五志？
11. 情志与五脏的生理关系是什么？为什么说情志统归于心？
12. 情志致病的共同特点是什么？
13. 情志所伤的病变有哪些？各有何临床表现？
14. 饮食、劳逸不当为什么能致病？
15. 什么叫痰饮？痰饮是怎样形成的？
16. 痰饮的致病特点是什么？
17. 常见的痰饮病证各有哪些临床表现？
18. 何谓瘀血？其形成原因如何？
19. 瘀血有何致病特点？
20. 常见的瘀血病证各有何临床表现？
21. 什么叫结石？结石是怎样形成的？
22. 结石的致病特点是什么？
23. 外伤致病的共同特点是什么？
24. 寄生虫致病的特殊特点是什么？
25. 举例说明哪些疾病各自属于先天性疾病和遗传性疾病？
26. 什么叫环境因素？其形成与哪些因素有关？
27. 环境因素的致病特点是什么？

【参考文献摘录】

1.《温热经纬》

"所谓六气，风，寒，暑，湿，燥，火也。分其阴阳，则《素问》云：寒暑六气，暑统风，火，阳也；寒统燥，湿，阴也。言其变化，则阳中唯风无定体，有寒风，有热风。阴中则燥、湿之气，有寒有热，至暑乃天之热气，流金砾石，纯阳无阴。"

2.《医原记略》

"湿之为病最多，人多不觉湿来但知避寒、避风，而不知避湿者，因其为害最多，最隐，而难觉察也。"

3.《冯氏锦囊秘录》

"暑为阳邪，故蒸热。暑必兼湿，故自汗。暑邪干心，则烦；干肺，则渴；干脾，则吐利；上蒸于头，则重而痛。暑伤气，故倦怠。夏至日后，病热为暑，暑者，相火行令也。人感之自口鼻而入，伤心包络之经，暑伤心故也。"

4.《医学心悟·首卷》

"夫实火者，六淫之邪，饮食之伤，自外而入，势犹贼也，虚火者，七情色欲，劳役耗神，自内而发。"

5.《秦伯未医文集》

"疾病和气候有密切的关系，气候的变化不仅是产生疾病的重要因素之一，而且对疾病的发展过程也有很大的影响。如一般伤风感冒都是忽冷忽热的气候变化引起的；常患头痛或风湿性关节炎的病人，在气候转变时往往增加病势，或者在气候将要转变的前几天有一种感觉。老年人患痰饮咳嗽，进入秋天便咳嗽痰多、气急，重的不能平躺着，到了春夏时期则逐渐减除。这些不同情况，从中医理论来说，都是气候变化对人体的影响，和人体的功能能否适应自然所造成的。

一年分为四季，四季的气候是春温、夏热、秋凉、冬寒，四季里又有风、雨、霜、雪、雾、露、阴、晴、旱、湿等不同现象，因而构成了复杂的气候。中医把它分析归纳为风、寒、暑、湿、燥、火六种，总称为四时六气。风是说明空气的流动；寒和暑、火是指空气温度的升降；湿和燥是指空气湿度的浓厚和稀薄。

每一种气候各有特征，可单独出现，也能几种结合起来同时出现。这样，气候变化危害人体的时候，加上每个人的体质和所伤部位不同，就会产生各种病证。

然而，如果气候按照四时周而复始的次序，有规律地变化，是正常现象，对于一切生物有利；有时气候不与季节相适应，或来得过于凶暴，就对生物不利。所以中医把正常的气候称作正气，不正常的气候称为邪气，在养生和防治方面都十分重视这一点。

四季里的多发病，如麻疹、疰夏、中暑、痢疾、秋燥和伤寒等，都和气候有关。同时，日常生活也是一个重要的诱因，要防止不正常气候的感染，千万不能忽视饮食起居。例如：春天少吃辛辣刺激的东西，衣服随时增减，避免忍热熬冷，可以预防温病和伤寒。夏季里不要过分贪凉饮冷，不要多吃油腻和不消化的食物，可以防止霍乱和痢疾等。还有一些疾病，虽然不属于时气病范围，实际上和气候息息相通，如患头晕、脑胀、目眩、耳鸣、精神疲倦等肝阳上亢的病，到了春天容易发作，只要事先留意，也能减少发病机会。"

6.《医醇剩义》

"七情之伤，虽分五脏，而必归本于心。喜则伤心，此为本脏之病，过喜则阳气太浮，而百脉开解，故心脏受伤也。至于怒伤肝，肝初不知怒也，心知其当怒，而怒之太过，肝伤则心亦伤也。忧伤肺，肺初不知忧也。心知其可忧，而忧之太过，肺伤则心伤也。思伤脾，脾初不知思也。心与为思维，而思之太过，脾伤则心亦伤也。推之悲也、恐也、统之于心，何独不然？故治七伤者，虽为肝、脾、肺、肾之病，必兼心脏施治，始为得之。"

7.《济生方》

"善摄生者，谨于和调，使一饮一食入于胃中，随消随化，则无滞留之患。若禀受怯弱，饥饱失时，或过餐五味、鱼腥、乳酪，强食生冷、果菜，停蓄胃脘，遂成宿滞，轻则吞酸、呕恶、胸满、噫噎，或泄、或痢；久则积结为癥瘕，面黄肌瘦，此皆宿滞不消而生病焉。"

8.《世补斋医书》

"世但知有劳病，不知有逸病。……凡人闲暇则病，小劳转健，有事则病却，即病亦若可忘者。又有食后反倦，引起反疲者，皆逸病也。"

9.《三因极一病证方论》

"人之有痰饮病者，由荣卫不清，气血败浊，凝结而成也。内则七情扰乱，脏气不行，郁而生涎，涎结为饮，为内所因；外则六淫浸冒，玄府不通，当汗不泄，蓄而为饮，为外所因；或饮食过伤，嗜欲无度，叫呼疲极，运动失宜，津液不行，聚为痰饮，属不内外因。三因所成，证状非一，或为喘，或为咳，为呕，为泄，晕眩，嘈杂，忪悸（忪，即怔忪，惶快貌。忪悸即心悸——编者）惛憹（惛憹音 hunhuo，忧惊之意——编者），寒热、疼痛，肿满，挛癖，癃闭，痞膈如疯如癫，未有不由痰饮之所致也。"

10.《冯氏锦囊秘录》

"津液受病，化为痰饮，或吐咯上出，或凝滞胸膈，或留聚肠胃，或流注经络四肢，遍身上下，无处不到。其为病也，为喘咳，恶心呕吐、痞膈壅塞，关格异病、泄泻、眩晕、嘈杂、怔忡、惊悸、癫狂、寒热、痛肿，或胸闷辘辘有声，或背心一点冰冷，或四肢麻痹不仁，百病中多有兼痰者。"

11.《医述》引罗赤诚语

"凡瘀血之证，今人但知内挫则有瘀血，不知有因火载血上行，或吐或衄，病者自忍，而蓄滞于中；或因医药寒凉，而冰凝于内；或因忧思过度，而致营血郁滞不行；或因怒气伤血逆，上不得越，下归不经，而留积于胸膈之间者，此皆瘀血之因也。亦有跌扑内挫，当时不觉，至于气衰之际，不时举发，医见吐血，妄为虚损，反用补药，气得其助，病虽暂缓，气日愈衰，病日愈深，致成窠囊，不治矣。"

12. 血瘀证的中医诊断标准（《中药新药血瘀证的临床研究指导原则》1995）

（1）中医诊断标准：

主症：

①刺痛，痛有定处，拒按。

②脉络瘀血（诸如口唇爪甲紫暗，或皮下紫斑，或肤表丝状如缕，或腹部青筋外露，或下肢胀痛）。

③舌质紫暗或有瘀斑、瘀点。

④涩脉或无脉。

⑤癥积。

⑥离经之血（出血或外伤出血）。

⑦痛经，经血色黑有血块，或闭经。

次症：

①肌肤甲错。

②肢体麻木或偏瘫。

③癫狂或健忘。

（2）中医辨证：凡符合血瘀证诊断标准，可按血瘀部位辨证。

瘀阻于心：胸闷心痛，痛如针刺或锥刺，舌质紫暗，脉沉涩。

瘀阻于肺：胸痛咯血，唇甲青紫，舌质暗红，脉数或涩。

瘀阻于肝脾：肝脾肿大，胁肋胀痛，胁下痞块，舌质紫红或有紫斑，脉细涩或沉细涩。

瘀阻于肠胃：腹胀痛，呕血或便血，痛处不移，舌质青紫，脉弦或涩。

瘀阻于胞宫：少腹痛，痛经，经血色黑有块或闭经，舌质紫暗或有瘀斑、瘀点，脉弦或涩。

瘀阻于四肢：局部肿胀呈青紫，或肢体麻木，舌质紫暗，脉弦或涩。

瘀阻于脑或乘心：健忘，癫狂，或肢体偏瘫，舌质紫暗，脉细涩或结代。

（3）症状轻重分级：见表 6-15。

表 6 - 15　　　　　　　　　　　　　　　　症状轻重分级表

症状	轻(+)	中(++)	重(+++)
舌质	色暗红,有瘀点	色紫暗,有瘀斑、点	色青紫
脉象	涩	细涩	无脉,或细涩或结代
疼痛	偶有轻微疼痛	中度疼痛,时有发生	痛不可忍,反得发作,辗转不安
癥积	按之微硬,轻微疼痛	按之较硬,疼痛	按之坚硬,剧痛拒按
月经	轻度痛经,经血色黑,偶有血块	痛经,经血色黑,血块较多,或经期紊乱	闭经

13. 血瘀证的现代分类（中国中西医结合杂志　2000；20（7）：487）

血瘀证Ⅰ型（血瘀证高流变性型）：大多数血瘀证临床可归属于这一类型,可存在一种或多种血液高粘、高凝、高纤维蛋白原血症,高血栓素水平,或高血管反应性和血栓栓塞性疾病的倾向。如全血和/或血浆粘度增高,红、白细胞粘附、聚集性增高,血小板粘附、聚集性增高,血浆纤维蛋白水平增高,红细胞/白细胞变形能力减弱,血栓素水平增高,微循环功能处于痉挛或瘀滞等状态。这一类型可包括最典型的真性红细胞增多症,以及急慢性肺心病,充血性心力衰竭,先天性心脏病,高原反应和高山病,脑梗死,心肌梗死,周围血管疾病,休克,高脂血症,烧伤,创伤,脱水,增龄性改变,急性弥散性血管内凝血,甲状腺功能亢进,视网膜静脉阻塞,妊娠,妇女经期,系统性红斑狼疮,急性呼吸窘迫综合征及部分感染等。

血瘀证Ⅱ型（血瘀证低流变性型）：少部分血瘀证临床属于这一类型,血粘度偏低,血细胞比容偏低,或血小板总数/聚集力偏低,血浆蛋白等有形成分不足,凝血功能的某一环节不良等等。如失血性疾病,贫血,晚期肿瘤,尿毒症,肝硬化腹水,部分感染性疾病,部分手术及创伤者,部分白血病,乙醇中毒,部分月经病等。

14. 小儿血瘀证诊断标准（试行方案）（中国中西医结合杂志　2000；20（2）：104）

主要依据：①舌质紫暗或舌体瘀斑、瘀点,舌下静脉曲张瘀血；②指纹紫滞（3岁以下）；③固定性疼痛或疼痛拒按；④病理肿块（包括内脏肿大、炎性或非炎性包块、组织增生及外伤性血肿等）；⑤血管异常,人体各部位的静脉曲张,血管扩张,血管痉挛,血管阻塞,血栓形成；⑥面部、口唇、齿龈及眼周晦暗或发青,唇及肢端发绀；⑦脉涩、结代或无脉,心律不整,心电图有心律失常等；⑧血不循经而停滞及出血后引起的血瘀或异常出血,如血尿、鼻衄、皮下瘀斑、黑粪或血性腹水等；⑨肌肤异常（皮肤粗糙、肥厚、鳞屑增多、硬肿）；⑩肢体麻木或偏瘫；⑪血瘀型疳积,血瘀型单纯性肥胖等；⑫面色不泽,晦暗无华；⑬理化检查具有血液循环瘀滞表现。

凡具备以上一项即可诊断血瘀证。

（中国中西医结合学会儿科专业委员会第二届学术会议制订,1999年9月厦门工作会议修订）

15.《伤寒温疫条辨》

"种种秽恶,上涸空明清净之气,下败水土污浊之气,人受之者,亲上亲下,病从其类。"

16.《瘟疫赘言》

"又有大旱之年,水涸日烈,河水每多热毒,饮其水者,多发疫痢。"

17.《温热经纬》

"湿热之邪,皆从湿土郁蒸而发,土为受盛之区,平时污秽之物,无为不甚。适当邪气蒸腾,不异瘴雾之毒。或发于山川原陆；或发于河井沟渠。"

（易　杰　李德新）

第七章 病　　机

【目的要求】

1. 掌握病机和病机学说的概念。
2. 掌握发病的基本原理。
3. 掌握基本病机。
4. 掌握内生五邪病机。
5. 掌握脏腑病机。
6. 掌握疾病的传变规律。
7. 熟悉主要发病类型。
8. 了解影响发病和疾病传变的因素。

【自学时数】

57 学时。

病机，指疾病发生、发展及其变化的机制，又称病理，包括病因、病性、证候、脏腑气血虚实的变化及其机制。病机揭示了疾病发生、发展、变化与转归的本质特点及其基本规律。

疾病的发生、发展和变化，与患病机体的正气强弱和致病邪气的性质密切相关。病邪作用于人体，人体正气奋起而抗邪，引起了正邪相争。邪正斗争的结果，邪气对人体的损害居于主导地位，破坏了人体阴阳的相对平衡，或使脏腑气机升降失常，或使气血功能紊乱，并进而影响了全身脏腑组织器官的生理活动，从而产生了一系列的病理变化。

病机学说是阐明疾病发生、发展和变化规律的系统理论，其任务旨在揭示疾病的本质，是对疾病进行正确诊断和有效防治的理论基础。

病机学说的内容，包括疾病发生的机制、病变的机制、病程演变的机制三个部分。

病机学说根据以五脏为中心的脏象学说，把局部病变同机体全身状况联系起来，从机体内部脏腑经络之间的相互联系和制约关系，来探讨疾病的发生、发展和转变，从而形成了注重整体联系的病理观。病机学说认为，人体脏腑之间，不仅在生理上而且在病理上，存在着相互联系和相互制约的关系。五脏相通，移皆有次，疾病发生时，各脏腑是按一定规律，互相联系制约的。病机学说用五行生克乘侮理论来解释脏腑之间病理上的相互影响，以及疾病的转变规律。当然，疾病的发展转变也有不以次相传的特殊情况，如溺水猝死是不可预测的意外情况，不能机械地按照以次相传的模式制定诊疗计划。病机学说在疾病发展和转变上，既看到了五脏相通，移皆有次的一般规律，又指出了疾病或其传化有不以次的特殊情况，把矛盾的普遍性和特殊性统一起来，体现了丰富的辩证法思想。

总之，病机学说，不仅坚持了唯物主义的病因观，而且还通过阴阳五行学说和脏象学说等，把人体同外界环境，及人体内部各脏腑经络之间的相互联系、相互制约的关系结合起来，既强调了正气在发病过程中的决定作用，又重视邪气的重要作用，把疾病看成是人体内外环境失调、邪正斗争的表现，是人体阴阳相对平衡状态受到破坏的结果，既注意到病变局部与整体的联系，又注意疾病的发展和传变；既看到疾病传变的一般规律，又注意疾病传变的特殊情况，从整体联系和运动变化的观点，来认识疾病的发生、发展和变化过程，坚持了唯物辩证的病理学观点。

第一节　发病原理

发病原理，是研究人体疾病发生一般规律的、具有普遍意义的基本理论，包括基本发病机制和共同的发病规律。

人体与外界环境之间，以及人体内部各脏腑之间的阴阳，必须保持相对的平衡。这种阴平阳秘的关系，是维持正常生命活动的基础。但是，在致病因素的作用，人体内外阴阳平衡协调关系遭到破坏，导致阴阳失调，出现了各种临床症状，便发生了疾病。

疾病的发生和变化是复杂的，但总不外乎各种致病因素作用于人体后，破坏了人体正常的生理活动，使机体的阴阳失调。因此，疾病的发生关系到致病因素（邪气）和机体本身抗病能力（正气）两个方面。

一、健康与疾病

健康，是人体与外界环境之间，以及人体内部各脏腑之间的阴阳处于相对的平衡状态，这种阴平阳秘的关系是维持人体正常活动的基础。即机体的阴阳平衡标志着健康，包括机体的内部脏腑经络、气血津液、形与神的阴阳平衡，以及机体与外界环境（包括自然环境和社会环境）的阴阳平衡。它意味着形体血肉、精神心理和环境适应的完好状态，而不仅仅是没有疾病和虚弱。

疾病，是指机体在一定条件下，由病因与机体相互作用而产生的一种邪正斗争的有规律的过程，表现为机体脏腑经络功能异常，气血紊乱，阴阳失调，对外界环境适应能力降低，劳动能力明显下降或丧失，并出现一系列的临床症状与体征。换言之，疾病是机体在一定病因的作用，机体阴阳失调而发生的异常生命活动过程。

人体的生命活动是一个矛盾运动过程。人体与自然环境，以及人体内在环境之间，存在着整体统一的联系，维持相对的动态平衡，从而保持着人体的正常生理活动，即健康状态。但机体时刻受着内外因素的影响，干扰着这种动态平衡状态。在一般情况下，人体的自身调节能力尚能维持这种平衡状态，从而保持健康，即"阴平阳秘，精神乃治"。如果内外因素的影响超过了人体的适应力，破坏了人体的阴阳动态平衡，而人体的调节功能又不能立即消除这种干扰，以恢复生理上的平衡时，人体就会出现阴阳失调而发生疾病。若经过适当的治疗等使人体重新建立这种平衡，便恢复了健康。健康与疾病共存于机体之中，在同一机体内此消彼长，成为矛盾的统一体。

二、发病原理

疾病的发生、发展和变化，是在一定条件下邪正斗争的反映。疾病的过程就是邪正斗争的过程。一方面，正气维持着人体正常生理功能，另一方面，人体时刻受着邪气的侵袭，正气与邪气不断地进行斗争。疾病的发生，取决于正气和邪气双方斗争的结果。发病学说既强调人体正气在发病中的决定作用，又不排除邪气的重要作用，并且认为，邪气在一定条件下也可以起决定性的作用。

（一）邪正斗争与发病

1. 正气不足是发病的内在原因：正气，简称正，通常与邪气相对而言，是人体生理功能的总称，即人体生理功能及所产生的各种维护健康的能力，包括自我调节能力、适应环境能力、抗邪防病能力及康复自愈能力。

发病学说重视人体的正气。人体的正气，可以决定疾病的发生、发展与转归。从疾病的发生来看，人体脏腑功能正常，正气旺盛，气血充盈，卫外固密，病邪就难于侵入，即使邪气侵入，亦能驱邪外出，疾病也就无从发生。从人体受邪之后看，正气不甚衰弱，即使受邪也较轻浅，病情多不深重；正气虚弱，即使轻微受邪，亦可发生疾病或加重病情。从发病的时间来看，正气不很弱者，不一定立即发病，而只有正气不足时，才能立即发病。总之，只有在人体正气相对虚弱，卫外不固，抗邪无力的情况下，邪气方能乘虚侵入，使人体阴阳失调，脏腑经络功能紊乱，而发生疾病。所以说："邪之所凑，其气必虚。"

邪气侵入人体以后，究竟停留于何处而为病，这取决于人体各部分正气之强弱。一般说来，人体哪一部分正气不足，邪气即易于损伤哪一部分而发病。如，脏气不足，病在脏；腑气不足，病在腑；经气不足，病在经脉。疾病一旦发生，疾病的表现又与正气强弱有着密切关系。一般地说，正气强盛，邪正斗争剧烈，多表现为实证；正气虚弱，抗邪无力，多表现为虚证或虚实错杂证。如，同为感受风寒之邪而引起的感冒，正气强盛者，则多表现为恶寒发热、头身疼痛、无汗、咳嗽、苔薄白，脉浮紧等风寒束表，卫阳被郁，邪气盛实之象，其证属实。而体质素虚，阳气不足之人，感受风寒，除见发热恶寒、无汗、头身疼痛等一般表证外，并有形寒肢冷、面白声微、舌淡苔白、脉沉无力等阳虚现象，此为虚实错杂之候。

总之，人体正气的强弱，决定疾病的发生与否，并与发病的部位、病变的轻重、发病的缓急及疾病的虚实变化等密切相关。所以，正气不足是疾病发生的主要因素。

2. 邪气是发病的重要条件：中医重视正气，强调正气在发病中的主导地位，并不排除邪气对疾病发生的重要作用。邪气，又称病邪，简称邪，与正气相对而言，泛指各种致病因素。它包括存在于外界环境之中和人体内部产生的各种具有致病或损伤正气作用的因素，如六淫、疠气、七情、外伤及痰饮和瘀血等。邪气是发病的条件，在一定的条件下，甚至起主导作用。如高温、高压电流、化学毒剂、枪弹杀伤、毒蛇咬伤等，即使正气强盛，机体也难免被伤害而发病。又如，疠气在特殊情况下，常常成为疾病发生的决定性因素，因而导致了疾病的大流行。所以，中医学提出了"避其毒气"的主动预防措施，以防止传染病的发生和传播。

疾病发生以后，其病理变化与感邪的性质、轻重，以及邪气作用的部位有密切关系。

（1）疾病与病邪的关系：一般来说，感受阳邪，易致阳偏盛而出现实热证；感受阴邪，易致阴偏盛而出现寒证。如，火为阳邪，心火炽盛，则现面赤舌疮、心烦失眠、小便短赤等实热之证。而寒为阴邪，寒邪直中，伤及脾胃，则现吐泻清稀、脘腹冷痛、小便清长等阴寒之候。

（2）疾病与感邪轻重的关系：疾病的轻重，除体质因素外，决定于感邪的轻重，邪轻则病轻，邪重则病重。例如，同一风邪袭人，因感邪轻重不一，其病则有伤寒和伤风之异。邪甚而深者为伤寒，邪轻而浅者为伤风。

（3）疾病与病邪所中部位的关系：病邪侵犯人体的部位不同，临床表现也不尽一致。如寒客肌表经脉，则头身四肢疼痛。寒邪犯肺，则咳嗽喘促、痰液稀白等。

3. 邪正斗争的胜负，决定发病与不发病：正能胜邪则不发病：邪气侵袭人体时，正气即奋起抗邪，若正气强盛，抗邪有力，则病邪难于侵入，或侵入后即被正气及时消除，不产生病理反应，即不发病。如，自然界中经常存在着各种各样的致病因素，但并不是所有接触的人都会发病，此即是正能胜邪的结果。

邪胜正负则发病：在正邪斗争过程中，若邪气偏胜，正气相对不足，邪胜正负，从而使脏腑阴阳、气血失调，气机逆乱，便可导致疾病的发生。

发病以后，由于正气强弱的差异、病邪性质的不同和感邪轻重之别，以及所在部位的浅深，从而产生不同的病证。

中医学根据"邪正相搏"的发病观点，提出了"正气内虚"和"因加而发"之说，认为人体受邪之后，邪留体内，当时可不出现任何症状。由于某种因素，如饮食起居失调，或情志变动等，造成人体气血运行失常，抗病功能衰退，病邪乘机而起与正气相搏而发病。故临床上常见某些疾患，随着正气的时衰时盛，而出现时发时愈，或愈而复发的情况。所以，病邪虽可致病，但多是在正气虚衰的条件下，才能为害而发病。

由此可见，正气和邪气是相互对抗、相互矛盾的两个方面。正气与邪气不断地发生斗争，因此，疾病的发生决定于正气和邪气双方势力消长和斗争的结果。中医学从这两个方面的辩证关系出发，阐明了疾病发生的基本规律和基本机制。既强调了人体正气在发病上的决定作用，又不排除邪气的致病条件，是中医发病学说的基本观点。

（二）影响发病的因素

正气和邪气是决定疾病能否发生的基本因素，邪正斗争决定疾病发生发展的过程。正气和邪气以及邪正斗争是受机体内外各种因素影响的。机体的外环境，包括自然环境和社会环境，主要与邪气的质和量有关。机体的内环境，包括体质因素、精神状态和遗传因素等，与人体正气相关。

1. 外环境与发病：

（1）自然环境与发病：自然环境，包括季节气候、地理特点及生活工作环境等。人与自然息息相关。自然环境因素对疾病的发生有着一定的影响，既可成为直接引发疾病的条件，又可成为影响疾病发生的因素。

①季节气候与发病：人体生活在一定的气候环境中，自然界气候的变化，不仅是六淫、疠气发生的条件，而且又能影响机体的调节能力和适应能力，影响着正气的盛衰。天人相应，人随着季节气候的演变，而产生相应的生理变化。脏腑、经络之气，在不同的时令又各有旺衰，人对不同气候的适应能力，也有所差异。因此，不同的季节，就有不同的易感之邪和易患之病。如春易伤风、夏易中暑、秋易伤燥、冬易病寒等。疫疬的暴发或流行，也与自然气候的变化密切相关，反常的气候，一方面使正气的调节能力低而处于易病状态；另一方

面又促成了某些疫疠病邪的滋生与传播，从而易于发生"时行疫气"。

②地理特点与发病：地域不同，其气候特点、水土性质、物产及生活习俗的各异，对疾病的发生有着重要影响，甚则形成地域性的常见病和多发病。一般说来，西北之域，地势高峻，居处干燥，气候寒凉而多风，水土刚强，人之腠理常闭而少开，故多风寒中伤或燥气为病；东南之方，地势低下，居处卑湿，气候温暖或炎热潮湿，水土薄弱，人之腠理常开而少闭，故多湿邪或湿热为病。

③工作生活环境与发病：生活居处与劳作环境的不同，亦可成为影响疾病发生或诱发的因素。如，生活居处于潮湿阴暗或空气秽浊之处，易感寒湿或秽浊之邪；夏月炎热季节，在野外操作，容易中暑；冬月严寒，在野外工作，容易受风寒或冻伤；渔民水上作业，易感阴湿之气而发病；矿工在石粉迷雾中劳动，易为尘毒伤肺而成肺痨等等。

（2）社会环境与发病：人生活在一定的社会环境之中。因此，疾病的发生也必然与社会环境密切相关。一般而言，先进的社会组织、社会福利及公共卫生条件较好，能有效地减少疾病发生。而落后的社会组织，由于福利及卫生条件较差，造成了发病机会的增加，随着工业化社会的发展，环境污染包括噪声污染、空气污染、水源污染及土壤污染等成了严重威胁人类健康的新的致病因素，而且出现了许多前所没有的疾病。如噪声病、水俣病、放射病等。

2. 内环境与发病：正气虚弱是发生疾病的内在原因，致病因素只是发生疾病的重要条件。人的体质、精神状态、生活环境及营养、锻炼等，与人体正气强弱有密切的关系，其中尤以体质为最。

（1）体质：体质是人体在先天遗传和后天获得的基础上所形成的功能和形态上相对稳定的固有特性。体质与先天禀赋的关系尤为密切，父母的素质遗传给后代，使其具有个体的特点。体质不仅是疾病发生的内在原因，而且也是决定整个疾病发展过程的重要因素之一。体质在发病学上的意义是：

其一，体质的特殊性决定对致病因素或者某些疾病的易感性。如肥人多痰湿，善病中风；瘦人多火，易得劳嗽；老年人肾气虚衰，多病痰饮咳嗽；癫狂、哮证，多有家族史等。由于脏腑组织有坚脆刚柔之别，故不同体质对病邪的反应及发病情况也不一致。

其二，体质又决定疾病的发生与发展过程。虽然感受同样的致病因素，由于体质的差异，其病情发生及发展过程也不一致。一般地说，体质强壮者，对邪气耐受性较强，不易发病；体质虚弱者，对邪气耐受性较差，容易发病。发病之后，体质强壮者病变多实，虚弱者病变多虚。在疾病的发展过程中，外邪入侵后亦随体质而化。病证的性质并不完全取决于邪气的性质，而往往与体质类型有关。人的体质在阴阳、虚实、寒热上各有所偏，因而外邪入侵后，可因病人体质的主导作用，促使邪气因人而化，病证的性质和表现也随之发生变化。或从寒化，或从热化，或从虚化，或从实化等。如同一感冒，因体质不一，其临床类型就有风寒、风热之分，风寒感冒又有表实与表虚之异。另外，感受外邪之后，由于体质的特殊性，病理性质往往发生不同的变化。如同为感受风寒邪气，阳热体质者多从阳化热，而阴寒体质则易于从阴化寒。

总之，体质的特异性，不仅决定机体对某些病邪或疾病的易感性，而且也决定疾病的发生、发展过程。

（2）营养、锻炼：饮食和锻炼是影响体质的重要因素，合理的饮食及从事体育锻炼和体力劳动，可使人体气血运行畅通，体质健壮。但是，饮食营养失调，缺乏必要的体育锻炼或劳动，会使人体气血虚弱，健康欠佳，正气减弱，抗邪无力，容易受邪而发病。

（3）生活环境：生活环境和习惯对人体也有很大影响。如不良的生活习惯，生活无规律，饮食偏嗜，作息无常，以及个人和环境卫生不佳等，都会损害人体健康，使机体正气减弱。

（4）精神状态：精神状态对正气的影响更为重要。俗语说："欲得百年无病者，莫教一息有愁容。"实为经验之谈。精神状态受情志因素影响，情志舒畅，精神愉快，气机畅通，气血调和，脏腑功能协调，则正气旺盛，邪气难于入侵。若情志不畅，精神异常，气机逆乱，阴阳气血失调，脏腑功能异常，则正气减弱而易于发病。

精神情志因素不仅关系到疾病发生与否，而且与疾病的发展过程有密切关系。精神情志状态不同，其发病的缓急、病变的证候类型也不尽一致。大怒、大喜、大悲、大惊等强烈的情志波动，易于引起急性发病。如，五志过极，心火暴盛，阳气怫郁，心神昏冒，则突然倒仆；又如神虚胆怯之人，有所惊骇，则心神慌乱，气血失主，而骤然昏闷等。而所愿不遂，抑郁不已，久悲失志等持续过久，可影响脏腑气血的生理功能而促发疾病，且起病缓慢。一般来说，兴奋性的精神状态多致实证，抑郁性的精神状态易致虚证。但是，体质有强弱，故兼夹错杂的病变亦常发生。如，长期处于紧张的精神状态下，可使阴精损耗，以致肝阳偏亢，心火偏旺，出现头痛、眩晕、心悸、失眠等病症。

三、发病类型

由于邪气的种类、性质和致病途径及其作用不同，个体的体质和正气强弱的差异，所以，其发病类型也有区别。发病类型大致有猝发、伏发、徐发、间发、继发、合病与并病、复发等。

（一）猝发

猝发，又称顿发，即感邪之后立即发病，是临床上常见的发病类型。一般多见以下几种情况：

1. 感邪较甚：六淫之邪侵入，若邪气较盛，则感邪后即发。如新感伤寒或温病，是外感热病中最常见的发病类型。外感风寒、风热、燥热、温热、温毒等病邪为病，多感而即发，随感随发。

2. 情志遽变：急剧的激情波动，如暴怒、悲伤欲绝等情志变化，导致人的气血逆乱，而病变顷刻顿发，出现猝然昏仆、半身不遂、胸痹心痛、脉绝不至等危急重证。

3. 疫气致病：发病暴急，来势凶猛，病情危笃，常相"染易"，以致迅速扩散，广为流行。某些疫气，其性毒烈，致病力强，善"染易"流行而暴发，危害尤大，故又称暴发。

4. 毒物所伤：误服毒物，被毒虫毒蛇咬伤，吸入毒秽之气等，均可使人中毒而发病急骤。

5. 急性外伤：如金刃伤、坠落伤、跌打伤、烧烫伤、冻伤、触电伤、枪弹伤等，均可直接而迅速致病。

（二）伏发

伏发，即伏而后发，指某些病邪传入人体后，不即时发病，而潜伏于内，经一段时间后，或在一定诱因作用下才发病。如破伤风、狂犬病等，均经一段潜伏期后才发病。有些外感性疾病，也常需经过一定的潜伏期。如"伏气温病"、"伏暑"等均属此类。

（三）徐发

徐发，即徐缓发病，又称缓发，系与猝发相对而言。徐发与致病因素的种类、性质及其致病作用，以及体质因素等密切相关。

以外感病因而言，寒湿邪气，其性属阴，凝滞、粘滞、重着，病多缓起，如风寒湿痹阻滞肌肉筋脉关节而疼痛、重着、麻木等。某些高年患者，正气已虚，虽感外邪，常可徐缓起病，即与机体反应性低下有关。

内伤因素致病，如思虑过度、忧恚不释、房事不节、嗜酒成癖、嗜食膏粱厚味等，常可引起机体的渐进性病理改变，积以时日，就呈现出种种明显的临床症状与体征。

（四）继发

继发，系指在原发病证的基础上继续发生新的病证。继发病必然以原发病为前提，二者间有着密切的病理联系。例如，病毒性肝炎所致的胁痛、黄疸等，若失治或治疗失当，日久可继发致生"癥积"、"鼓胀"。小儿久泻或虫积，营养不良，则致生"疳积"；久罹眩晕，由于忧思恼怒，饮食失宜，劳累过度，有的可发为"中风"，出现猝然昏仆、面瘫、半身不遂等症状。

（五）合病与并病

凡两经或三经的病证同时出现者，为合病；若一经病证未罢又出现另一经证候者，则称为并病。其区别，主要在于发病时间上的差异，即合病为同时并见，并病则以次出现。

合病多见于病邪较盛之时。由于邪盛，可同时侵犯两经，如伤寒之太阳与少阳合病，太阳与阳明合病等，甚则有太阳、阳明与少阳之三阳合病者。

并病多见于病位传变之中。病位的传变，多是病变过程中病变部位发生了相对转移的现象，并且，原始病位的病变依然存在。在不同类别的疾病中，病位的传变也很复杂，即病有一定之传变，有无定之传变。所谓一定之传变，多表现出传变具有一定的规律，如六经、卫气营血、三焦传变等；所谓无定之传变，是指在上述一般规律之外的具体疾病的病后增病，即可视为并发病症。如胃脘痛可并发大量出血、腹痛厥脱、反胃等。

（六）复发

复发，即重新发作的疾病，又称为"复病"。复发具有如下特点：一是其基本证候可类似初病，但又不仅是原有病理过程的再现，而是有诱发因素作用于旧疾之宿根，机体遭受到再一次的病理性损害而旧病复发。二是复发的次数愈多，静止期的恢复就愈不完全，预后也就愈差，并常可遗留下后遗症。所谓后遗症，是主病在好转或痊愈过程中未能恢复的机体损害，是与主病有着因果联系的疾病过程。

1. 复发的基本条件：其一，邪未尽除。邪未尽除是复发的首要条件。其二，正虚未复。若正气不虚，必能除邪务尽，所以正虚未复是疾病复发中必不可少的因素。其三，是诱因。如新感病邪、过于劳累、饮食不慎、用药不当等，均可助邪而伤正，引起旧病复发。

2. 复发的主要类型：

（1）疾病少愈即复发：这种类型多见于较重的外感热病，若将息治疗得当，一般是不会复发的，多因饮食不慎，用药不当，或过早操劳，使正气受损，余火复燃，引起复发。

（2）休止与复发交替：这种类型在初次患病时即有宿根伏于体内，虽经治疗，症状和体征均已消除，但宿根未除，一旦正气不足，或感新邪引动宿邪，即可旧病复发。例如中青年的哮喘病，有痰饮宿根胶着于胸膈，休止时宛若平人。但当气候骤变，新感外邪引动伏邪，哮喘复发。

（3）急性发作与慢性缓解交替：这实际上是慢性疾病症状较轻的缓解期与症状较重的急性发作期的交替。

综上所述，中医的发病学说认为，疾病的发生关系到正气和邪气两个方面，正气不足是发病的内在因素，邪气是导致发病的必不可少的重要条件。邪正斗争的胜负，决定发病与否。若邪胜正负，破坏了人体阴阳的相对平衡状态，则发生疾病。内外环境通过影响正气和邪气的盛衰而成为影响发病的因素。由于邪气的性质和体质因素的差异，其发病类型各异。中医学这种既强调正气的决定作用，又重视邪气作用的发病学观点，对于如何做好预防和治疗都有积极的作用。

第二节　基本病机

基本病机，是指在疾病过程中病理变化的一般规律及其基本机制。疾病的发生、发展与变化，与患病机体的体质强弱和致病邪气的性质有密切关系（表7-1）。体质不同，病邪各异，可以产生全身或局部的多种多样的病理变化。因此，尽管疾病的种类繁多，临床征象错综复杂，千变万化，各种疾病，各个症状都有其各自的机制。但从总体来说，总不外乎邪正盛衰、阴阳失调、气血失调、津液失常等病机变化的一般规律。这些基本病机，不仅是脏腑、经络等各种病机的基础，而且也是分析研究各种疾病病机的基础。

表7-1　　　　　　　　　　邪正盛衰病机简表

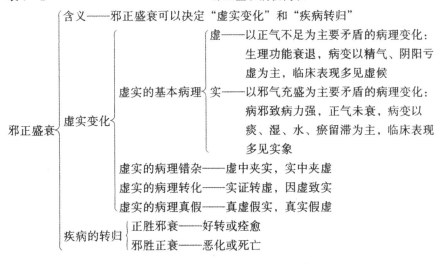

一、邪正盛衰

邪正盛衰，是指在疾病过程中，机体的抗病能力与致病邪气之间相互斗争中所发生的盛衰变化。这种斗争，不仅关系着疾病的发生，而且直接影响着疾病的发展和转归，同时也影响着病证的虚实变化。所以，从一定意义上来说，许多疾病的过程，也就是邪正斗争及其盛衰变化的过程。

（一）邪正盛衰与虚实变化

在疾病的发展变化过程中，正气和邪气这两种力量不是固定不变的，正邪双方在其斗争的过程中，在力量对比上发生着消长盛衰的变化。一般地说，正气增长而旺盛，则必然促使邪气消退；反之，邪气增长而亢盛，则必然会损耗正气。随着体内邪正的消长盛衰从而形成了病证的虚实变化。

虚与实，体现了人体正气与病邪相互对抗消长运动形式的变化，"邪气盛则实，精气夺则虚"。致病因素作用于人体之后，在疾病发展过程中，邪正是互为消长的。正胜则邪退，邪胜则正衰，随着邪正的消长，疾病就反映出两种不同的本质，即虚与实的变化。

1. 虚实的基本病理：虚与实是相对的而不是绝对的。

实，是指邪气盛而正气尚未虚衰，以邪气盛为主要矛盾的一种病理变化。发病后，邪气亢盛，正气不太虚，尚足以同邪气相抗衡，临床表现为亢盛有余的实证。实证必有外感六淫或痰饮、食积、瘀血等病邪滞留不解的特殊表现。一般多见于疾病的初期或中期，病程一般较短。如外感热病进入热盛期，出现了大热、大汗、大渴、脉洪大"四大"症状，或潮热、谵语、狂躁、腹胀满坚硬而拒按、大便秘结、手足微汗出、舌苔黄燥、脉沉数有力等症状，就邪正关系说来，它们皆属实，就疾病性质说来它们均属热，故称实热证。此外，因痰、食、水、血等滞留于体内而引起的痰涎壅盛、食积不化、水湿泛滥、瘀血内阻等病变，亦都属于实证。

虚，是指正气不足，抗病能力减弱，以正气虚衰为主要矛盾的一种病理变化。或体质素虚，或疾病后期，或大病久病之后，气血不足，伤阴损阳，导致正气虚弱，正气对病邪虽然还在抗争，但力量已经显示出严重不足，难以出现较剧烈的病理反映。所以临床上表现出一系列的虚损不足的虚证。虚证必有脏腑功能衰退的特殊表现，一般多见于疾病的后期和慢性疾病过程中。如大病、久病，消耗精气；或大汗、吐利、大出血等耗伤人体气血津液、阴阳，均会导致正气虚弱，出现神疲体倦、面容憔悴、心悸气短、自汗、盗汗，或五心烦热，或畏寒肢冷、脉虚无力等正虚的临床表现。

2. 虚实的病理错杂：在疾病过程中，邪正的消长盛衰，不仅可以产生单纯的虚或实的病理变化，而且由于疾病失治，或治疗不当，以致病邪久留，损伤了人体的正气；或因正气本虚，无力驱邪外出，而致水湿、痰饮、瘀血等病理产物的凝结阻滞，往往可以形成虚实同时存在的虚中夹实，实中夹虚等虚实错杂的病理变化。

虚中夹实是指疾病的病理变化以虚为主，又兼夹实的改变，谓之虚中夹实。如脾阳不振之水肿即属此类。

实中夹虚是以实为主，兼见虚候的一种病理变化。如外感热病热盛期，常见实热伤津之象，病本为实为热，津伤源于实热而属于虚。

3. 虚实的病理转化：疾病发生后，邪正双方斗争力量的对比经常发生变化，因而疾病之虚实也常常发生实证转虚，因虚致实的病理转化。

由实转虚：疾病在发展过程中，邪气盛，正气不衰，由于误治、失治，病情迁延日久，虽然邪气渐去，但是人体的正气，脏腑的生理功能也受到损伤，因而疾病的病理由实转虚。

因虚致实：所谓因虚致实，是指由于正气本虚，脏腑生理功能低下，导致气、血、水等不能正常运行，产生了气滞、瘀血、痰饮、水湿等实邪停留体内之害而言。此时，虽然邪实明显，但正气亦不足，脏腑亦衰，故谓之因虚致实。

4．虚实的病理真假：病机的或实或虚，在临床上均有一定的征象可循。但必须指出，临床上的征象，仅仅是疾病的现象，在一般情况下，即现象与本质相一致的情况下，可以反映病机的虚或实；但在特殊情况下，即疾病的现象与本质不完全一致的情况下，在临床上往往会出现与疾病本质不符的许多假象，因而有"至虚有盛候"的真虚假实和"大实有羸状"的真实假虚的病理变化，虽然假象也是由疾病本质所决定的，是疾病本质的表现，但它并不像真象那样更直接地反映疾病的本质，往往会把疾病的本质掩盖起来。因此，我们要详细地了解临床资料，全面地分析疾病的现象，从而揭示出病机的真正本质。

总之，在疾病的发生和发展过程中，病机的虚和实，都只是相对的，而不是绝对的，因而，由实转虚、因虚致实和虚实夹杂，常常是疾病发展过程中的必然趋势。因此，在临床上不能以静止的、绝对的观点来对待虚和实的病机变化，而应以运动的、相对的观点来分析虚和实的病机。

(二) 邪正盛衰与疾病转归

在疾病的发展过程中，邪正的盛衰，不仅关系到虚实的病理变化，而且也关系到疾病的转归。疾病的转归，实质上取决于邪正的消长盛衰，正胜邪退，则疾病趋向于好转和痊愈；邪胜正衰，则疾病趋向于恶化，甚则导致死亡。

1．正胜邪退：正胜邪退，是在邪正消长盛衰发展过程中，疾病向好转和痊愈方面转归的一种结局，也是在许多疾病中最常见的一种转归。这是由于患者的正气比较充盛，抗御病邪的能力较强，或因及时地得到正确的治疗，则邪气难以进一步发展，进而促使病邪对机体的作用消失或终止，机体的脏腑、经络等组织的病理性损害逐渐得到修复，精、气、血、津液等的耗伤也逐渐得到恢复，机体的阴阳两个方面在新的基础上又获得了新的相对平衡，疾病即告痊愈。

2．邪胜正衰：邪胜正衰，是在邪正消长盛衰发展过程中，疾病向恶化甚至死亡方面转归的一种结局。这是由于机体的正气虚弱，或由于邪气的亢盛，机体抗御病邪的能力日趋低下，不能制止邪气的致病作用及其进一步的发展，机体受到的病理性损害日趋严重，则病情因而趋向恶化和加剧。若正气衰竭，邪气独盛，气血、脏腑、经络等生理功能衰惫，阴阳离决，则机体的生命活动亦告终止而死亡。

此外，在邪正消长盛衰的过程中，若邪正双方的力量对比势均力敌，出现邪正相持或正虚邪恋，邪去而正气不复等情况，则常常是许多疾病由急性转为慢性，或留下某些后遗症，或慢性病经久不愈的主要原因之一。

二、阴阳失调

阴阳失调，是机体阴阳消长失去平衡的统称，是指机体在疾病过程中，由于致病因素的作用，导致机体的阴阳消长失去相对的平衡，所出现的阴不制阳、阳不制阴的病理变化；它又是脏腑、经络、气血、营卫等相互关系失调，以及表里出入、上下升降等气机运动失常的概括。由于六淫、七情、饮食、劳倦等各种致病因素作用于人体，也必须通过机体内部的阴阳失调，才能形成疾病。所以，阴阳失调又是疾病发生、发展的内在根据。

阴与阳两者之间相互制约、相互转化，既对立又统一，维持着动态的平衡，这是进行正常生命活动的基本条件。因而，在中医学的病机理论中，阴阳的消长失去协调平衡，是对人体各种功能性和器质性病变的高度概括。

阴阳失调的病理变化，甚为复杂，但其主要表现，不外阴阳盛衰、阴阳互损、阴阳格拒、阴阳转化，以及阴阳亡失等几个方面。其中，阴阳偏盛偏衰则是各种疾病基本的病理变化，这种变化通过疾病的寒热而表现出来。

（一）阴阳盛衰

阴阳盛衰，是阴和阳的偏盛或偏衰，表现为或寒或热、或实或虚的病理变化。其表现形式有阳盛、阴盛、阳虚、阴虚四种。

1.阴阳偏盛：阴或阳的偏盛，主要是指"邪气盛则实"的病理变化。阳邪侵入人体，可形成阳偏盛；阴邪侵入人体，形成阴偏盛。"阳盛则热，阴盛则寒"，则是阳偏盛和阴偏盛的临床表现特点。前者其病属热属实；后者其病属寒属实。

阴和阳是相互制约的，阳长则阴消，阴长则阳消，阳偏盛必然会制阴，而导致阴偏衰；阴偏盛也必然会制阳，而导致阳偏衰。所以，"阳盛则阴病"，"阴盛则阳病"，则是阳偏盛或阴偏盛等病理变化的必然发展趋势。

（1）阳盛则热：阳盛是指机体在疾病发展过程中，所出现的阳气偏亢，脏腑经络功能亢进，邪热过剩的病理变化。多是由感受温热阳邪；或感受阴邪而从阳化热；或七情内伤，五志过极而化火；或因气滞、血瘀、痰浊、食积等郁而化热化火所致，其病机特点多表现为阳盛而阴未虚的实热性病理变化。

但需指出，"阳盛则阴病"，即阳盛则阴虚。病机上必须区分阴是相对不足还是绝对虚亏。邪客于阳而致阳盛，此时由于阴是相对不足，从而出现实热证。如果由于阳盛而耗伤机体的阴液，此时阴由相对的不足转而成为绝对的虚损，这就从实热证转化为虚热证或实热兼阴亏证。

（2）阴盛则寒：阴盛，是指机体在疾病过程中所出现的一种阴气偏盛，脏腑经络功能障碍或减退，阴寒过盛，以及病理性代谢产物积聚的病理状态。多由感受寒湿阴邪，或过食生冷，寒滞中阻，阳不制阴而致阴寒内盛之故。一般地说，其病机特点多表现为阴盛而阳未虚的实寒性病理变化。

"阴胜则阳病"，即阴盛则阳虚。从病机理论来说，虽然也可区分为阳的相对不足和绝对的虚损，但是，由于阳主动而易耗散，而且阴寒内盛多因素体阳虚，阳不制阴所致，所以，实际上在阴偏胜时，多同时伴有程度不同的阳气不足，难以明确区分阳的相对不足和绝对的亏损。

2.阴阳偏衰：阴阳偏衰，是人体阴精或阳气亏虚所引起的病理变化。阳气亏虚，阳不制阴，使阴相对偏亢，形成"阳虚则寒"的虚寒证。反之，阴精亏损，精血，津液不足，阴不制阳，使阳相对偏亢，从而形成"阴虚则热"的虚热证。

（1）阳虚则寒：阳虚，是指机体阳气虚损，失于温煦，功能减退或衰弱的病理状态。形成阳偏衰的主要原因，多由于先天禀赋不足，或后天饮食失养，或劳倦内伤，或久病损伤阳气所致。一般地说，其病机特点多表现为机体阳气不足，阳不制阴，阴相对亢盛的虚寒性病理变化。

阳气不足，一般以脾肾之阳虚为主，其中肾阳为诸阳之本，所以，肾阳虚衰（命门之火不足）在阳偏衰的病机中占有极其重要的地位。由于阳气的虚衰，阳虚则不能制阴，阳气的温煦功能减弱，经络、脏腑等组织器官的某些功能活动也因之而减退，血和津液的运行迟缓，水液不化而阴寒内盛，这就是阳虚则寒的主要机制。阳虚则寒，虽也可见到面色㿠白、畏寒肢冷、舌淡、脉迟等寒象，但还有喜静蜷卧、小便清长、下利清谷等虚象。所以，阳虚则寒与阴胜则寒，不仅在病机上有区别，而且在临床表现方面也有不同：前者是虚而有寒；后者是以寒为主，虚象不明显。

（2）阴虚则热：阴虚，是指机体精、血、津液等物质亏耗，以及阴不制阳，导致阳相对亢盛，功能虚性亢奋的病理变化。形成阴偏衰的主要原因，多由于阳邪伤阴，或因五志过极，化火伤阴；或因久病耗伤阴液所致。一般地说，其病机特点多表现为阴液不足及滋养、宁静功能减退，以及阳气相对偏盛的虚热性病理变化。

阴虚之证，五脏俱有，但一般以肝肾为主，其他三脏之阴虚，久延不愈，最终多累及肝肾，五者之间，亦多夹杂并见。临床上以肺肾阴虚，肝肾阴虚为多见，因为肾阴为诸阴之本，所以，肾阴不足在阴偏衰的病机中占有极其重要的地位。由于阴液不足，不能制约阳气，从而形成阴虚内热，阴虚火旺和阴虚阳亢等多种表现。

（二）阴阳互损

阴阳亏损，是指在阴或阳任何一方虚损的前提下，病变发展影响到相对的一方，形成阴阳两虚的病理变化。在阴虚的基础上，继而导致阳虚，称为阴损及阳；在阳虚的基础上，继而导致阴虚，称为阳损及阴。由于肾藏精气，内寓真阴真阳，为全身阳气阴液之根本，因此，无论阴虚或阳虚，多在损及肾脏阴阳或肾本身阴阳失调的情况下，才易于发生阳损及阴或阴损及阳的阴阳互损的病理变化。

1. 阴损及阳：阴损及阳，系指由于阴液亏损，累及阳气，使阳气生化不足或无所依附而耗散，从而在阴虚的基础上又导致了阳虚，形成了以阴虚为主的阴阳两虚的病理变化。

2. 阳损及阴：阳损及阴，系指由于阳气虚损，无阳则阴无以生，累及阴液的生化不足，从而在阳虚的基础上又导致了阴虚，形成了以阳虚为主的阴阳两虚的病理变化。

实际上，由阴或阳的一方不足导致另一方虚损，终究会导致阴阳两虚，只是阴与阳的虚损程度轻重不同而已。这在脏腑、气血病理变化中是屡见不鲜的。因为肾阴为全身阴液之本，肾阳为全身阳气之根，故阳损及阴，阴损及阳，最终又以肾阴、肾阳亏虚为主要病变。

（三）阴阳格拒

阴阳格拒，是阴阳失调中比较特殊的一类病理变化，包括阴盛格阳和阳盛格阴两方面。形成阴阳相互格拒的机制，主要是由于某些原因引起阴或阳的一方偏盛至极而壅遏于内，将另一方排斥格拒于外，迫使阴阳之间不相维系，从而出现真寒假热或真热假寒等复杂的病理现象。

1. 阴盛格阳（真寒假热）：是指阴寒过盛，把阳气格拒于外，出现内真寒外假热的一种病理变化。如虚寒性疾病发展到严重阶段，其表现除有阴寒过盛之四肢厥逆，下利清谷，脉微欲绝等症状外，又见身反不恶寒（但欲盖衣被），面颊泛红等假热之象（如少阴病之通脉四逆汤证）。

2. 阳盛格阴（真热假寒）：是指热极似寒的一种病理变化，是由于热极邪气深伏于里，阳气被遏，闭郁于内，不能透达于外所致，病的本质属热，而临床症状却有某些假寒之象，故又称真热假寒。如热性病发展到极期（如阳明经证——白虎汤证，阳明腑证——承气汤证，及暑厥病等），既有阳热极盛之心胸烦热、胸腹扪之灼热、口干舌燥、舌红等症状，又有阳极似阴的四肢厥冷或微畏寒等，热势愈深，四肢厥逆愈甚。

（四）阴阳转化

在疾病发展过程中，阴阳失调还可表现为阴阳的相互转化。

1. 由阳转阴：疾病的性质本为阳气偏盛，但当阳气亢盛到一定程度时，就会向阴的方向转化。如某些急性外感性疾病，初期可以见到高热、口渴、胸痛、咳嗽、舌红、苔黄等一派热邪亢盛的表现，属于阳证。由于治疗不当或邪毒太盛等原因，可突然出现体温下降、四肢厥逆、冷汗淋漓、脉微欲绝等阴寒危象。此时，疾病的本质即由阳转化为阴，疾病的性质由热转化为寒。病理上称之为"重阳必阴"。"重阳必阴"与"阳证似阴"不同，前者的"阳"和"阴"皆为真；后者的"阳"为真，而其"阴"为假。

2. 由阴转阳：疾病的本质为阴气偏盛，但当阴气亢盛到一定程度时，就会向阳的方向转化。如感冒初期，可以出现恶寒重、发热轻、头身疼痛，苔薄白、脉浮紧等风寒束表之象，属于阴证。如治疗失误，或因体质等因素，可以发展为高热、汗出、口渴、舌红、苔黄、脉数等阳热亢盛之象，此时，疾病的本质即由阴转化为阳，疾病的性质则由寒转化为热。病理上称之为"重阴必阳"。"重阴必阳"与"阴证似阳"有本质的区别。

（五）阴阳亡失

阴阳的亡失，包括亡阴和亡阳两类，是指机体的阴液或阳气突然大量地亡失，导致生命垂危的一种病理变化。

1. 亡阳：是指机体的阳气发生突然脱失，而致全身功能突然严重衰竭的一种病理变化。一般地说，亡阳多由于邪盛，正不敌邪，阳气突然脱失所致。也可由于素体阳虚，正气不足，疲劳过度等多种原因，或过用汗法，汗出过多，阳随阴泄，阳气外脱所致。慢性消耗性疾病的亡阳，多由于阳气的严重耗散，虚阳外越所致。其临床表现多见大汗淋漓、肌肤手足逆冷、精神疲惫、精神淡漠，甚则昏迷、脉微欲绝等一派阳气欲脱之象。

由于阳气、阴精具有依存互根之关系，亡阳则阴精无以化生而耗竭。所以，亡阳之后，继之往往出现阴竭之变。阳亡阴竭，生命亦就告终了。

2. 亡阴：是指由于机体阴液发生突然性的大量消耗或丢失，而致全身功能严重衰竭的一种病理变化。一般地说，亡阴由于热邪炽盛，或邪热久留，大量煎灼阴液所致。也可由于其他因素大量耗损阴液而致亡阴。其临床表现多见汗出不止，汗热而粘，四肢温和，渴喜冷饮，身体干瘪，皮肤皱褶，眼眶深陷，精神烦躁或昏迷谵妄，脉细数疾无力，或洪大按之无力。同样，由于阴液与阳气的依存互根关系，阴液亡失，则阳气无所依附而涣散不收，浮越于外，故亡阴可迅速导致亡阳。阴竭则阳脱，阴阳不相维系而衰竭，生命也随之告终了。

亡阴和亡阳，在病机和临床征象等方面，虽然有所不同，但由于机体的阴和阳存在着互根互用的关系，阴亡，则阳无所依附而散越；阳亡，则阴无以化生而耗竭。故亡阴可以迅速导致亡阳，亡阳也可继而出现亡阴，最终导致"阴阳离决，精气乃绝"，生命活动终止而死亡（图7-1）。

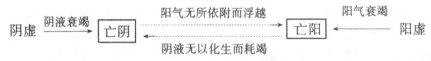

图7-1 亡阴与亡阳的关系示意图

综上所述，阴阳失调的病机（表7-2），是以阴阳的属性，阴和阳之间存在着的相互制约、相互消长、互根互用和相互转化关系的理论，来阐释、分析、综合机体一切病理现象的机制。因此，在阴阳的偏胜偏衰之间，亡阴和亡阳之间，都存在着内在的密切联系。也就是说，阴阳失调的各种病机，并不是固定不变的，而是随着病情的进退和邪正盛衰等情况的变化而变化的。

表7-2　　　　　　　　　　阴阳失调病机简表

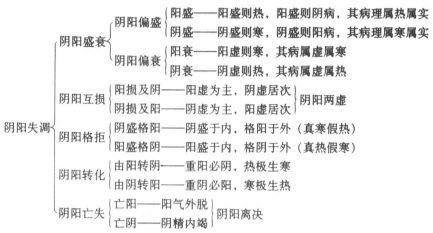

三、气血失调

气血失调是气和血的生成、运行、生理功能，以及相互关系异常的病理变化的统称。

气血是人体脏腑、经络等一切组织器官进行生理活动的物质基础，而气血的生成与运行又有赖于脏腑经络生理功能的正常。因此，在病理上，脏腑经络发病必然会影响到全身的气血，而气血的病变也必然影响到脏腑经络，气血的病理变化又总是通过脏腑经络生理功能的异常而反映出来。此外，由于气与血之间有着密切关系，所以，在病理情况下，气病必及血，血病亦及气，其中尤以气病及血为多见。

（一）气失调

气失调，包括气的生成不足或耗散太过，气的运行失常，以及气的生理功能减退等病理变化，具体表现为气虚、气机失调。

1. 气虚：气虚是指真气不足，全身或某些脏腑功能衰退的病理变化。主要表现为真气不足，脏腑功能活动减退，以及机体抗病能力下降等方面。其形成的主要原因多是先天不足，或后天失养，或肺脾肾功能失调，也可因劳伤过度，久病耗伤，年老体弱所致。气虚多见于慢性疾患，老年患者，营养缺乏、疾病恢复期以及体质衰弱等病变。其临床表现以少气懒言、疲倦乏力、脉细软无力等症为重要特点。

各脏腑气虚的特点，多与其生理功能有关，如肺气虚的特点是"主气"的功能衰退；心气虚的特点是"主血脉"和"藏神"的功能衰退；脾胃气虚的特点是"腐熟水谷"和"运化精微"的功能衰退以及中气下陷等；肾气虚的特点是"藏精"、"生髓"和"气化"、"封藏"以及"纳气"等功能的衰退等。

因肺主一身之气，脾为后天之本，气血生化之源，脾肺气虚直接影响真气的生成，故临床上所谓气虚证，多是指脾气虚和肺气虚以及脾肺气虚。

2. 气机失调：泛指疾病在其发生、发展的过程中，由于致病因素的作用而导致的脏腑气机升降出入运动功能紊乱的病理变化。

升降出入，是人体气化功能的基本运动形式，是脏腑经络、阴阳气血矛盾运动的基本过程。人体脏腑经络的功能活动，脏腑经络以及气血阴阳的相互关系，无不依赖于气机的升降出入而保持正常。

由于气机的升降出入，关系到脏腑经络气血阴阳各方面的功能。所以升降失常，可导致五脏六腑、表里内外、四肢九窍，发生多种病理变化。诸如心肾不交，水火不济；脾气不升，胃气不降；肺气不降，肾不纳气等等。

在升降失常病变中，尤以脾胃升降失调最为重要，且亦为临床所常见。因为脾胃为气机升降之枢纽，若脾胃升降失常，则清阳之气不能敷布，后天之精不能归藏，饮食清气无法进入，废浊之物亦不能排出，继则诸种病变莫不由之而生，所以历代医家调理气机多重视调理脾胃的升降。

升降失常仅是气机升降出入失常的一个方面，而出入失常则为其另一个方面。一般说来，内伤之病，多病于升降；外感之病，多病于出入。但升降与出入密切相关，在病理上亦相互影响，升降失常必然病及出入，出入失常亦必然影响升降，故升降出入失常病机，在临床上具有普遍意义，不论内伤、外感，还是新病、久病都是存在的。如因外感风寒而致咳喘者，风寒外来，肌腠郁闭，汗孔闭塞，卫气不能宣通，出入失常，则发热恶寒，无汗，肺合皮毛，表邪不解，内舍于肺，则肺失宣肃而咳嗽喘促。此为由出入失常而致升降失常，最终形成升降出入失常的病理变化。

气机失调的病理变化虽然很复杂，但基本病理表现的一般规律不外升降不及、升降太过和升降反作三类。

其一，升降不及：当升不升，当降不降。如肝气升发不足而肝气郁结；肺气壅塞，失于清肃而胸闷痰喘；其二，升降太过：即升发之性超过了正常生理范围。如肝气升发太过而肝阳上亢，甚则肝风内动；胃肠传降太过而泄痢不止等；其三，升降反作：当升者反降，当降者反升。如脾气不升而下陷，胃气不降而上逆。所谓"清气在下，则生飧泄，浊气在上，则生䐜胀"（《素问·阴阳应象大论》）。但是，升降太过，升降不及和升降反作三者又是互相联系的。

气机失调的具体表现形式为气陷、气脱、气滞、气逆、气闭等。

1. 气陷：为气虚病机之一，是以气的升举无力，应升反降为主要特征的一种病理变化，多因气虚进一步发展而来。脾宜升则健，脾气虚，易导致气陷，常称"中气下陷"。机体内脏位置的相对恒定，全赖于气的正常升降出入运动，所以，在气虚而升举力量减弱的情况下，就会引起某些内脏的下垂，如胃下垂、肾下垂、子宫脱垂、脱肛等，还可伴见腰腹胀满重坠，便意频频，以及短气乏力，语声低微，脉弱无力等症。

2. 气脱：是指气虚之极而有脱失消亡之危的一种病理变化。由于体内气血津液严重损耗，以致脏腑生理功能极度衰退，真气外泄而陷于脱绝危亡之境。

气脱有虚脱、暴脱之分：精气逐渐消耗，引起脏腑功能极度衰竭者，为虚脱；精气骤然消耗殆尽，引起阴竭阳亡者，为暴脱。如心气虚脱则心神浮越，脉微细欲绝；脾气虚脱则肌肉大脱，泻利不止；肾气虚脱则诸液滑遗，呼气困难。阴气暴脱则肤皱眶陷，烦躁昏谵；阳气暴脱则冷汗如珠，四肢厥逆等。

3. 气滞：是指某些脏腑经络或局部气机郁滞的病理变化。主要是由情志内郁，或痰、湿、食、积、瘀血等阻滞，以及外伤侵袭，用力扭伤，跌仆闪挫等因素，使气机阻滞而不畅，从而导致某些脏腑经络的功能失调或障碍，以闷胀、疼痛为其临床特点。

由于人体气机升降多与肝主疏泄、肺主宣降、脾主升清、胃主降浊，以及肠主泌别传导功能有关，故气滞多与这些脏腑功能失调有关。

气行则血行，气滞则血瘀；气行水亦行，气滞则水停。所以气滞可以引起血瘀、水停，形成瘀血、痰饮、水肿等病理变化。

4. 气逆：即气机逆乱失常之统称，但主要指气机上逆，是气机升降失常，脏腑之气逆乱的一种病理变化。多由情志所伤，或因饮食寒温不适，或因痰浊壅阻等所致。气逆最常见于肺、胃和肝等脏腑。肺气逆，则肺失肃降，发为咳逆上气；胃气逆，则胃失和降，发为恶心，呕吐，嗳气，呃逆；肝气逆，则升发太过，发为头胀痛，面红目赤而易怒。甚则可导致血随气逆，或为咳血、吐血，或昏厥。

一般地说，气逆于上，以实为主，但也有因虚而气上逆者。如肺虚而失肃降或肾不纳气，都可导致肺气上逆；胃虚失降也能导致胃气上逆等，这些都是因虚而气逆的病机。

5. 气闭：是脏腑经络气机闭塞不通的一种病理变化。其形成原因，多是风寒湿热痰浊等邪毒深陷于脏腑或郁闭于经络，以致某一窍隧失其通顺之常所致。如心气内闭则谵语癫狂，神昏痉厥；膀胱气闭则小便不通；大肠气闭则大便秘结等。其中以心闭神昏最为严重，一般所说的闭证，主要是指心气内闭而言。

(二) 血失调

血的失调主要表现为血液的生成不足或耗损太过，血液的运行失常，以及血液濡养功能减退等几个方面。包括血虚、血瘀、血热和出血等。

1. 血虚：是指血液不足，濡养功能减退的一种病理变化。其形成的原因：一是失血过多，如吐血、衄血、月经过多、外伤出血等使体内血液大量丧失，而新血又不能及时生成和补充；二是生化不足，脾胃为气血生化之源，脾胃虚弱，化源不足，导致生成血液的物质减少，或化生血液的功能减弱；三是久病不愈，慢性消耗等因素而致营血暗耗；四是瘀血阻滞，瘀血不去则新血不生等，最终导致全身血虚。血虚多与心、肝、脾、肾等脏功能失调关系密切。其临床表现以眩晕，面色不华，唇、舌、爪甲淡白无华为特征。

2. 血瘀：是指血行不畅，瘀血内阻的一种病理变化。气滞而致血行受阻，或气虚而血运迟缓，或痰浊阻于脉络，或寒邪入血，血寒而凝，或邪热入血，煎熬血液等等，可以形成血瘀，甚则血液瘀结而成瘀血。所以，瘀血是血瘀的病理产物，而在瘀血形成之后，又可阻于脉络，而成为血瘀的一种原因。

因血行不畅，瘀血阻滞在脏腑、经络等某一局部，则发为疼痛，痛有定处，得寒温而不减，甚则可形成肿块，称之为癥。同时，可伴见面目黧黑，肌肤甲错，唇舌紫暗以及瘀斑、红缕等血行迟缓和血液瘀滞的现象。

血瘀反过来又可加剧气机的郁滞，从而形成气滞导致血瘀，血瘀导致气滞的恶性循环。

3. 血热：是指血分有热，血行加速甚则瘀阻的一种病理变化。血热多由外感热邪侵袭机体，或外感寒邪入里化热，伤及血分以及情志郁结，郁久化火，火热内生，伤及血分所致。

由于血得温则行，故在血热的情况下，血液运行加速，甚则灼伤脉络，迫血妄行，邪热又可煎熬阴血和津液。所以，血热的病理变化，以既有热象，又有耗血、动血及伤阴为其特征。

4. 出血：是指血液溢于脉外的一种病理变化。其形成多由气火上逆，或热邪迫血妄行，或气虚不能摄血，或瘀血停滞，或因外伤损伤脉络等，使血液不能正常循行而溢于脉外所致。出血之候，随处可见，由于出血部位、原因以及出血量之多寡和血的颜色之不同，可表现出不同的病理现象。

出血过多，不仅可以导致血虚气弱，发展成为气血双虚，从而使脏腑组织功能减退。若突然大量失血，则可致气随血脱，甚则发生阴阳离决而死亡。

此外，血的失常还包括血寒，是血分有寒，血行迟缓的一种病理变化。多因寒邪侵袭或阳虚内寒所致。以肢体手足麻木冷痛，心腹怕冷，腹有块痛，得温则减，女子月经不调为其病变特征。

（三）气血关系失调

气血关系失调，主要表现在气滞血瘀、气虚血瘀、气不摄血、气随血脱和气血两虚等几个方面。

1. 气滞血瘀：是指气机郁滞，血行不畅而气滞与血瘀并存的一种病理变化。由于气的运行不畅，导致血运的障碍，而形成气滞血瘀，也可由于闪挫外伤等因素，而血瘀导致血滞，气滞与血瘀互为因果终致气滞与血瘀并存。气滞血瘀多与肝、心的生理功能异常密切相关。气滞血瘀，在临床上多见胀满疼痛，瘀斑及积聚癥瘕等症。

2. 气虚血瘀：是指气虚而运血无力，血行瘀滞，气虚与血瘀并存的一种病理变化。气能行血，气虚则推动无力而致血瘀。轻者，气虚无力，但尚能推动，只不过血行迟缓，运行无力；重者，在人体某些部位，因气虚较甚，无力将血运行至该处发挥濡养作用，则见人体某部瘫软不用，甚至萎缩。肌肤干燥，瘙痒、欠温，甚则肌肤甲错等，都是气血不荣经脉的具体表现。

3. 气不摄血：是指因气的不足，固摄血液的生理功能减弱，血不循经，溢出脉外，而导致咳血、吐血、衄血、发斑、便血、尿血、崩漏等各种出血的病理变化。其中，因中气不足，气虚下陷而导致血从下逸，则可见崩漏、便血、尿血等病症。

4. 气随血脱：是指在大量出血的同时，气也随着血液的流失而散脱，从而形成气血两虚或气血并脱的病理变化。常由外伤失血或妇女崩漏、产后大出血等因素所致。血为气之载体，血脱，则气失去依附，故气亦随之散脱而亡失。

5. 气血两虚：即气虚和血虚同时存在的病理变化。多因久病消耗、气血两伤所致，或先有失血，气随血耗；或先因气虚，血的生化无源而日渐衰少。从而形成肌肤干燥，肢体麻木等气血不足之症。

四、津液失常

津液失常是指津液的生成不足，或输布失常、排泄障碍，以致津液在体内的环流缓慢，形成水液潴留、停阻、泛滥等病理变化，主要包括津液不足和水湿停聚两个方面。

（一）津液不足

津液不足，是指津液在数量上的亏少，进而导致内则脏腑，外而孔窍、皮毛，失其濡润滋养作用，因之产生一系列干燥失润的病理变化。多由燥热之邪或五志之火，或高热、多汗、吐泻、多尿、失血，或过用辛燥之剂等引起津液耗伤所致。

津液不足的病理变化，由于津液亏损程度不同，而有伤津和伤阴之分。如炎夏而多汗，或因高热而口渴引饮；气候干燥季节，常见口、鼻、皮肤干燥等，属于伤津为主的临床表现。热病后期或久病伤阴，所见到的舌光红无苔或少苔、唇舌干燥、形瘦毛枯等，属于阴液枯涸以及动风的临床表现。

伤津和脱液，在病机和临床表现方面虽然有所区别，但津和液本为一体，二者之间在生理上互生互用，在病理上也互相影响。一般说来，轻者为伤津，重者为伤阴，伤津并不一定兼有伤阴，但伤阴则必兼有伤津，所以说伤津乃伤阴之渐，伤阴乃津枯之甚。

（二）水湿停聚

水湿停聚是津液输布和排泄障碍而致湿浊困阻、痰饮凝聚和水液潴留等病理变化的统称。

1．湿浊困阻：虽为肺脾肾等相关为病，但以脾不运湿为要。湿之为病最多，"其为害最缓，最隐，而难觉察也。……在经多见是肿而冷，或腰背强，头重如裹，或肢作困，为疮为疡，湿性缠绵，或全身疼病，浮肿、痹证、痿躄，种种为病；入里则气机壅塞，为胀为痞，或温湿寒热、湿痰泄泻，为病不一"（《医原记略》）。

2．痰饮凝聚：痰与饮都是脏腑功能失调，津液代谢障碍，以致水湿停聚而形成的病理产物，又是多种疾患的致病因素，可导致复杂的病理变化。详见第七章病因，在此不再赘述。

3．水液潴留：多由肺脾肾等脏腑功能失调，水液代谢障碍，从而使水液潴留体内，而发为水肿。水液泛溢肌肤，则头面、眼睑、四肢浮肿，甚则全身水肿。若水邪潴留腹腔，则腹肿胀大，发为腹水。

（三）津液与气血关系失调

津液与气血之间，在病理上相互影响，主要表现为水停气阻、气随液脱、津枯血燥及津亏血瘀等方面。

1．水停气阻：指水液停储体内，导致气机阻滞的病理变化。津液的生成、输布和排泄，依赖于脏腑气机的升降出入运动，气行则水行。津液的气化失常，则水液停聚而形成水湿痰饮。水湿痰饮阻碍气机运行。水停则气阻，水停与气阻互为因果，形成既有水湿停聚，又有气机失调的病理变化。如水饮阻肺，则肺气壅滞，失于肃降，则可见胸满咳嗽，喘促不能平卧；水饮停滞中焦，阻遏脾胃气机，则可致清气不升，浊气不降，而见头昏、腹胀、恶心呕吐等。

2．气随液脱：是由于津液大量丢失，气失其依附而随津液外泄，从而导致阳气暴脱亡失的气阴两脱的病理变化。多由大汗伤津，或严重吐泻，耗伤津液所致。

3．津枯血燥：是由于津液亏乏，甚则枯竭，从而导致血燥虚热内生，或血燥生风的病理变化。如高热伤津，或烧伤，而津液大亏，或阴虚痨热，津液暗耗，均会导致津枯血燥，而见心烦、鼻咽干燥、口渴喜饮、肌肉消瘦、小便短少、舌红少津、脉细数等症。

4．津亏血瘀：是指津液亏损，血液运行不畅的病理变化。如高热、烧伤，或吐泻、大汗出等因素，使津液大量消耗，则津液亏少而血亦亏虚，使血液循行滞涩不畅，即可发生血瘀之病变。临床表现为在原有津液亏损不足基础上，又出现舌质紫绛，或见瘀斑等血瘀之征。

第三节　内生五邪病机

内生"五邪"，是指在疾病的发展过程中，由于气血津液和脏腑等生理功能的异常而产生的类似风、寒、湿、燥、火六淫外邪致病的病理变化。由于病起于内，故分别称为"内风"、"内寒"、"内湿"、"内燥"和"内火"，统称为内生"五邪"。因此，所谓内生"五邪"并不是致病因素，而是由于气血津液、脏腑等生理功能失调所引起的综合性病理变化。

一、风气内动

（一）内风的含义

风气内动，即"内风"。"内风"，是体内阳气亢逆变动而生风，以眩晕、肢麻、震颤、抽搐等风动之征为基本特征的病理变化。因其病变似外感六淫中风邪的急骤、动摇和多变之性，故名。由于"内风"与肝的关系较为密切，故又称肝风内动或肝风。

（二）内风的病理变化

风气内动有虚实之分，主要有热极生风、肝阳化风、阴虚风动和血虚生风等。

1. 热极生风：热极生风，又称热盛风动。多见于热性病的极期，由于邪热炽盛，煎灼津液，伤及营血，燔灼肝经，使筋脉失其濡养所致。临床上以高热、神昏、抽搐、痉厥、颈项强直、角弓反张、目睛上吊等为临床特征。

2. 肝阳化风：肝阳化风，多由于情志所伤，操劳过度，耗伤肝肾之阴，以致阴虚阳亢，水不涵木，浮阳不潜，久之则阳愈浮而阴愈亏，终至阴不敛阳，肝之阳气升动而无制，便亢而化风，形成风气内动。临床可见筋惕肉瞤，肢麻震颤，眩晕欲仆，或口眼㖞斜，或半身不遂，甚则血随气逆而猝然仆倒，或为闭厥，或为脱厥。

3. 阴虚风动：阴虚风动，多见于热病后期，阴津亏损，或由于久病耗伤，阴液大亏所致。主要病机是阴液枯竭，无以濡养筋脉，筋脉失养，则变生内风，此属虚风内动。临床可见筋挛肉瞤，手足蠕动，以及阴液亏损之候。阴虚风动在病机和临床表现等方面与肝阳化风、热极生风是有区别的。

4. 痰瘀生风：痰瘀生风，多因嗜食肥甘，脾失健运，聚湿痰，或形体肥胖，气虚而多痰多湿，痰湿阻络，气血涩滞而致肝风内动，常发为偏枯猝中。

5. 血虚生风：血虚生风，多由于生血不足或失血过多，或久病耗伤营血，肝血不足，筋脉失养，或血不荣络，则虚风内动。临床可见肢体麻木不仁、筋肉跳动，甚则手足拘挛等症，以及阴血亏虚之候。

一般而言，内风以肝肾阴虚为其致病之本，风、火、痰、瘀为其发病之标，两者互为因果。

（三）外风与内风的关系（表7-3）

外风为六淫之首，四季皆能伤人，经口鼻或肌表而入。经口鼻而入者，多先侵袭肺系；经肌表而入者，多始于经络。正虚邪盛则内传脏腑，此两种途径又可同时兼有，因外风作用部位不同，临床上可有不同的表现。内风系自内而生，多由脏腑功能失调所致，与心肝脾肾有关，尤其是与肝的关系最为密切。其临床表现以眩晕，肢麻，震颤，抽搐等为主要特征。

表 7 - 3 外风与内风的鉴别

类型	病 因 病 机		临 床 表 现
外风	外感风邪 肺卫失宣		发热恶风，汗出，脉浮缓
内风	肝风内动	热极生风	高热，抽搐，甚则颈项强直，角弓反张
		肝阳化风	眩晕，震颤，甚则昏倒，半身不遂
		阴虚风动	筋挛肉瞤，手足蠕动，伴阴虚证
		血虚生风	眩晕，震颤，肢麻，伴血虚证
		痰瘀生风	形体肥胖，眩晕肢麻，偏枯猝中

二、寒从中生

（一）内寒的含义

寒从中生，又名"内寒"。"内寒"，是机体阳气虚衰，温煦气化功能减退，虚寒内生，或阴邪弥漫的病理变化。

内寒的形成多因阳气亏虚，阴寒内盛，机体失于温煦而成。内寒多责之于心、脾、肾，且与脾肾关系密切。脾为后天之本，气血生化之源，脾阳能达于肌肉四肢，肾阳为人身阳气之根，能温煦全身脏腑组织。故脾肾阳气虚衰，则温煦失职，最易表现虚寒之象，而尤以肾阳虚衰为关键。

（二）内寒的病理变化

气主煦之，阳虚则阴盛，机体阳气不足，阴寒内盛，失于温煦机体的作用，使脏腑组织表现为病理性功能减退。以冷（畏寒、肢冷）、白（面、舌色白）、稀（分泌物和排泄物质地清稀，如痰液稀白，大便稀薄）、润（舌润、口不渴）、静（精神状态安静、喜卧）为其临床特点，其中以"冷"为最基本的特征。

阳气虚衰，寒从中生的病理表现，主要有两个方面：一是温煦失职，虚寒内生，呈现面色苍白，形寒肢冷等阳热不足之象；或因寒性凝滞，其性收引，使筋脉收缩，血行迟滞，而现筋脉拘挛，肢节痹痛等。二是阳气不足，气化功能减退或失司，水液不得温化，从而导致阴寒性病理产物的积聚或停滞。如水湿痰饮之类，以致尿、痰、涕、涎等排泄物澄澈清冷，或大便泄泻，或水肿等。

此外，不同脏腑的阳虚内寒病变，其临床表现也各不相同。如心阳虚则心胸憋闷或绞痛，面青唇紫等；脾阳虚则便溏泄泻；肾阳虚则腰膝冷痛，下利清谷，小便清长，男子阳痿，女子宫寒不孕等。

（三）外寒与内寒的关系

内寒与外寒既有区别又有联系（表 7 - 4）。其区别是，"内寒"的临床特点主要是虚而有寒，以虚为主；"外寒"的临床特点则是以寒为主。两者的联系是，寒邪侵犯人体，必然会损伤机体阳气，最终导致阳虚，而阳气素虚之体，则又因抗御外邪能力低下，易感寒邪而致病。

表 7 - 4 外寒与内寒的鉴别

类别		病因病机	临 床 表 现
外寒	伤寒	外感寒邪 卫阳被束	恶寒发热，无汗 头身痛，骨节疼痛，脉浮紧
	中寒	寒伤脾胃 升降失常	脘腹冷痛，呕吐少食，肠鸣腹泻 （常伴恶寒，头身痛）
内寒		阳气不足 虚寒内生	形寒喜暖，四肢不温或逆冷，呕吐清水，下利 清谷，小便清长，倦怠嗜卧，病变局部冷痛

三、湿浊内生

（一）内湿的含义

湿浊内生，又称内湿，是指由于肺、脾、肾等脏腑调节水液代谢功能失调，导致津液输布、排泄障碍而水湿痰浊停聚的病理变化。

内湿为水液代谢失调的病理产物，虽与肺、脾、肾等功能失调均有密切关系，但与脾的关系最为密切。

脾不运湿，水液不化，聚而成湿，停而为痰，留而为饮，积而成水。因此，脾的运化失职是湿浊内生的关键。

（二）内湿的病理变化

湿性重着粘滞，多易阻遏气机，故其临床表现常可随湿邪阻滞部位的不同而各异。如湿邪留滞经脉之间，则症见头重如裹、肢体重着，也可出现颈项强急、屈伸不利等。风寒湿邪，侵袭人体，壅阻经络，可以致痉，痉病是以项背强急、四肢抽搐，甚至角弓反张为主要表现的疾病，湿为痉病原因之一。湿犯上焦，则胸闷咳喘；湿阻中焦，则脘腹胀满，食欲不振，口腻或口甜，舌苔厚腻；湿滞下焦，则腹胀便溏，小便不利；水湿泛滥于皮肤肌腠，则发为水肿。湿浊虽可阻滞机体上、中、下三焦的任何部位，但以湿阻中焦脾胃为主，因此脾虚湿困常是必见之证。

（三）外湿与内湿的关系（表 7 - 5）

外湿多由气候潮湿，或涉水冒雨，居住潮湿等外界湿邪所致。内湿则是湿从中生，多由脾失健运，不能运化精微，以致水湿停聚，即所谓"脾虚生湿"。但外湿和内湿又相互影响，外湿发病，必伤及脾，脾失健运，则湿浊内生；而内湿由于脾虚，脾阳虚损，水湿不化，又易于感受外湿。

表 7 - 5 外湿与内湿的鉴别

类型	病因病机	临 床 表 现
外湿	湿伤肌表	恶风寒，发热，头身困重，四肢酸楚
	湿滞关节	关节重痛，伸屈不利
内湿	脾失健运 水湿停聚	口腻纳呆，胸闷呕恶，脘腹痞满，头身困重，泄泻， 小便混浊，带下，水肿等

四、津伤化燥

（一）内燥的含义

津伤化燥又称"内燥"。"内燥"，是指机体津液不足，人体各组织器官和孔窍失其濡润，因而出现以干燥枯涩失润为特征的病理变化。多因久病伤阴耗液或大汗、大吐、大下，或亡血失精导致阴亏液少，以及某些热性病过程中的热邪伤阴或湿邪化燥等所致。

一般而言，阴津亏损或实热伤津，皆可导致燥热内生。内燥病变，以肺、胃、肾及大肠为多见。因为肺为燥金之脏，主气，司全身精血津液的敷布。肺气虚弱，则水精不能四布而化燥，其病属虚。大肠为燥金之腑，主津，故肠胃燥热，灼伤津液，亦常致燥，多属于实。此外，肾总司一身的气化活动，若肾的气化失常，津液不布，也可以导致内燥。故内燥起于肺、胃、肾。其中，胃为重，尤以肾为最。

（二）内燥的病理变化

内燥病变，临床多见津液枯涸的阴虚内热之证，如，肌肤干燥不泽，起皮脱屑，甚则破裂、口燥咽干唇焦、舌上无津，甚或光红龟裂、鼻干目涩、爪甲脆折、大便燥结、小便短赤等燥热之象。如以肺燥为主，则兼见干咳无痰，甚则咳血；以胃燥为主时，则胃阴不足，可伴见舌光红无苔；以肾燥为主，则为肾阴精枯涸，伴见形体消瘦、发脱、齿槁，甚则经闭、痿厥；若系肠燥，则兼见便秘等症。总之，"干"是内燥的病理特点。在上焦则干咳，咽干口燥；在中焦则烦渴、呕呃；在下焦则便秘、经闭。

（三）外燥与内燥的关系（表7-6）

外燥是感受外界燥邪所致，可发生于秋季的外感疾病，故称秋燥。外燥有温燥和凉燥之分。燥而偏寒者为凉燥，燥而偏热者为温燥，外燥偏重于犯肺。内燥多由高热、大汗、剧烈吐泻，或失血过多，或年高体弱，阴血亏损所致，临床上表现出一派津伤阴亏之候，如皮肤干糙、口干咽燥、毛发不荣、肌肉瘦削、尿少、便干等。内燥遍及全身，以肺、胃、肾及大肠多见，伤及血脉，则与肝肾有关。

表7-6　　　　　　　　　　　　外燥与内燥的鉴别

类型	病因病机	临　床　表　现
外燥	外感燥邪 肺卫失宣	恶寒发热，头痛，脉浮，口燥咽干，干咳少痰，痰粘难咳，小便短少
内燥	津液亏损 精血下夺	形体消瘦，皮肤干涩，烦渴，干呕，便结，经闭，痿厥

五、火热内生

（一）内火的含义

火热内生，又称"内火"或"内热"。"内火"，是由于阳盛有余，或阴虚阳亢，或由于气血的郁滞，或由于病邪的郁结，而产生的火热内扰，功能亢奋的病理变化。

火与热同类，均属于阳，故有"火为热之极，热为火之渐"之说。因此，火与热在病机与临床表现上基本是一致的，仅在程度上有所差别。

（二）内火的病理变化

1. 阳气过盛化火：人身之阳气，在正常情况下有养神柔筋，温煦脏腑组织的作用，为生理之火，中医称之为"少火"。但是，在病理情况下，若阳气过亢，功能亢奋，以致伤阴耗液，此种病理性的阳气过亢则称为"壮火"，中医学又称为"气有余便是火"。

2. 邪郁化火：邪郁化火包括两方面的内容，一是外感六淫风、寒、燥、湿等病邪，在病理过程中，皆能郁滞从阳而化热化火。如寒郁化热、湿郁化火等。二是体内的病理性代谢产物，如痰浊、瘀血和食积、虫积等，均能郁而化火。邪郁化火的主要机制，实质上也是由于这些因素导致机体阳气郁滞，气郁则生热化火，实热内结所致。

3. 五志过极化火：又称"五志之火"，多指由于精神情志的刺激，影响了机体阴阳、气血和脏腑的生理平衡，造成气机郁结，气郁日久则从阳而化热，因之火热内生，肝郁气滞，气郁化火，发为"肝火"。

4. 阴虚火旺：此属虚火，多由精亏血少，阴液大伤，阴虚阳亢，则虚热虚火内生，一般来说，阴虚内热多见全身性的虚热征象。而阴虚火旺，其临床所见，火热征象则往往较集中于机体的某一部位。如阴虚而引起的牙痛、咽痛、口干唇燥、骨蒸潮热、颧红等，均为虚火上炎所致。

总之，火热内生的病理不外虚实两端。实火者，多源于阳气有余，或因邪郁化火，或因五志化火等。其病热急速，病程较短，多表现为壮热、面赤、口渴喜冷、小便黄赤、大便秘结，甚则狂躁、错迷、舌红苔黄燥、脉洪数等症。虚火多由于精亏血少，阴虚不能制阳，虚阳上亢所致。病热缓慢，病程较长，其临床主要特征为五心烦热、午后颧红、失眠盗汗、口燥咽干、眩晕、耳鸣、舌红少苔、脉细数等。

火热证的共同特点是：热（发热，恶热，喜冷）、赤（面赤，目赤，舌红）、稠（分泌物和排泄物，如痰、涕、白带粘稠）、燥（口渴，咽干，便燥）、动（神情烦躁，脉数）。

（三）外火与内火的关系（表7-7）

外火多由感受温热之邪或风寒暑湿燥五气化火，临床上有比较明显的外感病演变过程。内火则为脏腑阴阳气血失调或五志化火而致，通过各脏腑的病理变化反映出来。但外火和内火又相互影响，内生之火可招致外火，而外火亦可引动内火。

表7-7　　　　　　　　　　　　　　外火与内火的鉴别

类型		病因病机	临　床　表　现
外火		外感风热火邪 或五气化火	初起常有恶寒，头痛，脉浮，继则壮热，心烦，口渴，脉洪数，常生风动血
内火	实火	内伤致脏腑阳气偏亢	主要见内热心烦，口渴，尿赤，便结，舌红，脉数 见心、肺、肝、胆、胃实热证，舌老红，脉数有力（详见脏腑病机）
	虚火	阴虚生内热	五心烦热，失眠，潮热盗汗，舌嫩红少苔，脉细数
		阴盛格阳	身热而欲得衣被，口渴喜热饮，舌淡，尿清

综上所述，在疾病的发展过程中，因脏腑功能紊乱可产生风、寒、湿、燥、火（热）的病理变化。由于这五种病理变化的名称与六淫中的风、寒、湿、燥、火（热）相同，且其部分症状亦与六淫中相应邪气的致病特点相类似，所以将内生病理与外来病邪区别开来，称之

为内风、内寒、内湿、内燥、内火（热），统称内生"五邪"。

内风与肝有关，虽有虚实之分，除热极生风属实外，余者肝阳化风、阴虚风动、血虚生风等皆属于虚。肝阳化风和阴虚风动的病理基础均为肝肾阴虚，但肝阳化风多见于内伤杂病之中，以水不涵木、阴虚阳亢、上盛下虚为特征。而阴虚风动，多见于温热病后期，真阴亏损，肝失所养，精血不足，邪少虚多，虚风内动，故临床上以手足蠕动或瘛疭，伴有神倦、心中憺憺大动、齿黑、舌绛少苔、脉虚等为特征。而血虚生风，因血不养筋，故以麻木、肉瞤、筋挛为特征，不若肝阳化风之抽搐，震颤和阴虚风动之手足蠕动或瘛疭。

内寒主要由于脾、肾阳虚所致，其中尤以肾阳虚衰为关键。其病理表现为阳虚内寒之本虚证，并可导致阳气不足，水湿内停之标实证。

内湿主要是由于脾的运化功能失健所致，即脾虚生湿，其病理表现以水湿内停为主，而内寒虽亦可形成阳虚水停，但以阳虚内寒为主。

内燥多因肺、胃、肾阴液不足，尤其是肾阴不足，其病理表现以"干"为主，可兼有轻微的阴虚燥热之征。

火热内生也是临床上比较常见的病理现象。内火有虚实之分，通过脏腑的阴阳失调而表现出来。虚火和实火的主要区别在于：虚火有明显的阴虚内热之征，热象较实火为缓和。伤津不显著，结合临床其他症状不难区别。

第四节　脏腑病机

脏腑病机是疾病在其发生、发展过程中，脏腑的正常生理功能发生失调的内在机理。在疾病发生发展过程中，机体会产生邪正盛衰、阴阳失调、气血失调和津液失常等基本病理变化，而这些基本病理变化则是通过脏腑阴阳气血失调而表现出来的。因此，脏腑失调的病机，在病机理论中占有重要的地位，是辨证论治的主要理论依据。

人体是一个有机整体，人体各脏腑之间，在生理上是密切联系的，在病理上也是相互影响的。任何一个脏腑发生病变，都会影响到整个机体，而使其他脏腑产生病理改变，脏病及脏、脏病及腑、腑病及脏、腑病及腑，产生了脏腑组织之间病变的传移变化。因此，在研究脏腑病机时，不仅要注意脏腑本身的病理变化，而且要重视脏腑之间病理变化的相互影响。

一、五脏病机

（一）心的病机

1. 心的生理病理特点：心位居上焦，开窍于舌，在体合脉，其华在面，与小肠相表里。心藏神，为五脏六腑之大主，又主血而外合周身之脉。心的阴阳气血失调，可出现血脉的运行异常和精神情志的改变。

2. 心的基本病理变化：由于阴和阳、气和血对于心主血脉和心主神志等生理功能的作用不同，故心的阴阳、气血失调因虚实寒热之不同，可出现不同的病理变化。

（1）心的阳气失调：心的阳气失调主要表现为阳气偏衰和阳气偏盛两个方面。

① 心的阳气偏衰：主要表现为心气虚和心阳虚。

心气不足：心气是推动血液循行的动力，心气不足，其基本病理变化是心脏本身主血脉功能减退。血液为神志的物质基础，心气虚衰，鼓动力弱，血脉不充，则心神失养，所以既有心神不足之病，又有全身气虚之变。临床上以心悸气短、动辄益甚、神疲乏力等为重要特征。

心阳不足：心阳不足多由心气不足病情严重发展而来。心阳虚衰，温运失司，寒自内生，血运无力，心神失养，故心阳虚的基本病理变化主要表现在心神不足，阳虚阴盛和血运障碍等几个方面。

其一，心神不足：以精神、意识和思维活动减弱，易抑制而不易兴奋为特征。临床可见精神委靡、神思衰弱、反应迟钝、迷蒙多睡、懒言声低等病理表现。

其二，阳虚阴盛：阳虚则寒，心阳不足，温煦功能减退，故临床可见畏寒喜暖，四肢逆冷等虚寒之象，心气虚与心阳虚相比较，心气虚为虚而无寒象，而心阳虚则是虚而有寒象。

其三，血运障碍：血得温则行，得寒则凝。心阳不足，血行不畅而致血瘀，甚则凝聚而阻滞心脉，形成心脉瘀阻之证。可见形寒肢冷、面色苍白或青紫、心胸憋闷或刺痛、脉涩或结代等。

若心阳虚极，或寒邪暴伤阳气，或瘀痰闭阻心窍，均可导致心阳衰败而暴脱，从而出现大汗淋漓、四肢厥逆、神志模糊、脉微欲绝等宗气大泄，阳气将亡之危候。

② 心的阳气偏盛：主要表现为心火亢盛和痰火扰心。

心火亢盛：心火亢盛又称心火，即心的阳气偏盛。其主要病理变化是：

其一，火扰心神：火气通于心，心火内炽，扰于心神，则心神失守，每见心烦失眠，甚则狂躁谵语、神志不清等病理表现。

其二，血运逆常：心主血脉，热迫血升，心火亢盛，气盛动速，则脉流薄疾，可见心悸、面赤、舌红绛、脉洪数等，甚至血热妄行而导致各种出血。

其三，心火上炎与下移：火性炎上，心开窍于舌，心火循经上炎，故可见舌尖红赤疼痛、口舌生疮等。心与小肠相表里，若心火下移于小肠，可现小便黄赤，或尿血、尿道灼热疼痛等小便赤、灼、痛的病理现象。

其四，热象显著：阳盛则热，心火亢盛，则多见实热征象，如身热、口渴饮冷、溲赤、便结等。

痰火扰心：肝气郁结，气郁化火，肝火引动心火，心肝火旺，煎熬津液为痰。痰与火结，上扰心神，则心神失守、清窍闭塞；或外感温热之邪，夹痰内陷心包，而成痰火扰心之候，以神志错乱为主要临床特点。

(2) 心的阴血失调：心的阴血失调，主要表现为心血损亏、心阴不足和心血瘀阻等方面。

①心血亏损：心血亏损的基本病理变化为：

其一，血液虚少：心血不足，血脉空虚，失于濡养，故有全身血虚之征，以面、唇、舌等淡白无华，以及脉细无力为特征。

其二，心神失守：血虚心失所养，则心悸怔忡；神不守舍，则神识衰弱而神思难以专一，甚则神思恍惚，或失眠多梦，惊悸不安。

②心阴不足：心阴不足，即心阴虚。其基本病理变化有以下几个方面：

其一，虚热内生：阴液亏损，不能制阳，阴虚阳盛，虚热内生。可现阴虚内热，甚则阴虚火旺之候，以五心烦热、潮热、盗汗、面红升火、舌红、脉细数等为特征。

其二，心神不宁：心阴虚则阴不制阳，虚火内扰，影响心神，而见心中烦热、神志不宁，或虚烦不得眠。

其三，血行加速：阴虚内热，热迫血行，故脉来细而且数。

从病机上看，心血虚与心阴虚虽同属阴血不足范畴，心血虚为单纯血液不足，血不养心，主要表现为心神失常和血脉不充，失于濡养方面；后者除包括心血虚外，主要表现为阴虚不能制阳，心阳虚亢，虚热内生之候。所以心血虚以血虚不荣之"色淡"为特点，而心阴虚则以阴虚内热之"虚热"为特点。

③心血瘀阻：心脉气血运行不畅，甚则血凝气滞，瘀血阻闭，心脉不通为基本病理变化，以心悸怔忡、惊恐万状、心胸憋闷或刺痛，甚则暴痛欲绝为特征。

(二) 肺的病机

1. 肺的生理病理特点：肺居胸中，为五脏六腑之华盖，上连气道、喉咙，开窍于鼻，合称肺系，肺与大肠相表里。肺主气，司呼吸，是体内外气体交换的场所；肺朝百脉而助心行血；通调水道而为水之上源；外合皮毛而煦泽肌肤。肺为娇脏不耐寒热，性喜清肃，其气以下降为主。故外邪袭人常先犯肺。因此，肺的病理变化主要表现为呼吸功能异常、水液代谢失调、体表屏障功能失常以及气的生成、血液循环和某些皮肤疾患等。

2. 肺的基本病理变化：肺的病变有虚实之分，虚则多为气和阴津不足，实则多由风寒、燥热、痰湿袭肺所致。

(1) 肺失宣肃：肺的宣发和肃降，是肺气升降出入运动的两个方面，二者虽有区别，又相互影响，有宣有肃方能使肺的生理功能正常。肺气宣发和肃降失常的基本病理变化包括肺气不宣和肺失清肃。

①肺气不宣：肺气不宣，可以导致下列病理变化：

呼吸不畅：肺之宣肃正常则呼吸调匀。肺气失宣，气机不利，呼吸不畅，则可出现鼻塞、咳嗽等。

卫气壅滞：肺合皮毛，肺主气，宣发卫气于皮毛。若肺失宣发，卫气壅滞，腠理固密，毛窍闭塞而见恶寒、发热、无汗等。

肺气不宣与肺气不利大致相同，但通常肺气不宣多对外感表证而言，肺气不利多对内伤杂病而言。

②肺失清肃：又称肺失肃降，是指肺气失于清肃下降的功能，使肺气下降和清洁呼吸道的功能减退。临床上表现为胸闷、气促、咳嗽、痰多等。肺失肃降可进一步导致肺气上逆。肺气上逆与肺失清肃相同，但咳嗽气逆较肺失清肃为甚。

肺气失宣或肺失清肃，均可导致肺气上逆而气喘；通调水道功能失职，而出现尿少、水肿等症。其进一步发展，亦均能损耗肺气和肺阴，导致肺气虚损或肺阴不足。

(2) 肺气不足：又称肺气虚。肺气不足除气虚的一般改变外，主要表现为以下病理变化：

①呼吸功能减退：肺气虚则体内外气体交换不足，可出现咳嗽、气短、声低、息微，甚则喘促、呼吸困难等症。

②水液停滞：肺主行水，为水之上源。肺气虚不能通调水道，影响水液的输布代谢而咳痰清稀，甚则聚痰成饮或产生水肿。

③卫阳虚弱：肺气虚损，卫气不足，卫外功能低下，腠理不固，而致表虚自汗、畏寒等。

(3) 肺阴亏损：肺阴亏损包括肺脏的阴津亏损和阴虚火旺的病理变化。阴津亏损，虚热内生，甚则虚火内扰，可出现肺脏干燥失润及阴虚内热之候。表现为干咳无痰或痰少而粘、气短、潮热盗汗、颧红升火、五心烦热，甚则痰中带血等。肺脏阴虚津亏，久延不复，常损及于肾，而致肺肾阴虚。

（三）脾的病机

1. 脾的生理病理特点：脾位于中焦，与胃相表里，主肌肉四肢，开窍于口，其华在唇，外应于腹。脾主运化，为后天之本，气血生化之源，并能统摄血液的运行。脾主升清，喜燥恶湿。脾的病理变化主要表现为饮食水谷运化功能减退，血液的生成和运行障碍，以及水液代谢失调等。脾气亏虚为脾的基本病理变化，但脾运湿而恶湿，脾虚则生湿，湿盛又易困脾，故脾虚湿盛为脾病的病理特点。

2. 脾的基本病理变化：脾为太阴湿土，以阳气为用。脾的生理功能以脾的阳气为主，故脾的病理变化以脾之阳气失调为主。

（1）脾阳（气）失调：脾的阳气失调主要表现在脾气虚损，脾阳虚衰及水湿中阻等几个方面。

①脾气虚弱：又称脾气虚，脾气不足，中气不足。

脾气虚以脾脏本身的运化功能衰退，即脾失健运为主。多表现为消化吸收能力减弱，水谷饮食精微之输布和气血化生能力俱不足等谷气不足和后天精气亏乏的病理改变，所以，单纯脾气虚弱，一般来说，可视为慢性消化吸收减退的综合病理变化。脾气虚弱可以引起如下病理变化：

其一，消化吸收功能减退：脾气虚弱，运化无权，则食欲不振、纳食不化、腹胀便溏，或轻度浮肿，谓之脾失健运。

其二，气血双亏：脾失健运，化源不足，可现面黄肌瘦、少气懒言、四肢倦怠乏力等全身气血不足之候。

其三，中气下陷：若脾气升举无力，甚至下陷，则为中气下陷，或称气虚下陷。脾气不升，可见眩晕体倦、内脏下垂、久泄脱肛、便意频数、小便淋漓难尽等。

其四，脾不统血：若脾气虚不能统摄血液，则可出现便血、月经淋漓不断或忽然大下、月经过多、肌衄等各种慢性出血现象，称为脾不统血。临床上具有脾虚、血虚和出血的病理改变。

②脾阳不振：又名脾阳虚，其病理变化的特点为中焦阳气衰退，里寒现象比较突出。所以，其临床表现除一般脾失健运，食入运迟等变化外，尚有明显的形寒肢冷、脘腹冷痛、泄泻清谷，或温化水湿功能减退，水湿停聚于内，或生痰成饮，或水泛肌肤为肿。脾阳不振，久罹不愈，每易累及于肾，终致脾肾阳虚。

③脾虚湿困：脾病气虚为本，湿困为标，脾主运化水湿，脾虚则水湿不运而困于脾，又反而影响脾之运化，故脾虚湿困是由脾虚导致内湿阻滞的一种病理变化。其临床表现除具脾气虚征象外，以脘腹闷痛、四肢困倦、口粘不渴，甚或恶心欲吐、苔白腻等为其特点。

脾为湿困，则更进一步阻碍脾之转输运化，如此而湿邪日增，往往成为虚实交错之病理改变，且湿邪内蕴，有湿从寒化和湿从热化两种倾向。若素体脾阳不振，每易从阴化寒，形成寒湿困脾之证；若素体阳盛，每易从阳化热，或寒湿郁久化热，从而形成脾胃湿热之候。但湿为阴邪，其性粘滞，湿盛则阳微，故以湿从寒化为主要病理发展趋势。临证时，应根据外湿、内湿与脾之间的相互关系，分清脾虚与湿阻的孰轻孰重、主次先后，从而对其病机作出正确判断。

（2）脾阴失调：一般是指脾的阴液失调，即脾阴虚而言。脾阴虚以阴液亏虚，脾失健运为主要病理变化，以食欲减退，腹胀便结，形体消瘦，舌红少苔等为主要临床表现。

脾与胃同居中焦，以膜相连，职司水谷运化。脾主运化，胃主受纳，一升一降，相互为用，共同配合，完成纳运水谷、化生气血等生理活动。脾脏与胃腑，在五行均属土，一为阴土，一为阳土，两者在生理上关系密切，病理上相互影响。因此，脾阴虚常易于合并胃阴不足，而胃阴虚又常兼见脾阴虚之象。但两者还有一定的区别，脾阴虚多因情志内伤，五志化火，阴精暗耗；胃阴虚多由热病伤津所致。前者多表现为味觉障碍，常感味觉欠佳、食欲减退、口唇干燥，大便秘结，而后者易于出现饥不欲食、消谷善饥、干呕呃逆等。

（四）肝的病机

1. 肝的生理病理特点：肝为风木之脏，主疏泄而藏血，其气升发、喜条达而恶抑郁，主筋，开窍于目，与胆相表里。肝以血为体，以气为用，体阴而用阳，集阴阳气血于一身，成为阴阳统一之体。故其病理变化复杂多端，每易形成肝气抑郁，郁久化火，肝阳上亢，肝风内动等肝气、肝火、肝阳、肝风之变，而肝之阴血又易于亏损，因此，肝气、肝阳常有余，肝血、肝阴常不足就成为肝的重要病理特点。肝为五脏之贼，故除本身病变外，且易牵涉和影响其他脏腑，形成比较复杂的病理变化。

2. 肝的基本病理变化：肝病的病理变化有虚实两类，而又以实为多。

（1）肝的阳气失调：肝的阳气失调，以肝气、肝火、肝阳的亢盛有余为多见。主要表现在肝气郁结和肝火上炎等方面。

①肝气郁结：肝气郁结，简称肝郁、肝气郁，是肝脏病理中最常见的病理变化。肝气郁结的基本病理变化，主要表现在精神抑郁和气机失调两方面。肝气郁结之病理特点是肝之疏泄功能受到抑制，气机不得条达舒畅，其滞或在形躯、或在脏腑。因此，临床上以情绪抑郁，悒悒不乐，以及胁肋胀痛等气机郁滞之候为特征，且每当太息、嗳气之后略觉舒缓。肝气郁结的病理发展趋势为：

其一，气滞血瘀：肝气郁结，气机阻滞，则血行不畅，必然导致血瘀，表现为胁肋刺痛、癥积肿块、舌青紫或瘀点瘀斑等。若影响冲任二脉，则冲任失调，可见妇女月经不调、痛经、闭经或经血有块等。

其二，痰气郁结：气郁生痰，痰与气结，阻于咽喉，则为梅核气；积聚于颈部则为瘿瘤等。

其三，气郁化火：肝气郁结，久而化火，形成气火逆于上的肝火上炎之候。

其四，犯脾克胃：肝气郁而不达，或气滞转化为横逆，均可影响脾胃之纳运，从而可以形成兼有呕吐、嗳气、脘胁胀痛等肝气犯胃和兼有腹胀肠鸣、腹痛泄泻、大便不爽等肝气犯脾之候。

肝气郁结与肝气横逆，虽同是肝气为病，且皆为实证，但二者的病理性质也并不完全相同。肝气郁结为肝之疏泄不及，肝气抑郁；而肝气横逆则为疏泄太过，肝气过旺。所以，精神情志失调，前者为情志抑郁，多疑喜愁，闷闷欲哭；后者为性急易怒。

②肝火上炎：又名肝火、肝经实火，是肝脏阳热亢盛，气火上冲的一种病理变化。

肝火上炎，为肝之阳气升发太过，具有气火上冲，头面部热象显著的特点。如头胀头痛、面红目赤、急躁易怒、耳暴鸣或暴聋等。肝的阳气升动太过，郁火内灼，极易耗伤阴血而致阴虚火旺；若肝火灼伤肺胃脉络，则易出现咳血、吐血、衄血；气血上逆之极，则血菀于上，发为昏厥。

（2）肝的阴血失调：肝的阴血失调以肝之阴血不足为其特点。阴血虚则阳亢，则为肝阳上亢，阳亢无制而生风，是为肝风内动。因此，肝阳上亢、肝风内动，亦多与肝之阴血不足有关。

①肝阴不足：又称肝阴虚。肝阴不足，以阴液亏虚，肝失濡润为主要病理变化，以头目眩晕、目睛干涩、两胁隐痛、面部烘热、口燥咽干、五心烦热等为主要临床表现。因乙癸同源，故肝阴不足往往易与肾阴不足合并出现。

②肝血亏虚：肝血亏虚以血液亏虚、肝失濡养为主要病理变化。其病理变化除血虚征象外，主要表现在肝血不能荣筋养目等方面，临床上以肢麻不仁，爪甲不荣等筋脉失养和眩晕眼花，视物模糊等血虚不能上荣头目之征为特点。并且肝血不足，常可导致冲任不足和血虚生风。冲任不足，血海空虚，可引起月经量少乃至闭经；血虚生风，导致虚风内动，可见皮肤瘙痒、筋挛、肉䐃、瘈疭等病理表现。

③肝阳上亢：因肝肾同源，故肾阴不足，水不涵木而致肝肾阴虚，最易引起肝阳上亢。肝阳上亢的病理特点为阴虚阳亢，本虚标实，上盛下虚。上盛则为阳气亢逆，属标病，表现为眩晕耳鸣、头重脚轻、面红目赤、烦躁易怒等；下虚为肾阴虚，属本病，表现为腰膝酸软、足痿无力等。

肝气郁结、肝火上炎、肝阳上亢三者，在病理上是相互影响的。肝气郁结、郁而化火，可致肝火上炎，久之肝火内耗肝阴，阴虚阳亢，又可形成肝阳上亢。但肝气郁结系肝失疏泄，气机郁滞，以情志异常和气机失调为主要临床特征；肝火上炎系气郁化火，气火上逆，以头面部热象显著或气火上冲为特征；肝阳上亢则是阴不制阳，肝阳升动太过，阴虚阳亢。其阳亢与肝火上炎之气火上逆相似，但属虚候，与阴虚并见，而肝火上炎是但实无虚。故中医学认为，郁而不舒为肝气，浮而亢逆为肝阳（肝阳上亢），气郁化火为肝火（肝火上炎）。

④肝风内动：肝风内动泛指因风阳、火热、阴血亏虚所致，临床上以眩晕、震颤、抽搐等动摇不定的症状为主要特征的病理变化。有热极生风、肝阳化风、血虚生风、阴虚风动、痰瘀生风之分。

热极生风：又称热盛动风，因邪热炽盛，热极动风所致。其病理特点为：发病急骤，总是在里热、实火情况下出现，常见于温热病邪入营血阶段，或某些发热性疾病的极期。以高热、神昏、抽搐、痉厥为其临床特征。

肝阳化风：亦称阳化内风。系肝阴不足，肝阳失去制约，阳亢无制，妄自升动，而肝风内动，其病理变化多有肝阴不足、肝阳上亢之候，继之出现眩晕欲仆、肢麻震颤、筋惕肉䐃等风胜则动之征。

血虚生风：肝血不足，筋脉失养所致。一般是在血虚基础上发生，阴血不足症状比较明显，风胜则动之表现轻微，或仅见于肌表，如皮肤瘙痒、手足发麻等，一般少有抽搐现象。

阴虚风动：多是在温热病末期，病人下焦肝肾阴血不足所致，以手足蠕动，心中憺憺大动为特征。

痰瘀生风：多因痰湿阻络，气滞血瘀所致。以形体肥胖，眩晕、肢麻，甚则偏枯猝中为特征。

肝风内动，以肝肾阴虚，不能制约阳气，肝的阳气升动太过者为多见。

（五）肾的病机

1. 肾的生理病理特点：肾为水火之脏，藏真阴而寓真阳，为先天之本，生命之根，主藏精、纳气、主水，开窍于耳及二阴，其华在发，与膀胱相表里。故肾精充足则骨强，齿坚，髓满，脑灵，耳聪，目明；命火充足，则五脏六腑的阳气旺盛而生机勃勃。所以，凡是有关生长发育，生殖功能，水液代谢的异常，脑、髓、骨以及某些呼吸、听觉、大小便的病变，多与肾的生理功能异常有关。

肾为人身元阴元阳秘藏之所，元阴元阳为人体生殖发育之根本，故只宜秘藏，不宜泄露。固秘则能维持正常的生理功能，耗伤则根本虚衰，诸病由之丛生，所以肾的病理变化是虚证多而实证少。

肾脏水中有火，阴中有阳，阴平阳秘，功能正常。其病主要表现为水火阴阳失调，但水火阴阳失调又有虚实之分。因邪实而发病者属实，如外感寒湿，或湿热困于肾，病多为实；实证日久则由实转虚，因正虚而发病者属虚。肾虚有阴阳之别，精亏气虚之分。但肾虚日久，必致由阴及阳，或由阳及阴，而成为阴阳两虚之证。

肾为人身阴阳之根，气血之本。所以肾脏病变与其他脏腑的关系甚为密切，五脏之伤，久必及肾，而肾病又必影响其他各脏。

2. 肾的基本病理变化：肾病多虚证，一般分为阴虚和阳虚两类。

（1）肾的阳气失调：主要表现为肾阳虚损，命火不足和肾气虚衰、封藏不固等病理变化，反映为全身性组织器官的功能衰弱、水液气化功能的障碍、脾胃生化水谷精微功能的紊乱，生育功能衰退和肺气出纳升降功能的失常等。

①肾气不固：又称下元不固。肾气不固是肾气虚衰，封藏失职，固摄无权的病理变化。临床以精关不固而遗精、滑精、早泄；膀胱失约而小便失禁、尿后余沥、遗尿；冲任不固而月经淋漓不断，或崩漏、带下清稀、小产、滑胎；以及肠虚滑脱而久泻不止、大便失禁等，精、尿、经、胎、便等固摄失调为特征。

②肾不纳气：肾不纳气是指肾气虚弱，不能摄纳肺气，肺肾气虚的病理变化。以短气，喘息，呼多吸少、动辄气急而喘甚为临床特征。肾不纳气，常以肺气虚为前奏，日久发展累及于肾而成，是肺肾气虚的一种综合表现。以上盛下虚，呼吸困难、呼多吸少，动则喘促加剧，气不得续，且伴有肾阳虚或肾阴虚的某些表现为其特点。

③肾阳不足：又称元阳衰微、命门火衰。肾阳虚损主要病理变化表现在：一是生殖功能减退而男子阳痿、早泄、精冷，女子宫寒不孕；二是水液代谢障碍，肾阳虚衰，气化无权，开合失度，则发为水肿，或尿频、尿闭；三是水谷精微化生减弱，因命门火衰，不能温煦脾阳，脾肾阳虚，则运化功能失职，可见下利清谷、五更泄泻等。

（2）肾的阴精失调：肾的阴精失调主要反应在肾精不足、肾阴亏虚、相火妄动等方面。

①肾精不足：肾精不足，又称肾精亏损，其病理变化为：一是生殖功能减退，如男子精少不育，女子经闭不孕；二是生长发育功能障碍，如小儿发育不良或迟缓（如五迟，即立、行、发、齿、语等发育迟缓）、五软（头、项、四肢、肌肉、口等痿软）、囟门迟闭，以及"鸡胸"、"龟背"等。成人则可见早衰，如发脱齿摇，耳鸣健忘，足痿无力，精神呆钝等；三是影响血液的生成，肾精不足，精不化血，则可致血液不足等。

②肾阴亏虚：又称肾水不足，为肾脏本身的阴液亏损的病理变化。肾阴亏虚的病理变化，一为阴液精血少亏，如腰膝酸软、形体消瘦、眩晕耳鸣、少寐健忘，或女子经少、经闭等。一为阴虚内热或阴虚火旺，如五心烦热或骨蒸潮热、口干咽燥、颧红、盗汗、舌红少苔，或相火妄动，扰于精室，而阳兴梦遗，迫血妄行，则崩漏等。

肾阴虚的特点是既有肾虚之象，又有虚热特征；而肾精不足但见虚象而无明显的虚热征象。

③相火妄动：相火妄动是肾的阴虚火旺出现火迫精泄的病理变化。其临床表现除阴虚火旺之象外，以性欲亢进、遗精早泄为特征，常具有火逆于上的特点。

二、六腑病机

（一）胆的病机

1．胆的生理病理特点：胆附于肝，与肝相表里，为中清之腑，禀春木之气，其性刚直，豪壮果断。故胆在病理上多表现为阳亢火旺之证，以实者居多。因火热可煎灼津液而为痰，故胆病又多兼痰。痰火郁遏，易扰心神。

2．胆的基本病理变化：主要反映在胆汁分泌和排泄障碍，以及心神不安等方面。

（1）胆汁分泌、排泄障碍：胆汁分泌、排泄障碍，可以使肝气郁滞加剧，阻碍脾胃运化功能正常进行，甚至可以导致黄疸的发生。

（2）胆经郁热、夹痰上扰：胆郁痰扰，上扰心神，则可出现心烦、失眠、多梦易惊等病理表现。

（二）胃的病机

1．胃的生理病理特点：胃为水谷之海，喜润恶燥，以降为顺，主受纳饮食和腐熟水谷。因此，胃的功能失调，主要表现为受纳和腐熟功能异常，以及胃失和降而胃气上逆等。

2．胃的基本病理变化：胃的功能失调，主要表现为寒热虚实几个方面。

（1）胃气虚：胃气虚的病理变化，一是受纳功能减退而胃脘满闷，胃纳不佳，饮食乏味，甚则不思饮食等。一是胃气上逆，胃失和降，气机上逆，而出现嗳气、呃逆、恶心、呕吐等。

（2）胃阴虚：胃阴虚的病理变化，其一，受纳，腐熟功能减退，如不思饮食，或食后饱胀；胃失和降，胃气上逆，则脘痞不舒，泛恶干呕；其二，阴津亏损，如口舌干燥、小便短少、大便秘结、舌光红少苔、脉细数。

（3）胃寒：胃寒有阴盛则寒和阳虚则寒之别。其病理变化，其一，寒邪伤阳，消化能力减退，常表现为腐熟能力不足，不能正常消化水谷，多见呕吐清水等饮食不化的病理变化。其二，寒性凝滞，侵袭中焦，气机阻滞，则见胃脘冷痛，轻则绵绵不已，重则拘急作痛。

（4）胃热（火）：胃热（火）以阳盛阴虚，胃腑功能亢进，火热蕴盛为其病理特点。主要病理变化，一是腐熟功能亢进，热能消谷，胃火亢盛，故消谷善饥；二是胃失和降，可见口苦、恶心、呕吐；三是胃火上炎，或为齿龈肿痛，或为衄血；火热蕴盛，灼伤胃络，则可呕血等。

（三）小肠的病机

1．小肠的生理病理特点：小肠受盛胃中之水谷，泌别清浊，清者输于全身，浊者渗入膀胱，下注大肠，与心互为表里。故小肠的病理变化主要反应为二便异常。

2．小肠的基本病理变化：主要表现为清浊不化，转输障碍，以小便不利，大便泄泻为主要临床表现。

失于受盛，则见呕吐、食入腹痛等。失于化物，则见食入腹胀、完谷不化等。清浊不化，则上吐下泻、腹痛肠鸣。小肠实热，多由湿热下注，或心移热于小肠所致，表现为小便频数，或尿液浑浊不清或淋浊，或赤涩，或茎中痛。小肠虚寒，多因饮食不节，损伤脾胃所致，表现为肠鸣泄泻、腹痛喜按等。

（四）大肠的病机

1. 大肠的生理病理特点：大肠为传导之官，主津，其经脉络肺。因此，大肠的病机，主要表现为传化功能失常，而出现大便异常。

2. 大肠的基本病理变化：其实者有热结和湿热之分，其虚者有虚寒和液涸之别。大肠有传导糟粕和吸收水分的功能，故大肠有病则传化失常，表现为大便异常，即泄泻、痢疾和大便秘结等。

（五）膀胱的病机

1. 膀胱的生理病理特点：膀胱有储存尿液，化气行水的功能。膀胱的气化功能全赖于肾的气化作用，其病理变化主要在于膀胱气化失常，而出现排尿异常及尿液外观的改变。

2. 膀胱的基本病理变化：主要是膀胱气化失常，若气化不利，而尿少、癃闭等。若气化无权，则遗尿、小便失禁等。

（六）三焦的病机

1. 三焦的生理病理特点：三焦的功能，实际概括了全身的气化作用，故三焦的病理变化反映了上、中、下三焦所包括脏腑的病理变化。

2. 三焦的基本病理变化：一方面表现为心、肺、脾胃、肾、肝等病理变化，另一方面又表现为水液代谢功能障碍。

三焦的气化功能失司，主要有两个方面：一是表现为心和肺、脾和胃肠、肝和胆、肾和膀胱的气机不利，气的升降出入异常，从而导致有关脏腑的生理功能异常。上述脏腑功能的异常，可归结为三焦的气化功能失司。另一方面，由于三焦是气和津液运行的通道，又是气化活动的场所，因而三焦的气化功能，概括了肺、脾、肾等脏腑调节津液代谢的生理功能。所以，三焦的气化功能失司，概括了全身水液代谢障碍的病理机制。

三、奇恒之腑病机

在奇恒之腑中，脑、髓、骨、脉、胆的生理病理，在脏象学说中已有所及。本节只就女子胞的病机，述之如下：

女子胞的病机：女子胞的生理功能失调，主要表现为经、带、胎、产的异常。

女子胞生理功能失调的原因很多，其中主要的有以下三个方面：

1. 气血不和，胞宫功能失调：女子的月经来潮、胎孕、产育和授乳，均以血为用，故有"女子以血为本"之说。但血之为用，全赖于气。气血和调，血才能充分发挥其生理效应；气血不和，必然影响胞宫的生理功能，而引起种种病理变化。诸如月经不调、崩漏、痛经、闭经、不孕等。

2. 心、肝、脾、肾的功能障碍致胞宫功能失调：心、肝、脾、肾的功能失调，不仅可引起气血的功能失调，还可导致胞宫的功能失调。如思虑伤心，心血暗耗；思虑伤脾，气血生化无权；郁怒伤肝，肝失疏泄；房劳伤肾，肾精亏损，"天癸"衰少等等，均可导致胞宫功能失常，均可见到月经、胎孕、产育失常等病理表现。

3. 冲任气血不足，胞宫功能失常：冲脉和任脉，均起于胞宫，冲为血海，任主胞胎。冲任二脉的气血充盈，是胞宫生理功能活动的基本物质基础。影响冲任二脉气血充盈的因素很多，但因冲、任隶属于肝、肾，冲脉又隶属于阳明。所以，肝肾和脾胃功能失常易于引起冲任气血失调而致胞宫发生病理改变。

四、脏腑关系失调

（一）五脏相兼病机

1. 心的病变与肺、肝、脾、肾的关系：心的病变对肺、脾、肝、肾的影响，导致心与其他四脏的相兼为害。

（1）心与肺：心肺同居上焦，心气上通于肺，肺主治节而助心行血。因此，心与肺在病理上的相互影响，主要表现在气和血的功能失调方面。

①肺气虚弱，宗气不足，不能助心行血，心气亦弱。心气虚弱，心血不能充养于肺，肺气亦虚。心、肺之气虚相互影响终致心肺气虚，临床上表现为心悸气短、咳嗽喘促、动则尤甚、声低气怯、胸闷、咳痰清稀等症状。

②肺气虚弱或肺失宣肃，均可影响心主血脉的功能，导致血液运行迟滞，而出现胸闷、气短，以及心悸、唇青、舌紫等心血瘀阻的病理表现。

③心气不足或心阳不振，血脉运行不畅，由血及气，也会影响肺的宣降功能，使宣肃功能失常，从而出现心胸憋闷、刺痛，以及咳嗽、气促、喘息等肺气上逆的病理现象。

④心火炽盛，灼伤肺阴，火烁肺金，既可出现心悸、心烦、失眠等心火内扰之症，又可出现咳嗽、咳血等阴虚肺损之状。

⑤温热病的发展过程中，疾病的传变，可以从肺卫阶段直接进入心营，即所谓"逆传心包"。临床上，初见发热、微恶寒、咳嗽，继则出现高热、神昏谵语、舌绛等由肺卫直入心营的症状。

$$
心与肺—病理
\begin{cases}
1. 肺气虚 \Longleftrightarrow 心气虚
\begin{cases}
心气虚——心悸气短，动则尤甚 \\
肺气虚——咳喘无力，声低气怯
\end{cases} \\[2pt]
2. \begin{matrix}肺气虚弱\\肺失宣肃\end{matrix} \to 心血瘀阻
\begin{cases}
气虚——胸闷，气短 \\
血瘀——心悸，唇青，舌紫
\end{cases} \\[2pt]
3. \begin{matrix}心阳不振\\心气不足\end{matrix} \to 肺失宣降
\begin{cases}
心——心胸憋闷刺痛 \\
肺——咳嗽，气促，喘息
\end{cases} \\[2pt]
4. 心火炽盛 \to 灼伤肺阴
\begin{cases}
心——心悸，心烦，失眠 \\
肺——咳嗽，咳血
\end{cases} \\[2pt]
5. 邪犯肺卫 \to 逆传心包
\begin{cases}
肺部——发热微恶寒，咳嗽 \\
心营——高热，神昏，谵语，舌绛
\end{cases}
\end{cases}
$$

（2）心与脾：心主血，脾生血又统血，故在病理上心与脾之间的相互影响，主要表现在血的生成和运行方面。

心阳不振或心血不足会影响脾之运化，使脾之功能失常。反之，脾虚健运无权，不能益气生血，则心失所养，亦能为病。

①脾病及心：脾气虚弱，运化失职，则血的化源不足；或脾不统血，失血过多，都能影响于心，导致心血不足。临床上，既有脾气虚弱之面黄、神疲、食少便溏，以及其统摄失职之出血，又有心悸、失眠、健忘、脉细等心血不足之症。

②心病及脾：心行血以养脾，若思虑过度，耗伤心血，血虚无以滋养于脾，影响脾之健运，又会导致脾虚气弱，健运失司。临床上，既有心血不足之症，又有脾气虚衰之状。

不论是脾气虚而致心血不足，还是心气不足，心血亏损，影响脾之运化和统血之功能，心与脾，两者互相影响，终致心脾两虚之证，临床上，表现为脾气虚弱而食少、腹胀、心血不足而心悸，心神失养而失眠、多梦，以及全身气血双虚，而眩晕、面色不华、体倦等。

　　另外，心主血液的运行，脾有统血之功，在心脾两脏的作用下，使血液沿着脉道正常运行，不致溢于脉外。当心脾功能失常时，则又会出现出血和瘀血等病理改变。

心与脾—病理 { 脾虚不运或不能统血——心血不足 ↑↓ 心血暗耗，血不养脾——脾气虚弱 } 心脾两虚 { 脾气虚弱——面黄，肌瘦，倦怠，食少，腹胀，便溏 心血不足——心悸，头晕，脉细无力。心神失养——失眠，多梦，健忘 }

　　（3）心与肝：心主血，肝藏血；心主神志，肝主疏泄。故心与肝的病理影响，主要表现在血液和神志两个方面。

　　①阴血不足：心肝阴血不足，往往互相影响，心血不足，肝血常因之而虚。肝血不足，心血亦因之而弱。所以，在临床上常常是心悸怔忡、面色不华、舌淡、脉细无力等心血不足的症状和头晕目眩、爪甲不荣、肢麻筋挛、视力减退、妇女月经涩少等肝血亏损的症状同时并见。

　　②神志不安：心主神志，肝主疏泄而调节精神情志，心的阴阳气血失调，可及于肝而致肝的阴阳气血失调，反之亦然。心肝同病可表现精神情志病变。如心火炽盛与肝火炽盛，可相互影响，终致心肝火旺，既可出现心悸、失眠、多梦等神不守舍之征，又可出现急躁易怒等肝火炽盛之兆。

心与肝—病理 { 阴血不足 { 心血不足——心悸怔忡，面色不华，舌淡脉细 ↑↓ 肝血亏虚——眩晕，爪甲不荣，肢麻筋挛，视力减退，月经涩少 } 神志不安 { 心肝血虚——心悸不安，失眠多梦；眩晕肢麻，视物模糊 心阴虚火旺，肝阳偏亢——心悸，心烦失眠；急躁易怒，头晕目赤 心肝火旺——神志失常，如癫狂 } }

　　（4）心与肾：心与肾之间的关系主要为水火既济的关系。心肾之间阴阳水火精血动态平衡失调，即为心肾不交。其主要病理表现是肾水亏而心火旺，以及心肾阳虚水泛。

　　①肾阴不足，心阳独亢：肾水不足，不能上承以滋心阴，心阴不能制约心阳，使心阳独亢，呈现肾阴亏于下，心阳亢于上的病理状态，出现心悸、心烦、失眠、多梦，以及腰膝酸软、男子遗精、女子梦交等。此为"心肾不交"或"水火不济"。

　　②心肾阴虚，阴虚火旺：心肾阴虚，不能制约心阳，以致心火上炎，而见五心烦热、消瘦、口干少津、口舌生疮、心悸、失眠、健忘等。

　　③心阳不振，水气凌心：心阳不振，不能下温于肾，以致寒水不化，上凌于心，阻遏心阳，则现心悸、水肿、喘咳等"水气凌心"之候。

　　此外，心血不足和肾精亏损互为因果，从而导致精亏血少，而见眩晕耳鸣、失眠、多梦、腰膝酸软等。此亦属心肾之间生理功能失调的病变。

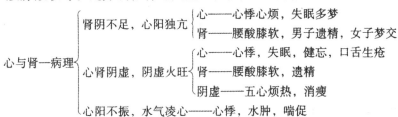

心与肾—病理 { 肾阴不足，心阳独亢 { 心——心悸心烦，失眠多梦 肾——腰酸膝软，男子遗精，女子梦交 } 心肾阴虚，阴虚火旺 { 心——心悸，失眠，健忘，口舌生疮 肾——腰酸膝软，遗精 阴虚——五心烦热，消瘦 } 心阳不振，水气凌心——心悸，水肿，喘促 }

2. 肺的病变与心、脾、肝、肾的关系：肺的病变对心、脾、肝、肾的影响，肺与心的病理影响已如前述，这里只讨论肺与脾、肝、肾，以及大肠的病理传变。

（1）肺与脾：肺主气，脾益气；肺主行水，脾主运化水湿。故肺与脾的病理关系主要表现在气和水液代谢功能异常方面。

①生气不足：脾气虚弱，运化失常，水谷精微不得入肺以益气，导致肺气虚弱，出现食少、便溏、腹胀、少气懒言、咳喘痰多，甚则浮肿等脾虚肺弱（土不生金）之证。反之，久病咳喘，肺失宣降，影响及脾，脾因之而不能输布水谷精微，中焦失养，则肺气亦虚，而现咳喘痰多，体倦消瘦，纳呆腹胀等肺虚脾弱证。

②水液代谢失调：脾失健运，水不化津，湿浊内生，聚为痰饮，储存于肺，使肺失宣降，而出现咳嗽、喘息、痰鸣等症，其标在肺，其本在脾。反之，肺气虚弱，失于宣降，不能通调水道以行水，导致水液代谢不利，水湿停聚，中阳受困，而出现水肿、倦怠、腹胀、便溏等症。在临床上也是比较常见的。

$$
肺与脾—病理\begin{cases}气虚\begin{cases}脾虚—食少，腹胀，便溏\\ \uparrow\downarrow\\肺弱—面白，少气，咳喘\end{cases}脾虚肺弱症\\湿滞\begin{cases}脾为生痰之源—水不化津，聚为痰浊\\肺为储痰之器—痰浊阻肺，引起咳喘\end{cases}\end{cases}
$$

（2）肺与肝：肺主气，其性肃降；肝主疏泄，其性升发，因此二脏关系到人体气机升降运动。其病理影响，主要表现在气机升降出入失常方面。

①气机升降失常：肝气郁结，气郁化火，肝火灼肺，肺失清肃，可见胁痛，易怒，咳逆，咳血等肝火犯肺（木火刑金）的证候。反之，肺失清肃，燥热下行，影响及肝，肝失条达，疏泄不利，则在咳嗽的同时，出现胸胁引痛胀满，头痛头晕，面红目赤等肺燥伤肝（金亢制木）的证候。

②气血运行不畅：人身气机调畅，则气血运行无阻，若肝肺气机升降的功能失调，使气机阻滞，从而引起气滞血瘀的病理现象。

$$
肺与肝—病理\begin{cases}肝火犯肺\begin{cases}肝气逆——胁肋疼痛，急躁易怒\\肺气伤——咳逆，咯痰不爽，咳血\end{cases}\\肺燥伤肝\begin{cases}肺燥——咳嗽痰少，咽干\\肝伤——胁下引痛，胀满，目赤\end{cases}\\气血不畅——气滞血瘀\end{cases}
$$

（3）肺与肾：肺为气之主，肾为气之根；肺为水之上源，肾为主水之脏。肺属金，肾属水，金水相生。故肺与肾在病理上的关系，主要表现在呼吸异常和水液代谢失调及阴液亏损方面。

①呼吸异常：若肾的精气不足，摄纳无权，气浮于上；或肺气虚损，久病伤及肾气，导致下气虚衰，气失摄纳。呼吸之气不能归根，均可出现咳嗽喘促、呼多吸少，动则尤甚，腰酸膝软或汗出肢冷等肾不纳气之候。肺主出气，肾主纳气。出气太多，则呼为之长；纳气不足，则吸为之短。呼吸不调，则喘促咳嗽。

②水液代谢失调：肺失宣肃，通调水道失职，必累及于肾；而肾不主水，水邪泛滥，又可影响于肺，肺肾相互影响，导致水液代谢失调，发为水肿。如风邪袭表犯肺，肺气不得宣降，不能通调水道，下输膀胱，以致风遏水阻，风水相搏，流溢于肌肤，形成风水，而现发

热恶寒、小便不利、浮肿等。风水不愈，亦可由肺及肾，继则出现水肿漫延全身、腰痛、小便不利等症状。若肾阳虚衰，气化失司，关门不利，则可导致水湿停聚，水泛为肿，甚则水寒射肺，使肺失宣降之性，不能行水，不仅水肿加剧，而且还表现出气短咳嗽，喘不得卧等水寒射肺之象。

③阴液亏损：肺肾阴液，金水相生。若肺阴受伤，久必下汲肾阴，导致肾阴亏损。反之，肾阴亏虚，阴虚火旺，上灼肺阴，使肺失清润。两者相互影响，最终形成肺肾阴虚，出现干咳、音哑、潮热盗汗、两颧发赤、腰膝酸软、男子遗精、女子经闭等肺肾阴虚火旺之症。在治疗上，不论是由肺及肾，或由肾及肺，都需要肺肾同治，称为金水相生法，有金能生水，水能润金之妙。

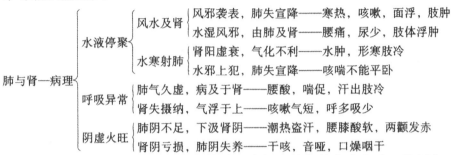

3. 脾的病变与心、肺、肝、肾的关系：脾与心的相兼为病多为心脾两虚，脾与肺的相兼为病以肺脾两虚多见，前已述及。在此，仅介绍脾与肝、肾的病理传变关系。

(1) 脾与肝：肝藏血而主疏泄，脾生血统血而司运化，肝与脾之间主要是疏泄与运化的关系，病理上主要表现为消化吸收障碍和血液功能失调。

① 消化吸收方面：有木旺乘土和土壅木郁两种不同的病理表现。

木旺乘土：又称肝脾不调，或肝脾不和。脾胃之消化吸收，赖肝之疏泄调畅。若肝失疏泄，横逆犯脾，导致脾气虚弱，运化功能失调，谓之肝脾不和。临床上，既有胸胁胀满、精神抑郁或急躁易怒等肝失条达的表现，又有纳呆、腹胀、便溏等脾失健运之症状。

土壅木郁：脾失健运，水湿内停；外湿浸渍，困遏脾阳，湿郁蕴热。湿热郁蒸，致使肝胆疏泄不利，胆汁外溢，发为黄疸，出现身黄、目黄、小便黄等。此外，若脾虚而致肝失疏泄，甚则动风。如脾虚久泻的患儿，可发展成"脾虚生风"之"慢脾风"。出现四肢抽搐。此为脾虚肝乘，与肝木乘脾的发病机制不同。

② 血液方面：脾气虚弱，运化无力，则血的化源不足。或脾不统血，失血过多，均可累及于肝，使肝血不足，而出现食少、消瘦、眩晕、视物模糊、肢麻、月经涩少或闭经等。

脾与肝—病理 {
消化吸收 {
肝脾不和，木旺乘脾——胸胁胀满、精神抑郁、纳呆、腹胀、便溏
脾虚生风，脾虚肝旺，肝风内动——手足徐徐抽搐
土壅木郁，湿热蕴结，肝胆失于疏泄——黄疸
}
血液方面——脾虚化源不足，肝血亦虚——眩晕目涩，视力减退
}

(2) 脾与肾：脾为后天之本，肾为先天之本。在病理上相互影响。如肾阳不足，不能温煦脾阳，使脾阳不振，或脾阳久虚，进而损及肾阳，引起肾阳亦虚，二者最终均可导致脾肾阳虚。临床上主要表现在消化功能失调和水液代谢紊乱方面。

①消化功能失调：由于脾肾阳虚，脾失健运，则水反为湿，谷反为滞，水谷不化，而生泄泻。如肾阳不足，命门火衰，不能温煦脾土。阴寒极盛，发为五更泄泻。

②水液代谢紊乱：脾虚不能制水，水湿壅盛，必损其阳，故脾虚及肾，肾阳亦衰。肾阳不足，不能温煦脾土，脾阳益虚。脾虚则土不制水而反克，肾虚水无所主而妄行，则水液潴留，泛滥为患，出现水肿，小便不利等。

$$脾与肾—病理\begin{cases}消化功能失调——五更泄泻\\水液代谢紊乱——水肿\end{cases}$$

4. 肝的病变与心、肺、脾、肾的关系：肝为五脏之贼，欺强凌弱，故肝病往往不限于本脏，常能影响上下左右。乘土即所谓木旺克土，最为多见；刑金则是肝火犯肺，致咳嗽阵作，干咳痰少，面红胁痛，甚则咳血，所谓"木火刑金"、"木叩金鸣"；肝气冲心，可致心肝火旺；肝病及肾亦为多见，耗水伤阴，每致肝肾阴虚，肾失闭藏。六腑以疏通畅泄为顺，故肝气郁结，又可使六腑传化失常。

如前所述，在病理上，肝与心多表现为心肝火旺，心肝血虚。肝与肺，多表现为木火刑金，较少见金乘木之证。肝与脾，则以肝木乘脾、土壅木郁为常见。这里，主要讨论肝与肾之间的病理影响。

肝与肾之间在病理上的相互影响，主要体现于阴阳失调，精血失调和藏泄失司等方面。

（1）阴阳失调：肝肾之阴，息息相通，相互制约，协调平衡，故在病理上也相互影响。如肾阴不足可引起肝阴不足，阴不制阳而导致肝阳上亢，出现腰酸膝软、头重脚轻、眩晕耳鸣等上盛下虚之征，甚至阳亢无制而生风，表现出肢麻、震颤等肝风内动之象。这种病理变化称之为"水不涵木"。反之，肝阴不足，下汲肾阴，使肾阴不足，导致肝肾阴虚，临床上表现为眩晕耳鸣、失眠健忘、腰膝酸软、五心烦热、男子遗精、女子月经量少等阴虚阳亢，虚火内扰的病理现象。若肝火太盛，也可劫伤肾阴形成肾阴不足。

（2）精血失调：肾精亏损，可致肝血不足。反之，肝血不足，也可引起肾精亏损，终致肝肾精血亏损，出现形体消瘦、肌肤甲错、颧红少寐、女子经闭等症状。

（3）藏泄失司：肝之疏泄与肾之闭藏之间的关系失调，会导致女性月经异常，男子排精功能紊乱的病理变化。如女子月经过多，先期而至，或月经量少，甚至闭经。男子遗精、滑精、梦交，或性交不能射精等。

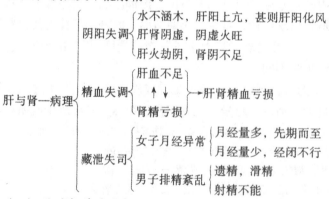

（二）脏腑相兼病变

1. 心与小肠相兼病变：心与小肠相表里，故两者在病理上相互传变。心可移热于小肠，小肠实热又可上熏于心。

（1）心移热于小肠：火心炽盛，会出现心烦、口舌生疮、舌尖红赤疼痛等症状，若心火下移，影响小肠分别清浊的功能，又可引起小便短赤、尿道灼热疼痛，甚则尿血等症状，称

"心移热于小肠"，又称"小肠实热"，可用清心利尿的方法导热下行。

（2）小肠实热上熏于心：小肠有热，亦可循经上熏于心，出现心烦、舌赤、口舌生疮糜烂等心火上炎的病理现象。在治疗上，清心泻火和清利小便的药物并用。

$$心与小肠—病理\begin{cases}心火炽盛——心烦，舌赤，口舌生疮等 \\ \uparrow\downarrow \\ 小肠实热——小便短赤，尿道灼热疼痛，甚则尿血等\end{cases}$$

2．肺与大肠相兼病变：肺与大肠相表里。肺与大肠在病理上的相互影响，表现为肺失宣降和大肠传导功能失调。

（1）肺失清肃，传导受阻：肺热壅盛，灼伤津液，腑气不通而大便秘结，称为实热便秘。肺气虚弱，肃降无权，大肠传导无力，而大便艰涩，名为气虚便秘。若肺失肃降，津液不能下达，肠道失润，传导不利而大便不通，又为津枯便秘。在治疗上可辅以宣肺、补肺、润肺之品，常有助于便秘的解除。

（2）传导失常，肺失宣降：大肠传导功能失常可导致肺气失于宣降。如大肠实热，腑气壅滞不通，可以导致肺失宣肃，而出现胸闷、咳喘、呼吸不利等。在治疗上，只要通其腑气，使大便通畅，则不治肺而喘自平。

$$肺与大肠—病理\begin{cases}肺失肃降——胸闷、咳嗽、呼吸不利 \\ \uparrow\downarrow \\ 大肠受阻——大便秘结\end{cases}$$

3．脾与胃相兼病变：脾与胃相表里，病理上相互影响，表现为纳运失调、升降失常、燥湿不济等。

（1）纳运失调：胃主纳，脾主运，一纳一运，密切配合，则消化功能正常。若胃不能受纳腐熟水谷，则食欲减退，或嘈杂易饥。如脾失健运，则现消化不良、食后饱胀、大便溏泻。故胃主受纳，脾主消化。食而不化，责在脾；不能食，责在胃。但是，由于脾与胃在病理状态下互相影响，故脾胃纳运失调的症状，往往同时并见，其治亦须调脾理胃，两者兼顾。

（2）升降反常：脾主升清，若脾气不升，甚至中气下陷，就会出现泄泻，脱肛，内脏下垂等。胃主降浊，若胃气不降而反上逆，就会出现恶心、呕吐、呃逆、嗳气，以及大便不通等。因为脾升胃降是相互为用的，所以清气不升，必致浊气不降，浊气不降，也必致清气不升，所谓清浊相干而病作。

（3）燥湿不济：脾喜燥恶湿，胃喜润恶燥，燥湿适度，水谷乃化。若湿邪困脾，脾阳受困，水湿停滞为患；若脾失健运，水不化津，也易生湿。故脾病多寒多湿，药宜温燥。热邪易于伤津，灼伤胃津而化燥；胃气上逆，频繁呕吐，胃津耗损，也会出现燥象。故胃病多热多燥，药宜凉润。

$$脾与胃—病理\begin{cases}纳运失调\begin{cases}脾失健运——消化不良，腹胀，便溏 \\ 胃不受纳——食欲减退，嘈杂易饥\end{cases} \\ 升降反常\begin{cases}脾气不升——泄泻，脱肛，内脏下垂等 \\ 胃气不降——恶心呕吐，呃逆，嗳气等\end{cases} \\ 燥湿不济\begin{cases}脾病多寒多湿——药宜温燥 \\ 胃病多热多燥——药宜凉润\end{cases}\end{cases}$$

4．肝与胆相兼病变：肝与胆相表里，故肝与胆在病理上相互影响，主要表现在胆汁疏泄失常和精神情志异常。

（1）胆汁疏泄不利：胆汁来源于肝，若肝的疏泄功能失常，就会影响胆汁的正常分泌、储存和排泄。反之，胆道受阻，又会影响及肝，使之不能发挥疏泄功能。因此，肝胆相互影响，终则肝胆俱病。如肝胆湿热，疏泄不利，不仅可有目黄，身黄，尿黄，口苦等胆汁外溢的症状，又有胁肋胀满，抑郁不乐等肝气郁结的表现。所以治疗上清热利湿与疏肝利胆并用而肝胆同治。

（2）精神情志异常：肝主谋虑，胆主决断，谋虑必须决断，决断又来自谋虑。若两者功能失调，就会发生情志病变。如肝病及胆则胆气不宁，可出现虚烦不寐，或噩梦惊恐，触事易惊，或善恐。

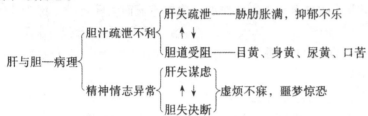

5. 肾与膀胱相兼病变：肾与膀胱经脉相连。肾阳虚，气化功能减弱，则膀胱排尿不利，若肾虚固摄作用不足，膀胱失约，则可见小便失禁或遗尿。

尿液的储存和排泄异常，主要为膀胱的病变，如膀胱湿热，气化不利，而现小便赤涩，甚至尿血，癃闭等。膀胱气虚，失于约束，每见小便频数、淋漓不尽、小便失禁或遗尿等。但是，膀胱的储尿和排尿功能，依赖于肾的气化，小便异常除与膀胱有关外，还与肾的气化功能有关。临床上，一般以实证多责之于膀胱，虚证多责之于肾。如老年人常见的小便失禁、多尿等，多为肾气衰弱所致。

肾与膀胱—病理 { 肾阳虚，气化功能减弱→膀胱排尿不利
肾气虚，固摄功能减弱→膀胱失约而小便失禁或遗尿 }

第五节　疾病的传变

健康与疾病，阴阳平衡与阴阳失调，二者共处于同一机体内，始终处于动态变化之中。健康与疾病，均是一个动态的概念。疾病的过程就是一个动态变化过程。邪正交争是疾病过程的基本矛盾，它决定着疾病的发生、发展和转归，是病机学说的重要组成部分。

一、疾病传变的概念

疾病传变，简称病传。"传"是指病情循着一定的趋向发展，"变"是指病情在某些特殊条件下起着性质的转变。传变是疾病本身发展过程中固有的阶段性的表现，也是人体脏腑经络相互关系紊乱依次递传的表现。人是一个有机整体，机体的表里上下、脏腑组织之间，有经络气血相互沟通联络，因而某一部位或某一脏腑的病变，可以向其他部位或其他脏腑传变，引起疾病的发展变化。这种疾病传变的理论，不仅关系到临床辨证论治，而且对疾病的早期治疗，控制疾病的发展，疾病的预后等，都有重要的指导意义。

二、疾病传变的形式

疾病传变包括病位传变和病性转化。病位传变的形式多种多样，但不外乎经络传变和脏腑传变两种。如，就外感和内伤而言，一般说来，外感疾病的传变是六经传变、卫气营血传变和三焦传变；内伤杂病的传变则为经络之间传变，经络脏腑之间传变，以及脏腑之间生克制化传变等。当然，这不是绝对的。无论哪种传变，都是以脏腑经络功能失常为其基本病理变化。病性的转化，则有寒热转化和虚实转化两种。

（一）病位传变

病位，指病变的部位。人是一个有机的整体，机体的表里之间、脏腑之间，均有经络相互沟通联络。因此，某一部位的病变，可以向其他部位波及扩展，引起该部位发生病变，这就称为病位的传变。常见的病位传变，包括表里之间与脏腑之间传变两个方面。

一般地说，外感病发于表，发展变化过程是自表入里、由浅而深的传变，所以外感病的基本传变形式是表里之间的传变。内伤病起于脏腑，发展变化过程是由患病脏腑波及影响其他脏腑。所以，内伤病的基本传变形式是脏腑之间的传变。

1. 表里出入：又称表里传变、内外传变。它代表病变部位的深浅，标志着病理变化的趋势。表里传变可分为表邪入里（或由表入里）和里病出表（或由里出表）两种形式。

表与里，具有相对的含义。如以整体而言，则肌肤为表，内在的脏腑组织器官为里。如以经络与脏腑相对而言，经络为表，脏腑为里；以脏腑相对而言，腑为表，脏为里；以经络而言，三阳为表，三阴为里。在三阳之中，太阳为表，阳明为里，少阳为半表半里。但作为辨证纲领的表证和里证，一般是指肌肤和脏腑而言的。

六淫之邪，首先犯表；七情过激，饮食劳倦，则病起于内。病在表，多见邪在经络肌腠的症状；病在里，多见脏腑的症状。一般而言，病在表者多较轻浅，病在里者多较为深重。

人体的脏腑经络，原是表里相通的，疾病也在不断变化和发展之中，所以病在表的可以入里，病在里的也可以出表。病邪由表入里，一般都是按皮毛→络脉→经脉→脏腑的规律而依次相传的。反之，病在里，也可出表。如温热病变，内热炽盛，而汗出热解或疹病透发于外，即为里病出表。

表里互传的机制，主要取决于邪正双方势力的对比。正不胜邪，则表邪可以入里内陷；反之，正胜邪却，则里证可能出表。因此以外感疾病而言，病邪由表入里者，多为病进之象；由里出表者，多为向愈之兆。

此外，在伤寒病机传变中，其病邪之出入，尚须经过半表半里阶段，即外邪由表内传而尚未入里，或里邪透表又尚未至表的病理阶段。少阳居于太阳、阳明之间，邪传少阳，则病邪既不在太阳之表，又未达于阳明之里，故少阳病变亦称半表半里之病变，其病机即为邪入少阳，正邪分争，少阳枢机不利，胆火内郁，进而影响及胃。临床常以往来寒热，胸胁苦满，口苦咽干等症为特点。

2. 外感疾病的传变：

（1）六经传变：六经传变的一般规律：六经之中，三阳主表，三阴主里。三阳之中，太阳为一身之蕃篱主表，阳明主里，少阳主半表半里；三阴之中，太阴居表，以次为少阴、厥阴。外邪循六经传变，由表入里，渐次深入，即太阳→阳明→少阳→太阴→少阴→厥阴。如风寒初客于表，出现发热恶寒、头项强痛、脉浮等为太阳病。若邪气入里，出现但热不寒，不恶寒，反恶热，口渴，汗出，甚而腹满硬痛拒按，大便秘结或热结旁流，神昏谵语等则为阳明病。若邪正交争于半表半里，出现寒热往来、胸胁苦满、心烦喜呕、嘿嘿不欲饮食、口苦咽干、目眩、脉弦等则为少阳病。三阳经病以热证实证为主，邪气虽盛，正气未衰。若正气已衰，抗邪无力，则病入三阴。如脾虚湿胜而现腹满而吐，食不下，自利，时腹自痛，脉缓弱者，称之为太阴病。如病及心肾而现"脉微细，但欲寐"者，称之为少阴病。由于患者体质不同又有寒化和热化之分。寒化证为少阴虚寒本证，除上述主证外，尚有四肢厥逆，下利清谷，恶寒蜷卧等；热化证则尚有心烦不得卧等。病入厥阴，及于肝、胆、心包、三焦，以寒热错杂为其病机特点，出现消渴，气上撞心，心中疼热，饥而不欲食，食则吐蛔，下之利不止等。这种传变规律，反映了疾病由表入里，由阳入阴，由轻而重的发展趋势。

六经传变的特殊规律：六经传变不完全按着六经次序循经相传，还有一些特殊的传变形式即：

越经传：即不按六经次序而越经相传，如由太阳而传至太阴。

表里传：即表里两经相传，如由太阴而传至阳明。

直中：凡病邪不经三阳经传入，而直接出现三阴经证候者，称直中。直中太阴或少阴，以直中太阴为多。因素体脾胃阳虚，所以发病即现太阴症状，称之为直中太阴。

合病：两经或三经同时发病，因而两经或三经证候同时出现，而无先后次第之分者，称为合病，如太阳阳明合病，太阳少阳合病，三阳合病等。

并病：一经证候未罢又出现另一经证候者，称为并病。与合病不同之处在于前一经证候还在，而后一经证候又具备的条件下，两经交并为病，而有先后次第之分。

(2) 卫气营血传变：在温病学中关于卫气营血的传变规律有顺逆之分。

顺传：即病邪由卫传气，由气传营，由营传血。这种传变规律，反应了温热病由表入里，由外而内，由浅入深，由轻而重的疾病演变过程，揭示了病变的不同程度和阶段。一般来说，病在卫分为病势较轻浅，病位在皮毛和肺，以发热恶寒为其临床特点。病在气分为邪已传里，病势较重，病位在肺、胸膈、胆、胃肠、脾，以但热不恶寒为其临床特点。病在营分为邪已深入，病势更重，病位在心和心包，以舌质红绛，心烦不寐为其临床特点。病在血分为邪更深入一层，最为严重，病位在心、肝、肾，以舌质红绛及耗血、动血、阴伤、动风为其临床特点。

由于病邪性质、感邪轻重和体质不同，温病在传变过程中，亦有不出现卫气营血全程传变者：有初起邪在卫分，治后即愈，不复传里的；有起病不从卫分而直中气分或营血的；还有卫气同病、营卫合邪、气血两燔的；更有病邪先入营血，后转出气分，但未得清解，又复入营血等。如春温、暑温、伏暑等，卫气营血传变过程的阶段性表现很不明显。至于湿温，湿多热多，化热化燥，传变无定。

逆传：肺卫病邪，邪不外解，不传气分，由肺而径自内陷心包，称为"逆传"。其病剧变，病势凶险。

(3) 三焦传变：三焦病变的传变规律，一般多由上焦手太阴肺开始，由此而传入中焦为顺传，如由肺而传入心包则为逆传。中焦病不愈，多传入下焦肝肾。故温病由口鼻而入，鼻气通于肺，口气通于胃，肺病逆传则为心包。上焦病不治，则传中焦胃脾。中焦病不治，即传下焦肝肾。始于上焦，终于下焦，这是一般的规律，但并不是固定不变的，在传变过程中，有上焦证未罢而又见中焦证的，亦有中焦证未除又出现下焦证的等等。

3．内伤杂病的传变：

（1）经络之间的传变：由于经脉之间阴阳相贯，如环无端，是一个有机整体。所以，一经有病必然传至他经，或影响相联的其他各经，如足厥阴肝之经脉，布胁肋，注肺中，故肝气郁结，郁而化火，肝火循经上犯，灼伤手太阴肺经，即所谓木火刑金，而出现胸胁灼痛、咳嗽痰血、咳引胸痛等肝肺两经之症；或直接影响表里相合之经，如手少阴心经与手太阳小肠经互为表里，心火炽盛，可移热于小肠而致小肠实热，出现小便黄赤或尿血、尿道灼热疼痛等。

（2）经络脏腑之间的传变：一为由经脉传至脏腑。邪气由浅入深，由经脉而向脏腑传变。如风寒之邪客于手太阴肺经，必内舍于肺而致肺失宣肃，发生咳嗽，喘促等。一为由脏腑传至经脉。如心肺有病会通过其所属经络的循行部位而反映出来，出现胸痛、臂痛等。

（3）脏腑之间的生克制化传变：脏与腑互为表里，二者之间的传变，或由脏及腑，或由腑及脏。一般说来，由腑及脏，其病较重，脏病难治；由脏及腑，其病较轻，腑病易医。关于脏与腑之间的病理关系前已述及，不再重复。这里只就五脏之间的病理传变规律概述如下：

五脏疾病的传变与五行生克制化规律有密切联系。其传变的一般规律不外相乘、反侮、母病及子、子病及母四个方面，再加上本脏自病，则为五种不同情况。五脏之间的这种病理传变形式又可分为顺传和逆传两种情况。

（二）病性转化

病性，即病变的性质，它决定着病证的性质。一切疾病及其各阶段的证候，其主要性质，不外寒、热、虚、实四种，而这四种病证的性质，是由其相应的病机性质所决定的。即寒的病机反映出寒的病证，虚的病机反映出虚的病证等。虚实寒热的病机是由邪正盛衰和阴阳失调所导致的。病性转化包括虚实转化与寒热转化。

1．寒热转化：寒与热，是性质截然相反的两种病理变化，是阴阳失调的体现。

在疾病过程中，阴阳的消长盛衰是不断变化的，随着阴阳的盛衰，疾病或证候的病理变化也可以改变原来的性质，转化成与原来性质相反的属性，或由寒化热，或由热转寒。

（1）由寒化热：由寒化热是指疾病或病证的性质本来属寒，继而又成为热性的病理变化。如哮喘病，开始不发热、咳嗽、痰稀而白，继则转化为咳嗽、胸痛、痰黄而粘稠，即表示病情已由寒而化热。

（2）由热转寒：由热转寒是指疾病或病证的性质本来属热，继而转变成为寒性的病理过程。如便血病人，初起则便血鲜红，肛门灼热。若日久不愈，血去正伤，阳气虚衰，继则转见血色紫暗或黑，畏寒肢冷，则表明当此之时其病性已由热而转寒。

2．虚实转化：虚与实，是由邪正盛衰所导致的两种性质相反的病机。在疾病发展过程中，当邪正双方力量的消长变化达到主要与次要矛盾方面互易其位的程度时，虚与实的病机也就发生转化，出现由实转虚或因虚致实的情况。

由实转虚，是指本为实性病理变化，由于病情发展至后期，或失治、误治等因素，使得病程迁延，虽邪气已去，但正气耗伤，因而逐渐转化为虚性病理变化。如外感病初、中期的病机属实，主要表现出邪气亢盛的一些症状和体征，若至病的后期，或因治疗不当，迁延日久，而出现气血阴阳亏虚的症状和体征，说明病机已由实转虚。

因虚致实，是指本为虚性病理变化，由于脏腑功能减退，气血阴阳亏虚，而产生气滞、痰饮、内湿、瘀血、食积等病理变化或病理性产物，或因正虚抗邪无力而复感外邪，邪盛则实，形成由虚转实的情况。实际上，由虚转实是因虚致实，其虚性病机仍然存在，复增邪实的病机，而形成虚实错杂的病理变化。

三、影响疾病传变的因素

疾病传变虽有一定规律，但由于影响疾病传变的因素很多，所以疾病的传变也是错综复杂的。疾病的传变主要与体质因素、病邪的性质、地域、气候、生活状况、治疗当否等有密切关系。

（一）体质因素

体质对疾病的传变作用，一是影响正气之强弱，从而影响疾病的发生与传变的迟速。如素体盛者，一般不易感受病邪，一旦感邪则发病急速，但传变较少，病程亦较短暂；素体虚者，则易于感邪，且易深入，病势较缓，病程缠绵而多传变。二是影响病邪性质的"从化"，如素体阳盛者，则邪多从火化，疾病多向实热或虚热演变；素体阴盛者，则邪多从寒化，疾病多向寒实或虚寒演变。

（二）病邪性质

病邪的种类和受邪的轻重也影响疾病的传变。如伤寒和温病同为外感热病，因病邪性质有温寒之别，故其传变规律也不尽相同。伤寒按六经传变而温病则按卫气营血和三焦传变，即使同一病邪，因机体感邪轻重不一，其传变也不一致。

（三）地域气候

地理环境和时令气候对疾病的传变也有一定影响。一般来说，居处势高而干燥，或久晴少雨季节，病变多呈热重于湿，且易化热、化燥，伤阴耗津。而居处卑湿，或阴雨连绵季节，则病变多呈湿盛热微，湿重于热，且易于伤气伤阳。而且，某些阳微湿盛患者还可转化为寒湿病变。

（四）生活状况

生活状况主要包括情志、饮食、劳逸、房事等，其对疾病的传变亦有一定的影响，主要是通过对正气发生作用而影响疾病的进程。如情志内伤，可通过干扰气机而对疾病传变发生作用；过劳则耗伤人体气血，而致正气不足；过逸则气机不利、气化衰弱而致正气虚损；过饥则正气匮乏，气血不足，则正不胜邪而病情转重；过饱则内伤脾胃，积滞内停，而致病邪兼夹宿食积滞为患；过食辛辣炙煿则可助长热邪；过食寒凉，则损伤阳气，导致阴寒内生，影响传变而加重病情；房事过度则可致精气亏损，下元虚衰，易致正虚邪实，引邪深入，并易酿成水亏火浮，虚阳上亢，以及水不涵木，虚风内动等病变。

此外，治疗当否亦直接影响疾病的传变。正确的治疗，则可及时阻断、中止疾病的发展和传变，或使疾病转危为安，以至痊愈。反之，若用药不当，或失治、误治，可损伤人体正气，并助长邪气，则可致变证叠起，坏证丛生，甚至预后不良。

综上所述，在疾病的发展过程中，由于邪正双方力量对比的变化，阴阳消长的变化，病情会循着一定的趋向发展，甚至在一定条件下疾病的性质发生转化。病位传变的形式多种多样，但不外经络传变和脏腑传变两端。如就外感和内伤而言，一般说来，外感疾病的传变是六经传变、卫气营血传变和三焦传变；内伤杂病的传变则为经络之间传变，经络脏腑之间传变，以及脏腑之间生克制化传变等。病性的转化，则有寒热转化和虚实转化。疾病传变虽有一定的规律，但同时也受内外环境等因素的影响，而出现错综复杂的传变。

第六节　疾病的转归

疾病的转归，是指疾病发展过程的最后阶段，即疾病的结局。邪正斗争的胜负，不仅决定疾病的发生与发展，也决定着疾病的转归。正胜邪退，则疾病向愈；邪胜正衰，则疾病恶化；邪正相持，或正虚邪恋，或邪去正气不复，则疾病由急性转为慢性，或留下某些后遗症等。一般来说，疾病的转归形式有痊愈、死亡、缠绵和后遗等。

一、痊愈

痊愈，痊谓病除，愈谓病廖，痊愈即病愈，是指疾病状态时的机体脏腑经络的阴阳气血紊乱消失，生理功能恢复正常，阴阳气血重新处于平衡状态。痊愈是疾病转归中的最佳结局。疾病能否痊愈与痊愈的快慢，除依赖于病人的一般健康情况、抗病能力外，及时、正确、积极的治疗是十分重要的。例如外感风寒，邪气从皮毛或口鼻侵入人体，若机体正气比较充盛，抗御病邪的能力较强，则不仅能防止病情的进一步发展，使病变局限在肌表，而且正气可以驱邪外出，使疾病痊愈。若用发汗解表法治疗，使邪去而正气恢复，可对疾病的痊愈过程起促进作用。

在疾病痊愈过程中，包括病邪对人体作用的消除或终止，人体脏腑经络的病理变化完全消失，阴阳气血重新归于相对平衡状态。虽然暂时可能出现邪退正虚的局面，但最后终归恢复健康。痊愈就是完全恢复健康，康复如初，即完全康复。

二、死亡

死亡，是生命活动的断绝，是机体阴阳离决，整体生理功能永久终止的病理过程或结局。死亡，可分为生理性死亡和病理性死亡两类。生理性死亡，指享尽天年，无病而终，为自然衰老的结果。病理性死亡又分因病而亡和意外死亡。因病而亡，是各种疾病损伤，使机体气血竭绝，阴阳衰极而离决。意外死亡是指跌打、外伤、中毒、车祸、自缢等各种意外损伤所造成的死亡。

根据形神合一的生命观，死亡意味着形神分离。死亡，不仅是机体生命活动和物质生化的永久性终止，而且还要神气皆去。换言之，形谢而神灭，神去则机息，生命告终而亡，故中医学把亡神作为判断死亡的重要标志。

病理性死亡是在邪正斗争及其盛衰变化的过程中，形成邪胜正衰，使疾病逐渐恶化而导致的一种不良的结局。在疾病过程中，机体的正气虚弱，或由于邪气的炽盛，机体抗御病邪的能力日趋低下，不能制止邪气的致病作用及其进一步发展，机体受到的病理性损害日趋严重，则病情因而趋向恶化和加剧。若正气衰竭，邪气独盛，气血、脏腑、经络等生理功能衰惫，阴阳离决，则机体的生命活动亦告终止而死亡。例如，在外感热病过程中，"亡阴"、"亡阳"的出现，即是正不敌邪，邪盛正衰的典型表现。

传统认为，死亡是一个过程，包括濒死期，临床死亡期和生物学死亡期。目前，一般认为死亡是指机体作为一个整体的功能永久停止，但并不意味着各组织器官同时死亡。因此，根据脑死亡的概念，把脑死亡作为判断死亡的一个重要标志。一旦出现脑死亡，就意味着机体作为一个整体的功能永久停止。

三、缠绵

缠绵，是指久病不愈的一种病理状态，邪正双方势均力敌，处于邪正相持或正虚邪恋的状态，是病理过程演变为慢性迁延性的表现。

缠绵状态的基本病机为正虚邪恋。由于在邪正斗争过程中，正气虽未溃败，但已因邪气的损伤而削弱；而邪气由于经过正气的奋力抗争，也趋于衰微。因此，邪正双方势均力敌，处于非激烈性抗争的一种相持不下的病理状态。

缠绵状态下，正气不能完全驱邪外出，邪气也不能深入传变，从而使病变局限并处于相对稳定状态，具有病变表现不甚剧烈，疾病持久不愈的特点。

在缠绵状态下，病势有相对稳定和不稳定的病理过程。其一，虽有缠绵，但病势稳定，经正确治疗和调护之下，可向治愈方向演变，可视作疾病的一种结局。其二，疾病缠绵而病势又不稳定，且有反复发作，或持续加重，或治疗和护理不当，则病势日趋恶化，乃至死亡。所以应积极进行治疗，设法打破缠绵状态的病理僵局，争取疾病的痊愈或好转。

四、后遗

后遗，又称后遗症，是指疾病的病理过程结束，或在恢复期后症状体征消失，病因的致病作用基本终止，只遗留原有疾病所造成的形态或功能的异常。后遗与缠绵不同，后遗症是病因、病理演变的终结，是疾病的一种转归。而缠绵是疾病的迁延或慢性过程，为疾病的自然延续。

后遗症所表现出来的形态或功能异常，如肢体震颤、身体畸形、失语、痴呆、偏瘫等。其功能异常，包括脏腑经络功能障碍和精神情志障碍。

此外，还有一种伤残，主要指外伤所致的人体某种组织结构难以恢复的损伤或残缺。如枪弹、金刃、跌仆、虫兽等给形体、脏腑造成的变形、缺失等，就属伤残范围。

总之，后遗和伤残都是涉及疾病半永久性结局的概念。

五、复发

复发，又名复病、再发，是指即将痊愈或已经痊愈的疾病的再度发作。

复发是疾病过程连续性的特殊表现形式，其特点是原有病变经过一段"静止期"后再度活跃，即机体内原有的病因尚未完全消除，在一定条件下病状重新发作。复发的病机是正气渐复但尚薄弱，邪气虽除而余邪未尽，邪正相争近乎停止，机体气血阴阳趋向正常。此时一旦出现损伤正气或助长邪气的条件，便易于打破邪正相安之势，于是邪势复盛而旧病复发。因此，积极彻底地治疗疾病和注意病后调养以培补正气，可以减少和防止疾病的复发。

引起疾病复发的常见诱因主要有以下四种：

1. 食复：食复，又名食劳复，指疾病愈后，脾胃尚虚，因饮食失节而导致疾病复发者。

2. 劳复：劳复，指疾病初愈，余邪未清，因过度劳累而致疾病复发者。劳复一般分为劳力复、劳神复和房劳复三种。

劳力与劳神是指体力和脑力的过度操劳。疾病初愈之际，应当充分休息，保持良好的精神状态，以促进正气早日恢复。

房劳复是指在病后余邪未尽，正气亏虚，又行房事，甚至房事过度，徒伤正气，使邪无所制而疾病复发。

3. 情志复：情志复，指疾病初愈，由于情志过激而致旧病复发。精神情志活动对疾病的发展与转归有很大影响。如过度精神刺激，强烈或持久的情绪波动，则可引起气机紊乱和气血津液失常，脏腑功能失调，使余邪再度致病，疾病易于复发。

4. 重感复：重感复，是指疾病初愈，余邪未尽，又复感新邪，而致旧病复发。病后正虚，易被邪侵，重感新邪，易于引起旧病复发。

自学指导

【重点难点】

1. 病机与病机学说的概念：病机又称病理，是指疾病发生、发展及其变化的机制。包括病因、病性、证候、脏腑阴阳气血虚实的变化及其机制。它揭示了疾病发生、发展与变化、转归的基本规律及其本质。病机学说是研究疾病发生、发展和变化规律的学说，包括疾病发生的机制、病变的机制和病程演变的机制。

2. 第一节发病机制：以健康与疾病的关系、邪正的概念和中医发病学的基本原理为重点。其中，体质的发病学意义为学习的难点（应参看第五章体质有关内容）。

（1）健康与疾病的关系：人体的生命活动是一个矛盾运动过程。在天、地、人三才一体之中，人体及其与外界环境的协调、平衡，是维持正常生命活动的基础。用阴阳释之，则人体生命活动过程就是阴阳对立统一运动的过程。机体的阴阳平衡标志着健康，生命活动处于正常状态。健康意味着形体血肉、精神心理和环境适应的完好状态。而不仅仅是没有疾病和虚弱。机体的阴阳平衡是动态的平衡。因此，健康是一个动态的概念。疾病是指在一定病因作用下，机体阴阳失调而发生的异常生命活动过程。疾病也是一个动态的概念。健康与疾病共处于机体之中，在同一机体内此消彼长，成为矛盾的统一体。

（2）邪气与正气的概念：正气简称正，与邪气相对而言，是人体功能的总称，即人体正常功能及所产生的各种维护健康的能力，包括自我调节能力、适应环境能力、抗邪防病能力和康复自愈能力。邪气又称病邪，简称邪，与正气相对而言，泛指各种致病因素。包括存在于外界环境之中和人体内部产生的各种具有致病或损伤正气作用的因素。如六淫、疫疠、七情、外伤及痰饮和瘀血等。

（3）中医学的发病原理：中医发病学认为，疾病的过程就是邪正斗争的过程。在人体的生命活动中，一方面正气发挥着它的维持人体正常生理功能的作用；另一方面，人体也无时无刻不在受着邪气的侵袭，二者不断地发生斗争，也不断地取得平衡和统一，保证了人体的健康。因此，疾病的发生，决定于正气和邪气双方势力消长和斗争的结果。中医发病学既强调人体正气在发病上的决定作用，又不排除邪气的重要作用。

①正气不足是疾病发生的内在根据：中医发病学非常重视正气在邪正斗争中的主导作

用。在一般情况下，若人体正气旺盛，足以抗御邪气，一般不易发病，即使发病也较轻浅易愈。正气不足，或邪气亢盛，正气无力抗邪，易于发病。人体正气的强弱，可以决定疾病的发生与否，并与发病部位、程度轻重有关。

②邪气侵袭是疾病发生的重要条件：中医重视正气，强调正气在发病中的主导地位，并不排除邪气对疾病发生的重要作用。邪气是发病的必要条件，邪气在一定的条件下，甚至起主导作用。如高温、高压电流、化学毒剂、枪弹杀伤、毒蛇咬伤等，即使正气强盛，也难免被伤害。

正气和邪气以及邪正斗争是受机体内外各种因素影响的。机体的外环境，包括自然环境和社会环境，主要与邪气的性质和量有关。机体的内环境，包括体质因素和精神状态等，与人体正气相关。内外环境通过影响正气和邪气的盛衰而影响人体的发病。

总之，邪正交争是中医发病学的基本原理。邪正交争的形式和结果是通过机体阴阳气血的和谐或失调、脏腑经络功能的正常或异常而表现出来的。

3. 第二节基本病机：基本病机包括邪正盛衰、阴阳失调、气血失调和津液失常，是中医病机的基本理论，对分析脏腑经络的具体病理变化，具有普遍的指导意义。其中，邪正盛衰、阴阳失调和气血失调为重点。

(1) 邪正盛衰：邪正盛衰，是指在疾病过程中，机体的抗病能力与致病邪气之间相互斗争所发生的盛衰变化。邪正斗争，不仅关系着疾病的发生，而且直接影响着疾病的发展和转归，同时也影响着病变的虚实变化。

在疾病的发展过程中，邪正是互为消长的，正盛则邪退，邪盛则正衰。随着邪正的消长，疾病反映出两种不同的本质，即实与虚的变化。虚实的变化形式有单纯的虚或实、虚实错杂、虚实转化和虚实真假等。以邪气盛为主要矛盾的病理变化为实，以正气不足为主要矛盾的病理变化为虚，但实与虚是相对的而不是绝对的。

凡虚中夹实，或实中夹虚，以及虚实并见者，均为虚实错杂。在分析虚实错杂的病机时，应根据邪正之孰缓孰急、虚实之孰多孰少，结合虚实出现的部位，来确定虚实的主次和虚实错杂的类型，关键要把握虚中夹实和实中夹虚的病机。虚中夹实是指疾病的病理变化以虚为主，又兼夹实的病理变化。实中夹虚是以实为主，兼见虚候的一种病理变化。

虚实转化：由于邪正双方力量的对比经常发生变化，因而疾病也常常发生实证转虚，因虚致实的病理变化。

虚实真假：病机的性质决定着病理现象的实或虚，一般情况下，现象与本质一致。但在特殊情况下，现象与本质不完全一致，临床上往往会出现与疾病本质不符的许多假象，因而有"至虚有盛候"的真虚假实和"大实有羸状"的真实假虚的病理变化。

邪正交争→虚实变化
- 虚与实
  - 实——以邪气盛为主要矛盾的病理变化
  - 虚——以正气不足为主要矛盾的病理变化
- 虚实错杂
  - 实中夹虚——以邪气盛为主，兼有正气虚
  - 虚中夹实——以正气虚为主，兼有邪气盛
- 虚实真假
  - 真实假虚——邪气至盛，病本为实，外有假虚象
  - 真虚假实——正气至虚，病本为虚，外有假实象
- 虚实转化
  - 由实转虚——邪气久留，正气损伤
  - 因虚致实——正气不足，实邪积聚

(2) 阴阳失调：阴阳失调，是机体阴阳消长失去平衡的统称，是指机体在疾病过程中，由于致病因素的作用，导致机体的阴阳消长失去相对的平衡，所出现的阴不制阳，阳不制阴

的病理变化。主要包括阴阳盛衰、阴阳互损、阴阳格拒、阴阳转化以及阴阳亡失等几个方面。其中阴阳偏盛偏衰则是各种疾病最基本的病理变化。这种变化表现为病变性质的寒或热。阳盛则热，阴盛则寒；阳虚则寒，阴虚则热，为其基本规律。

阴阳盛衰：在阴阳的消长过程中，阴或阳的偏盛、偏衰的表现形式有阳盛、阴盛、阳虚和阴虚四种。

阴阳互损：在阴或阳任何一方虚损的前提下，病变发展影响到相对的一方，形成阴阳两虚的病理变化，包括阳损及阴和阴损及阳。

阴阳格拒：阴或阳偏盛至极，而壅遏于内，使阴与阳之间相互阻隔不通，是阴阳失调中比较特殊的病机，包括阴盛格阳和阳盛格阴两方面。

阴阳转化：当阳盛或阴盛发展到一定程度时，疾病的性质发生变化，包括由阳转阴和由阴转阳。

阴阳亡失：机体的阴液或阳气突然大量的亡失，导致生命垂危，包括亡阴和亡阳。

在阴阳失调的病理变化中，阴阳格拒为学习的难点。

无论是阴盛格阳，还是阳盛格阴，都表现出寒象与热象同时出现。需与阴阳转化的病机相区别。由阳转阴是疾病的性质本为阳气偏盛，但当阳气亢盛到一定程度时，就会向阴的方向转化。此时，疾病的本质即由阳转化为阴，疾病的性质由热转化为寒，热象与寒象先后出现，并不是同时出现，即"重阳必阴"。"重阳必阴"与阳盛格阴的"阳证似阴"不同，前者的"阳"和"阴"皆为真，后者的"阳"为真，而其"阴"为假。

由阴转阳是疾病的本质为阴气偏盛，但当阴气亢盛到一定程度，就会向阳的方向转化。此时，疾病的本质即由阴转化为阳，疾病的性质则由寒转化为热，即"重阴必阳"。"重阴必阳"与阴盛格阳的"阴证似阳"有本质的区别。

（3）气血失调：气血失调是指气和血的生成、运行、相互关系，以及生理功能异常。

气血是人体脏腑、经络等一切器官进行生理活动的物质基础，而气血的生成与运行又有赖于脏腑生理功能的正常。因此，在病理上，脏腑发病必然会影响到全身的气血，而气血的病变也必然影响到脏腑，气血的病理变化又总是通过脏腑生理功能的异常而反映出来。要联系脏腑、经络的生理病理及其气化运动规律，来掌握气血失调的病机。由于气与血之间有着密切关系，所以气病必及血，血病亦及气，其中尤以气病及血为多见。

气失调包括：气虚、气陷、气滞、气逆、气闭、气脱等几个方面。其中，以气虚和气滞最为常见。也是学习的重点。气陷、气脱均属气虚范畴，前者为气虚升举无力；后者为气虚之极而有脱失消亡之危，终致亡阳与亡阴。气滞为气机运行阻滞。气逆与气陷相对。气闭多指窍闭，即心气内闭，以气厥为多见。

血失调包括血虚、血瘀、血热以及出血等。其中，以血虚、血瘀为重点。血虚是血液亏损失于营养，导致脏腑功能减退的一种病理变化，与肝、脾、肾的关系最为密切，血瘀应与第六章病因中瘀血一节互参。

气血关系失调：气血关系失调，主要包括气滞血瘀、气虚血瘀、气不摄血、气随血脱和气血两虚等几方面。气和血在病理上常相互影响而致气血同病。气对于血，具有推动、温煦、化生、统摄的作用，故气虚和升降出入异常，必然影响及血。如，气虚则血无以生化，血必因之而虚少；气虚则推动、温煦血液的功能减弱，血必因之而凝滞；气虚则统摄功能减弱，则血必因之外溢而出血。气滞则血必因之而瘀阻；气机逆乱血必随气上逆或下陷，甚则上为吐衄，下为便血、崩漏。另一方面，血对于气，则具有濡养和运载作用，在血虚和血的运行失常时，也必然影响及气。如，血虚则气亦随之而衰；血瘀，则气亦随之而郁滞；血脱，则气无所依而随血脱逸。

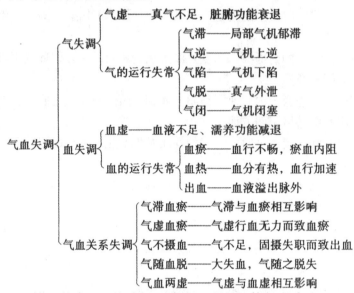

4．第三节内生五邪病机：内生五邪是机体气血津液，五脏六腑功能失调所引起的内风、内寒、内湿、内燥、内火五种病理变化的总称，其致病特点与外感六淫之风、寒、湿、燥、火相类，故与之对称。内风与外风、内寒与外寒、内湿与外湿、内燥与外燥、内火与外火，在病理上的区别与联系为本节的重点和难点。

（1）外风与内风：外风为六淫之首，四季皆能伤人，经口鼻或肌表而入。经口鼻而入者，多先侵袭肺系；经肌表而入者，多始于经络，正虚邪盛则内传脏腑。这两种途径又可同时兼有。因外风作用部位不同，临床上可有不同的表现。内风系自内而生，多由脏腑功能失调所致，与心肝脾肾有关，尤其是与肝的关系最为密切。故曰："诸风掉眩，皆属于肝"。其临床表现以眩晕、肢麻、震颤、抽搐等为主要特征。如热极生风、肝阳化风、阴虚生风和血虚生风等均属于内风的范畴。

（2）外寒与内寒：外寒指寒邪外袭，为六淫中之寒邪，其病又有伤寒、中寒之别。寒邪伤于肌表，郁遏卫阳，称为"伤寒"；寒邪直中于里，伤及脏腑阳气，则为"中寒"。寒邪侵犯人体的部位，虽有表里内外、经络脏腑之异，但其临床表现均有明显寒象。内寒是机体阳气不足，寒从中生，主要是指心、脾、肾的阳气衰微，其临床表现以面色㿠白、四肢不温、小便清长、大便溏薄、舌淡苔白等为特征。因肾阳为人身诸阳之本，故内寒与肾之关系尤为密切。内寒必见虚象，而且虚象比寒象更为显著。外寒与内寒虽有区别，但它们又是互相联系，互相影响的，阳虚内寒之体，容易感受外寒；而外来寒邪侵入人体，积久不散，又能损伤人体阳气，导致内寒。

（3）外湿与内湿：外湿多由气候潮湿，或涉水冒雨，居住潮湿等外界湿邪所致。内湿则是湿从中生，也就是说，多由脾失健运，不能运化精微，以致水湿停聚所致，即所谓"脾虚生湿"。但外湿和内湿又相互影响，外湿发病，必伤及脾，脾失健运，则湿浊内生；而内湿由于脾虚，脾阳虚损，水湿不化，又易于感受外湿。

（4）外燥与内燥：外燥是感受外界燥邪所致，可发生于秋季的外感疾病，故称秋燥。外燥有温燥和凉燥之分。燥而偏寒者为凉燥，燥而偏热者为温燥，外燥偏重于犯肺。内燥多由高热、大汗、剧烈吐泻，或失血过多，或年高体弱，阴血亏损所致。临床上表现出一派津伤阴亏之候，如皮肤干糙、口干咽燥、毛发不荣、肌肉瘦削、尿少、便干等。内燥遍及全身，以肺、胃、大肠多见，伤及血脉，则与肝肾有关。

（5）外火与内火：外火多由感受温热之邪或风寒暑湿燥五气化火所致，临床上有比较明显的外感病演变过程。内火则为脏腑阴阳气血失调或五志化火而致，其病变通过各脏腑的病理变化反映出来，无明显外感病史。但外火和内火又相互影响，内生之火可招致外火。如平素阴虚火旺或阳热亢盛者，感受六淫之后，内外交迫，常致五气从火而化。而外火亦可引动内火，如外火灼伤津血，引动肝阳，化火生风等。

5. 第四节脏腑病机：脏腑病机是疾病在其发生、发展过程中，脏腑的正常生理功能产生失调的内在机制。任何疾病的发生，无论是外感还是内伤，都势必导致脏腑生理功能的紊乱而表现为脏腑阴阳气血失调。因此，脏腑失调的病机，在病机理论中占有重要的地位，是辨证论治的主要理论依据。五脏是人体生命活动的核心，因此，五脏的病机是脏腑病机的核心。在五脏病机中以五脏的病理特点、基本病理变化及其传变规律为其重点和难点。故在研究五脏病机时，不仅要注意五脏本身的病理变化，而且要重视五脏之间病理变化的相互影响。在分析五脏的病机时，应根据邪正盛衰、阴阳失调、气血失调和津液失常等基本病机，特别是邪正盛衰、阴阳失调和气血失调的基本规律，结合各脏的病理生理特点，以病变的寒、热、虚、实为纲，去掌握五脏的基本病理变化及其传变规律。

以心的病机为例：

（1）心的阴阳气血失调的基本病理变化：一为心主血脉功能异常，二为心主神志功能异常。前者多表现为鼓动力弱，血液虚少，血行失常；后者多表现为心神失养或心神失守。其虚，有心气不足、心阳不足之属于寒者；有心血不足、心阴不足之属于热者。其实，有心火亢盛，痰火扰心之属于热者；有心血瘀阻之或热或寒者。

（2）心脏病变的传变规律：应根据五脏生克制化、脏腑相合、阴阳气血等基本原理去分析五脏病变的传变规律。

$$\text{生克制化传变：心} \begin{cases} \text{相生传变——脾、肝} \\ \text{相克传变——肺、肾} \end{cases}$$

$$\text{脏腑相合传变：心} \xrightarrow{\text{移热于}} \text{小肠}$$

$$\text{阴阳气血传变：} \begin{array}{ccc} \text{心气不足} & \Longleftrightarrow & \text{心阳不足} \\ \Updownarrow & & \Updownarrow \\ \text{心血不足} & \Longleftrightarrow & \text{心阴不足} \end{array}$$

6. 第五节疾病的传变：疾病的过程是一个运动变化过程。疾病的传变是中医学对疾病运动变化规律的理性认识。就疾病的传变形式而言，有病位传变和病性转化之分。其中，病性转化有寒热虚实之变，在本章第一节基本病机已详细论述。而病位传变是本章的重点。外感疾病的传变，伤寒病证按六经传变，温热病按卫气营血和三焦传变。仅掌握其一般规律便可。因为在《伤寒论》、《温病学》中将进一步讲授。内伤杂病的传变，虽有经络、脏腑之分，但以脏腑传变为重点和难点，在掌握一般规律的基础上，参考第五节脏腑病机中五脏病变的相互关系。具体掌握每一脏的病变传变规律，建立起疾病运动的系统整体观。

7. 第六节疾病的转归：本节以疾病转归的形式为重点。

【复习思考题】

1. 何谓病机？中医病机学说的特点如何？

2. 什么叫正气？邪气？它们在发病上的意义如何？

3. 疾病是怎样发生的？为什么说人体的内在因素是疾病发生发展和变化的根据？

4. 中医发病学的基本原理和基本特点是什么？

5. 什么叫体质？体质在发病学上有何意义？

6. 何谓健康？健康与疾病的关系如何？

7. 影响发病的内外因素有哪些？

8. 什么叫猝发、伏发、徐发、继发、合病与并病？

9. 什么叫复发？疾病复发的基本条件和主要类型是什么？

10. 邪正盛衰与虚实的变化有哪些内容？

11. 阴阳失调的基本病理变化是什么？怎样用阴阳失调来分析疾病的性质？

12. 何谓阴阳格拒？其形成原因和病理表现如何？

13. 何谓气虚？其形成的原因和病理表现是什么？

14. 血失调的病机包括哪些方面？

15. 气与血关系失调的病机如何？

16. 津液失常的病理变化包括哪些方面？

17. 何谓内生"五邪"？

18. 内风、内寒、内湿、内燥和内火的含义及其与外感六淫的联系和区别是什么？

19. 风气内动的病理变化有哪些？

20. 寒从中生的临床特点有哪些？

21. 内生湿浊阻滞于上、中、下三焦的临床表现是什么？

22. 津伤化燥常见哪些脏腑的病证？各自的表现如何？

23. 内火有虚实之分，其病理变化有哪些？

24. 五脏各自气血阴阳失调的基本病理变化及其传变规律如何？

25. 何谓心气虚？心气虚与心阳虚的关系如何？

26. 肺的虚实病理变化有何规律？

27. 脾阳气失调的病机特点是什么？

28. 肝气郁结、肝火上炎和肝阳上亢三者在病机上的区别和联系是什么？

29. 肾的基本病理变化特点是什么？

30. 何谓心肾不交、心脾两虚、肝火犯肺、中气下陷、肝脾不调、肝阳上亢、肝肾阴虚及肾不纳气？

31. 肺与肾在病理上的关系主要表现在哪些方面？

32. 胃的寒、热、虚、实病理变化如何？

33. 女子胞生理功能失调与哪些因素有关？

34. 何谓疾病的传变？主要包括哪两个方面？

35. 何谓表里出入？反映了病势的怎样发展？

36. 简述病位传变的规律。

37. 何谓寒热转化？寒热性质取决于什么？

38. 何谓虚实转化？试举例说明？

39. 影响疾病传变的因素有哪些？

40. 何谓疾病的转归，其主要形式有哪些？

41. 邪正盛衰如何影响疾病的转归？

【参考文献摘录】

1. 《医学真传》

"人身本无病也，凡有所病，皆自取之。或耗其精，或劳其神，或夺其气，种种皆致病之由。惟五脏充足，六腑调和，经脉强盛，虽有所伤，亦不为病。若脏腑经脉原有不足，又不知持重调摄，而放纵无常，焉得无病？脏气不足，病在脏；腑气不足，病在腑；经脉不足，病在经脉。阴血虚而不为阳气之守则阳病；阳气虚而不为阴血之使，则阴病。且正气内虚，而淫邪猖獗，则六淫为病。是病皆从内生。岂由外至？"

2. 《医论三十篇》

"病之中人，乘乎气虚而入。果能毋摇汝精，毋劳汝形。炼精归气，炼气归神，'虽有大风苛毒，弗之能害'。若风寒感人，由皮毛而入；瘟疫感人，由口鼻而入。总由正气适逢亏欠，邪气方能干犯。不过真气素足，而外感甚重，必先驱逐外邪，不留余孽。"

3. 《王氏医存》

"五方水土、饮食，各能移人肠胃。凡故土生长，则习与性成；若久客他方，水土不同，肠胃岂无少改？特改而致病者：在东南方，常是温、热、痰、燥；东西北方，常是寒泻、疼麻。亦有水土性烈者，偏生异病。如湖北天门地方，亦生饮滕。姑苏阊门水土后甚，居人白润，久客此者亦然。大梁水斥卤，客此数日即作泄，惟其土人不患疟疥。又凡一州一县之地，山居水村，常亦有异。按淮水左右，五谷俱全，南向崇食米，北向兼食麦、秋豆。又南有潮湿恶烟毒瘴，北有寒风严冻，家用煤炕。致病之端，各宜分辨。"

4. 《医宗金鉴·卷六》

"盖以人之形有厚薄，气有盛衰，脏有寒热，所受之邪，每从其人之脏气而化，故生病各异也。是以或从虚化，或从实化，或从寒化，或从热化……物盛从化，理固然也。"

5. 《医理辑要》

"易风为病者，表气素虚；易寒为病者，阳气素虚；易热为病者，阴气素衰；易伤食者，脾胃必亏；易劳伤者，中气必损。须知发病之日，即正气不足之时。"

6. 《伤寒广要》

"凡人禀气各有盛衰，宿病各有寒热，因伤寒蒸起宿疾，更不在感异气而变者。假令素有寒者，多变阳虚阴盛之疾。或变阴毒也；素有热者，多变阳盛阴虚之疾，或变阳毒也。"

7. 《内经博议》

"阴胜则寒，阳胜则热，重寒则热，重热则寒。阴阳以不相胜为和平，阴胜是水袭而火灭，阳胜是火灼而水干。"

"有外感内伤之为虚实者……外感多有余，内伤多不足。然有内伤而致外感者，则虚中微实。外感而仍内伤者，则实处多虚。此中之虚实，固当细辨，而要即外感内伤，亦各自有虚实。"

"有主乎虚实之大要者，其一在气。人之元气，所以充形而统血，故气实则形实，气虚则形虚。若形气相反，则偏实偏虚之病生矣。"

8. 《读医随笔·升降出入论》

"升降出入者，天地之体用，万物之橐籥，百病之纲领，生死之根机也。"

9. 《格致余论·经水或紫或黑论》

"血为气之配，气热则热，气寒则寒，气升则升，气降则降，气凝则凝，气滞则滞，气清则清，气浊则浊。"

10.《四圣心源》

"脾主消化，中气旺则胃降而喜纳，脾升而喜磨。水谷腐熟，精气滋生，所以无病。脾升肾肝亦升，故乙木不郁，胃降则心肺亦降，故金火不滞。火降则水不下寒，水升则火不上热……以中气之善运也。"

11.《吴医汇讲》

"治脾之法，莫精乎升降……俾升降失宜，则脾胃伤，脾胃伤则出纳之机失其常度，而后天之生气已息，鲜不夭札生民者已。"

12.《医门补要》

"脾主消化，居人身中，属土色黄。蒸腐水谷，分别清浊而行升降；以生气血而助精神。一失常度，即易生病。身面虚浮而色淡黄。如目珠不黄，并非黄疸病，乃脾虚，补土为治。"

13.《顾氏医镜》

"劳倦伤脾，乃脾之阴分受伤者多。……此劳役太过，阳和之气，亢极化火，火旺则阴虚内热……热舍于肾。肾者水脏也，今水不胜火，则骨枯而髓虚。"

14.《华佗神医秘传》

"肾泄者，五更泄也。其原为肾阳虚亏，既不能温养于脾，又不能禁锢于下，故遇子后阳生之时，其气不振，阴寒反胜，则腹鸣奔响作胀，泻去一、二行乃安。此病藏于肾，宜治于下而不宜治中。"

15.《温病条辨·卷一》

"温病由口鼻而入，鼻气通于肺，口气通于胃，肺病逆传则为心包。上焦病不治，则传中焦，胃与脾也。中焦病不治，即传下焦，肝与肾也。始上焦，终下焦。"

16.《难经·五十难》

"病有虚邪，有实邪，有贼邪，有微邪，有正邪……从后来者为虚邪，从前来者为实邪，从所不胜来者为贼邪，从所胜来者为微邪，自病者为正邪。"

（王彩霞　李德新）

第八章 养生与防治

【目的要求】

1. 掌握天年、衰老和养生的概念。
2. 掌握衰老的发生机制和养生的基本原则。
3. 掌握治未病和治病求本的治疗观。
4. 掌握正治反治、治标治本、扶正祛邪、调整阴阳、调和气血和调整脏腑的基本原则。
5. 熟悉因时、因人、因地制宜的原则。
6. 了解未病先防、既病防变的方法。

【自学时数】

12学时。

生、老、病、死是生命发展的必然规律。医学的任务就是认识疾病的发展规律，并据此而确立正确的养生与防治原则，消灭疾病，保障人们身心健康和长寿。中医学在长期的发展过程中，形成了一整套比较完整的养生及防治理论，至今仍有重要的指导意义。

预防和治疗疾病是人们向疾病作斗争的两种不同手段和方法，其目的都是为了消灭疾病，保障人民群众的健康长寿。

中医学正确的处理了预防和治疗的辩证关系。在防和治这对矛盾中，在未发病之前，防是矛盾的主要方面。故提出"不治已病治未病"（《素问·四气调神大论》）的光辉思想。但是，中医学在强调预防为主，未病先防的同时，又不排除治疗的作用。既病之后，又要防止疾病的传变，在具体方法上又要分清疾病的主要矛盾和次要矛盾，注意先后缓急，做到预防为主，防治结合。总之，未病先防，既病防变，这是中医学防治学的重要特色。

第一节 养 生

中医养生学说是在中医理论指导下，研究中国传统的颐养心身，增强体质，预防疾病，延年益寿的理论和方法的学问，它历史悠久，源远流长，为中华民族的繁衍昌盛作出了杰出的贡献。

一、天年、衰老和养生的概念

（一）天年

"天年"是我国古代对人之寿命提出的一个具有重要意义的命题。人的自然寿命谓之天年，亦即天赋之年寿。生命的年限，即从出生到死亡机体所经历的时间称之为寿命。通常以年龄（指年代年龄又称历法年龄）作为衡量寿命长短的尺度。人的生命是有一定限度的，个体寿命有长有短，但大都不会超过一个最长的限度，人类自然寿命的最高限度，称之为寿限。一般而言，人类的最高寿命不超过 120 岁。"上寿百二十，古今所同。"（《养生论》）千百年来，人类的寿限并无重大突破。

人生历程按年龄划分：初生曰婴，初语曰儿，初行曰孩，初学曰童，二十曰青年，三十曰壮年，四十曰强年，五十（亦称半百）曰中年，六十曰耆，七十曰老，八十曰耋，九十曰耄，九十以上曰寿考。

（二）衰老

衰老，老而且衰之义，是指随着年龄的增长，机体各脏腑组织器官功能全面地逐渐降低的过程。

衰老与老年不能等同，衰老是生命的动态过程，而老年则是整个机体的一个年龄阶段。老年未必均衰，衰亦未必均老，故有"老当益壮"，"未老先衰"之说。

年满 60 为"花甲"，为"下寿"。在历代文献上对老年开始年龄界限说法不一，但一般视 60 岁为老年期的开始年龄。按新的年龄划分标准，60～74 岁为准老年前期，75～89 岁为老年，90 岁以上为长寿。

（三）养生

养生，又名摄生、道生，保养身体之谓。换言之，养生是指根据生命发展的规律，采取保养身体，减少疾病，增进健康，延年益寿等措施而进行的一种健身益寿活动。中医养生流派有静神、动形、固精、调气、食养及药饵之分，养生内容广泛，方法众多，而以调饮食，慎起居，适寒温，和喜怒为其基本养生观点。

二、衰老的发生机制

衰老的发生是个很复杂的过程。衰老的发生机制主要有以下几方面。

（一）阴阳失调

人体是一个阴阳运动协调平衡的统一体。人生历程就是人体内部以及人体与外界之间的阴阳运动平衡的过程。阴阳协调平衡与否，是决定寿命长短的关键，阴阳失调则疾病丛生。因此，掌握生命阴阳运动的规律，保持阴阳运动平衡状态是延年益寿的根本，调整阴阳，使人体内外阴阳平衡协调，则可抗衰防老。

（二）脏腑虚衰

人体是以五脏为中心的统一体。五脏阴阳是人体阴阳之根本，故五脏是人体生命的根本。肾为先天之本，主藏精，为元气和阴阳化生之源泉，五脏六腑之本。肾气充盛，元气充足，阴平阳秘，生化不已，则精神健康，形体强健。反之，人之衰老就会加速而来；脾胃为水谷之海，后天之本，气血生化之源，与肾同为五脏六腑之本。人体的生长发育，维持生命的一切物质，均赖脾胃以生。脾胃虚衰，化源不足，气血亏虚，元气不充，则体弱多病而早衰；心藏神而主血脉，为君主之官，五脏六腑之大主，生命活动的主宰。心脏虚衰，气亏血少，体弱神疲，早衰减寿；肝主疏泄，调畅气机，主藏血而为血海。调节气机升降出入，为天地之体用，为百病之纲领，生死之枢机；肺主气，司呼吸，为百脉之宗。人生以气为本，气为人体生命活动的根本及寿夭的关键。

（三）精气衰竭

精、气、神，是养生的关键。精为生命活动的基础，人的四肢、九窍和内脏的活动以及人的精神意识思维活动，均依赖于精气。精化气，气生神，神御形。精是气、形、神的基础，亦是健康和长寿的根本。精盈则气盛，气盛则神全，神全则身健，身健则病少，故保精存精为寿命之本。

三、养生的基本原则

（一）顺应自然

人生于天地之间，依赖于自然而生存，人与天地相参，与日月相应。天人相应是中医效法自然，顺时养生的理论依据。顺应自然养生包括顺应四时调摄和昼夜晨昏调养。人的生活起居，要顺应四时昼夜的变化，动静和宜，衣着适当，饮食合理，春夏养阳，秋冬养阴。人具有自然和社会双重属性，人的社会生活环境尤其是精神生活环境也是影响养生的一个重要因素。随着医学的发展，社会医学、心身医学均取得了长足的进步，显示出社会因素和心理保健对人类健康长寿影响的重要性。所以人必须适应四时阴阳和社会因素的变化而采取相应的摄生措施，才能健康长寿。

（二）形神兼养

形者神之质，神者形之用。所谓形神共养，是指不仅要注意形体的保养，而且还要注意精神的摄生，使形体强健，精神充沛，身体和精神得到协调发展，保持生命的健康长寿。中医养生方法统而言之，不外"养神"与"养形"。形神兼养，神为首务，神明则形安。神为生命的主宰，故中医养生观以调神为第一要义。通过清静养神、四气调神、积精养神、修性怡神、气功练神等方法，以保持神气的清静，增强心身健康，达到调神和强身的统一。形体是人体生命的基础，神依附于形而存在，有形体才有生命，有生命方能产生精神活动和生理功能。中医养生学说主张动以养形，以形劳不倦为度，用劳动、舞蹈、导引、按摩等运动形体，调和气血，疏通经络，通利九窍。静以养神、动以养形、动静结合、刚柔相济、形神共养才符合生命运动的客观规律，有益于强身防病。

（三）保精护肾

保精护肾是指利用各种手段和方法来调养肾精，使精气充足，体健神旺，从而达到延年益寿的目的。精是构成人体和促进人体生长发育的基本物质，精气神是人身之"三宝"。精化气，气生神，神御形，精是气形神的基础，为健康长寿的根本。精禀于先天，养于水谷而藏于五脏。五脏安和，精自得养。五脏之中，肾为先天，主藏精，故保精重在保养肾精。中医养生学强调节欲以保精，使精盈充盛，有利于心身健康。若纵情泄欲，则精液枯竭，真气耗散而未老先衰。保养肾精之法除节欲保精外，尚有运动保健，导引补肾，按摩益肾，食疗补肾和药物调养等方法。

（四）调养脾胃

脾胃为后天之本、气血生化之源、气机升降之枢纽。中医养生学说十分重视调养脾胃，通过饮食调节、药物调节、精神调节、针灸按摩、气功调节、起居劳逸等调摄，以达到健运脾胃，调养后天，延年益寿的目的。先天之本在肾，后天之本在脾，先天生后天，后天养先天，二者相互促进，相得益彰。调补脾肾是培补正气和预防早衰的重要途径。

第二节 预 防

预防，就是采取一定的措施，防止疾病的发生和发展。早在两千多年前就认识到预防疾病的重要性，提出了"治未病"的预防思想，指出："圣人不治已病治未病，不治已乱治未乱。……夫病已成而后药之，乱已成而后治之，譬犹渴而穿井，斗而铸锥，不亦晚乎？"（《素问·四气调神大论》）说明古人早已认识到防患于未然的重要意义。

所谓治未病，包括未病先防和既病防变两个方面的内容。

一、未病先防

未病先防是指在人体未发生疾病之前，采取各种措施，做好预防工作，以防疾病的发生。其具体方法有以下几方面。

（一）重视精神调养

人的精神情志活动与机体的脏腑气血等功能密切相关。精神情志活动是脏腑功能活动的体现。在突然的、强烈的、反复的、持续的精神刺激下，可以使人体气机紊乱，气血阴阳失调而发生疾病。在疾病的过程中，情志改变又能使疾病缓解或恶化。因此，调养精神就成为养生的第一要务了。

中医摄生十分重视精神调养，要求人们做到"恬淡虚无"。"恬"是安静。"淡"是愉快。"虚"是虚怀若谷，虚己以待物。"无"是没有妄想和贪求。即是说，人具有较为高尚的情操，无私寡欲，心情舒畅，精神愉快，则人体的气机调畅，气血和平，正气旺盛，就可以减少疾病的发生。

（二）注意饮食起居

1. 饮食调养：饮食是供给机体营养物质的源泉，合理地摄取食物，可以增进健康，减少疾病，延年益寿，而饮食不当，又最易影响健康，羁病折寿。饮食调养必须遵循一定的原则和法度。即谨和五味，合理配膳；饮食以时，无饥无饱；注意饮食卫生，防止病从口入；因人因时制宜。对老年人而言，"食宜早些，食宜缓些，食宜少些，食宜淡些，食宜暖些，食宜软些"（《养生镜》），是饮食养生的基本要求。

2. 起居有常：生活起居要有一定的规律。中医非常重视起居作息的规律性，并要求人们应适应四时时令的变化，安排适宜的作息时间。摄身宜卧起有四时之早晚，安居有至和之常制，就能预防疾病，增进健康和长寿。

此外，养生还要注意劳逸结合，适当的体力劳动，可以使气血流通，促进身体健康。否则，过劳能够耗伤气血，过逸又可使气血阻滞，而发生各种疾病。

（三）适应自然规律

人生活在自然界中，与自然界息息相关。因此，自然界的四时气候变化，必然影响人体，使之发生相应的生理和病理反映。正常的生命活动是遵循自然界的客观规律进行的，只有掌握其规律，适应其变化，才能避免邪气的侵害，减少疾病的发生。怎样才能适应自然规律呢？中医学提出了"法于阴阳"，"和于术数"等摄生原则。"法于阴阳"的"法"，即效法之意。"阴阳"，指自然界变化的规律。"和于术数"的"和"，为调和、协调之意。即根据自然界阴阳消长规律而采取适宜的摄生方法。如果不能适应自然界的变化，就会引起疾病的发生，甚至危及生命。

（四）锻炼身体

生命在于运动，经常锻炼身体，能够增强体质，提高抗病能力，促进健康，延年益寿。我国东汉时期的著名医学家华佗，模仿虎、鹿、熊、猿、鸟五种动物的动作姿势进行锻炼身体，创造了"五禽戏"。此外还有"太极拳"、"八段锦"、"易筋经"、"气功"等健身运动方法。人体通过运动和适当的劳动。可以使气机调畅，气血流通，关节疏利，增强机体的抗病能力，防止和减少疾病的发生，促进健康长寿，而且对于某些慢性病还有一定的治疗作用。

（五）药物预防

《素问·遗篇·刺法论》中有："小金丹……服十粒，无疫干也"的记载，可见我国很早就已开始用药物预防疾病了。我国在16世纪就发明了人痘接种法预防天花，是人工免疫的先驱，为后世免疫学的发展开辟了道路。此外还有用苍术、雄黄等烟熏以预防疾病。近几年来随着中医药学的发展，用中药预防多种疾病收到了很好的效果。如板蓝根、大青叶预防流感、腮腺炎；马齿苋预防菌痢等，都是简便易行、行之有效的预防方法。

（六）防止病邪的侵袭

病邪是导致疾病发生的重要条件，故未病先防除了增强体质，提高正气的抗邪能力外，还要注意防止病邪的侵害。讲究卫生，防止环境、水源和食物的污染，对六淫、疫疠气等应避其毒气。至于外伤和虫兽伤，则要在日常生活和劳动中留心防范。

二、既病防变

未病先防是最理想的措施，但是如果疾病已经发生，则应早期诊断、早期治疗，防止疾病的发展与传变，使疾病治愈于初期阶段，这就是既病防变。

（一）早期诊治

疾病初期，病情轻浅，正气未衰，所以比较易治。倘若不及时治疗，病邪就会由表入里，病情由轻而重，正气受到严重耗损，以至病情危笃，此时虽有良医，也无能为力了。因此，既病之后，就要争取时间及早诊治，防止疾病由小到大、由轻到重、由局部到整体，做到防微杜渐，这是防治的重要原则。

（二）控制疾病的传变

在疾病防治工作中，只有掌握疾病发生、发展规律及其传变途径，做到早期诊断，有效地治疗，才能防止疾病的传变。具体的传变规律，我们在前面几章已经讲过，如外感热病的六经传变，卫气营血传变，三焦传变，内伤杂病的五行生克传变，以及经络传变，表里传变等。我们认识和掌握疾病的传变途径及其规律，就能及时而适当地采取防治措施，从而制止疾病的发展或恶化。如《伤寒论》中的伤寒，多是以外感风寒之邪为主的外感病证，其传变的一般规律是由太阳而阳明，而少阳，而太阴，而少阴，而厥阴。因此，伤寒的早期治疗必须把握住太阳病这一关键。太阳病阶段的正确而有效的治疗，是截断伤寒病势发展的最好措施。因而，主张根据其传变规律，实施预见性治疗，以控制其病理传变。如，肝脏发生病变，按其生克传变规律，则"见肝之病，知肝传脾，当先实脾。"因此，临床上治疗肝病时，常配合健脾和胃之法，就是要先补脾胃，使脾气旺盛而不受邪，以防止肝病传脾。又如，在温热病发展过程中，由于热邪伤阴，胃阴受损的病人，病情进一步发展，则易耗伤肾阴。这就是所谓"先安未受邪之地"的防治原则。故其治疗常在甘寒以养胃阴的方药中，加入"咸寒"以养肾阴的药物，从而防止肾阴耗伤。

第三节　治　　则

一、治则的概念

（一）治则的含义

治则，是治疗疾病所必须遵循的基本原则。治则是在整体观念和辨证论治精神指导下制定的，即以四诊收集的客观资料为依据，针对疾病寒热虚实的本质，确定相应的治疗原则。

（二）治则与治法的关系

治则是用以指导治疗方法的总则，而治疗方法则是从属于一定治疗原则的具体治疗方法。例如各种疾病从邪正关系来说，不外乎邪正斗争、消长、盛衰的变化，因此，在治疗上，扶正祛邪就成为治疗的基本原则。在这一总的原则指导下，根据具体情况所采取的益气、养血、滋阴、补阳等方法，就是扶正的具体方法，而发汗、吐下等方法，则是祛邪的具体方法。

在疾病发生、发展过程中，由于病理变化极为复杂，所以疾病的证候表现也是多种多样的。病情轻重缓急、四时气候、地理环境、患者体质等，均对病情变化也产生一定的影响。因此，要善于从复杂的疾病现象中，抓住疾病的本质，即"治病求本"，而确定治则与治法。如根据正邪斗争所产生的病理变化，采取相应的措施以扶正祛邪；根据阴阳失调的病理变化而调整阴阳；根据气血失调的病理变化而调和气血；根据脏腑阴阳气血失调而调整脏腑。并且针对具体情况因人、因时、因地制宜，才能获得满意的疗效。本节介绍的治疗原则主要有治病求本、扶正祛邪、调整阴阳、调和气血、调整脏腑、三因制宜等。

二、基本治则

（一）治病求本

本，本质、本原、根本、根源之谓。治病求本的本，是指疾病的根本、本质，犹如树的根底。治病求本，就是在治疗疾病时，必须寻找出疾病的根本原因，抓住疾病的本质，并针对疾病的根本原因治疗。这是中医学辨证论治的一个根本原则。

在中医治疗学说中，治病求本的"本"，有广义和狭义之分。狭义的本是指病原而言。如，疫气是引起温热病的一种致病物质，与现代病原学所说的病原微生物相类。广义的"本"是指疾病的本质而言，不是专指病原，而是包括病因、病位、病性、病势等在内。所以，广义的"本"实质上就是病机。

阴平阳秘，精神乃治，阴阳乖戾，疾病乃起。阴阳失调是人体失去生理状态而发生病理变化的根本原因，治疗疾病就是要解决阴阳失调——偏胜偏衰的矛盾，使之重归于新的动态平衡。所以，欲治病求本，必须首先追究疾病的根本原因，审察疾病的阴阳逆从，或本于阴，或本于阳，知病之所由生而治。

阴阳失衡是疾病的根本矛盾。治本的基本原则就是调整阴阳，"谨察阴阳之所在调之，以平为期"（《素问·至真要大论》），解决人体阴阳两方面所发生的自身不能解决的矛盾，使机体重新恢复阴阳的协调平衡。

任何疾病在其发展过程中，都会出现很多症状和体征，这些是疾病过程中反映于外的现象。治疗疾病应通过四诊来收集这些症状和体征，再用中医的辨证方法，加以综合分析，透过现象找出疾病的本质，针对疾病的本质进行治疗。例如：头痛，可由外感风寒和风热，以及内伤之痰湿、瘀血、气虚、血虚、肝阳上亢等所引起，治疗时不能简单地采取止痛方法，而是要根据头痛的临床表现，进行辨证求因，抓住疾病的本质，分别采用解表、燥湿化痰、活血化瘀、补气、养血、平肝潜阳等方法进行治疗，这就是"治病必求其本"的意义所在。

总之，从辨证论治来说，中医治病求本的本，既不同于西医所确认的病原，又不仅仅于病原；而是把致病因素与人体的反应状态等各方面的因素综合分析后，所得出的疾病发生与发展的根本矛盾。

（二）扶正祛邪

疾病的过程就是正气与邪气相互斗争的过程。正邪力量的消长决定疾病的发展与转归，邪胜于正则病进，正胜于邪则病退。因而治疗疾病就是要扶助正气，祛除邪气，改变正邪力量的对比，使疾病向痊愈的方面转化。所以扶正祛邪是指导临床治疗的重要原则。

1. 扶正祛邪的含义：

（1）扶正：即扶助正气。扶正使用扶助正气的药物，或其他疗法，并辅以适当的营养和功能锻炼等，以增强体质，提高机体的抗病力，从而驱逐邪气，从而达到战胜疾病恢复健康的目的。这种扶助正气以抗邪的原则适用于虚证。所谓"虚者补之"就是扶正治则的具体运用。临床上常用的补气法、养血法、滋阴法、温阳法等，都是在扶正治疗原则指导下根据具体情况所制定的治疗方法。

（2）祛邪：即祛除邪气。祛邪就是利用驱除邪气的药物，或其他疗法，以祛除病邪，从而达到邪去正复，恢复健康的目的。这种治疗原则适用于实证。所谓"实者泻之"就是这一原则的具体应用。临床上常用的汗法、吐法、下法、清热、利湿、消导、行气、活血等法，都是在这一原则指导下，根据邪气的不同情况而制定的治疗方法。

（3）扶正和祛邪的关系：扶正和祛邪是相互联系的两个方面，扶正是为了祛邪，通过增强正气，驱邪外出从而恢复健康。祛邪是为了扶正，消除致病因素的损害，从而达到保护正气，恢复健康的目的。扶正与祛邪是相辅相成的两个方面。祛邪即可扶正，扶正即可祛邪。

2. 扶正祛邪的运用：

运用扶正祛邪的治则时，要仔细地分析正邪力量的对比情况，根据正邪矛盾斗争中所占的地位，分清主次，决定扶正或祛邪，以及扶正祛邪的先后。一般情况下，扶正用于虚证，祛邪用于实证，若正虚邪实的虚实错杂证，则应扶正祛邪并用，但这种兼顾并不是扶正与祛邪各半，而是要分清虚实的主次缓急，以决定扶正祛邪的主次、先后。总之，应以扶正不致留邪，祛邪不致伤正为准则。临证要根据具体情况，分别采用：

（1）先攻后补：即先祛邪后扶正。在正虚邪实的虚实错杂证中，若邪气盛，急待祛邪，正气虽虚，尚可耐攻，以邪气盛为主要矛盾，如兼顾扶正反会助邪，因此要先攻后补。如，瘀血所致的崩漏证，因瘀血不去，出血不止，故应先活血化瘀，然后再进行补血。

(2) 先补后攻：即先扶正后祛邪。适于正虚邪实的虚实错杂证而正气虚衰不耐攻伐的情况。此时兼祛邪更伤正气，必须先用补法扶正，使正气逐渐恢复到能承受攻伐时再攻其邪。如鼓胀病，当正气虚衰为主要矛盾，正气又不耐攻伐时，必须先扶正，待正气适当恢复，能耐受攻伐时再泻其邪，才不至于发生意外事故。

(3) 攻补兼施：即扶正与祛邪并用。适用于正虚邪实，但二者均不甚重的病证。具体运用时必须区别正虚邪实的主次关系，灵活运用。如以正虚为主要矛盾，单纯补虚又易恋邪，单纯攻邪反易伤正，此时则应以扶正为主兼祛邪。如气虚感冒，则应以补气为主兼解表。若以邪实为主要矛盾，单攻邪又易伤正。单纯补正又易恋邪，此时治当以祛邪为主兼扶正。

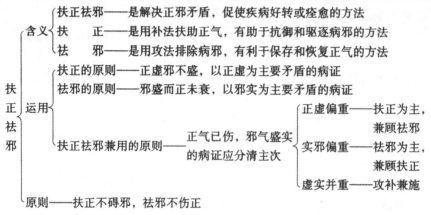

（三）标本缓急

1. 标本的含义：标和本是一个相对的概念，它主要说明病变过程中矛盾的主次关系。本，是事物的主要矛盾；标，是事物的次要矛盾。标本是随疾病发展变化的具体情况而定。一般而言，正气与邪气，则正气为本，邪气为标；病因与症状，病因为本，症状为标；先病与后病，先病为本，后病为标；表病与里病，里病为本，表病为标等。掌握疾病的标本，就能分清主次，抓住治疗的关键。在疾病发展过程中，有时非主要矛盾上升为主要矛盾，或者旧的矛盾未解决，新的矛盾又出现了。因而在复杂多变的病证中，常有标本主次不同，治疗上就有先后缓急之分。

2. 标本的应用：临床常用的有急则治标，缓则治本和标本同治等。

(1) 急则治标：当标病甚急，成为疾病矛盾的主要方面时，若不及时解决就要危及生命，或影响本病的治疗，故必须采取紧急措施先治其标。如大出血的病人，无论属何种出血，均应采取应急措施，先止血，待血止后再治其本。又如水臌病人，肝病为本，腹水为标，当腹水发展到严重阶段，出现了腹大如鼓，呼吸困难，不能平卧，二便不利等危重症状时，在正气尚能支持的情况下，就应急治其标，逐水利尿，待水肿稍减，病情缓解时再调理肝脾治其本病。急则治标，只是在应急情况下的权宜之计，为治本创造有利条件，最终目的仍是为了更好的治本。

(2) 缓则治本：在病情缓和的情况下，必须从根本上着手治疗。因标病产生于病本，病本解决了，标病自然随之而愈。如肺阴虚而出现的咳嗽，肺阴虚为本，咳嗽为标，标病不至于危及生命，在这种情况下就应治其本，用滋阴润肺之法，阴虚纠正了，咳嗽也就消除了。又如风寒头痛，风寒为本，头痛为标，治疗用疏风散寒之法，风寒祛除了头痛随之而愈。

(3) 标本同治：当标本同时急剧时，或标本均不太急的情况下，则应标本兼顾。如气虚又患感冒，气虚为本，感冒为标，此时若单纯治本而益气，则使邪气留滞，表证不解，拖延病程。如果单纯解表，则汗出又伤气，使气虚愈甚，所以只有用益气解表的方法，标本同治才能收效。又如热病过程，燥热不解，阴液大伤，出现腹满硬痛、大便燥结、身热、口干唇裂、舌苔焦躁等正虚邪实标本俱急之证。此时若单纯泻下则将进一步耗伤阴液，仅用滋阴之法，燥热又不能从下而解。只有标本兼顾滋阴与泻下并用，才能达到邪去正安的目的。

总之在辨证论治过程，分清疾病的标本缓急，是抓住主要矛盾，解决主要矛盾的重要原则。如果标本不明，治无主次，势必影响疗效，贻误病情。

（四）正治与反治

疾病的变化是错综复杂的，在一般情况下，疾病的本质和反映出来的现象是一致的，但有时也会出现疾病的本质和现象不一致的情况。所谓正治与反治，是指所用药物性质的寒热、补泻与疾病本质和现象之间的从逆关系而言。《素问·至真要大论》说："逆者正治，从者反治。"

1. 正治：适用于疾病的本质和现象相一致的病证（图8-1）。

含义：正治，就是逆其证候性质而治的一种治疗方法，故称逆治。正治法是临床最常用的一种治疗方法。

运用：由于疾病的性质有寒热虚实之别，所以正治法就有寒者热之、热者寒之、虚则补之、补者泻之之分。

（1）寒者热之：寒者热之，是指寒性病变出现寒象，用温热药治疗。如表寒证用辛温解表法，里寒证用辛热温里法等。

（2）热者寒之：热者寒之，是指热性病变出现热象，用寒凉药治疗。如表热证用辛凉解表法，里热证用苦寒攻里法。

（3）虚则补之：虚则补之，是指虚性病变出现虚象，用补益法治疗。如阳气虚证用温阳益气法，阴血虚证用滋阴养血法。

（4）实则泻之：实则泻之，是指实性病变出现实象，用攻逐法治疗。如食滞证用消导法，水饮停聚证用逐水法，血瘀证用活血逐瘀法等。

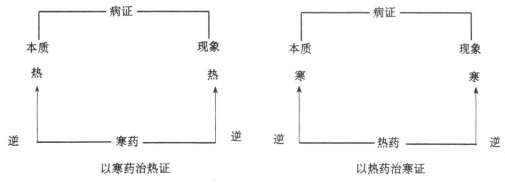

图8-1　疾病正治图

2. 反治：适用于疾病的征象与本质不完全一致的病证（图8-2）。

含义：反治，是顺从疾病的假象而治的一种治疗方法。即采用方药的性质要顺从疾病的假象，即与疾病的假象相一致，故又称从治。究其实质，是在治病求本法则指导下，针对疾病的本质而进行治疗的方法，故仍然是"治病求本"。

运用：反治法用于临床，一般有以下几种具体方法：

（1）热因热用：热因热用指用热性药物治疗具有假热症状的病证。用于真寒假热证，即阴寒内盛，格阳于外，形成内真寒外假热的证候。治疗时针对疾病的本质，用热性药物治其真寒，真寒一去，假热也就随之消失了。这种方法对其假象来说就是以热治热的"热因热用"。如格阳证，由于阴寒内盛，阳气补格拒于外，临床上既有下利清谷，四肢厥逆，脉微欲绝等真寒之征，又反见身热，面赤等假热之象。因其本质是寒，热象是假，所以就不能用"热者寒之"的方法去治疗，必须用温热药治疗里寒的疾病本质；里寒一散，阳气得复，而表现于外的假热亦随之消失，这就是"以热治热"的具体运用。

（2）寒因寒用：寒因寒用指用寒性药物治疗具有假寒症状的病证。用于真热假寒证，寒病本当用热药，这是正治法。但真热假寒证，如热厥证，因热邪深伏于里，阻遏阳气不能外达，故既有高热、烦躁、神昏、口渴、舌红、脉数等真热之症状，又反见四肢厥逆的假寒之状，因其本质为热，而假象为寒。故不能用"寒者热之"的方法去治疗。必须用寒凉药治疗里热病的实质，里热一清，阳气则能外达，而四肢厥冷的症状亦随之消失。这就是"以寒治寒"的例证。

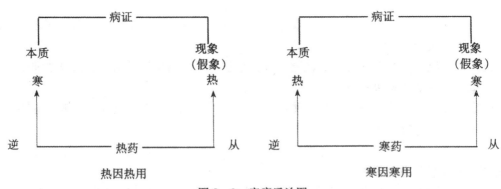

图 8-2　疾病反治图

（3）塞因塞用：寒因寒用指用补益的药物治疗闭塞不通的病证。适用于因虚而闭塞不通的真虚假实证。如脾胃虚弱，中气不足，气机升降失常，因而表现腹部胀满阻滞不通的症状，在治疗时采用健脾益气的方法，使脾气健运，恢复脾升胃降之职，气机升降正常则腹胀可除，以补塞的方达到开塞的目的。它如气血亏损，冲任虚损而引起的经闭；命门火衰，气化无力，小便点滴难下的尿闭等。在治疗时当用温肾、养血的方法治疗，才能收到良好的效果。这均是"以补开塞"的方法。

（4）通因通用：通因通用指用通利的药物治疗具有实性通泻症状的病证。一般对泄泻、下利、崩漏等，当用止泻、固涩等法治疗。但因实热壅结肠道而致的热利之证，不仅不能止泻，相反还应采用下法以去实热，实热一去，泄泻自止。它如食积腹泻，用消导泻下法治疗，瘀血留滞引起的崩漏，用活血化瘀法治疗等，都属于"以通治通"之法。

3. 正治与反治的区别与联系：

（1）相同点：两者都是针对疾病的真象、本质而治的法则，故原则上均属于"治病求本"的范畴。

（2）不同点：正治是逆其征象而治；反治是从其疾病的某些征象而治，故在方法上有逆从之分。在临床应用方面，凡是疾病发展正常，病情比较单纯，病变较轻，病变性质与临床表现相符合，用正治法，治其真象；反之，疾病发展较为异常，病情较为复杂，病热严重，病变性质与临床表现不完全相符合时，用反治法。固然反治法的实质仍是正治法。

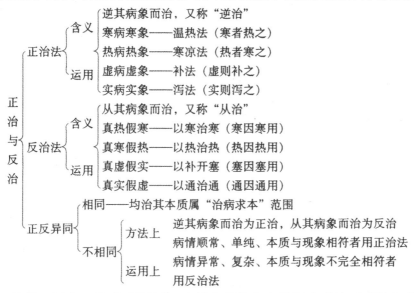

此外，还有一种"反佐法"，在前人著作中亦常把它列为'反治'范围。其实反佐法属于《方剂学》中药物配伍和服药的具体方法之一，它不同于反治法，详见《方剂学》。

（五）调整阴阳

中医学认为疾病的根本原因是阴阳失调，由于阴阳的偏盛偏衰，而产生虚实寒热的不同病理变化。因此治疗疾病，就要调整阴阳的偏盛偏衰，使之恢复于相对的平衡状态，故调整阴阳是中医治疗疾病的根本法则。

1. 损其有余：由于阴阳偏盛所引起的实寒证、实热证，当据"实者泻之"的原则损其有余。对"阳盛则热"所致的实热证，应清泻阳热，"治热以寒"，用"热者寒之"的法则治疗。对"阴盛则寒"所致的实寒证，应当温散阴寒，"治寒以热"，用"寒者热之"的法则治疗。

由于阴阳是对立消长的，"阴盛则阳病"，"阳盛则阴病"，在阴阳偏盛的病变中，如其相对一方有偏衰时，则当兼顾其不足，配以扶阳或滋阴之法。

2. 补其不足：对于阴阳偏衰，所引起的病证，当补其不足。"阴虚则热"所出现的虚热证，采用"阳病治阴"的原则，滋阴以制阳亢。"阳虚则寒"所出现的虚寒证，采用"阴病治阳"的原则，补阳以制阴。即所谓"壮水之主，以制阳光；益火之源，以消阴翳"。总之，本着"虚者补之"的原则，阴虚者补阴，阳虚者补阳，以平为期。

由于阴阳是互根的，所以阴虚可累及阳，阳虚可累及阴，从而出现阴阳两虚的病证。治疗时当阴阳双补。

根据阴阳互根的理论，临床上治疗阴虚证时，在滋阴剂中适当佐以补阳药，即所谓"阳中求阴"。治疗阳虚证时，在助阳剂中，适当佐以滋阴药，即谓"阴中求阳"。因阳得阴助而生化无穷，阴得阳升而泉源不竭。故临床上治疗血虚证时，在补血剂中常佐以补气药；治疗气虚证时，在补气剂中也常佐以补血药。

阴阳是辨证的总纲，疾病的各种病理变化都可用阴阳失调加以概括。因此从广义来讲，解表攻里，升清降浊，补虚泻实，调理气血等治疗方法，都属于调整阴阳的范围。

（六）调和气血

人之生以气血为本，人之病无不伤及气血，所以，"治病之要诀，在明气血"(《医林改错》)。所谓调和气血，是根据气和血的不足及其各自功能的异常，以及气血互用的功能失常等病理变化，采取"有余泻之，不足补之"的原则，使气顺血和，气血协调。它是中医治疗疾病的重要原则，适于气血失调之候。

气属阳。血属阴。气血的生成与运行，又依赖于脏腑经络的正常生理活动，所以调和气血又须与燮理阴阳，调整脏腑密切结合起来。

1. 气病治则：气之为用，无所不至，一有不调，则无所不病。气有不调之处，即病本所在之处。故治疗时必以调气为要。

气病之治则，概而言之，即：气虚则补，气滞则疏，气陷则升，气逆则降，气脱则固，气闭则开。

（1）气虚则补：气的生成与肺、脾、肾的关系最为密切，故补气主要从补肺、脾、肾之脏入手。尤以补益脾胃之气和肾脏之气为最。

气为血之帅，血为气之母，二者互根互用，故补气又常与补血相结合。气虚为阳虚之渐，阳虚为气虚之极，故在极度气虚时又当与补阳同用。

（2）气滞则疏：气滞多与肺、肝、脾、胃等脏腑功能失调有关。肝主疏泄，调畅气机，若肝失条达，气机郁结，郁则气滞。所以，气滞之病又以肝气郁滞为先。

治疗气滞，定当理气行气。所谓调气、舒气、理气、利气、行气，虽名称不同，轻重不一，但总以"疏气令调"为期。

因气滞有或在形躯，或在脏腑，或因寒，或因热，或因虚，或因实之异，故不可一味破气、行气，应根据脏腑经络之寒热虚实而调之。

（3）气陷则升：陷者举之，故气陷当用升气之法。升气之法主要用于中气下陷而见囟陷，胞睑下垂，脱肛，滑泄不止，以及冲任不固所至崩中漏下，带下，阴挺，胎动不安等。

（4）气逆则降：气逆多见于肺、胃、肝等脏腑。气逆则降气。降气又称顺气，平气。气逆于上，以实为主，亦有虚者。降气法，适于实证，且宜暂用，不可久图。若因虚而逆者，补其虚而气自降，不得用降气之品。

（5）气脱则固：多因气虚至极而有脱绝危亡之险。虚者补之，涩可固脱。故气脱者每于补气固本之中加入收涩之品，以补而涩之。因气属阳，故气脱之治，多温补与固涩同用。

（6）气闭则开：闭则宣开。气闭有虚实之分，实则邪未减而正未衰，治当开其闭；虚则为内闭外脱之候，当予以补气养血，回阳固脱之品。切勿但见气机闭塞，不分虚实，一律用辛香走窜，通关开窍之药，以避免犯虚虚实实之弊。

2. 血病治则：血之为病，证有血虚、血瘀、出血、血寒、血热之分。其治疗则有补、行、止、凉之异。

（1）血虚则补：血虚多与心肝脾肾有密切关系。气为阳，血为阴，气能生血，血能载气，根据阳生阴长的理论，血虚之重证，于补血方内常配入补气药物，可收补气生血之效。血虚与阴虚常常互为因果，故对血虚而兼有阴虚者常配伍补阴之品，以加强其作用。

（2）血脱则固：涩以固脱。凡治血脱者，于止涩药中加入气药。如大失血又当用固脱益气之法。气能行血，血能载气，所以血脱必然导致气脱，即气随血脱，甚则阴竭阳脱，出现亡阳亡阴之危候。

（3）血瘀则行："血实者宜决之。"（《素问·阴阳应象大论》）瘀者行之，总以祛瘀为要。祛瘀又称消瘀。血瘀有寒热虚实之分，其治当寒者热之，热者寒之，虚者补之，实者泻之。

3. 气血同病治则：气非血不和，血非气不运，气属阳，血属阴，一阴一阳，互相维系。由于气血之间的关系非常密切，生理上相互依存，病理上常相互影响，终致气血同病。

气血关系失调，常常表现为气血同病，故治疗则应调整两者之间的关系，从而使气血关系恢复正常状态。

（1）气病治血：气血互相维附，气虚则血弱，气滞则血瘀，气陷则血下，气逆则血乱，气温而血滑，气寒而血凝。气病则血随之亦病。故曰："气为血之帅，血为气之母。气即病矣，则血不得独行，故亦从而病焉，是以治气药中必兼理血之药。"（《医家四要》）总之，治气不治血，非其治也。

（2）血病治气：气病血必病，血病气必伤，气血两者，和则俱和，病则同病，但"气为主，血为辅，气为重，血为轻"（《医学真传》）。所以"气血俱要，而补气在补血之先，阴阳并需，而养阳在滋阴之上"（《医宗必读》）。此虽指治疗虚证而言，实为治血之准则。一言以蔽之，治血必治气，气机调畅，血病始能痊愈。

综上所述，气之与血，两相维附，气为主，血为辅，气为囊籥，血如波澜，故"有因气病而及血者，先治其气；因血病而及气者，先治其血"（《医宗必读》）。临证时，应综观全局，燮理阴阳，阴平阳秘，气调血和，则其病自愈。

（七）调整脏腑

人体是一个有机的整体，脏与脏、脏与腑、腑与腑之间，生理上相互协调，相互为用，在病理上也相互影响。一脏有病可影响他脏，他脏有病也可影响本脏。因此，在治疗脏腑病变时，既要考虑一脏一腑之阴阳气血失调，更要注意调整各脏腑之间的关系。使之重新恢复平衡状态。这是调整脏腑的基本原则。

1. 调整脏腑的阴阳气血：脏腑是人体生命活动的中心，脏腑阴阳气血是人体生命活动的根本，脏腑的阴阳气血失调是脏腑病理改变的基础。因此，调整脏腑阴阳气血是调整脏腑的基本原则。

脏腑的生理功能不一，其阴阳气血失调的病理变化也不尽一致。因此，应根据脏腑病理变化，或虚或实，或寒或热，予以虚则补之，实则泻之，寒者热之，热者寒之。如，肝主疏泄，藏血，以血为体，以气为用，性主升发，宜条达舒畅，其病理特点为肝气肝阳常有余，肝阴肝血常不足。肝用太强，气郁化火，血虚生热生风等，其病变主要有气和血两个方面，气有气郁，气逆，血有血虚，血瘀等，故治疗肝病重在调气、补血、和血，结合病因予以清肝、滋肝、镇肝等。

2. 顺应脏腑的生理特性：五脏藏精气而不泻，六腑传化物而不藏。脏腑的阴阳五行属性、气机升降出入规律、四时通应，以及喜恶在志等生理特性不同，故调整脏腑须顺应脏腑之特性而治。如脾胃属土，脾为阴土，阳气乃损；胃为阳土，阴气乃伤。脾喜燥恶湿，胃喜润恶燥。脾气主升，以升为顺，胃气主降，以降为和。故治脾常宜甘温之剂以助其升运，而慎用阴寒之品以免助湿伤阳。治胃常用甘寒之剂以通降，而慎用温燥之品以免伤其阴。

3. 协调脏腑之间的关系：

（1）根据五行生克制化规律调节：

根据五行相生规律调节：其治则主要有"补母"与"泻子"两个方面。滋水涵木、培土生金、益火补土、生金资水等属于"虚则补其母";肝实泻心、心实泻胃等属于"实则泻其子"。

根据五行相克规律调节:其治则主要有抑强和扶弱两个方面。如木火刑金者,采用佐金平木法来泻肝清肺,此属抑强;肝虚影响脾胃,此为木不疏土,治以和肝健脾,以加强双方之功能,此为扶弱。至于抑木扶土、泻南补北等,属于二者兼施,而有主次之别。

根据五行制化规律调节:五行之间生中有克,克中有生,相互生化,相互制约,循环不息。因此,根据五行调节机制对脏腑功能进行调整,不仅要补母泻子,抑强扶弱,调整相关两脏的关系,而且更要将两者结合起来,调整相关三脏之间的关系,如木克土,土生金,金克木,既要抑木扶土,又要培土生金,佐金平木,使之亦制亦化,协调平衡。

(2)根据五脏互藏理论调节:五行互藏,五行配五脏,而五脏互藏。一脏统五脏,五脏统一脏。人体任何生理功能既受五脏共同调节,又有主从之分。就呼吸功能而言,肺主呼吸,但肺主出气,肾主纳气,肝调畅气机,使之升降相宜,脾主运化水谷精微,参与生成宗气;心主血脉而藏神,血为气母,心血给气以营养,心神又为呼吸调节之主宰。故五脏均参与呼吸的调节,其中尤以肺脾肾为要。所以,呼吸功能失调,常重在调治肺脾肾三脏。

(3)根据脏腑相合关系调节:人体脏与腑的配合,体现了阴阳、表里相输应的关系。脏行气于腑,腑输精于脏。生理上彼此协调,病理上又相互影响,互相传变。因此,治疗脏腑病变,除了直接治疗本脏本腑之外,还可以根据脏腑相合理论,或脏病治腑,或腑病治脏,或脏腑同治。

脏病治腑:如心合小肠,心火上炎之证,可以直泻心火,亦可通利小肠,导心经之热从下而出,则心火自降。它如肝实泻胆,脾实泻胃等,此即治脏先治腑之谓。

腑病治脏:如肾合膀胱,膀胱气化功能失常,水液代谢障碍,治肾即所以治膀胱。大便秘结,腑气不通,则肺气壅塞。而通降肺气,亦可使腑气得顺,大便自通。

脏腑同治:脏腑病变,虽可脏病治腑,腑病治脏,但临床上多脏腑同治。如脾与胃,纳运相得,燥湿相济,升降相因,故脾病必及胃,胃病必累脾。所以,临床上常脾胃同治。

实则泻腑,虚则补脏:六腑传化而不藏,以通为用,以降为和,五脏藏精气而不泻,以藏为贵。五脏六腑皆可表现为实证,实则泻之。不仅六腑之实泻腑以逐邪,如阳明腑实证之胃肠热结,用承气以荡涤胃肠之实热。而五脏之实亦借泻腑以祛邪,如肝经湿热,可借清肠道,渗利小便,使湿热从二便而出。五脏之虚自当虚则补之。六腑虚亦可借补脏以扶正。如膀胱气化无权而小便频多,甚则遗溺,多从补肾固摄而治。小肠泌别清浊功能低下,多从脾肾治之等等。

(八)因时、因地、因人制宜

疾病的发生、发展与转归,受多方面因素的影响。如气候变化、地理环境、个体的体质差异等,均对疾病有一定的影响。因此治疗疾病时,必须把这些因素考虑进去,根据具体情况具体分析,区别对待,以采取适宜的治疗方法。

1.因时制宜:

(1)含义:四时气候的变化,对人体的生理功能、病理变化均产生一定的影响。根据不同季节气候的特点,来考虑治疗用药的原则,就是因时制宜。

(2)运用:一年四季,有寒热温凉的变迁,所以治病时,要考虑当时的气候条件。例如:春夏季节,气候由温渐热,阳气升发,人体腠理疏松开泄,即使外感风寒,也应注意慎用麻黄、桂枝等发汗力强的辛温发散之品，以免开泄太过，耗伤气阴；而秋冬季节，气候由凉变寒，阴盛阳衰，人体腠理致密，阳气潜藏于内，此时若病热证，也当慎用石膏、薄荷等寒凉之品，以防苦寒伤阳。故曰："用温远温，用热远热，用凉远凉，用寒远寒。"（《素问·六元正纪大论》）所谓"用温远温"，"远"避之谓；前者之"温"，指药物之温，后者之"温"，指气候之温。就是说用温性药时，当避其气候之温。余者与此同义。

2．因地制宜：

（1）含义：根据不同地理环境特点，来考虑治疗用药的原则，就叫因地制宜。

（2）运用：不同的地理环境，由于气候条件及生活习惯不同，人的生理活动和病变特点也有区别，所以治疗用药亦应有所差异。如我国西北地区，地势高而寒冷，其病多寒，治宜辛温；东南地区，地势低而温热，其病多热，治宜苦寒。说明地区不同，患病亦异，而治法亦当有别。即使相同的病证，治疗用药亦当考虑不同地区的特点，例如，用麻黄、桂枝治疗外感风寒证，在西北严寒地区，药量可以稍重，而在东南温热地区，药量就应稍轻。此外，某些地区还有地方病，治疗时也应加以注意。

3．因人制宜：

（1）含义：根据病人年龄、性别、体质、生活习惯等不同特点，来考虑治疗用药的原则，叫做因人制宜。

（2）运用：在治疗时不能孤立地看待疾病，而要看到病人的整体情况，如：

年龄：年龄不同，生理功能及病变特点亦不同，老年人气血衰少，生机减退，患病多虚证或正虚邪实，治疗时，虚实宜补，而邪实须攻者亦应注意配方用药，以免损伤正气。小儿生机旺盛，但气血未充，脏腑娇嫩，且婴幼儿生活不能自理，多病饥饱不匀，寒温失调。故治疗小儿，当慎用峻剂和补剂。一般用药剂量，亦必须根据年龄加以区别。

性别：男女性别不同，各有其生理特点，特别是对妇女有经期、怀孕、产后等情况，治疗用药尤须加以考虑。如妊娠期，禁用或慎用峻下、破血、滑利、走窜伤胎或有毒药物，产后又应考虑气血亏虚及恶露情况等。

体质：在体质方面，由于每个人的先天禀赋和后天调养不同，个体素质不仅有强弱之分，而且还有偏寒偏热以及素有某种慢性疾病等不同情况，所以虽患同一疾病，治疗用药亦当有所区别。如阳旺之躯慎用温热，阴盛之体慎用寒凉。其他如患者的职业、工作条件等也与某些疾病的发生有关，在诊治时也应该注意。

因时、因地、因人制宜的治疗原则，充分体现了中医治疗疾病的整体观念和辨证论治在实际应用上的原则性和灵活性。必须全面地看问题，具体情况具体分析。

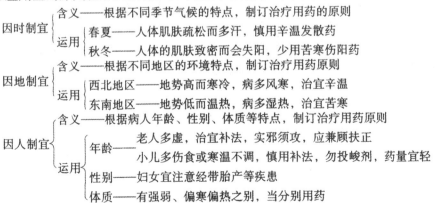

（十）同病异治，异病同治

所谓病治异同，包括"同病异治"与"异病同治"两个方面。

1. 同病异治：是指同一病，由于发病的时间、地区、患者的体质或疾病所处的阶段不同，所表现的证候各异，因此治法也不一样。如感冒，由于感受邪气的性质有风寒、风热之别，所以临床表现的证候也不同，治法也就有辛温解表、辛凉解表的不同治法。又如麻疹，因病变发展的阶段不同，所表现的证候不一，因而治法也不一样。初期麻疹未透有表证，宜发表透疹；中期肺热壅盛，而用清热之法；后期余热未尽，阴液不足，故用养阴清热之法治疗。

2. 异病同治：是指不同的疾病，在出现相同证候时，应采取同样的方法治疗。如脱肛、子宫脱垂、胃下垂等病，因其病因相同，都是由于气虚下陷所致。故都有中气不足之证候表现。治疗都可用"补中益气汤"以升提中气。

其实，异病同治与同病异治也可以说是证同治亦同，证异治亦异，关键在于辩证。表面上看似乎矛盾，其实质仍在于治病求本。

自学指导

【重点难点】

1. 第一节养生：本节讨论天年（寿命）、衰老和养生的概念，以及衰老的发生机制和养生的基本原则。其中，以衰老的概念、机制和养生的基本原则为重点。

衰老是随着年龄的增长，机体各脏腑组织器官的生理功能的全面地逐渐降低的过程，衰老是生命的动态过程，是生命运动的自然法则。衰老与老年不同，老年是机体整个生命历程中的一个年龄阶段，一般认为60岁为老年期的开始年龄。

关于衰老的发生机制，古今医家提出了不同的学说。衰老是生命的自然规律，是机体生理功能的全面渐进性的衰退过程。因此，探讨衰老的发生机制应基于中医学的生命观、健康观和整体观，坚持整体和局部辨证统一的观点，来认识衰老的全身和局部的表现。本节主要介绍有代表性的衰老学说。其中：

脏腑虚衰说：人体是以五脏为中心的统一体，五脏是人体生命的根本。衰老虽与五脏皆相关，尤以脾肾为要。故中医学延缓衰老多从调整先后天入手。

精气衰竭说：精气神学说是中医学特别是中医养生学的一个重要学说。精气神学说强调精气在生命过程的重要作用。这里的"精"主要是指肾中精气。精气衰竭说旨在突出先天之本在衰老中的作用。

阴阳失调说：阴阳的矛盾运动贯穿生命过程的始终。阴阳平衡是人体健康的标志，保持人体阴阳的和谐、协调是延年益寿的关键。

阴阳失调，精气衰竭都是通过脏腑功能异常而表现出来的。因此，上述三个学说以脏腑衰竭说为衰老机制中基本的学说。

顺应自然、形神共养、保精护肾和调养脾胃的养生原则，就是以上述衰老学说为理论依据而确定的。

2. 第二节预防："治未病"的预防医学思想是中医防治学特色。治未病包括未病先防和既病防变。未病先防的基本精神在于：在天、地、人三才一体医学观的指导下，从人与自然、社会的关系入手，注意自然环境因素、社会环境因素、精神心理因素和人的生活、行为方式等对健康的影响。其中，尤为重视人的精神调摄。体出了天、地、人三才一体，以人为贵的中医学的医学观。

既病防变旨在早期诊断，及时治疗，控制或截断疾病的病理传变，应参考第八章病机中有关内容深入理解之。

3. 第三节治则：治则为本章的重点和难点内容。

（1）治则与治法及其关系：治则是治疗疾病的基本原则，治法是治疗疾病的具体方法。治则与治法的是一般与个别、普通与特殊的关系。从逻辑上应属于上位概念与下位概念的关系。而治则和治法各自所包含的概念又有上位与下位之分。在学习中应注意区别开来。

（2）治病求本：治病求本的"本"，有本质、本原、根本、根源之意。在中医治疗学中，治病求本的内涵有如下几层意思：

其一，指疾病的本原，即疾病的原因。中医学的病因除疫气、寄生虫这类具有专属性的致病物质，属现代病因学的病学微生物范畴外，主要是指六淫、七情、痰饮、瘀血等，这类病因不如疫气和寄生虫对疾病的发生具有特异性。

其二，指疾病的本质，即通过揭示机体在疾病过程中所表现出来的邪正盛衰、阴阳失调、气血失调等，确定疾病的病因、病性、病位和机体反应能力，为治疗指明方向。如果用阴阳概之，求本就是"谨察阴阳之所在"。就这个意义而言，治病求本的本就是阴阳，或本于阴，或本于阳。辨证论治就是治病求本的具体体现。

（3）扶正祛邪：根据中医发病邪正交争的基本原理，分析疾病过程中，致病邪气与人体正气之间的盛衰变化，确定病变之属实或属虚。虚则扶正，实则祛邪。病变的虚实变化是通过脏腑的阴阳失调，气血失调等而表现出来的。因此，在学习中，应将扶正祛邪与调整阴阳、调和气血和调整脏腑等原则统一起来，明确它们之间的关系。

（4）调整阴阳：调整阴阳是在扶正祛邪原则指导下，根据病变性质的寒或热，确定"寒者热之"、"热者寒之"的治疗原则。结合病变的虚实，将治寒以热、治热以寒与虚则补之、实则泻之结合来。因此，扶正祛邪和调整阴阳均体现了治病求本的思想。

（5）标本缓急，正治反治，调和气血，调整脏腑和三因制宜等，则体现了扶正祛邪和调整阴阳的灵活性和具体化。

（6）正治与反治：反治是本章中的难点之一，反治的本质仍是正治。即寒者热之，热者寒之，虚则补之，实者泻之。寒因寒用和热因热用是针对病变性质的寒热而设，而寒因寒用和通因通用则是据病变性的虚实而定。至于反治的定义方法，则是从病变假象的性质与方药的性质（或其他疗法效应的性质）之间的关系，来揭示反治的内涵。而正治的定义方法，则是根据病变的真象的性质与方药的性质（或其他疗法效应的性质）之间的关系来揭示其内涵的。这种揭示事物本质属性的逻辑方法是符合逻辑规则的。反治这一术语已约定成俗，故尚用至今。

值得指出的是：正治与反治，习惯上称为正治"法"和反治"法"。有的又称之为"大法"。在这里，"法"应是"法则"而不是"方法"。法则与原则同义，治疗原则与治疗法则通称。

（7）因时、因地、因人制宜：三因制宜体现了中医学天、地、人三才一体的整体医疗观和个体化治疗的思想。

【复习思考题】

1. 试述天年、衰老和老年的概念。
2. 衰老的机制如何？有何指导意义？
3. 养生的基本原则是什么？
4. 何谓治未病？其意义如何？
5. 既病防变的基本精神和原则是什么？
6. 什么是治则？治则与治法的关系如何？
7. 怎样理解治病必求其本？
8. 试述调整阴阳、扶正祛邪的含义、关系与应用。
9. 试述标本缓急的含义与应用。
10. 试述调和气血调整脏腑的含义和应用。
11. 什么叫正治？什么叫反治？其具体内容如何？
12. 什么叫同病异治及异病同治？举例说明。
13. 治疗疾病为什么要因时因地因人制宜？

【参考文献摘录】

1.《丹溪心法》

"与其治疗于有疾之后，不若摄养于无疾之先。盖疾成而后药者，徒劳而已。是故已病而后治，所以为医家之法；未病而先治，所以明摄生之理。夫如是则思患而预防之者，何患之有哉？此圣人不治已病治未病之意也。尝谓备土以防水也，苟不以闭塞其涓涓之流，则滔天之势不能遏备水以防火也，若不以扑灭其荧荧之光，则燎原之焰不能止，其水火既盛，尚不能止遏，况病之已成，岂能治欲？"

2.《医学源流论》

"病之始生，浅则易治；久而深入，则难治。"

"凡人少有不适，必当即时调治，断不可忽为小病，以致渐深；更不可能勉强支持，使病更增，以贻无穷之害，此则凡人所当深省，而医亦必询明其得病之故，更加意体察也。"

3.《珍珠囊补遗药性赋》

"夫用药者，当知标本。以身论之，外为标，内为本；气为标，血为本；阳为标，阴为本；六腑属阳为标，五脏属阴为本。以病论之，先受病为本，后传变为标。"

4.《景岳全书·传忠录》

"万事皆有本，而治病之法，尤惟本为首务。所谓本者惟一而无两也。盖或因外感者，本于表也；或因内伤者本于里也；或病热者，本于火也；或病冷者，本于寒也；邪有余者，本于实也；正不蹓得，本于虚也。但察其因何而起，起病之因便是病本。万病之本，只此表、里、寒、热、虚、实六者而已。"

6.《顾氏医镜》

"故主泻者，则曰邪气实；主补者，则曰精气虚。"

"无虚者，急去其邪，恐久留而生变；多虚者，急培其正，恐临期之无济；微实微虚者亦急去其邪，一扫而除；大实大虚者，宜急顾其正，兼去其邪，寓战于守斯矣。"

7.《医门法律》

"若正气既虚，则邪气虽盛，亦不可攻。盖恐邪未去而正先脱，呼吸变生，则措手不及。故治虚邪者，当先顾正气。正气存则不至于害，且补中有攻意。"

"能胜攻者，方是实证，实者可攻，何虚之有？不能胜攻者，便是虚证，气去不反，可不寒心！"不能胜攻者，便是虚证，气去不反，可不寒心！此邪正之本末，有不可不知也。"

9. 《医源》

"夫所谓调治阴阳而和之者，即其因病立方，高者抑之，下者举之，微者调之，其次平之，盛者夺之，寒热温凉，衰之以属，随其所利之大法也。故吾人业医，必先参天地之阴阳升降，了然于心目间，然后以药性之阴阳，治人身之阴阳，药性之升降，调人身之升降，则人身之阴阳升降，自合于天地之阴阳升降矣。"

10. 《神农本草经疏》

"春温夏热，元气外泄，阴精不足，药宜养阴；秋冷冬寒，阳气潜藏，勿轻开通，药宜养阳。此药之因时制用，补不足以和其气者也。"

"阴虚之人，虽当隆冬，阴精亏竭，水既不足，不能制火，则阳无所依附，外泄为热，或反汗出，药宜益阴……设从时令，误用辛温势必立毙。假令阳虚之人，虽当盛夏，阳气不足……病属虚寒，药宜温补……。"

11. 《医学阶梯》

"善疗疾病者，必先别方土。方土分别，远高卑，而疾之盛衰，人之强弱因之矣。"

（王伯庆　李德新）

附篇：模拟试题及参考答案（3套，每套100分）

模拟试题（一）

一、单项选择题（在备选答案中，选择1个最佳答案，并将它的标号填入题干后的括号内。每题1分，共25分）

1. 标志着中医理论体系形成的著作是（　　）
   A.《伤寒杂病论》　　B.《黄帝内经》　　C.《难经》　　D.《神农本草经》　　E.《千金要方》

2. 按五行生克关系，肝为脾之（　　）
   A. 母　B. 子　C. 所胜　D. 所不胜　E. 所克

3. 以阴阳消长来解释，阴虚阳亢属于（　　）
   A. 阳长阴消　B. 阳消阴长　C. 阴消阳长　D. 阴阳皆消　E. 阴阳皆长

4. 五行中"水"的特性是（　　）
   A. 炎上　B. 变革　C. 生化　D. 曲直　E. 润下

5. 气在中医学中的基本概念是（　　）
   A. 泛指机体的生理功能　B. 构成人体的基本物质　C. 构成世界的基本物质　D. 维持人体生命活动的基本物质　E. 构成人体和维持人体生命活动的最基本物质

6. 防止血液溢于脉外为气的（　　）
   A. 推动作用　B. 温煦作用　C. 防御作用　D. 固摄作用　E. 气化作用

7. 化生血液的最基本物质是（　　）
   A. 水谷精微　B. 津液　C. 精　D. 营气　E. 元气

8. 下列哪项不是津液（　　）
   A. 胃液　B. 血液　C. 肠液　D. 泪液　E. 涕液

9. 理气活血以治血瘀的理论依据为（　　）
   A. 气能摄血　B. 气能生血　C. 气能行血　D. 血能养气　E. 血能载气

10. 当人安静时，血主要归藏于（　　）
    A. 心　B. 肝　C. 脾　D. 肺　E. 肾

11. 情志抑郁与下列何脏生理功能失调关系最密切（　　）
    A. 心神不足　B. 肺气虚损　C. 脾气不舒　D. 肝失疏泄　E. 肝火上炎

12. "肝肾同源"的理论依据是（　　）
    A. 同居下焦　B. 精血互化　C. 同寄相火　D. 水能生木　E. 同源于水谷

13. 分布于上肢内侧后缘的经脉是（　　）
    A. 手少阴经　B. 手厥阴经　C. 手太阴经　D. 手太阳经　E. 足厥阴经

14. 按照十二经脉的气血流注次序，心经下接（　　）
    A. 肺经　B. 脾经　C. 肝经　D. 小肠经　E. 大肠经

15. 肺主通调水道功能主要依赖于（　　）

A. 肺主气　　B. 肺主皮毛　　C. 肺司呼吸　　D. 肺主治节　　E. 肺主宣降

16. 下列哪项不属于"火"邪的性质和致病特点（　　）

A. 易伤津耗气　　B. 易于夹湿　　C. 易生风动血　　D. 易扰心神　　E. 易致肿疡

17. 七情致病导致"血随气逆"者多为（　　）

A. 怒　　B. 思　　C. 恐　　D. 惊　　E. 悲

18. 下列除何项外，均属于正气的范畴（　　）

A. 精气抗邪能力　　B. 元气抗病作用　　C. 卫气卫护功能　　D. 药物的调节功能

E. 脏腑的生理功能

19. 阳偏衰的病机是指（　　）

A. 阴气亢盛，阳气相对不足　　B. 阳热病邪侵袭而伤阴　　C. 阴寒病邪侵袭而伤阳

D. 阳气不足功能衰弱，机体失其温养　　E. 阴寒内盛格阳于外

20. 气陷的病理表现，下列哪项是不确切的（　　）

A. 内脏下垂　　B. 脘腹胀满重坠　　C. 里急后重　　D. 子宫脱垂　　E. 久利脱肛

21. "吐下之余定无完气"病机的理论依据是（　　）

A. 气随津液而丢失　　B. 津气两虚　　C. 津亏无以载气　　D. 津液精血不足　　E. 津亏失养

22. 由气滞而致血瘀，多与何脏功能失常有关（　　）

A. 心主血脉　　B. 肝主疏泄　　C. 脾主升清　　D. 肾主纳气　　E. 肺主气

23. 内湿的产生与哪一脏关系最密切（　　）

A. 肾　　B. 肝　　C. 肺　　D. 心　　E. 脾

24. 在寒冷的季节里应慎用寒性药物，此用药戒律称为（　　）

A. 热因热用　　B. 寒因寒用　　C. 寒者热之　　D. 用寒远寒　　E. 用热远热

25. "寒因寒用"适用于（　　）

A. 真热假寒证　　B. 真寒假热证　　C. 脾虚腹胀　　D. 实性通泄证　　E. 虚性通泄证

二、**多项选择题**（在备选答案中，选择2～5个正确答案，并将它们的标号填入括号内，错选或漏选均不得分。每小题1分，共15分）

1. 五行的正常调节机制是（　　）

A. 相生规律　　B. 相克规律　　C. 制化规律　　D. 相乘规律　　E. 胜复规律

2. 与肾中精气盛衰有直接关系的是（　　）

A. 齿　　B. 爪　　C. 耳　　D. 皮毛　　E. 骨

3. 大失血可引起的病理变化有（　　）

A. 血脱　　B. 气脱　　C. 气血双脱　　D. 气随血脱　　E. 精伤

4. 下列哪些属奇恒之腑（　　）

A. 胆　　B. 心包　　C. 女子胞　　D. 三焦　　E. 脉

5. "一源三歧"的经脉是（　　）

A. 带脉　　B. 冲脉　　C. 阴维脉　　D. 任脉　　E. 督脉

6. 环境毒的内涵包括（　　）

A. 空气污染　　B. 水污染　　C. 食物污染　　D. 土壤污染　　E. 噪声

7. 外感疾病的传变形式有（　　）

A. 经络与脏腑之间的传变　　B. 六经传变　　C. 脏腑之间的传变　　D. 卫气营血传变　　E. 三焦传变

8. 运用阴阳对立制约理论而制定的治则治法有（　　）

A. 寒者热之　　B. 阳病治阴　　C. 阴阳双补　　D. 阴中求阳　　E. 壮水之主以制阳光

9. 六淫中易伤津液的病邪有（　　）

    A. 风　　B. 暑　　C. 燥　　D. 寒　　E. 湿

10. 气滞病变主要见于（　　）

    A. 心　　B. 肝　　C. 胃　　D. 肾　　E. 肺

11. 体质的形成与哪些因素有关（　　）

    A. 先天因素　　B. 饮食营养　　C. 体力劳动　　D. 年龄性别　　E. 地理环境

12. 下列各项属于反治法者为（　　）

    A. 热因热用　　B. 寒者热之　　C. 通因通用　　D. 实则泻之　　E. 虚则补之

13. 为肾窍的器官是（　　）

    A. 耳　　B. 目　　C. 前阴　　D. 肛门　　E. 胞宫

14. 属于实的病理反映有（　　）

    A. 精神抑郁　　B. 壮热　　C. 烦躁　　D. 气短　　E. 瘀血

15. 衰老的发生机制包括（　　）

    A. 阴阳失调　　B. 肾气虚衰　　C. 精气衰竭　　D. 脾肾虚衰　　E. 肝脏衰惫

三、填空题（每空 1 分，共 10 分）

1. 气的运动，称为_____，气的运动形式主要有_____四种。

2. 根据相生规律确定的治疗原则是_____、_____。

3. 称为十二经脉之海的是_____，称为阳脉之海的是_____。

4. 病性转化，包括_____和_____。

5. 寒因寒用是用_____药物治疗具有_____症状的病证。

四、名词解释（每题 3 分，共 15 分）

1. 阴阳　　2. 滋水涵木　　3. 经络　　4. 心肾不交　　5. 天年

五、简答题（每题 5 分，共 15 分）

1. 试述卫气的主要生理功能。

2. 为什么补益脾胃可以治疗血虚证。

3. 简述内风的病理变化。

六、论述题（每题 10 分，共 20 分）

1. 试述十二经脉在全身的分布规律。

2. 试述肺与肾在生理病理上的相互关系。

模拟试题（二）

一、单项选择题（在各选答案中，选择 1 个最佳答案，并将它的标号填入题干后的括号内。每题 1 分，共 25 分）

1. 中医学的医学模式是（　　）

    A. 自然哲学医学模式　　B. 生物医学模式　　C. 心理医学模式　　D. 社会医学模式　　E. 整体医学模式

2. 中医理论体系发展过程中，百家争鸣最活跃的时期是（　　）

A. 先秦　　B. 晋唐　　C. 金元　　D. 明清　　E. 秦汉

3. 下列哪项是指阴阳的相互转化（　　）

A. 阴盛格阳　　B. 阴虚阳亢　　C. 阴损及阳　　D. 重阴必阳　　E. 阴盛格阳

4. "阴病治阳"适用于（　　）

A. 阴损及阳　　B. 阴胜则寒　　C. 阴胜则阳病　　D. 阴盛格阳　　E. 阳虚阴盛

5. 属于子病及母的是（　　）

A. 肺病及肾　　B. 肝病及肾　　C. 心病及肾　　D. 脾病及肾　　E. 肝病及脾

6. 脾病的多发季节是（　　）

A. 春　　B. 夏　　C. 秋　　D. 冬　　E. 长夏

7. 生命的基本特征为（　　）

A. 气化运动　　B. 气机升降　　C. 气血充盈　　D. 脏腑功能正常　　E. 经络功能正常

8. 内脏下垂与哪脏功能失常有关（　　）

A. 肝　　B. 肺　　C. 脾　　D. 心　　E. 肾

9. 精血同源是指哪两脏的关系（　　）

A. 心与肾　　B. 脾与肾　　C. 肝与脾　　D. 肝与肾　　E. 肝与肺

10. 气机升降的枢纽为（　　）

A. 肝与肺　　B. 脾与胃　　C. 心与肾　　D. 肺与大肠　　E. 脾与肾

11. 人体气血运行的主要通道是（　　）

A. 十二经别　　B. 十二经筋　　C. 十二皮部　　D. 十二经脉　　E. 十五别络

12. 循于下肢外侧中线的经脉是（　　）

A. 手太阳经　　B. 足太阳经　　C. 手少阳经　　D. 足少阳经　　E. 足阳明经

13. 循于头两侧的经脉是（　　）

A. 太阳经　　B. 少阳经　　C. 阳明经　　D. 督脉　　E. 冲脉

14. 循于腰背正中线的经脉是（　　）

A. 督脉　　B. 任脉　　C. 冲脉　　D. 膀胱经　　E. 胃经

15. 联结肺司呼吸和心主血脉功能的中心环节是（　　）

A. 元气　　B. 营气　　C. 卫气　　D. 肾气　　E. 宗气

16. 下列不属于"五体"的是（　　）

A. 皮　　B. 筋　　C. 肉　　D. 爪　　E. 脉

17. 下列哪一项不属于"湿邪"的性质和致病特点（　　）

A. 湿为阴邪　　B. 湿易伤阳气　　C. 湿性凝滞　　D. 湿性趋下　　E. 湿易袭阴经

18. 七情致病首先影响（　　）

A. 脏腑　　B. 气机　　C. 血液　　D. 经脉　　E. 气血

19. "邪之所凑，其气必虚"，系指（　　）

A. 邪气损正　　B. 正气抗邪　　C. 邪正俱衰　　D. 正虚致邪犯　　E. 正胜邪负

20. 所谓"实"主要指邪气亢盛而正气则是（　　）

A. 正气未虚　　B. 正气已虚　　C. 正气衰竭　　D. 正不敌邪　　E. 正衰而欲绝

21. "大实有羸状"的病机是（　　）

A. 实中夹虚　　B. 虚中夹实　　C. 实转为虚　　D. 真实假虚　　E. 真虚假实

22. 阴偏衰的病机是指（　　）

A. 阳气亢盛，阴气相对不足　　B. 阳热病邪侵袭而伤阴　　C. 精血津液不足，功能虚性亢奋

D. 精血津液亏乏、阳不敛阴　　E. 阳热盛极、格阴于外

23. 病人先有阴虚内热病证，以后又出现畏寒肢冷、大便溏泄，其病机应是（　　）

A. 阴损及阳　　B. 阳损及阴　　C. 阴盛格阳　　D. 阳盛格阴　　E. 阴阳亡失

24. 形成血虚病机的原因下列哪项不确切（　　）

A. 失血过多　　B. 脾胃生化无源　　C. 劳力过度　　D. 久病耗损　　E. 思虑过度而暗耗

25. "益火之源以消阴翳"适用于（　　）

A. 阴偏盛　　B. 阴偏衰　　C. 阳偏衰　　D. 阳虚致阴盛　　E. 阴虚致阳盛

二、**多项选择题**（在备选答案中，选择 2～5 个正确答案，并将它们的标号填入括号内，错选或漏选均不得分。每小题 1 分，共 15 分）

1. 可用阴阳对立制约来解释的是（　　）

A. 重阳必阴　　B. 热者寒之　　C. 阳损及阴　　D. 阴胜则阳病　　E. 阴病治阳

2. 参与人体气的生成的主要脏腑为（　　）

A. 心　　B. 肺　　C. 脾　　D. 肝　　E. 肾

3. 脾的运化功能主要指脾对饮食营养的（　　）

A. 消化　　B. 吸收　　C. 传导　　D. 转输　　E. 排泄

4. 下列哪几项是胃的生理功能（　　）

A. 主受盛　　B. 主运化　　C. 主受纳　　D. 主腐熟　　E. 主通降

5. 下列哪些是表里关系（　　）

A. 肺经与小肠经　　B. 心经与胃经　　C. 肝经与胆经　　D. 脾经与胃经　　E. 心包经与心经

6. 入耳中的经脉有（　　）

A. 手太阴肺经　　B. 足少阳胆经　　C. 手少阳三焦经　　D. 足阳明胃经　　E. 手太阳小肠经

7. 风性"善行而数变"主要是指（　　）

A. 风为百病之长　　B. 病位游走不固定　　C. 风有向上向外的特点　　D. 变化快
E. 发病迅速

8. 燥邪易犯肺的主要原因是（　　）

A. 肺司呼吸　　B. 肺位最高　　C. 肺主一身之气　　D. 肺主通调水道　　E. 肺外合皮毛

9. 关于"环境因素"的致病特点，下列哪些说法是正确的（　　）

A. 没有明显的季节性　　B. 与病原微生物等生物性致病因素有关　　C. 与人体正气强弱有关
D. 来源广而杂　　E. 致病广泛、病证不一

10. 引起疾病复发的诱因有（　　）

A. 饮食不节　　B. 精神刺激　　C. 余邪未尽、又感新邪　　D. 脑力劳动过度　　E. 体力劳动过度

11. "官窍"包括（　　）

A. 目　　B. 舌　　C. 口　　D. 头　　E. 胞宫

12. 六淫中易伤阳气的病邪有（　　）

A. 寒　　B. 暑　　C. 燥　　D. 湿　　E. 火

13. 气逆病变可见于（　　）

A. 心　　B. 肝　　C. 胃　　D. 肺　　E. 肾

14. 阴阳互济的补虚方法包括（　　）

A. 阳病治阴　　B. 阴病治阳　　C. 阳中求阴　　D. 阴中求阳　　E. 阴阳并补

15. 下列哪些可归属于正治法的范围（　　）

A. 寒者热之　　B. 热者寒之　　C. 虚则补之　　D. 实则泻之　　E. 热因热用

三、**填空题**（每空 1 分，共 10 分）

1. 相生关系的传变，包括＿＿＿＿＿＿　和＿＿＿＿＿＿＿　两个方面。

2. 心在体合_____，其华在_____。

3. 按十二经脉的流注次序，足太阳膀胱经上接_____经，下接_____经。

4. 在发病类型中，凡两经或三经的病证同时出现者为_____；一经病证未罢，又出现另一经证候者为_____。

5. 肝与胆相兼病变主要表现在_____和_____两个方面。

四、名词解释（每题 3 分，共 15 分）

1. 体质　　2. 脏象　　3. 气化　　4. 内生五邪　　5. 阴阳格拒

五、简答题（每题 5 分，共 15 分）

1. 十二经脉的走向交接规律如何？

2. 简述症、证、病三者的联系和区别。

3. 何谓正治，其具体治法有哪些？

六、论述题（每题 10 分，共 20 分）

1. 试述肺、脾、肾三脏在水液代谢过程中的作用。

2. 论气为血之帅。

模拟试题（三）

一、单项选择题（在备选答案中，选择 1 个最佳答案，并将它的标号填入题干后的括号内，每题 1 分，共 25 分）

1. 言人身脏腑之阴阳，则心为（　　）
   A. 阳中之阴　　B. 阳中之阳　　C. 阴中之阴　　D. 阴中之阳　　E. 阴中之少阳

2. 五行相侮的基本概念是（　　）
   A. 子病其气亢盛，反侮其母　　B. 母病其气不足，子反侮母　　C. 其气有余，则侮己所胜　　D. 其气不足，则己所不胜者，轻而侮之　　E. 以上都不是

3. "心为五脏六腑之大主"是由于（　　）
   A. 心者生之本　　B. 心为君主之官　　C. 心主血脉　　D. 心藏神　　E. 心在五行属火

4. 阴损及阳，阳损及阴说明阴阳之间的关系是（　　）
   A. 阴阳对立制约　　B. 阴阳互根互用　　C. 阴阳互相转化　　D. 阴阳消长平衡
   E. 阴阳的相对性

5. "见肝之病，知肝传脾"的病机传变属于（　　）
   A. 木克土　　B. 木乘土　　C. 土侮木　　D. 母病及子　　E. 子病及母

6. 肾主纳气的主要生理作用为（　　）
   A. 促进肺气宣发　　B. 制约精气妄泄　　C. 促进气的生成　　D. 利于元气固摄
   E. 使肺的呼吸均匀，气道通畅

7. 既属"五体"，又属奇恒之府的是（　　）
   A. 脉　　B. 脑　　C. 髓　　D. 女子胞　　E. 胆

8. 情志抑郁与哪项功能失调最相关（　　）
   A. 肝失疏泄　　B. 心血不足　　C. 髓海空虚　　D. 肝血不足　　E. 气结于脾

9. 五脏阴阳的根本在于（　　）

A. 肝　　B. 心　　C. 脾　　D. 肺　　E. 肾

10. 机体阳气不足多见于哪些脏腑（　　）

A. 脾与肾　　B. 心与肾　　C. 肝与肾　　D. 心与脾　　E. 脾与肝

11. 血的生成与哪个脏腑关系最密切（　　）

A. 心　　B. 肝　　C. 肺　　D. 脾　　E. 肾

12. 津液输布的主要通道为（　　）

A. 血管　　B. 经络　　C. 腠理　　D. 三焦　　E. 分肉

13. "夺血者无汗"的理论根据是（　　）

A. 血能生津　　B. 血能行津　　C. 血能摄津　　D. 津血同源　　E. 以上都不是

14. 行于胸腹面的经脉，自内向外依次为（　　）

A. 足少阴、足阳明、足太阴、足厥阴　　B. 足阳明、足太阴、足少阴、足厥阴　　C. 足太阴、足厥阴、足阳明、足少阴　　D. 足阳明、足少阴、足太阴、足厥阴　　E. 足少阴、足太阴、足阳明、足厥阴

15. 十二经脉气血充盛有余时，则渗入（　　）

A. 经别　　B. 别络　　C. 奇经　　D. 孙络　　E. 浮络

16. 手三阳经与足三阳经均会于督脉的（　　）

A. 风府穴　　B. 大椎穴　　C. 百会穴　　D. 印堂穴　　E. 神庭穴

17. 寒邪的性质是（　　）

A. 其性凝滞　　B. 其性开泄　　C. 其性重浊　　D. 其性粘腻　　E. 其性干涩

18. 六淫中会使病程延长，难以速愈的是（　　）

A. 风　　B. 暑　　C. 火　　D. 寒　　E. 湿

19. 病人气短多汗，易感冒与哪项有关（　　）

A. 肺气失宣　　B. 肺失清肃　　C. 肺阴虚　　D. 肺气虚　　E. 肺肾阴虚

20. 内燥与哪一脏关系最密切（　　）

A. 心　　B. 肝　　C. 脾　　D. 肺　　E. 肾

21. "至虚有盛候"是指（　　）

A. 虚中夹实　　B. 实中夹虚　　C. 因虚致实　　D. 真实假虚　　E. 真虚假实

22. 劳力过度则（　　）

A. 耗气　　B. 伤神　　C. 耗血　　D. 伤精　　E. 伤肉

23. 疾病发生与否取决于（　　）

A. 邪气的强弱　　B. 正气的强弱　　C. 阴阳的盛衰　　D. 气血盈亏　　E. 正邪相搏的胜负

24. 气虚患者复感外邪，应利用（　　）

A. 治其标　　B. 治其本　　C. 标本同治　　D. 先治标后治本　　E. 先治本后治标

25. 下列不属于扶正的治法是（　　）

A. 益气　　B. 扶阳　　C. 消导　　D. 健脾　　E. 滋阴

二、多项选择题（在备选答案中，选择2～5个正确答案，并将它们的标号填入括号内，错选或漏选均不得分。每小题1分，共15分）

1. 依据五行的生克规律，下述判断中错误者为（　　）

A. 木为水之子　　B. 水为火之所不胜　　C. 金为木之所胜　　D. 土为火之所胜　　E. 水为土之母

2. 可用阴阳对立制约理论来解释的是（　　）

A. 寒极生热　　B. 阴病治阳　　C. 寒者热之　　D. 阴胜则阳病　　E. 阴中求阳

3. 心主血脉的生理作用有（　　）
   A. 运行血液以输送营养物质　　B. 使血液行于脉中而不外溢　　C. 运行调节全身各部分血液分配
   D. 促进肾精转化为血液　　E. 化生血液以不断补充血液
4. 肝的生理特性是（　　）
   A. 体阴用阳　　B. 刚脏　　C. 喜条达　　D. 宜升则健　　E. 娇脏
5. 脏与腑表里配合关系的根据是（　　）
   A. 经脉络属　　B. 结构相连　　C. 气化相通　　D. 病理相关　　E. 阴阳相配
6. 中医学精的含义有（　　）
   A. 泛指构成人体和维持生命活动的基本物质　　B. 生殖之精　　C. 脏腑之精　　D. 精、血、津、
   液的统称　　E. 正气
7. 卫气不足时可见（　　）
   A. 腠理异常　　B. 体温偏低　　C. 易患感冒　　D. 自汗漏汗　　E. 病后难愈
8. 奇经的特点为（　　）
   A. 不与脏腑直接络属　　B. 上肢无分布　　C. 每条经脉都与奇恒之腑有关　　D. 均有专线专穴
   E. 无表里配合的关系
9. 与瘀血形成有关的因素有（　　）
   A. 气虚　　B. 气滞　　C. 血寒　　D. 饮食停滞　　E. 跌仆外伤
10. 精的功能有哪些（　　）
    A. 主生长发育　　B. 主生殖　　C. 化髓生血　　D. 濡润脏腑　　E. 温养脏腑
11. 宗气的功能体现在（　　）
    A. 呼吸、语言　　B. 肢体运动　　C. 气血运行　　D. 视听感觉　　E. 筋力强弱
12. 饮食偏嗜包括（　　）
    A. 偏嗜甘味　　B. 偏嗜辛热　　C. 偏嗜饮酒　　D. 偏嗜生冷　　E. 偏嗜苦味
13. 影响发病的因素有（　　）
    A. 自然环境　　B. 社会环境　　C. 体质因素　　D. 精神因素　　E. 遗传因素
14. 内风的产生与哪些因素有关（　　）
    A. 火热内盛，燔灼肝经　　B. 外感风邪　　C. 肝肾阴虚，肝阳升动　　D. 阴津亏损，筋脉失养
    E. 失血过多，血不荣络
15. 根据阴阳对立制约的原理而采用的补虚方法有（　　）
    A. 阳病治阴　　B. 滋阴以制阳　　C. 阴病治阳　　D. 扶阳以制阴　　E. 阴阳双补

三、填空题（每空 1 分，共 10 分）

1. 脏象学说的基本特点是以＿＿＿＿＿＿为中心的＿＿＿＿＿＿观。
2. 在下肢内踝上八寸以下，行于内侧前缘的经脉是＿＿＿＿＿＿经，中线是＿＿＿＿＿＿经。
3. 外感病邪多从＿＿＿＿＿＿、＿＿＿＿＿＿侵入人体而发病。
4. 病理性体质中，阴虚质又称＿＿＿＿＿＿，阳虚质又称＿＿＿＿＿＿。
5. 治未病包括＿＿＿＿＿＿和＿＿＿＿＿＿两个方面。

四、名词解释（每题 3 分，共 15 分）

1. 五行　　2. 天癸　　3. 气　　4. 反治　　5. 阳病治阴

五、简答题（每题 5 分，共 15 分）

1. 简述瘀血致病的共同特点。

2. 何谓气机失调，其主要病理变化有哪些？

3. 简述上、中、下三焦的部位划分及各自的生理功能特点。

六、论述题（每题 10 分，共 20 分）

1. 论肝肾同源。

2. 何谓肝主疏泄？其生理作用有哪些？

参考答案

模拟试题（一）

一、单项选择题

1. B   2. D   3. C   4. E   5. E   6. D   7. A   8. B   9. C   10. B
11. D   12. B   13. A   14. D   15. E   16. B   17. A   18. D   19. D
20. C   21. A   22. B   23. E   24. D   25. C

二、多项选择题

1. ABC   2. ACE   3. ABCD   4. ACE   5. BDE   6. ABCDE   7. BDE   8. ABE   9. BC   10. BCE   11. ABCDE   12. AC   13. ACD   14. BCE
15. ABCDE

三、填空题

1. 气机   升降出入

2. 补母   泻子

3. 冲脉   督脉

4. 寒热转化   虚实转化

5. 寒性   假寒

四、名词解释

1. 阴阳具有一分为二、对立统一的含义，是对自然界相互关联的事物和现象对立双方的概括。在中医学中，阴阳是标示两种对立要素的概念，其内涵包括：其一，阴阳是气的一分为二，即阴气和阳气；其二，凡用一分为二规定的概念，统属于阴阳范畴；其三，阴阳对立统一是宇宙的总规律。概言之，中医学的阴阳，一是代表两种对立的物质属性，二是表示两种对立的特定的运动趋向或状态。

2. 滋水涵木是根据五行相生规律确定的治疗方法之一，是滋养肾阴以养肝阴的方法，又称滋肾养肝法、乙癸同源法。适用于肾阴亏损而肝阴不足，甚则肝阳偏亢之证。

3. 经络是经脉和络脉的总称，是运行气血，联络脏腑肢节，沟通内外上下，调节体内各部分的一种特殊的通路系统。

4. 心肾不交是心肾之间阴阳水火精血动态平衡失调的病理变化，其基本病理变化为肾阴不足，心阳独亢，心肾阴虚，阴虚火旺，心阳不振，水气凌心等。心肾不交所导致的证候以心肾阴虚证和心肾阳虚证为常见。

5. 天年是指人的自然寿命。机体从出生到死亡所经历的时间称之为寿命。通常以年龄作为衡量寿命长短的尺度。人类自然寿命的最高限度，谓之寿限。

五、简答题

1. 卫气主要由水谷精微所化生，其性剽疾滑利，与营气相偕，行于经脉之外。其主要生理功能为：
(1) 护卫肌表，防止外邪侵袭，即可以抵御外邪侵袭，又可驱邪外出。
(2) 温养脏腑、肌肉、皮毛等，以维持体温的正常，为脏腑进行生理活动提供适宜的温度条件。
(3) 调节、控制肌腠的开合和汗液的排泄，以维持体温的恒定，调节人体的水液代谢和人体内外环境的平衡。

2. 血虚是指血液不足、濡养功能减退的一种病理变化。由于血气亏虚，脏腑、经络、形体失养所致，以面色淡白或萎黄，唇舌爪甲色淡，头晕眼花，心悸，多梦，手足麻木，妇女月经量少、色淡、衍期或经闭，脉细等为其主要临床表现。

血液生化不足是引起血虚和血虚证的重要原因。血液的生成与心、肺、脾、肝、肾五脏皆相关，但与脾胃的关系尤为密切。因为脾胃气血生化之源，脾胃健旺，化源充足，则血液充盈。若脾胃虚弱，化源不足，必致化生血液的物质减少，或化生血液的功能减退，终致血虚之候。故补益脾胃是治疗血虚证最常用的治疗方法。

3. 内风是体内阳气亢逆变动而生风，以眩晕、肢麻、震颤、抽搐等风动之征为基本特征的病理变化，其主要病理变化为：
(1) 热极生风：多由邪热炽盛、燔灼肝经，筋脉失养所致。以高热、神昏、痉厥等为其临床特征，多见于热性病的极期。
(2) 肝阳化风：多由肝肾阴虚，水不涵木，阴虚阳亢，肝阳升动无制而化风，以眩晕欲仆，头重脚轻，肢麻震颤，甚则猝然仆倒，半身不遂等为其临床特征。
(3) 痰瘀生风：多由脾虚生湿，聚湿生痰，痰湿阻络，气血涩滞而致，以形体肥胖、偏枯、猝中等为其临床特征。
(4) 阴虚风动：多由阴液枯竭，筋脉失养所致，以筋挛肉目闰，手足蠕动，精神委靡和阴液亏损之候等为其临床特征。
(5) 血虚生风：多由肝血不足，筋脉失养所致，以肢体麻木不仁，手足拘挛和阴血亏虚之候等为其临床特征。

六、论述题

1. 十二经脉在全身体表的分布规律为：
(1) 在头面部的分布规律（附表-1）：

附表-1 十二经脉在头面部的分布规律表

部 位		经 脉 分 布
前 面	面额部	手足阳明经
	面颊部	手太阳经
侧 面	耳颞部	手足少阳经
后 面	头顶枕项部	足太阳经

前面：手足阳明经在面额部，手太阳经在面颊部。

侧面（耳颞部）：手足少阳经。

后面（头顶、枕项部）：足太阳经。

（2）在躯干部的分布规律（附表－2）：

前面：足少阴、足阳明、足太阴、足厥阴经自内向外依次分布在胸、腹部。

附表－2　　　　　　　　十二经脉在躯干部的分布规律表

部　　位		经　脉　分　布		
		第一侧线	第二侧线	第三侧线
前 面	胸部	足少阴肾经 （距胸正中线二寸）	足阳明胃经 （距胸正中线四寸）	足太阴脾经 （距胸正中线六寸）
	腹部	足少阴肾经 （距腹正中线半寸）	足阳明胃经 （距腹正中线二寸）	足太阴脾经 （距腹正中线四寸） 足厥阴肝经 （从少腹斜向上至胁）
后　面	背、腰部	足太阳膀胱经 （距背正中线一寸半）	足太阳膀胱经 （距背正中线三寸）	
	肩胛部	手三阳经		
侧面	腋下	手三阴经		
	胁、侧腹	足少阳胆经、足厥阴肝经		

后面：足太阳经分布在背、腰部，手三阳经分布在肩胛部。

侧面：足少阳、足厥阴经分布在胁、侧腹部，手三阴经从腋下走出。

（3）在四肢部的分布规律（附表－3）：

附表－3　　　　　　　　十二经脉在四肢部的分布规律表

部　　位		经　脉　分　布	
		内侧面（阴经）	外侧面（阳经）
上　肢	前线	手太阴经	手阳明经
	中线	手厥阴经	手少阳经
	后线	手少阴经	手太阳经
下　肢	前线	足太阴经△	足阳明经
	中线	足厥阴经△	足少阳经
	后线	足少阴经	足太阳经

△注：内踝上八寸以下，足厥阴经在前，足太阴经在中；内踝上八寸以上，足太阴经在前，足厥阴经在中。

阴经分布在四肢的内侧面，阳经分布在四肢的外侧面。

上肢内侧面：手太阴经在前缘，手厥阴经在中线，手少阴经在后缘。

下肢内侧面：内踝上八寸以下，足厥阴经在前缘，足太阴经在中线，足少阴经在后缘；内踝上八寸以上，足太阴经在前缘，足厥阴经在中线，足少阴经在后缘。

下肢外侧面：足阳明经在前缘，足少阳经在中线，足太阳经在后缘。

2．肺为水之上源，肾为主水之脏；肺主呼吸，肾主纳气；肺属金，肾属水，金水相生。肺与肾在生理病理上的关系，主要表现在水液代谢、呼吸运动及阴液互资三方面。

（1）水液代谢方面：肺主通调水道，为水之上源；肾总司气化，为主水之脏。肺宣发肃降而主行水的功能，有赖于肾气肾阴的蒸腾气化；反之，肾司气化而升降水液，主持开阖的功能，也有赖于肺气的宣发肃降。唯有肺肾协同，才能保证体内水液布与排泄的正常。病理上，因肺与肾功能失调而致水液代谢障碍出现水肿者，"其本在肾，其末在肺，皆积水也"（《素问·水热穴论》）。

（2）呼吸运动方面：肺主气而司呼吸，肾藏精而主纳气。人体的呼吸运动，虽由肺之所主，但亦需肾的纳气功能而协助。只有肾中精气充盛，封藏功能正常，肺吸入的清气才能经过其肃降而下纳于肾，以维持呼吸的深度。可见，在人体呼吸运动中，肺气肃降，有利于肾的纳气；肾气充足，纳摄有权，也有利肺之肃降。故云"肺为气之主，肾为气之根。"（《景岳全书·杂证谟》）病理上，肺气久虚，肃降失司，与肾气不足，摄纳无权，往往互为影响，以致出现气短喘促，呼吸表浅，呼多吸少等肾不纳之证。

（3）阴液互资方面：肺肾之阴，相互资生。肺属金，肾属水，金能生水，水能润金。肺阴充足，输精于肾，使肾阴充盈；肾阴为诸阴之本，肾阴充盛，上滋于肺，使肺阴充足。病理状态下，肺阴不足与肾阴不足，既可同时并见，亦可互为因果，以致出现颧红、盗汗、潮热、遗泄、干咳音哑、腰膝酸软等肺肾阴虚内热之象。

模拟试题（二）

一、单项选择题

1. E　　2. C　　3. D　　4. E　　5. A　　6. E　　7. A　　8. C　　9. D　　10. B
11. D　　12. D　　13. B　　14. A　　15. E　　16. D　　17. C　　18. B　　19. D
20. A　　21. D　　22. C　　23. A　　24. C　　25. B　　26. C

二、多项选择题

1. BDE　　2. BCE　　3. ABD　　4. CDE　　5. CD　　6. BCE　　7. BDE
8. AE　　9. ADE　　10. ABCDE　　11. ABC　　12. AD　　13. BCD　　14. CDE
15. ABCD

三、填空题

1. 母病及子　子病及母
2. 脉　面
3. 手太阳小肠　足少阴肾
4. 合病　并病
5. 胆汁疏泄不利　精神情志异常

四、名词解释

1. 体质，又称禀赋、禀质、形质，是人体在先天遗传和后天获得的基础上，所形成的功能和形态上相对稳定的固有特性。换言之，体质是禀受于先天，受后天影响，在生长发育过程中所形成的，与自然环境和社会环境相适应的，人体形态结构、生理功能和心理因素的综合的相对稳定的固有特征。

2. 脏象，古作"藏象"、"臟象"，现代简化为脏象。藏，指隐藏于体内的脏腑器官；象，一指脏腑的解剖形态，二指脏腑的生理病理表现于外的征象。脏居内，象见于外，故曰脏象。概言之，脏象是人体内在脏腑功能活动表现于外的征象。

3. 气化本为中国古代哲学范畴，气化是指气的运动变化，即阴阳之气的变化，泛指自然界一切物质形态的一切形式的变化。

   在中医学中，气化的含义有二：一是指自然界风、寒、暑、湿、燥、火六气的变化，二是泛指人体内气的运行变化。人体之气的气化即指此义而言。

   气化是在气的作用下，精、气、血、津液等不同物质之间的相互化生，以及物质与功能之间的转化，包括了体内物质的新陈代谢，以及物质转化和能量转化等过程。

4. 内生五邪，是指在疾病的发展过程中，由于气血津液和脏腑等生理功能异常而产生的类似六淫中风、寒、湿、燥、火五种外邪所致的病理变化，包括内风、内寒、内湿、内燥、内火五者。因病起于内，故称为内生五邪，以区别于六淫之风邪、寒邪、湿邪、燥邪和火邪。内生五邪虽称为"邪"，但非指致病因素，而属于病机学概念。

5. 阴阳格拒是阴盛至极或阳盛至极而壅遏于内，使阴阳二气相互阻隔不通的病理变化。包括阴盛格阳和阳盛格阴。主要是由于某些原因引起阴或阳的一方偏盛至极，因而壅遏于内，将另一方排斥于外，迫使阴阳之间不相维系所致。

(1) 阴盛格阳（真寒假热）：阴盛格阳，系指阴寒过盛，阳气被格拒于外，出现内真寒外假热的一种病理变化，系阴盛太过，格阳于外（或格阳于上）而致。

阴盛格阳，又有格阳和戴阳之分。格阳是内真寒而外假热，阴盛格阳于体表（身反不恶寒）。戴阳是下真寒而上假热，阴盛格阳于头面（面赤如妆），格阳证和戴阳证常常同时出现，只是名称不同而已。

(2) 阳盛格阴（真热假寒）：阳盛格阴，系指阳盛已极，阻拒阴气于外，出现内真热外假寒的一种病理变化。多由于阳热至极，邪气深伏于里，阳气被遏，闭郁于内，不能透达于外所致。

五、简答题

1.

(1) 十二经脉的走向规律：手三阴经循行的起点是从胸部始，经臑（nao 音闹，上臂内侧肌肉）臂走向手指端；手三阳经从手指端循臂臑（经穴名，位于上臂后外侧的上段，曲池上七寸，三角肌抵止部后缘处。）而上行于头面部；足三阳经，从头面部下行，经躯干和下肢而止于足趾间；足三阴经脉，从足趾间上行而止于胸腹部。"手之三阴，从胸走手；手之三阳，从手走头；足之三阳，从头走足；足之三阴，从足走腹。"（《灵枢·逆顺肥瘦》）这是对十二经脉走向规律的高度概括。

(2) 十二经脉的交接规律：

①阴经与阳经相交接：即阴经与阳经在四肢部交接。如手太阴肺经自腕后与手阳明大肠经相交接，手少阴心经在手指与手太阳小肠经相交接，手厥阴心包经自掌中与手少阳三焦经相交接，足阳明胃经从跗（即足背部）上与足太阴脾经相交接，足太阳膀胱经从足小趾斜趋足心与足少阴经相交接，足少阳胆经从跗上与足厥阴经相交接。

②阳经与阳经相交接：即同名的手足三阳经在头面相交接。如手足阳明经都通于鼻，手足太阳皆通于目内眦，手足少阳皆通于目外眦。

③阴经与阴经相交接：即三阴经在胸腹相交接。如足太阴与手少阴经交接于心中，足少阴经与手厥阴经交接于胸中，足厥阴经与手太阴经交接于肺中等。

手足三阴三阳经脉的走向和相互交接的规律是：手三阴，从胸走手，交手三阳；手三阳，从手走头，交足三阳；足三阳，从头走足，交足三阴；足三阴，从足走腹，交手三阴。这样就构成了一个"阴阳相贯，如环无端"的循环径路（附图－1）。

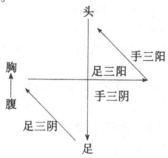

附图－1　十二经脉走向交接规律

2.

（1）症状、证候、疾病的概念：任何疾病的发生、发展，总是通过一定的症状体征等疾病现象而表现出来的，人们也总是透过疾病的现象去揭示疾病的本质。疾病的临床表现包括症状、体征和社会行为异常。

症状：症状是病人患病时主观感觉到的异常现象，或为异常感觉，或为某些病态改变，如恶心、呕吐、头痛、尿频、浮肿等。

体征：体征是医生通过望、闻、问、切四诊检查及其他检查方法，客观查得的患病机体异常变化所引起的现象，如痞块、舌脉变化、血糖升高、尿蛋白等。

社会行为异常：所谓社会行为异常，是指病人有目的的语言和行为异常，如烦躁不安、哭笑无常、失语、活动不自如，甚至丧失劳动能力、生活不能自理等。

习惯上将症状、体征和社会行为异常，通称为症状，即所谓广义的症状。因此，中医学把症状作为构成临床表现的基本要素。

证候：简称证。证候是中医学的特有概念，是机体在病因作用下，机体与环境之间以及机体内部各系统之间关系紊乱的综合表现，是一组特定的具有内在联系的反映疾病过程中一定阶段本质的症状和体征，揭示了病因、病性、病位、病机和机体的抗病反应能力等，为治疗提供依据，并指明方向。

疾病：简称病。疾病是与健康相对的概念。疾病是指机体在一定病因作用下，因正虚邪凑而导致机体内外环境失调，阴阳失和，气血紊乱，脏腑经络生理功能或形态结构发生改变，适应环境能力下降的异常生命过程。这一异常生命过程表现为症状和体征，由证候体现出来。

（2）症、证、病的关系：症、证、病三者既有联系又有区别。

症、证、病之间的联系：人体在病因的作用下，由于邪正交争而引起的病理变化是症、证、病三者共同的基础，也就是说三者均统一在人体病理变化的基础之上。

症、证、病之间的区别：症状是患病机体表现出来的可以被感知的疾病现象，是构成疾病和证候的基本要素。证是一组具有内在联系的反映疾病阶段性本质的症状集合。疾病是由证体现出来的，反映了疾病发生、发展和转归的全部过程和基本规律。就症、证、病三者反映疾病本质的程度而言，症状反映疾病的个别或部分的本质，证候则反映疾病阶段性的本质，而疾病则反映疾病全部过程的本质。其中，证候将症状和疾病联系起来，从而揭示了病症与疾病之间的内在联系。

3.

（1）正治的概念：正治，是逆其证候性质而治的一种治疗法则，是临床最常用的一种治疗法则。

正治就是针对疾病证候的性质、病机，从正面进行治疗。如寒证用热药，热证用寒药，实证用攻法，虚证用补法等。因药性与病性相逆，故又称逆治。

（2）正治的具体应用：正治适用于疾病的本质和现象相一致的病证。由于疾病的性质有寒热虚实之别，所以正治法就有寒者热之、热者寒之、虚者补之、实者泻之之分。

①寒者热之：是指寒性病变出现寒象，用温热药治疗，即以热治寒。如表寒证用辛温解表法，里寒证用辛热温里法等。

②热者寒之：是指热证现热象，要用寒凉的药物治疗。如表热证用辛凉解表法，里热证用苦寒清热法。

③虚者补之：是指虚证见虚象，用补益的药物以补其虚。如阳虚证用补阳法，阴虚证用滋阴法。

④实者泻之：是指实证见实象，则用泻法，攻泻其邪。如食积之证用消导法，水饮停聚证用逐水法，血瘀证用活血化瘀法，虫积证用驱虫法等。

六、论述题

1.

（1）肺在水液代谢中的作用：人体的水液代谢是由肺、脾、肾以及小肠、大肠、膀胱等脏腑共同来完成的。肺主行水，具有疏通和调节水液运行的通道，从而推动水液的输布和排泄的作用。肺为华盖，居位最高，参与调节体内水液代谢，所以又说"肺为水之上源"（《血证论·肿胀》）。

肺主行水的功能是通过肺气的宣发和肃降作用来实现的。肺气的宣发，一方面使水液向上向外布散到全身，外达皮毛，若"雾露之溉"以充养，润泽和护卫各种组织器官；另一方面使一部分被机体代谢利用后的废水和剩余的水液，一则通过呼气以水气的形式，一则通过皮肤汗孔以蒸发和排汗的形式而排出体外。肺气的肃降，一方面使水液向下向内输布以充养和滋润体内的脏腑组织器官；另一方面使大部分被机体代谢利用后的废水和剩余的水液不断的下输于肾，经肾和膀胱的气化作用，生成尿液而排出体外。肺主行水全赖肺气的宣发和肃降作用。肺气失于宣肃，则肺不行水，水道不调，水液输布和排泄障碍，从而产生痰饮或水肿等病变。所以，临床上治疗痰饮或水肿有"宣肺利水"之法，宣肺利水是疏上源以利下流，是治疗水肿的基本方法之一。

(2) 脾在水液代谢中的作用：脾主运化水液，具有吸收和转输，防止其在体内停滞，以调节和维持人体水液代谢平衡的作用。脾主运化水谷精微的同时，还把人体所需要的水液吸收并向上输送给肺，再由肺气的宣发和肃降输送给全身各组织器官，以起到滋润和濡养作用。同时，又把机体各脏腑组织器官代谢和利用后的水液或多余的水液及时地转输给肾，通过肾的气化作用形成尿液，输送至膀胱，再排泄于体外，从而维持体内水液代谢的平衡。脾位中焦，在人体水液代谢中起着重要的枢纽作用。因此，脾运化水液的功能健旺，则既能使体内各种组织器官得其水液的充分滋润和濡养，又不致于使水湿潴留。反之，如果脾运化水液的功能失常，必然会导致水液在体内停滞，从而产生水湿，痰饮等病理产物，甚则出现水肿。所以说"诸湿肿满，皆属于脾。"（《素问·至真要大论》）这也就是脾虚生湿，脾为生痰之源和脾虚水肿的发生机制。故健脾燥湿是治疗痰饮、水肿的基本方法之一。

(3) 肾在水液代谢中的作用：肾主水液，具有主持和调节水液代谢的作用。肾主水液的功能是靠肾阳对水液的气化来实现的。肾主持和调节水液代谢的作用，亦称肾的气化作用。人体的水液代谢包括两个方面：一是将饮食中具有濡润滋养作用的津液吸收并输布周身；二是将各脏腑组织代谢利用后的浊液排除出体外。这两方面，均依赖肾的气化作用才能完成。在正常情况下，水饮入胃，由脾的运化和转输而上输于肺，肺的宣发和肃降而通调水道，使清者（有用的津液）通过三焦而输布周身，发挥其濡润和滋养作用；浊者（代谢后的津液）则分别化为尿液、汗液和气等，通过尿道、汗孔和呼吸道而排出体外，从而维持体内水液代谢的相对平衡。在整个水液代谢过程中，肾阳的温煦、蒸腾气化作用，一方面使肺、脾、膀胱等脏腑发挥各自在水液代谢中的作用；另一方面，直接关系到尿液的生成和排泄，在维持水液代谢平衡中起着级其重要的作用。被组织利用后的水液经三焦下归于肾，经肾的气化作用分为清浊两部分。清者再经三焦上升复归于肺而布散全身；浊者化为尿液，下输膀胱，从尿道排出体外。如此，循环往复，维持和调节人体的水液代谢的平衡。故温化（主要是温肾）法是治疗痰饮、水肿的基本治法之一。

综上所述，人体的水液代谢与肺、脾、胃、肝、小肠、大肠、膀胱、三焦等许多脏腑有密切关系，而肺的宣发和肃降，脾的运化和转输，肾的蒸腾和气化是调节水液代谢平衡的中心环节，尤以肾的作用贯穿始终，居于极其重要的地位。

2. 气属阳，主动，主煦之；血属阴，主静，主濡之。气与血，一阴一阳，互相维系，气为血之帅，血为气之母。一身气血，不能相离，气中有血，血中有气，气血相依，循环不已。若血气不和，则百病从生。

气为血之帅包含三方面的意义：气能生血，气能行血，气能摄血。

(1) 气能生血：气能生血指气的运动变化是血液生成的动力。从摄入的饮食转化成水谷精微，从水谷精微转化为营气和津液，从营气和津液转化成赤色的血，其中每一个转化过程都离不开气的运动变化，而气的运动变化又是通过脏腑的功能活动表现出来的。气的运动变化能力旺盛，则脏腑功能活动旺盛，化生血液的功能亦强；气的运动变化能力减弱，则脏腑功能活动衰退，化生血液的功能亦弱。气旺则血充，气虚则血少。故在临床治疗血虚疾患时，常配合补气药。

(2) 气能行血：气能行血指气的推动作用是血液循行的动力。气一方面可以直接推动血行，如宗气；另一方面又可促进脏腑的功能活动，通过脏腑的功能活动推动血液运行。气为血之帅，血在脉中流行，时时赖于气之率领和推动。故气之正常运动，对保证血液的运动有着重要意义。总之，气行则血行，气止则血止，气有一息之不运，则血有一息不行。所以，临床上治疗血行失常，常以调气为上，调血次之。如气虚不能行血则补气行血；气滞血瘀则行气活血；气逆吐血则降气止血。

（3）气能摄血：气能摄血指气对血的统摄作用。气的固摄作用使血液正常循行于脉管之中而不溢于脉外。气摄血，实际上是脾统血的作用。若脾虚不能统血，则会出现多种出血症状。治疗当用补气摄血之法，方能达到止血的目的。

模拟试题（三）

一、单项选择题

1. B　2. E　3. D　4. B　5. B　6. E　7. A　8. A　9. E　10. A
11. D　12. D　13. D　14. A　15. C　16. B　17. A　18. E　19. D
20. D　21. E　22. A　23. E　24. C　25. C

二、多项选择题

1. CDE　2. BCD　3. AE　4. ABC　5. ABCD　6. ABCDE　7. BCDE　8. ABE　9. ABCE　10. ABCD　11. ABCDE　12. ABCDE　13. ABCDE　14. ACDE　15. ABCD

三、填空题

1. 五脏　整体
2. 足厥阴肝　足太阴脾
3. 肌表　口鼻
4. 燥红质　迟冷质
5. 未病先防　即病防变

四、名词解释

1. 五行本属中国古代哲学范畴，是指构成天地万物的木、火、土、金、水五种物质，是从属于气、阴阳的概念。中国古代思想家把木、火、土、金、水五种物质作为构成万物的基本元素，以说明世界万物的起源和多样性的统一。
中医学的五行，是中国古代哲学范畴与医学相结合的产物，是中医学认识世界和生命运动的世界观和方法论。
中医学五行学说中的五行，其含义为：
一是指木、火、土、金、水五种构成天地万物的基本物质及其运动变化，是标示着物质世界，不论自然还是生命都是物质形态的多样性统一的范畴。
二是中国古代的一种整体思维形态，属多元结构联系的整体思维形态。多元结构联系的整体思维是中国古代相关思维的典型形态之一。
中医学的五行概念，旨在说明人体结构系统，以及人体与外界环境是一个有机整体，属医学科学中的哲学概念，与纯粹哲学概念不同，是哲学含义和医学含义的统一体。
2. 天癸的含义有三：
（1）天癸是指人体中具有促进生长发育和生殖功能的一种物质。它来源于肾精，受后天水谷精微的滋养而逐渐充盈。
（2）天癸指女子的月经。换言之，天癸是月经的代称。
（3）天癸是元阴的别称。
在《中医基础理论》脏象学说中，天癸的含义是指（1）而言的。

3. 在中国古代哲学中，气是表示现代汉语的所谓物质存在的基本概念，是最高的哲学范畴。其本义，气是一种极细微的物质，是构成世界万物的本原，是一切客观的具有运动性的存在。其泛义，不论物质现象抑或精神现象，一切现象，均称之为气。

在中医学中，作为医学科学中具体的科学的物质概念，气是构成人体和维持人体生命活动，运行不息，极其细微的物质，在生命物质——气、血、精、津、液的系统中，气是最大的概念。因此，气是构成人体和维持人体生命活动的最基本物质。

中医学的气概念源于中国哲学的气范畴，又从医学角度发展了哲学的气范畴。气是人体生命的物质基础，其运动变化，也是人体生命的规律。中国哲学气一元论强调气的运动性，强调气既是物质存在，又有功能的意义，是物质与功能的统一。因此，中医学中的气则是生命物质与生理功能的统一。

4. 反治与正治对称。

反治是顺从疾病假象而治的一种治疗法则。即采用方药或措施的性质顺从疾病的假象，与疾病的假象相一致，故又称"从治"。

适用于疾病的征象与本质不完全一致的病证。用于临床，一般有以下几种：

（1）热因热用：热因热用是指用热性药物治疗具有假热症状的病证之法。适用于真寒假热证。

（2）寒因寒用：寒因寒用是指用寒性药物治疗具有假寒症状的病证之法。适用于里热炽盛，阳盛格阴的真热假寒证。

（3）塞因塞用：塞因塞用是用补益的药物治疗具有闭塞通症状的病证之法。适用于因虚而致闭塞不通的真虚假实证。

（4）通因通用：是用通利的药物治疗具有实性通泄症状的病证之法。适用于真实假虚之候。正治与反治，都是针对疾病的本质而治的，同属于治病求本的的范畴。

5. 阳病治阴是根据阴阳学说确定的治疗原则之一。其含义有二：

（1）阴液亏损，虚热内生之虚热证，用滋阴之法以治之，滋阴以制阳亢。如用甘寒、酸寒、咸寒之品以滋补阴液，属调节阴阳偏衰的原则之一。

（2）病在阳经而针刺阴经：疾病的症状在阳经，可针刺阴经的穴位治之。如足阳明胃经之呕吐，可取内关（手厥阴心包经穴）、太冲（足厥阴肝经穴）等阴经穴位治之。所谓"善用针者，从阴引阳，从阳引阴。"（《素问·阴阳应象大论》）"从阴引阳者，病在阳而治其阴也；从阳引阴者，病在阴而治其阳也。"（《类经·论治类》）

五、简答题

1. 瘀血既是病理产物，又是一种继发性的内在致病因素。

瘀血致病具有影响部位广泛、症状复杂多变的特点。其致病特点为：

（1）影响气机：瘀血形成之后，不但失去正常的营养濡润作用，反而阻滞于局部，影响气血运行，出现经络阻滞、气机失调、血运不畅的各种病证。

（2）阻塞经脉：指血瘀经脉而致血运不畅或血行停滞而言。经脉阻塞之后，血液不能正常运行，受阻部位得不到血液的濡养，组织失营，出现疼痛，甚则坏死等病变。

（3）易生险证：此指瘀阻脏腑而言。如瘀阻于肺、瘀阻于心、瘀阻于脑、瘀阻于肠等。

瘀血形成之后，因瘀阻部位不同，症状表现极为复杂，但常常具有特征性的表现，其共同特征为：

（1）疼痛：因经脉阻滞和组织失营而致。疼痛的特点为刺痛，痛处固定、拒按、夜间加重，或久痛不愈、反复发作，如胸痹心痛，脱疽疼痛等。

（2）肿块：由血瘀经脉、脏腑及组织之间，或外伤而致。局部可见青紫肿胀，瘀积脏腑可形成癥积，按之有块，固定不移。

（3）出血：因瘀血阻滞，经脉不畅，血溢脉外而见出血，血色多呈紫暗。如因瘀而致的崩漏下血等。

（4）发绀：面部、爪甲、肌肤、口唇青紫。

(5) 舌质紫暗，或有瘀点瘀斑，或舌下静脉曲张等，是瘀血最常见最敏感的指征。

(6) 脉细涩、沉弦或结代。

此外，面色黧黑、肌肤甲错、皮肤紫癜、精神神经症状等也较为多见。临床上判断是否有瘀血存在，除掌握上述瘀血特征外，可从以下几点进行分析：①有瘀血特征者；②发病有外伤、出血、月经史、胎产史者；③瘀血征象虽不太明显，但屡治无效，或无瘀血之前久治不愈者；④根据"初病在经，久病入络"，"初病在气，久病入血"，"气滞必血瘀"等理论，疾病久治不愈（除活血化瘀疗法外），虽无明显的瘀血也可考虑有瘀血的存在。

2.

(1) 气机失调的含义：气机失调泛指疾病在其发生、发展过程中，由于致病因素的作用而导致的脏腑气机升降出入运动功能紊乱的病理变化。

(2) 气机失调的主要病理变化：气机失调的病理变化不外升降不及、升降太过和升降反作三类。其具体表现形式主要有气陷、气脱、气滞、气逆和气闭等。

①气陷：为气虚病机之一，是以气的升举无力，应升反降为主要特征的一种病理变化。气陷多因气虚进一步发展而来，易于引起内脏下垂，如胃下垂、肾下垂、子宫脱垂、脱肛等，还可伴见腰腹胀满重坠，便意频频，以及短气乏力、语声低微、脉弱无力等症。

②气脱：是指气虚之极而有脱失消亡之危的一种病理变化。由于体内气血津液严重损耗，以致脏腑生理功能极度衰退，真气外泄而陷于脱绝危亡之境。

气脱有虚脱、暴脱之分：精气逐渐消耗，引起脏腑功能极度衰竭者，为虚脱；精气骤然消耗殆尽，引起阴竭阳亡者，为暴脱。阴气暴脱则肤皱眶陷，烦躁昏谵；阳气暴脱则冷汗如珠，四肢厥逆等。

③气滞：是指某些脏腑经络或局部气机郁滞的病理变化。气机阻滞而不畅，从而导致某些脏腑经络的功能失调或障碍所致，以闷、胀、疼痛为其临床特点。

气滞多与肝、肺、脾、胃功能失调有关。临床常见肺气壅滞、肝郁气滞或脾胃气滞等。

气行则血行，气滞则血瘀；气行水亦行，气滞则水停。所以，气滞可以引起血瘀、水停，形成瘀血、痰饮、水肿等病理变化。

一般而言，气滞多为实证，但也有因虚而气滞者，即虚气流滞。如脾胃气虚，运化无力，可致中气郁滞；肝气虚，疏泄不及，气机不展，则肝气郁滞等。

④气逆：主要指气机上逆，是气机升降失常，脏腑之气逆乱的一种病理变化。气逆最常见于肺、胃和肝等脏腑。肺以清肃下降为顺，若肺气逆，则肺失肃降，发为咳逆上气；胃气宜降则和，若胃气逆，则胃失和降，发为恶心、呕吐、嗳气、呃逆；肝主升发，若肝气逆，则升发太过，发为头胀痛，面红目赤而易怒。由于肝为刚脏，主动、主升，且又为藏血之脏，因此，在肝气上逆时，则可导致血随气逆，或为咳血、呕血、吐血，或壅遏清窍而致昏厥。

一般地说，气逆于上，以实为主，但也有因虚而气上逆者。如肺虚而失肃降或肾不纳气，都可导致肺气上逆；胃虚失降也能导致胃气上逆等，属因虚而气逆。

⑤气闭：气闭是脏腑经络气机闭塞不通的一种病理变化。气闭多是风寒湿热痰浊等邪毒深陷于脏腑，或郁闭于经络，以致某一窍隧失其通顺之常所致。以心闭神昏最为严重，一般所说的闭证，主要是指心气内闭而言。

3.

(1) 三焦的部位划分：

名　　称	部　　位	主要脏腑	备　　注
上焦	横膈以上	心、肺	
中焦	横膈以下至脐	脾、胃、肝胆	温病三焦说将肝归于下焦
下焦	脐以下至二阴	肾、膀胱、大小肠、女子胞、精室等	

（2）三焦的生理功能特点：

①上焦如雾：是指上焦宣发卫气，敷布精微的作用。上焦接受来自中焦脾胃的水谷精微，通过心肺的宣发敷布，布散全身，发挥其营养滋润作用，有如雾露之溉。故曰"上焦如雾"。又因上焦的主要生理功能是接纳水谷精微，故又称"上焦主纳"。

②中焦如沤：是指脾胃受纳腐熟水谷，化生气血的作用。胃受纳腐熟水谷，由脾之运化而形成水谷精微，水谷精微经心肺的气化作用而生成气血。因为脾胃有腐熟水谷、运化精微的生理功能，故称"中焦中沤"。又因中焦脾胃的受纳腐熟与运化功能能化生水谷精微与气血，故称"中焦主化"。

③下焦如渎：是指肾、膀胱、大小肠等脏腑主分别清浊，排泄废物的作用。下焦将饮食物中的糟粕传至大肠，形成粪便，从肛门排出体外，并将代谢后的水液通过肾和膀胱的气化作用变成尿液，由小便排出体外。下焦的这种生理功能具有向下疏通向外排泄的特点，故称"下焦如渎"。因下焦主司二便的排泄，故称"下焦主出"。

六、论述题

1. 肝肾之间的关系，古医籍中多称为"肝肾同源"、"乙癸同源"（天干配属五行，肝属乙木，肾属癸水。乙、癸分别为肝肾之代称）。因肝主藏血而肾主藏精，肝主疏而肾主封藏，肝为水之子而肾为木之母。故肝肾关系，主要表现在阴液互养、精血同源、藏泄互用以及同寄相火等方面。

（1）阴液互养：肝在五行属木，肾在五行属水，水能涵木，故云："凡肝阴不足，必得肾水以滋之"（《类证治裁》）。肾阴充盛则能滋养肝阴，肝阴充足亦能滋养肾阴，肝肾之阴相互滋养。阴能制阳，肝肾之阴充盈，不仅能相互资生，而且能制约肝阳不使其偏亢，抑制相火不使其上僭，从而保持肝肾阴阳的协调平衡。病理上，肝阴不足，累及肾阴；肾阴不足，水不涵木。肝肾阴虚，又易致肝阳上亢或相火偏亢，出现头昏目眩、急躁易怒、面红目灵、耳鸣、遗精、潮热、盗汗等肝肾阴虚火旺之证。肝阴与肾阴虽互相滋养，但肾阴起决定作用，故治疗肝肾阴虚重在补肾阴。

（2）精血同源：肝藏血，肾藏精，精血相互资生。《张氏医通》说："气不耗，归精于肾而为精；精不泄，归精于肝而化清血。"即肾精化为肝血。而肾"受五脏六腑之精而藏之"（《素问·上古天真论》）。封藏于肾的精气，也需依赖于肝血的滋养而保持充足。肾精肝血，一荣俱荣，一损俱损，休戚相关。二者相互资生，相互转化，精能生血，血能生精，且均化源于脾胃运化的水谷精微，故肝肾同源，亦称"精血同源"。病理上肝血不足与肾精亏损多可相互影响，以致出现头昏目眩、耳聋耳鸣、腰膝酸软等肝肾精血两亏之证。

（3）藏泄互用：肝主疏泄，肾主封藏，二者之间存在着相互为用、相互制约的关系。肝气疏泄可使肾气开合有度，肾气闭藏以制肝气疏泄太过。疏泄与封藏，相反而相成，从而调节女子的月经来潮和男子的排精功能。若肝肾藏泄失调，女子可见月经周期失常，经量过多或闭经，男子可见遗精、滑泄或阳强不泄等症。

（4）同寄相火。相火"具于人者，寄于肝肾同部"（《格致余论》）。相火为君火，肝肾之火为相火。在生理状态下，君火、相火，均为少火，即人身之阳光，蒸腾全身，温煦脏腑，为生命活动之动力。肝有相火，则血不凝，司气化于一身，奉生身之根本。相火寄肝肾，宜潜藏。肝肾精血充盈，阴液充盛，则相火得制，静而守位。

肝肾同源理论的意义在于：其一，临床上肝或肾的不足，或相火过旺，常肝肾同治，或滋水涵木，或补肝养肾，或泻肝肾之火；其二，与虚实补泻有关。如"东方之木，无虚不可补，补肾即所以补肝，北方之水，无实不可泻，泻肝即所以泻肾"（《医宗必读·乙癸同源论》）。

2.

（1）肝主疏泄的含义：疏，即疏通。泄，即升发，发泄。肝主疏泄，泛指肝具有舒畅、开展、调达、宣散、流通以保持全身气机通畅的综合生理功能。元·朱丹溪首次明确地提出"司疏泄者，肝也"（《格致余论·阳有余阴不足论》）的观点。肝主疏泄的生理功能，总的是关系到人体全身的气机调畅，也就是说肝主疏泄，是通过调畅全身气机而发挥其生理作用的。

（2）肝主疏泄的生理功能：

①调节精神情志：人的精神情志活动，除由心神所主宰外还与肝的疏泄功能密切相关，故向有"肝主谋虑"（《素问·灵兰秘典论》）之说。在正常生理情况下，肝的疏泄功能正常，肝气升发，既不亢奋，也不抑郁，舒畅条达，则人体就能较好地协调自身的精神情志活动，表现为精神愉快，心情舒畅，思维敏捷，气和志达，血气和平。若肝失疏泄，则易于引起人的精神情志活动异常。疏泄不及，则表现为抑郁，症见孤僻寡欢，郁郁不乐，多愁善虑，嗳气太息，甚至沉默痴呆，表情淡漠，时欲悲伤啼哭，胸胁胀闷，疏泄太过，则表现为兴奋，可见烦躁易怒，失眠多梦，头胀头痛，面红目赤，甚者妄言失志，喧闹不宁，骂詈叫号，登高逾垣等症。

②促进消化吸收：脾胃是人体消化系统中主要的脏腑。胃主受纳，脾主运化。肝主疏泄是保持脾胃正常消化吸收功能的重要条件。肝对脾胃消化吸收功能的促进作用，是通过协调脾胃的气机升降，和分泌、排泄胆汁而实现的。

协调脾胃的气机升降：胃气主降，受纳腐熟水谷以输送于脾；脾气主升，运化水谷精微以灌溉四旁。脾升胃降构成了脾胃的消化运动。而肝的疏泄功能正常，则是保持脾胃升降枢纽能够协调不紊的重要条件。肝属木，脾胃属土，土得木而达。故肝的疏泄功能，既可以助脾之运化，使清阳之气升发、水谷精微上归于肺，又能够助胃之受纳腐熟，促进浊阴之气下降，使食糜下达于小肠。若肝失疏泄，犯脾克胃，必致脾胃升降失常，临床上除具肝气郁结的症状外，既可出现胃气不降的嗳气脘痞，呕恶纳减等肝胃不和症状，又可现脾气不升的腹痛、便溏等肝脾不调的症状。

分泌排泄胆汁：胆附于肝，内藏胆汁。胆汁具有促进消化的作用。胆汁是肝之余气积聚而成。胆汁来源于肝，储藏于胆，胆汁排泄到肠腔内，以助食物的消化吸收。肝的疏泄功能正常，则胆汁能正常地分泌和排泄，有助于脾胃的消化吸收功能。如果肝气郁结，则可影响胆汁的分泌和排泄，导致脾胃的消化吸收障碍，出现胁痛，口苦，纳食不化，甚者黄疸等。

③维持气血运行：肝的疏泄能直接影响气机调畅。只有气机调畅，才能充分发挥心主血脉，肺助心行血，脾统摄血液的作用，从而保证气血的正常运行，所以，肝气舒畅条达，血液才得以随之运行，藏泄适度。气行则血行，气滞则血瘀。若肝失疏泄，气机不调，必然影响气血的运行。如气机阻滞，则现胸胁、两乳或少腹等局部胀痛不适。若气滞而血瘀，则可见胸胁刺痛，甚至癥积、肿块，在女子则可导致经行不畅、痛经、闭经等。若气机逆乱，又可致血液不循常道而出血。

④调节水液代谢：水液代谢的调节主要是由肺、脾、肾等脏腑共同完成的。但与肝也有密切关系。因肝主疏泄，能调畅三焦的气机，促进上中下三脏肺、脾、肾的功能，协助其调节水液代谢。三焦为水液代谢的通道，三焦气治，则脉络通而水道利。三焦这种司决渎的功能，实际上就是肺、脾、肾等调节水液功能的综合。肝的疏泄正常，气机调畅，则三焦气治，水道通利，使水湿易于流动，故曰："气行则水亦行"。若肝失疏泄，三焦气机阻滞，气滞则水停，从而导致痰、饮、水肿或水臌等。由此可见，肝脏是通过其疏利调达三焦气机的作用，来协助体内的水液代谢活动的，这就是理气以治水的理论依据。但须指出，理气法不是治疗水肿的主要治法，而是协助行水的重要一环。

⑤调节性与生殖：肝主疏泄与性和生殖有密切关系。其一，调理冲任二脉，妇女经、带、胎、产等特殊的生理活动关系到许多脏腑的功能，其中肝脏的作用甚为重要，向有"女子以肝为先天"之说。妇女一生以血为重，由于行经耗血、妊娠血聚养胎、分娩出血等，无不涉及于血，以致女子有余于气而不足于血。冲为血海，冲任二脉与足阴肝经相通，而隶属于肝。肝主疏泄可调节冲任二脉的生理活动。肝的疏泄功能正常，足厥阴经之气调畅，冲任二脉得其所助，则任脉通利，太冲脉盛，月经应时而下，带下分泌正常，妊娠孕育，分娩顺利。若肝失疏泄而致冲任失调、气血不和，从而形成月经、带下、胎产之疾，以及不孕性功能异常等。其二，调节精室，精室为男子藏精之处。男子随着肾气充盛而天癸至，则精气溢泻，具备了生殖能力。男性精室的开合，赖肝之疏泄与肾之闭藏之间的协调平衡。肝肾疏闭和谐，则精室开合适度，精液排泄有节，使男性的性与生殖功能正常，若肝失疏泄，必致精室开合失度，而出现性与生殖功能异常。

（李德新　王彩霞）

图书在版编目（CIP）数据

中医基础理论/李德新主编.--长沙：湖南科学技术
出版社,2012.1（2024.12 重印）
全国高等中医药院校成人教育教材
ISBN 978-7-5357-0561-7

Ⅰ.①中… Ⅱ.①李… Ⅲ.①中医医学基础—成人高等
教育—教材 Ⅳ.①R22

中国版本图书馆CIP数据核字（2012）第006871号

全国高等中医药院校成人教育教材

中医理论基础

委托修订：国家中医药管理局人事教育司
主编单位：辽宁中医药大学
主　　编：李德新
出 版 人：潘晓山
责任编辑：石　洪
出版发行：湖南科学技术出版社
社　　址：长沙市芙蓉中路一段416号泊富国际金融中心
网　　址：http://www.hnstp.com
邮购联系：本社直销科　0731-84375808
印　　刷：长沙新湘诚印刷有限公司
　　　　　（印装质量问题请直接与本厂联系）
厂　　址：长沙市开福区伍家岭街道新码头9号
邮　　编：410003
经　　销：湖南省新华书店
出版日期：2024年12月第3版第51次印刷
开　　本：787mm×1092mm　1/16
印　　张：20.5
字　　数：504000
书　　号：ISBN 978-7-5357-0561-7
定　　价：35.00元